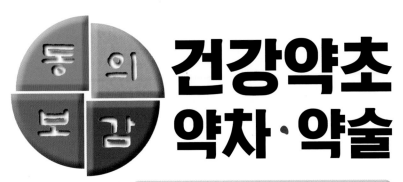

동의보감 건강약초 약차·약술

약재의 효능에서 약차·약술 제조법까지

동의보감 건강약초
약차·약술

초판인쇄 : 2024년 11월 11일
초판발행 : 2024년 11월 15일

지 은 이 ㅣ 박종철
펴 낸 이 ㅣ 고명흠
펴 낸 곳 ㅣ 푸른행복

출판등록 ㅣ 2010년 1월 22일 제312-2010-000007호
주   소 ㅣ 서울시 서대문구 세검정로1길 93,
　　　　　벽산아파트 상가 A동 304호
전   화 ㅣ (02)356-8402 / FAX (02)356-8404
E-MAIL ㅣ bhappylove@daum.net
홈페이지 ㅣ www.munyei.com

ISBN 979-11-5637-479-4 (13510)

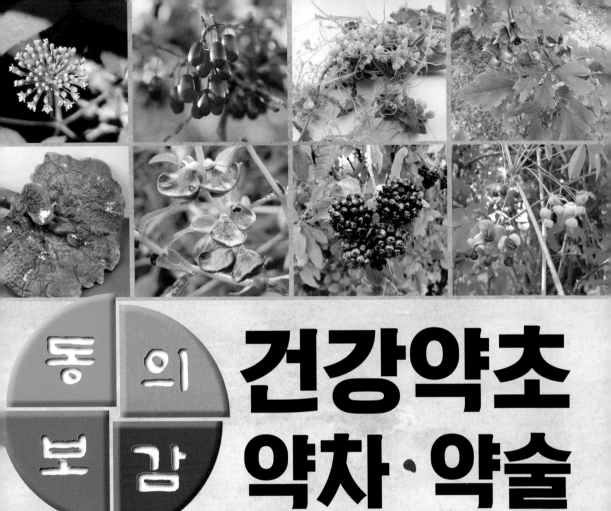

동의보감

건강약초
약차·약술

약재의 효능에서 약차·약술 제조법까지

글·사진 약학박사 **박종철**
사단법인 천수산약초연구회 부설 연구소장
국립순천대학교 바이오한약자원학과 명예교수

푸른행복

건강 약초의 효능
그리고 일반인도 쉽게 할 수 있는
약차와 약술 제조법

지속적으로 많은 관심을 받으며 건강 백세를 위한 솔루션으로 부상하고 있는 '건강 기능 식품'은 인체에 유용한 기능성을 보유한 원료나 성분을 추출하여 제조(가공 포함)한 식품을 일컫는다. '한의약'은 우리의 선조들로부터 전통적으로 내려오는 한의학을 기초로 한 한방 의료 행위와 현대에 들어와 과학적으로 접목하고 응용 개발한 한방 의료 행위, 그리고 한약사(韓藥事)를 총체적으로 말한다. '한약'은 동물과 식물 또는 광물에서 채취한 것을 주로 원형대로 건조·절단 또는 정제한 생약으로 정의한다.

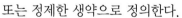

이같은 건강 기능 식품과 한약은 각 법령에 의해 엄정히 구분하여 정의하고 있지만 서로 간에 융합될 수 있는 교집합도 발견할 수 있다. 함께 만나서 더 큰 시너지를 내는 여러 가지 재료를 이용하여 제품화하는 최근의 한방 건강 약차들의 가짓수나 물량을 보면 얼마나 많은 애호가들이 늘어나고 있는지 확인을 할 수 있다.

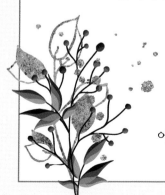

'1부 몸에 좋은 건강 약초와 효능'에서는 32종의 약초(한약)의
효능 그리고 이를 이용하여 만들 수 있는 한방 약차·약술
의 제조법에 대해 기술하였다. '2부 식약처가 인정한 약
재와 효능'에서는 식약처가 인정한 한약(약초) 47종의 기
원, 약효 해설, 약용법을 소개했다.

　'3부 동의보감 속 한약과 효능'에서는 《동의보감》이 간직해 온
약이 되는 풀 266종과 나무 158종의 효능을 소개하여 약초(한약)와 건강
식품에 관심 있는 분들의 제품 개발과 연구에까지 도움을 드리고자 했다. 《동의보
감》 한약의 기원 식물명을 전부 수록하여 현재 약초와 비교할 수 있게 하였으며 약
초와 약재 사진도 함께 실었다.

　최근 약초를 이용한 기능성 식품의 개발과 브랜드화가 세계적으로 폭증하는 추
세이다. 이를 감안하여 한약학, 한의학, 생약학, 약학, 식품공학, 식품영양
학, 자원식물학 등 다양한 분야에서 공부하는 학부생과 대학원생을 포
함한 과학자는 물론 실무에 종사하는 제조업자들에게도 이 책이 곁에
두고 가까이할 수 있는 벗과 같은 책이 되었으면 한다.

　이 책의 교정은 사단법인 천수산약초연구회 부설 연구소에서 이
루어졌으며 편의를 제공해주신 법인 이창무 이사장님께 감사드린다.
출판을 승낙하고 모든 호의를 베풀어 주신 푸른행복출판사 여러분
께도 감사드린다.

박종철

사단법인 천수산약초연구회 부설 연구소장
국립순천대학교 바이오한약자원학과 명예교수
박종철약초전시관 관장

5

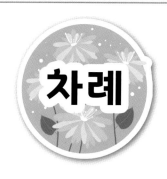

차례

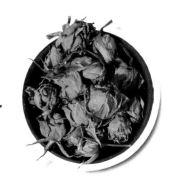

Part 1. 몸에 좋은 건강 약초와 효능

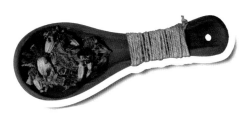

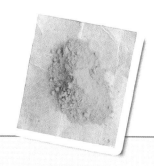

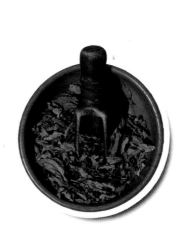

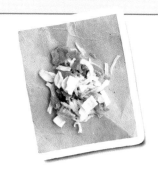

Part 2. 식약처가 인정한 약재와 효능

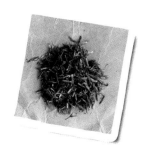

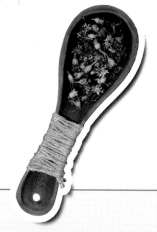

Part 3. 동의보감 속 한약과 효능

🔵 약으로 쓰는 풀

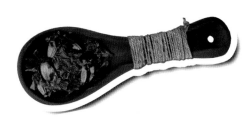

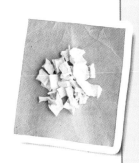

🟤 약으로 쓰는 나무

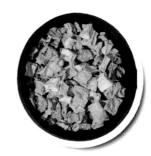

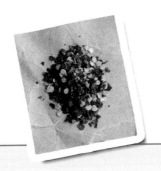

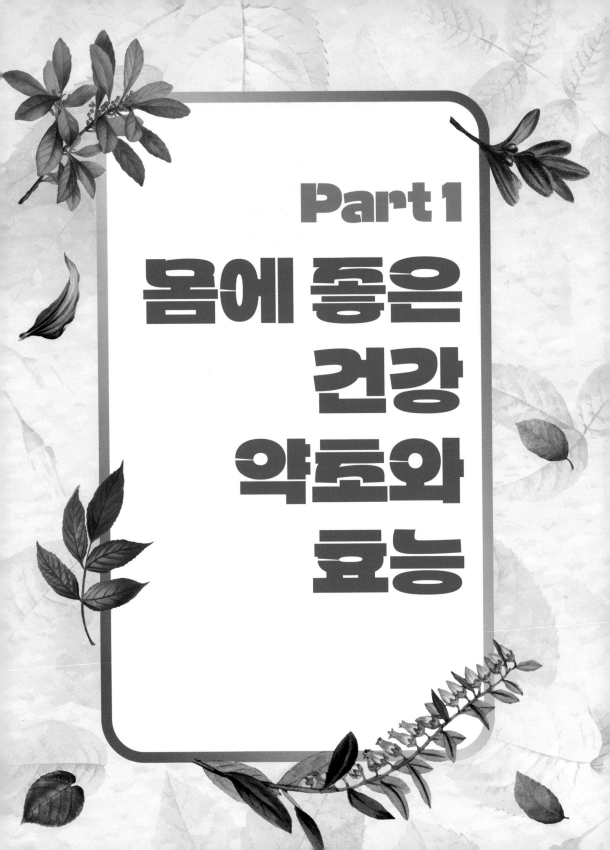

Part 1
몸에 좋은 건강 약초와 효능

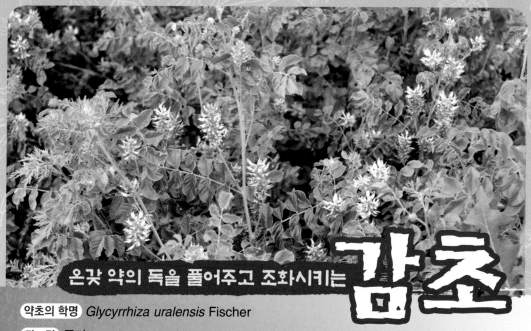

온갖 약의 독을 풀어주고 조화시키는 **감초**

약초의 학명 *Glycyrrhiza uralensis* Fischer

과 명 콩과

약재명 감초(甘草)

라틴생약명 Glycyrrhizae Radix et Rhizoma

약용부위 뿌리 및 뿌리줄기

약재의 기원 이 약(감초)은 감초 *Glycyrrhiza uralensis* Fischer, 광과감초(光果甘草) *Glycyrrhiza glabra* Linné 또는 창과감초(脹果甘草) *Glycyrrhiza inflata* Batal.(콩과 Leguminosae)의 뿌리 및 뿌리줄기로서 그대로 또는 주피를 제거한 것이다.

약방의 감초

　우리 몸은 언제나 2%가 부족하다. 건강 염려증 환자가 아니더라도 완벽한 건강상태라고 자신할 수 있는 사람은 많지 않다. 건강한 생명을 유지하려면 그만큼 겸손해져야 한다는 뜻이 될 것이다. 건강하기 위해 할 수 있는 일들이 각종 미디어와 저서들을 통해 새로운 이론들이 속속 알려지고 있다. 문제는 이론의 홍수 속에 있는 우리의 선택이 아닐까. 한약의 복용도 건강을 지켜나가기 위한 한 방법이랄 수 있다. 다양한 약재들 중 감초에 대해 알아보고 아는 만큼 더 건강해지자. 한약재 중에서 인삼이나 녹용처럼 거물급은 아니지만 핵심적인 역할을 수행하는 감초는 탕제를 지을 때 안 들어가

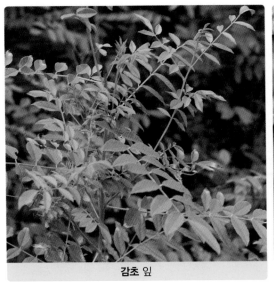

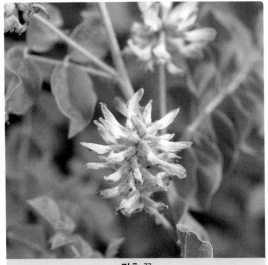

감초 잎

감초 꽃

는 곳이 없을 정도로 두루 쓰이는 한약이다. 한약재마다 감초가 들어가는 까닭은 여러 가지 약재가 조화를 이루도록 하여 약효를 높이는 상승 작용을 하기 때문이다. 감초는 원래 시베리아 동부와 중국 동북부 지역이 원산지인 콩과의 다년생 풀이다. 뿌리에 약효가 있고 맛이 달아 감초라 부른다. 중국에서는 요리에 쓰는 감미료였으나 우리는 감초에 여러 가지 약효가 있음을 알아내 옛날부터 가정상비약으로 사용해왔다.

감초는 약 가운데 원로인 국로

감초는 너무 튀는 약재가 있으면 성질을 조금 죽여주고 미처 효능을 발휘하지 못하는 약재가 있으면 기운을 북돋아준다. 그래서 '국로(國老)'라는 별명도 가지고 있다. 국로는 나라의 원로라는 뜻이므로 감초는 약 가운데 원로라는 뜻이 된다. 개성이 두드러지는 한약재들의 연주를 조율하는 지휘자이다. 《동의보감》에서는 다음과 같이 언급하고 있다. '감초는 온갖 약의 독을 풀어주며, 9가지 흙의 기운을 받아 72가지의 광물성 약재와 1,200가지의 초약 등 모든 약을 조화시키는 효과가 있으므로 국로라고 한다. 그리고 감초는 오장육부의 한열(寒熱)과 사기(邪氣)를 다스리며 눈, 코, 입, 귀와 대소변의 생리를 정상으로 되게 하고, 모든 혈맥을 소통시키며, 근육과 뼈를 튼튼하게 하고 살찌게 한다. 그래서 국로라고 하기도 한다.' 한방에서 감초는 《신농본초경》에 최

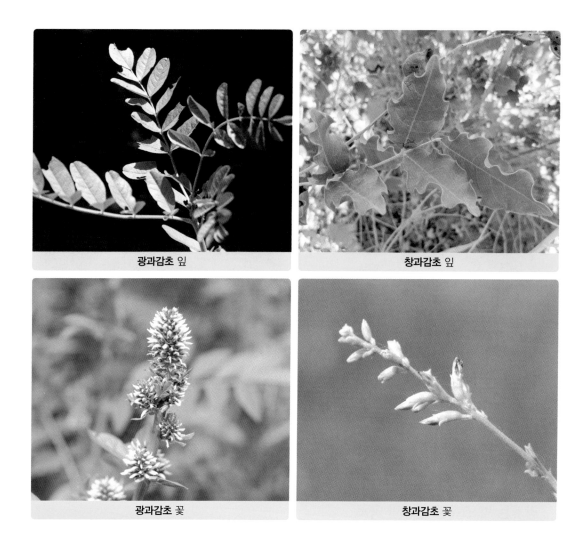

광과감초 잎

창과감초 잎

광과감초 꽃

창과감초 꽃

초로 수록되어 상품으로 분류되었으며, 보기약(補氣藥)으로 보비익기(補脾益氣), 청열해독(清熱解毒)의 효능이 있다고 알려져 있다.

사스에도 효과

감초의 주성분으로 알려진 '글리시리진'이 사스 바이러스의 증식을 억제하는 데 괄목할 만한 효능을 발휘했다는 초기 단계의 연구 결과가 나와 흥미를 끌었다. 독일 프랑크푸르트 대학 연구팀은 글리시리진이 현재 사스에 표준요법제로 사용되고 있는 약물에 비해 월등한 효능을 나타냈다고 밝혔다. 그렇지만 아직 시험관 수준에서 이루어진 연구이므로 효능과 안전성을 평가하기 위한 후속 연구가 뒤따라야 할 것이라고 덧붙였다.

해독 작용

감초의 주성분인 '글리시리진'이 분해한 다른 성분인 '글리실산'은 부신 피질 호르몬과 유사한 작용이 있으며, 부신 피질 호르몬 약물인 코티손과 같은 항염증 작용이 있다는 것이 증명되었다. 또한 이 성분은 해독 작용이 있음이 알려져 있는데, '글리실산'에 결합되어 있는 '글루콘산'에 의해 해독이 일어나는 것으로 해석하기도 한다.

감초는 무엇보다도 생강, 대추와 함께 갖가지 독을 푸는 데 뛰어난 효과가 있다. 식중독이나 갖가지 약물 중독, 항암제 독을 푸는 데는 감초를 따를 만한 것이 없다. 특별히 한방에서는 자감초(炙甘草)를 택해 쓰는 경우가 많이 있다. 그것은 감초에 물을 묻혔다가 불에 굽는 방법을 쓴 것인데, 감초를 그냥 쓰면 밑으로 내려가게 하는 작용[瀉下]을 하지만, 구운 감초는 반대로 따뜻하게 보해주는 작용[溫補]이 있어 소화기 계통에 쓰일 때는 주로 자감초로 처방한다. 열이 있는 사람이나 설사를 시켜야 할 경우가 있을 때에는 감초를 그냥 쓰지만 감초를 보약으로 쓰거나 해독하는 약으로 쓸 때에는 이렇게 구워서 쓰게 되면 좋은 약효를 볼 수 있다.

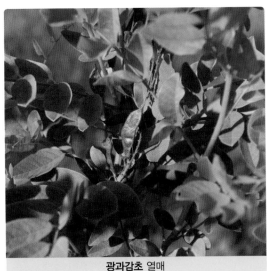

광과감초 열매

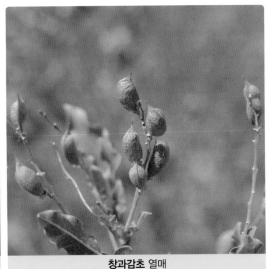

창과감초 열매

부작용 조심

반면에 감초에는 양면성이 있다는 것도 알 필요가 있다. 감초는 한방 처방의 약 30~40%에 들어갈 정도로 한약에 가장 많이 쓰이는 약재이지만 무시하지 못할 부작용을 일으킬 수도 있다. 감초가 들어 있는 약물은 저칼륨혈증, 혈압 상승, 부종, 체중 증가 등을 일으킬 수 있는 것으로 확인되고 있다. 감초가 항염증 작용과 항알레르기 작용이 있다는 사실은 잘 알려져 있는데 이에 대한 약리기전을 충북대학교 의대 연구팀이 밝혀 학회지에 발표했다. 반면에 서울대학교 의대 연구팀은 직업적으로 감초를 취급하는 근로자 중 감초에 의한 직업성 천식 환자가 발견되었다고 내과 학회지에 보고한 경우도 있어 관심을 끈다.

주전자 가득 물을 붓고 감초 10g을 넣은 뒤 물이 끓으면 불을 줄여 약한 불로 30~40분 은은하게 우려내어 차로 음용할 수 있다. 각각의 기호에 따라 볶은 현미나 검정콩과 함께 달이면 구수한 맛이 더욱 좋다.

감초의 한방 특성

• 한방 약미(藥味)와 약성(藥性) : 맛은 달고 성질은 보통이다[平].

• 한방 작용부위 : 감초는 주로 심장, 폐, 비장, 위장 질환에 영향을 미친다.

• 한방 효능 : **보비익기(補脾益氣)** 비(脾)를 보하고 원기를 보충한다. ● **청열해독(淸熱解毒)** 열독(熱毒)을 해소한다. ● **거담지해(祛痰止咳)** 담(痰)을 제거하고 기침을 멎게 한다. ● **완급지통(緩急止痛)** 급한 기운을 완화시키고 통증을 멎게 한다. ● **조화제약(調和諸藥)** 여러 약물을 조화롭게 한다.

• 약효 해설 : 비위(脾胃) 허약에 사용하고 원기를 돕는 효능이 있다. 가슴이 두근거리며 호흡이 얕고 힘이 없으며 숨이 차는 증상에 사용한다. 가래가 많은 기침을 제거한다. 복부의 동

허준, 《원본 동의보감》, 720쪽, 남산당(2014)
《동의보감》 세갑술중동 내의원 교정 완영중간(歲甲戌仲冬 內醫院校正 完營重刊) 영인본

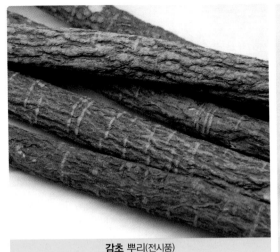

감초 뿌리(전시품)

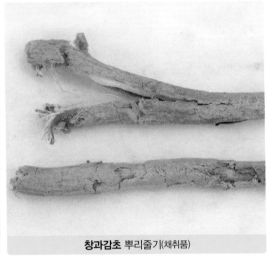

창과감초 뿌리줄기(채취품)

통, 식욕 부진 증상에 유효하다. 팔다
리의 근육 경련을 풀어준다. 약물과 식
품의 중독에 쓰인다. 부신 피질 호르몬
과 유사한 작용이 있다.

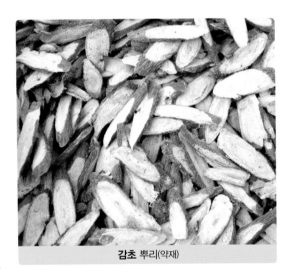

감초 뿌리(약재)

- **임상응용** : 복통, 근육통, 인후통, 류머
  티즘, 관절염, 식욕 부진에 쓴다.

동의보감 효능

성질이 보통이고[平] 맛은 달며[甘] 독
이 없다. 온갖 약의 독을 풀어준다. 9가
지 흙의 기운을 받아 72가지의 광물성 약재와 1,200가지의 초약(草藥) 등 모든 약을 조
화시키는 효과가 있으므로 국로(國老)라고 한다. ○ 오장육부에 한열의 사기[寒熱邪氣]
가 있는 데 쓰며 구규(九竅, 사람에게 뚫려 있는 눈, 코, 귀, 입, 항문, 성기 등의 구멍)를 통
하게 하고 모든 혈맥을 잘 돌게 한다. 또한 힘줄과 뼈를 튼튼하게 하고 살찌게 한다.
○ 음력 2월, 8월에 뿌리를 캐어 볕에 말려서 딴딴하고 잘 꺾어지는 것이 좋다. 꺾을
때 가루가 나오기 때문에 분초(粉草)라고 한다[본초]. ○ 감초는 족삼음경(足三陰經)에

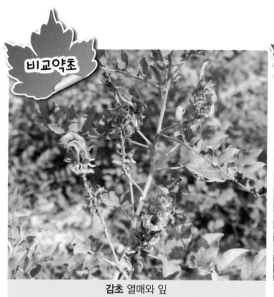

감초 열매와 잎

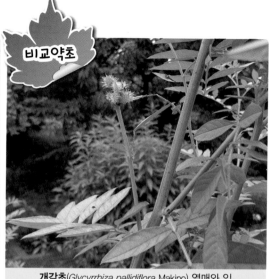

개감초(*Glycyrrhiza pallidiflora* Makino) 열매와 잎

들어가며 구우면 비위를 조화시키고 생으로 쓰면 화(火)를 사(瀉)한다[탕액]. ○ 토하거나 속이 그득하거나 술을 즐기는 사람은 오랫동안 먹거나 많이 먹는 것은 좋지 않다[정전]. ○ 중국으로부터 들여다가 우리나라의 여러 지방에 심었으나 잘 번식되지 않았다. 다만 함경북도에서 나는 것이 가장 좋았다[속방].

감초의 기능성 및 효능에 관한 특허자료

▶ 신강 감초로부터 유용 성분의 추출 방법 및 그 추출물의 용도
본 발명은 에탄올을 추출 용매로 사용하여 신강 감초로부터 유용 성분을 추출함에 있어서, 글리시리진의 양은 줄이고, 리코칼콘 A를 극대로 추출하는 방법에 관한 것으로, 항암, 항염, 항궤양, 항균, 항산화 등의 기능성이 있는 의약품, 화장품, 식품 등의 제품개발에 매우 유용한 발명이다.
‒ 공개번호 : 10-2012-0107652, 출원인 : ㈜애드바이오텍

▶ 동물의 면역능을 증강시키는 감초 추출물 및 그 제조 방법
본 발명은 동물의 주요 면역세포의 활성을 증강시키고 세포 면역능을 증진시키는 감초 추출물(Glycyrrhiza) 및 그 제조 방법에 관한 것으로, 동물용 면역증강제, 백신보좌제, 보조치료제 등으로 광범위한 활용이 가능하다.
‒ 공개번호 : 10-2008-0106789, 출원인 : 농림수산식품부 국립수의과학검역원

▶ 감초 추출물 성분인 Isoangustone A를 함유하는 신장섬유증 또는 사구체경화증 억제용 조성물
본 발명은 당뇨합병증으로 인해 초래되는 신장섬유증 나아가서는 사구체경화증에 억제 활성을 갖는 감초 헥산/에탄올 추출물(licorice hexane/ethanol extract)의 함유 성분인 이소앙구스톤(Isoangustone) A를 함유한 조성물에 대한 것이다.
‒ 공개번호 : 10-2011-0060993, 출원인 : 한림대학교 산학협력단

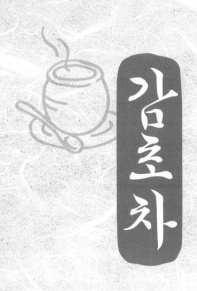

 효능 보기 효능, 모든 약을 조화시키는 효능, 청열해독, 식중 독 해독, 진경·진해 작용

제조 방법

1. 물 1L에 감초 30g을 넣고 센불에서 30분 정도 끓 인다.
2. 약불에서 약 2시간 정도 은은하게 우려낸다.
3. 감초 자체만으로도 단맛을 내는 좋은 차가 된다.
4. 단맛이 있으므로 모두가 음용해도 무방하다.
5. 법제 감초라 하여 볶은 감초를 사용하면 더 따뜻하 고 온화한 맛을 즐길 수 있다.

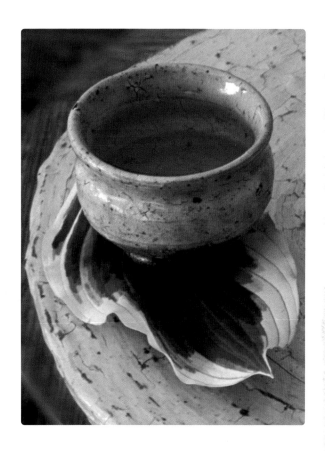

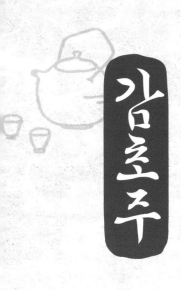

감초주

재료준비

우리나라에서도 시험 재배하고 있으나, 대개 약재상에서는 수입품을 취급한다. 절단된 뿌리를 구입하여 사용한다. 오래 묵지 않은 약재가 더욱 효과적이다.

제조방법

1. 말린 뿌리 180g을 소주 3.6L에 넣고 밀봉한다.
2. 2~3개월간 숙성시켜 음용하며, 2년 정도 숙성시킨 후에는 찌꺼기를 걸러내고 보관한다.

맛

쓰고 달며 특유의 냄새가 난다. 설탕을 50g 정도 가미해도 좋다.

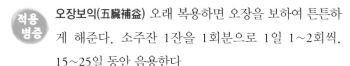

적용병증

오장보익(五臟補益) 오래 복용하면 오장을 보하여 튼튼하게 해준다. 소주잔 1잔을 1회분으로 1일 1~2회씩, 15~25일 동안 음용한다.

근골통(筋骨通) 근육과 뼈의 통증으로, 움직이기 어려워진다. 소주잔 1잔을 1회분으로 1일 1~2회씩, 15~25일 동안 음용한다.

기타 적응증 건망증, 신경 쇠약, 비위허약, 과일중독, 편도염, 심장병, 소변이 나오지 않는 증상

주의사항

• 본 약술을 음용하는 중에 특별히 가려야 하는 음식은 없다.
• 기준량을 사용하며, 치유되는 대로 음용을 중단한다.

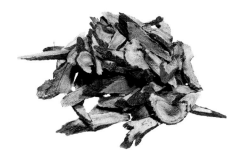

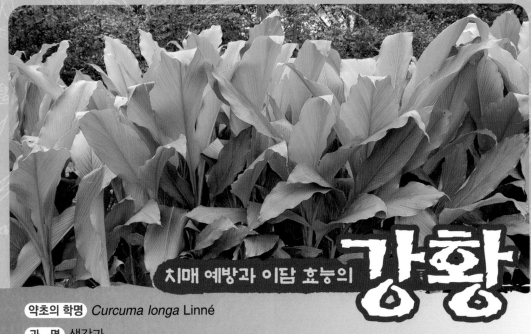

치매 예방과 이담 효능의 **강황**

- **약초의 학명** *Curcuma longa* Linné
- **과 명** 생강과
- **약재명** 강황(薑黃)
- **라틴생약명** Curcumae Longae Rhizoma
- **약용부위** 뿌리줄기
- **약재의 기원** 이 약(강황)은 강황(薑黃) *Curcuma longa* Linné(생강과 Zingiberaceae)의 뿌리줄기로서 속이 익을 때까지 삶거나 쪄서 말린 것이다.

한국과 일본에서 말하는 강황과 울금

식물 학명인 *Curcuma longa*의 약초명은 강황이다. 한국에서 얘기하는 약재 강황(薑黃)은 *Curcuma longa*(강황)의 뿌리줄기로서 속이 익을 때까지 삶거나 쪄서 말린 것을 말한다. 그렇지만 일본에서는 이를 울금으로 부른다. *Curcuma longa*의 뿌리줄기를 한국에서는 강황으로, 일본에서는 울금으로

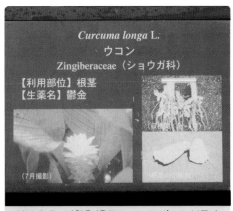

일본에서는 강황을 '울금(ウコン, 鬱金)'으로 부른다.

얘기하므로 자칫 혼동하기 쉽다.

〈대장금〉에 나오는 강황

제조상궁 : 지밀상궁도 목욕물에 넣을 약재를 식의에게 받았고?

지밀상궁 : 예, 저희는 이미 받았습니다. 헌데 관상감에서 오늘이 합방일로 좋다는
　　　　　통보를 받아놓고 있습니다. 그것은 어찌해야 할지요?

내의정 : 그건 안 됩니다. 오늘 밤뿐 아니라 옥체가 좋아지실 때까지는 합방은 삼가

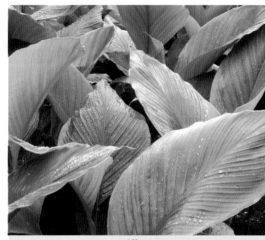

강황 잎

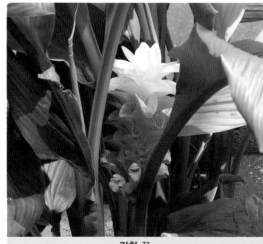

강황 꽃

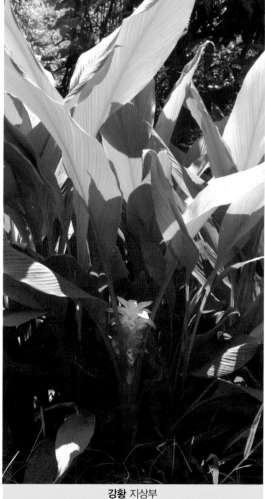

강황 지상부

26

시게 하고 온천지에서도 가능한 정사를 잊고 숲속을 미음완보[작은 소리로

읊으며 천천히 거닒]하시도록 하시게.

지밀상궁 : 알겠습니다.

지밀상궁 : 온천물에 부용향과 소목, 울금(강황), 당작설을 담가놓았느냐?

나인 : 예.

지밀상궁 : 허면 물이 지금은 너무 뜨거우니 지키고 있다가 물 온도가 적당해지거든

오너라.

나인 : 예.

중국에서도 인기리에 방영된 TV드라마 〈대장금〉에 나오는 대사이다. 중종이 기운이 없고 먹는 음식 양도 급격히 떨어져서 주위에서 온천행을 권하여 궁 밖에서 온천욕을 하는 장면이다. 이때 온천물에 여러 가지 한약재를 넣는데, '울금'도 함께 넣었던 모양이다. 이 울금은 강황을 가리킨다.

카레의 노란색은 강황의 성분

카레에는 노란색을 띠는 강황을 배합하여 넣고 있는데 주성분인 커큐민(curcumin)이 간을 보호하는 효과가 있어 인도에서는 강황을 자주 먹는 사람은 간장이 건강하다고 알려져 있다. 그리고 일본에서는 주성분인 커큐민이 간질환과 당뇨 치료, 치매 예방에 효과가 있다는 사실이 알려지면서 이에 관한 연구를 활발하게 진행하고 있다. 카레는 강황 외에도 몇 가지 생약이 들어가고 매운맛과 향미를 내는 재료를 포함해 만든다.

카레가 현재의 형태로 보급된 것은 영국이 인도를 통치하면서 시작되었다고 한다. 즉 인도에 살던 영국인들이 카레 요리를 본국에 전하는 과정에서 점차 유럽풍의 조리법으로 가공하였으며, 카레 분말을 만드는 회사가 생겨나면서 전 유럽으로 퍼졌다. 이것이 1920년경에 일본으로 건너가고 우리나라에는 1940년대에 들어와 1970년대부터 제품화되었다고 한다. 강황이 포함된 카레의 여러 가지 효능이 알려지게 되자 카레도 덩달아 각광받는 건강식품으로서 자리를 얻게 되었다.

일본을 여행하다 보면 일본인들은 정말로 카레 요리를 좋아한다는 것을 쉽게 확인할 수 있다. 심지어 음식점에는 우동에 카레를 넣어 만든 카레우동이 있는데 인기품목이다. 우리에게는 먹기가 쉽지 않아 보이는데, 그들은 끈적끈적한 카레 속의 우동면을 아주 맛있게 건져 먹는다. 나라마다 음식문화가 다르다는 것을 피부로 느끼게 된다. 인도 여행 중 호텔 뷔페식당에서 맛본 인도카레는 우리와 전혀 다른 향신료 맛을 내고 있었다. 하지만 우리 입맛에 맞는 우리 카레가 제일 좋았다.

항암, 이담 작용

카레 특유의 노란색은 강황에서 나오는 천연 색소인 커큐민인데 생강처럼 뿌리를 이용한다. 이 색소 성분이 항암 효과와 치매 예방 효과가 있는 것으로 알려져 카레가 건강식으로 각광을 받기도 한다.

세종대학교 연구팀은 강황을 이용하여 세계에서 처음으로 암 예방 기전을 규명하여 화제가 되었다. 강황의 주성분인 커큐민의 혈관 신생 작용 저해 기능을 확인하고 이를 토대로 암 예방 작용에 대한 분자 수준의 작용 기전을 밝혀낸 것이다. 카레에 사용되는 향신료의 주성분인 커큐민이 암 예방에 좋다는 사실은 이미 알려졌지만, 이 성분의 암 예방 체계를 규명해낸 것은 세계 최초로 국제 유명 학술지에 실리기도 했다.

또한 경희대학교 한의대 연구팀도 강황의 혈관 신생 억제 작용 기전에 대한 유의한 연구 결과를 《대한동의병리학회지》에 발표하였다. 기체어혈증(氣滯瘀血證)에 응용되는 강황과 같은 한약들이 임상에서 더 많이 활용되어 암 치료 발전에 기여했으면 한다. 이러한 약효의 연구결과를 듣자면 암을 예방한다는 카레를 많이 먹어야 할 것 같다.

이담 효과란 담즙을 분비하여 지방성질의 음식을 소화시키는 효능을 말한다. 담즙은 담낭에 보관되어 있는데, 보관된 담즙을 분비시켜 소화시키는 배담제와 담즙의 합성을 촉진하여 생성시키는 최담제가 이담제에 속한다. 강황의 주성분인 커큐민은 담즙 분비를 촉진하는 작용이 알려져 있으며 간장염, 담도염, 담석증, 카타르성 황달 등에 사용할 수 있다.

독일 학술지에 강황의 주성분인 커큐민 유도체도 시판 중인 간 보호 약물인 실리빈

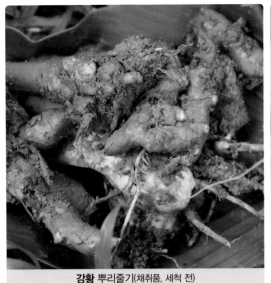
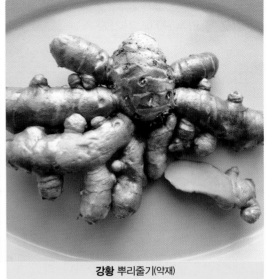

강황 뿌리줄기(채취품, 세척 전) · 강황 뿌리줄기(약재)

보다 우수한 간 보호 작용이 있다는 내용으로 발표된 자료도 있다. 이와 관련된 이담 효능도 연구되어 있다.

치매에도 효과

카레는 노인성 치매 치료에도 상당히 효과가 있는 것으로 밝혀졌다. 미국 UCLA대학 연구팀은 카레의 원료로 사용되는 노란색의 강황을 먹인 쥐는 보통 먹이를 먹은 쥐보다 알츠하이머병의 특징적인 증상이 50%밖에 나타나지 않았다고 발표하였다. 즉 강황의 우수한 알츠하이머병 치료 효능을 보고한 것이다. 이 같은 연구 결과는 카레를 많이 먹는 인도 사람들 사이에 알츠하이머병 발병률이 서양인들에 비해 현저히 낮은 이유를 설명해주는 것일 수 있다고 연구팀은 판단하고 있다. 인도의 일부 지역은 65세 이상의 알츠하이머병 발병률이 1%에 불과하다고 한다.

우리나라의 한 제약회사에서 치매 치료제를 출시했는데 바로 강황을 넣고 기타 다른 생약 성분을 포함하여 제제를 완성했다고 한다. 치매 예방 및 치료제 조성물에 관한 국내 특허를 취득하여 특히 노인성 치매 치료에 효과적이라고 하니 사회적인 면에서도 바람직한 개발이라고 생각된다.

외국에 있는 강황 건강차

몇 년 전 서울에서 개최된 국제식품박람회의 인도네시아 부스에서 노란색 포장을 한 식품차가 눈에 띄었다. 바로 강황 추출물로 만든 건강차인데 물에 타 먹으면 된다고 하였다. 설탕이 들어 있지 않다고 하여 마셔 보니 편하고 부드러웠다. 간에 좋으며 입의 염증에도 효과가 있다는 설명이 이곳을 찾는 방문객들의 많은 관심을 끌었다.

일본의 약국이나 건강식품점에서도 술 마신 후의 건강관리에 좋다는 강황 건강차나 과립 제품을 쉽게 볼 수 있다. 이 강황을 일본에서는 울금이라 부른다는 것을 다시 한 번 강조한다. 우리나라의 경우, 전남 진도에

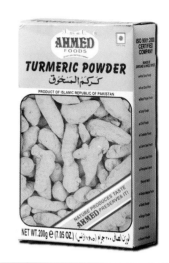

강황 제품(네팔)

서 강황 재배를 많이 하고 있는데 우리도 이러한 기능성 제품을 만들어 보급했으면 하는 생각이 든다. 그 외에도 강황은 황색 색소를 이용하여 여러 가지 염색을 하는 데 이용하기도 한다. 그리고 산성 용액에서는 한층 선명하게 염착되나 알칼리에 의해 적색으로 변하는 성질을 이용하여 '커큐민 페이퍼(curcumin paper)'라는 알칼리성 시험지를 만들기도 한다.

강황의 한방 특성

- **한방 약미(藥味)와 약성(藥性)** : 맛은 맵고 쓰며 성질은 따뜻하다.
- **한방 효능 : 파혈행기(破血行氣)** 어혈을 깨뜨려 기운이 잘 통하게 한다. ● **통경지통(通經止痛)** 경락을 잘 통하게 하여 통증을 멎게 한다.
- **약효 해설** : 가슴이 막히는 듯하면서 아픈 것을 위주로 하는 병증에 유효하다. 관절통에 효과가 있다. 출산 후에 어혈이 막아 복통이 있는 증상을 치료한다. 담즙 분비 촉진, 혈압강하 작용이 있다. 건위(健胃), 식욕 증진 작용이 있다.
- **임상 응용** : 간염, 담석증, 황달, 협심통, 복통, 월경통, 토혈, 혈뇨에 쓴다.

동의보감 효능

성질이 뜨거우며[熱] 맛은 맵고[辛] 쓰며[苦] 독이 없다. 징가 (癥瘕)와 혈괴(血塊), 옹종(癰腫)을 낫게 하며 월경을 원활하게 한다. 다쳐서 어혈이 진 것을 삭게 한다. 냉기를 헤치고 풍을 없애며 기창(氣脹)을 삭아지게 한다. ○ 출산 후에 군은 피가 가 슴으로 치미는 것[敗血攻心]을 낫게 하는 데 매우 좋다. 일명 편 자강황(片子薑黃)이라고도 하는데 심어서 삼 년 이상 되는 강황 은 꽃이 피고 뿌리의 마디가 군고 단단하며 냄새와 맛은 몹시 맵다. 음력 8월에 뿌리를 캐 조각이 지게 썰어서 햇볕에 말린 다. ○ 해남에서 나는 것을 봉아술(蓬莪茂)이라 하고 강남(江南) 에서 나는 것을 강황(薑黃)이라 한다[본초]. ○ 효과가 울금(鬱金) 보다 쎄며 썰어서 식초[醋]에 축여 볶아 쓴다[단심].

薑黃

性熱 味辛苦 冷除無風毒 消氣 主癥瘕 ○血 治塊 産癰後 敗腫 血月 攻經 心治 甚撲

韓生 ○者 功卽 力名 烈蓬 於莪 蘱茂 金江 劉南 醋生 妙者 用卽 之爲 呼薑 黃

根驗 節一 堅名 硬片 氣子 味薑 辛黃 辣是 八經 月種 採三 根年 切以 片上 暴老 乾薑 ○能 海生 南花

허준, 《원본 동의보감》, 731쪽, 남산당(2014)
《동의보감》 세갑술중동 내의원 교정 완영중간(歲甲戌仲冬 內醫 院校正 完營重刊) 영인본

강황 의 기능성 및 효능에 관한 특허자료

▶ 강황 추출물을 함유한 위염, 위궤양 예방 및 치료를 위한 조성물
본 발명은 강황 추출물을 이용하여 히스타민 수용체에 길항적으로 작용하여 위산 분비를 감소시켜 히스타민 수용체 의 활성과 관련된 위염 및 위궤양 질환의 예방 및 치료에 안전하고 효과적인 의약품 및 건강보조식품을 제공한다.
– 등록번호 : 10-0506426, 출원인 : 주식회사 뉴로넥스

▶ 강황을 포함하는 전립선암 치료용 조성물
본 발명은 강황을 포함하는 전립선암 치료용 조성물에 관한 것이다. 본 발명에 따른 전립선암 치료용 조성물은 전 립선암 세포의 성장을 억제하고 세포 사멸을 유도하는 효과가 있다.
– 공개번호 : 10-2012-0020643, 출원인 : 주식회사 한국전통의학연구소 외

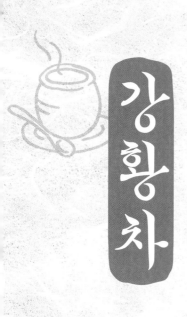

강황차

 효능 간질환에 효과, 치매 예방, 항암 효과, 이담 효과, 혈압 강하 효과

 제조 방법

1. 물 1L에 강황 15g을 넣고 센불에서 30분 정도 끓인다.
2. 중불에서 2시간 정도 더 끓인다.
3. 감초와 대추를 함께 넣어 끓여 마시면 좋은 차가 된다.
4. 기호에 따라 꿀이나 설탕을 가미하여 마신다.

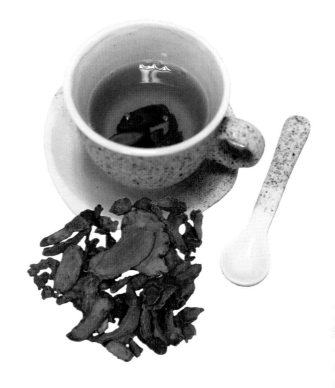

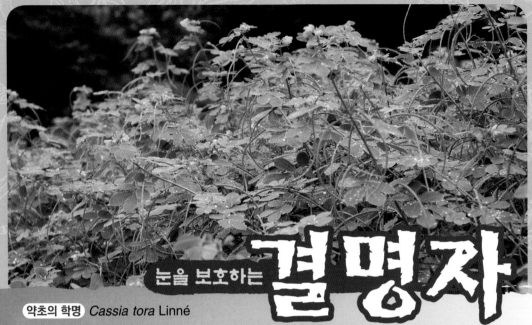

눈을 보호하는 **결명자**

약초의 학명 *Cassia tora* Linné

과 명 콩과

약재명 결명자(決明子)

라틴생약명 Cassiae Semen

약용부위 잘 익은 씨

약재의 기원 이 약(결명자)은 결명차(결명자) *Cassia tora* Linné 또는 결명(決明) *Cassia obtusifolia* Linné(콩과 Leguminosae)의 잘 익은 씨이다.

결명자란

　입시 준비에 여념이 없는 수험생들을 위한 한약인 결명자를 소개한다. 책과 씨름하느라 정신이 없을 수험생들은 눈이 피로하고 여러 가지 스트레스를 많이 받아 심신이 지쳐 있을 것으로 생각된다. 눈에도 효과가 있고 변비와 스트레스에도 효능이 알려져 있는 결명자를 소개하여 매일 밤늦게 책을 대하는 수험생들에게 도움이 되고자 한다.

　결명자는 간장과 신장의 기능을 돕는 효과가 있어 예로부터 애용되어 온 한약이자 식품이며, 특히 상용하면 눈이 밝아진다고 해서 한방에서는 결명자(決明子)라고 한다. 콩과에 속하는 1년생 초본인 긴강남차(결명자)의 성숙한 씨앗을 말한다.

눈을 보호하는 결명자

결명자는 《동의보감》에서는 성질이 보통이고[平] 맛은 짜고 쓰며 독이 없는 약재로서, 청맹(靑盲, 점차 눈이 잘 보이지 않아 나중에는 밝고 어두운 것도 가려 볼 수 없게 되는 병증)과 눈이 충혈되고 아프며 눈물이 흐르는 데 사용하는 약재로 기재되어 있다. 그리고 결명자로 베개를 만들어 베면 머리가 아픈 증상을 없애고 눈을 밝게 한다고도 한다. 중국에서 가장 오래된 한방 약물 서적인 《신농본초경》에도 결명자는 충혈과 눈물이 멎지 않는 것을 치료하고 오랫동안 복용하면 눈을 밝게 한다고 되어 있다.

중국에서 발행된 유명한 한방책인 《중약대사전》에서도 눈을 치료하고 간을 보양하며 시력을 돋우는 처방으로, 결명자 1되(약 1.8L)와 만형자(순비기나무의 익은 열매) 1되를 부드럽게 갈아서 가루로 만들어, 식후와 잠자기 전에 1회 7.4g을 따뜻한 물에 개어서 복용하면 좋다고 한다. 이처럼 결명자는 이름에서 암시하듯이 눈에 효과가 있는 약재로 한방에서 알려져 있다. 머리를 많이 쓰는 수험생뿐 아니라 오랫동안 컴퓨터나 텔레비전 시청으로 눈이 피로한 현대인들도 결명자를 이용한 한약 처방이나 결명자차를 만들어 마셔봄이 좋을 듯하다.

피로 회복, 변비 개선에도 좋은 결명자

피로 증상이 있을 때는 결명자차와 함께 녹차, 감국차도 효과가 있다고 한의사들은 권하고 있다. 피로 증상을 경험하게 되면 기억력과 집중력 감퇴, 뒷목과 어깨 부분의 당기는 듯한 느낌 등이 나타날 것이다. 이러한 피로를 해소하는 방법으로는 일단 휴식이 필요하다. 한방에서는 머리를 많이 쓰는 수험생이나 사무직 종사자의 경우에 맑은 기운을 머리로 올려주고 과다한 정신노동에 의해 머리에서 나는 열을 식혀주는 상기의 차를 추천하기도 한다. 그 외에 결명자는 이수(利水, 소변이 잘 나오게 하는 것) 작용, 고혈압, 간염, 습관성 변비에 치료 효능이 있다.

결명자를 차로 복용할 때는 하루 6~12g 범위 내에서 달여 마신다. 결명자를 타지 않도록 살짝 볶은 후, 끓는 물에 넣고 붉은빛이 날 때까지 달여서 마신다. 결명자를 볶지 않으면 비린내가 나고 맛과 향도 떨어진다. 한방에서는 약재의 효능을 높이기 위해

34

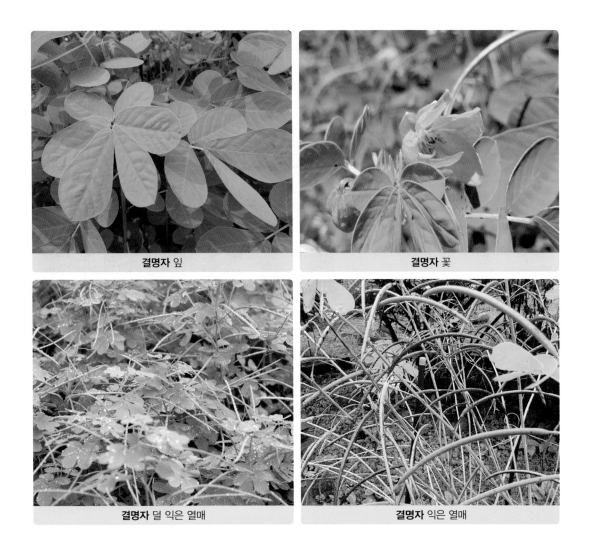

결명자 잎

결명자 꽃

결명자 덜 익은 열매

결명자 익은 열매

서 수치(修治)라고 하는 볶는 방법을 이용하기도 한다. 눈에도 좋고 변비까지 해결해주는 결명자차를 마시면서 피로를 푸는 방법도 괜찮을 것이다.

혈당과 혈압 강하의 약리 작용

결명자의 최근 약리 작용 연구로는 급성 결막염과 시력감퇴 예방 효과, 혈압 강하 및 콜레스테롤 저하 작용, 혈당 강하 작용, 항산화 작용, 항균 작용과 완하 작용이 발표되어 있다. 부경대학교 연구팀은 결명자가 식품의 독성 물질인 아질산염을 없애는 효과를, 동신대학교 연구팀은 결명자차가 동물의 암세포 증식을 약하게 억제한다는 것을 밝혔으며, 덕성여자대학교 연구팀은 결명자가 당뇨병의 식이요법에도 유용하게 이용될 수 있음을 시사하였다.

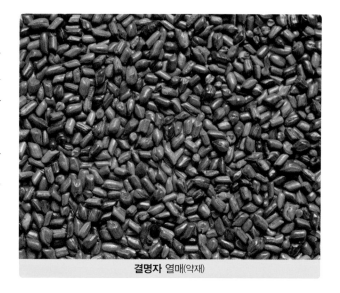

결명자 열매(약재)

약효 성분

결명자의 약리 성분으로는 에모딘(emodin), 크리소파놀(chrysophanol) 같은 안트라퀴논 유도체 성분들이 밝혀져 있으며, 특히 생(生) 결명자에는 존재하지 않고 볶은 결명자에만 존재하는 성분으로 이소루브로푸사린 겐티오비오사이드(isorubrofusarin gentiobioside)를 부경대 연구팀이 분리하여 발표하였다.

결명자는 이뇨 작용을 도우며 변비에도 효과가 있어 인도에서는 오래 전부터 커피 대신 음료수로 상용하고 있으며, 일본에서는 결명자의 빛깔이 좋아서 많이 애용한다고 한다. 《동의보감》에도 결명자 잎은 눈을 밝게 하고 오장을 좋게 하며, 잎은 나물을 해 먹으면 아주 좋다고 하니 결명자를 이용하여 건강을 지켜봄이 어떨지?

결명자의 한방 특성

• **한방 약미(藥味)와 약성(藥性)** : 맛은 달고 쓰며 짜고 성질은 약간 차다.
• **한방 작용부위** : 결명자는 주로 간장, 대장 질환에 영향을 미친다.
• **한방 효능** : **청열명목(淸熱明目)** 열기를 식히고 눈을 밝게 한다. ● **윤장통변(潤腸通便)** 장을 윤활하게 하여 대변이 잘 나오게 한다.
• **약효 해설** : 눈이 어둡고 잘 보이지 않는 것을 낫게 한다. 눈이 충혈되고 아픈 병증에

유효하다. 머리가 아프고 어지러운 증상에 쓰인다. 습관성 변비에 사용한다. 고혈압, 간염 치료에 도움이 된다.
- **임상 응용** : 눈이 충혈되면서 붓고 아픈 증상, 야맹증, 변비에 쓴다.

동의보감 효능

성질이 보통이고[平](약간 차다[微寒]고도 한다) 맛은 짜고[鹹] 쓰며[苦] 독이 없다. 청맹(靑盲)과 눈에 핏발이 서면서 아프고 눈물이 흐르는 증상, 살에 붉고 흰 막이 있는 데 쓴다. 간기를 돕고 정수(精水)를 보태어준다. 머리가 아프고 코피 나는 것을 치료하며 입술이 푸른 것을 낫게 한다. ○ 잎은 거여목처럼 크다. 음력 7월에 누렇고 흰빛의 꽃이 핀다. 그 열매는 이삭으로 되어 있다. 푸른 녹두[靑菉]와 비슷하면서 뾰족하다. 또는 그 꼬투리는 콩처럼 되어 있고 씨는 말발굽 같으므로 민간에서 마제 결명자(馬蹄決明子)라고 한다. 음력 10월 10일에 씨를 받아 백일 동안 그늘에서 말려 약간 볶아서 약으로 쓴다[본초]. ○ 일명 환동자(還瞳子)라고도 한다[정전]. ○ 베개를 만들어 베면 두풍증을 없애고 눈을 밝게 한다[본초].

허준, 《원본 동의보감》, 724쪽, 남산당(2014)
《동의보감》 세갑술중동 내의원 교정 완영중간(歲甲戌仲冬 內醫院校正 完營重刊) 영인본

결명자의 기능성 및 효능에 관한 특허자료

▶ **항비만 효과를 갖는 결명자 추출물 및 그의 제조 방법**
본 발명은 볶지 않고 말린 결명자로부터 용매 추출한 후 컬럼크로마토그래피를 이용하여 효소활성 저해능이 탁월하여 항비만 효과를 갖는 결명자 추출물 및 그의 제조 방법에 관한 것이다.
- 등록번호 : 10-0772058, 출원인 : 김의용, 김갑식

▶ **결명자 또는 초결명에서 분리된 화합물을 유효 성분으로 함유하는 인지 기능 장애의 예방 및 치료용 조성물**
본 발명은 결명자 또는 초결명에서 분리된 화합물들은 스코폴라민에 의해 유도된 기억력 감퇴 동물군의 학습증진 효능을 나타냄으로써, 인지 기능 장애의 예방 및 치료를 위한 약학 조성물 및 건강 기능 식품으로 유용하게 이용될 수 있다.
- 공개번호 : 10-2011-0039762, 출원인 : 경희대학교 산학협력단

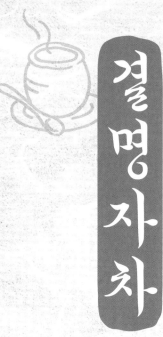

결명자차

효능 간장과 신장 기능을 돕는 효과, 눈 보호 효능, 피로 회복, 습관성 변비 치료, 혈당 강하, 혈압 강하 효능

**제조
방법**

1. 물 1L에 결명자 15g을 넣고 센불에서 30분 정도 끓인다.

2. 약불에서 30분 정도 더 끓여서 마신다.

3. 건더기는 걸러내고 기호에 따라 꿀이나 설탕을 가미하여 마신다.

4. 이때 결명자는 깨끗이 씻어서 프라이팬이나 냄비에 살짝 볶아서 사용한다.

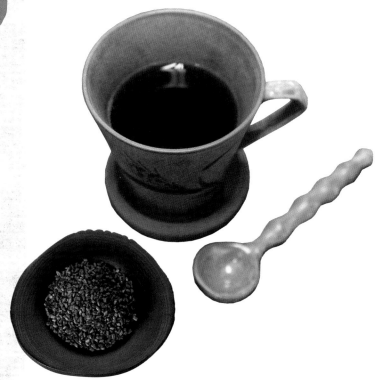

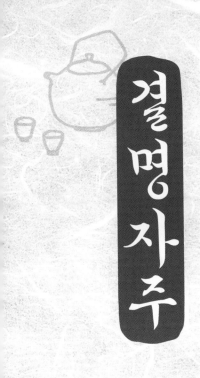

결명자주

재료 준비

약재상에서 구입할 수 있다. 약효는 종자에 있으나, 종자가 없을 때는 잎을 사용할 수 있다. 구입한 종자나 잎을 깨끗이 씻어 말린 다음 사용한다.

제조 방법

1. 말린 종자 또는 잎 200g을 소주 3.6L에 넣고 밀봉한다.
2. 종자는 6~8개월, 잎은 4~5개월간 숙성시켜 음용하며, 18개월 정도 숙성시킨 후에는 찌꺼기를 걸러내고 보관한다.

맛

쓰고 달다. 황설탕을 100g 정도 넣으면 술맛이 부드러워진다.

적용 병증

늑막염(肋膜炎) 늑막에 염증이 생겨 액이 고인 상태이다. 두통, 재채기, 헛기침, 딸꾹질, 식욕 부진 등의 증상과 늑골 부위에 통증이 있다. 소주잔 1잔을 1회분으로 1일 1~2회씩, 7~15일 동안 음용한다.

담석증(膽石症) 담낭에 결석이 생겨 심한 통증이 일어나며, 구토, 오한, 변비와 경련, 허탈 증세가 나타난다. 소주잔 1잔을 1회분으로 1일 1~2회씩, 20~25일 동안 음용한다.

안구 통증 안질환으로 인하여 수정체나 흰자위에 통증이 일어나는 경우이다. 소주잔 1잔을 1회분으로 1일 1~2회씩, 10~15일 동안 음용한다.

기타 적응증 두통, 풍열, 야맹증, 명목(明目), 안면홍조, 위장병, 비만, 정수고갈, 혈액 순환 개선

주의 사항

• 본 약술을 음용하는 중에 특별히 가려야 하는 음식은 없다. 장복해도 해롭지는 않으나 치유되는 대로 음용을 중단한다.

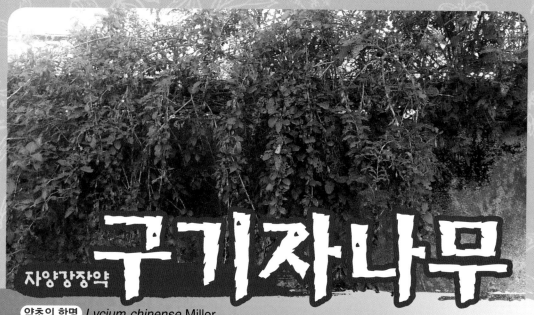

자양강장약 **구기자나무**

약초의 학명 *Lycium chinense* Miller

과 명 가지과

약재명 구기자(枸杞子)

라틴생약명 Lycii Fructus

약용부위 열매

약재의 기원 이 약(구기자)은 구기자나무 *Lycium chinense* Miller 또는 영하구기(寧夏枸杞) *Lycium barbarum* Linné(가지과 Solanaceae)의 열매이다.

서울 양재동의 aT센터에서 김치엑스포가 개최된 적이 있다.

전시품 중 구기자와 발효 식품인 김치의 효능이 어우러진 구기자 김치가 관심을 끌었다. 진도에서 개발된 이 김치는 진도의 논밭 인근에 많이 심어져 있는 구기자를 활용하기 위해 연구되었으며 젓갈을 사용하지 않았는데도 맛이 뛰어나고, 인공감미료를 전혀 사용하지 않아 건강에도 좋은 데다 구기자의 붉은색이 배어 김치 색깔도 고왔다.

구기자란 무엇인가

구기자는 구기자나무의 열매를 가리키며, 뿌리껍질은 지골피라 하여 한방 처방에

40

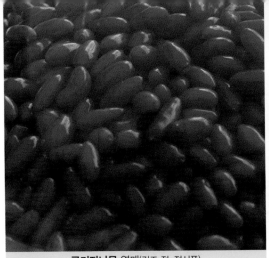
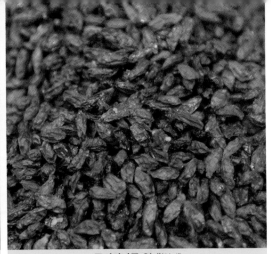

구기자나무 열매(건조 전, 전시품)　　　　구기자나무 열매(약재)

배합하여 사용하고 있다. 잎도 구기엽이라 하여 민간약 또는 식용으로 사용하고 있다. 여름에 자색 꽃이 피고 열매는 가을에 붉게 익는다.

　　조그만 고추처럼 생긴 빨간 열매인 구기자는 한방에서 약용으로 사용하며 건강증진 목적으로 차로도 많이 음용되고 있다. 구기자는 오래 먹으면 뼈가 튼튼해지고 몸이 가벼워지며 흰머리가 검어질 뿐만 아니라 백 살 이상 장수하게 되고 눈이 밝아지고 추위와 더위를 타지 않게 된다는 여러 가지 효능으로 많은 사람들이 관심을 가지는 약용 식물이다.

구기자 이야기

　　옛날 노나라의 한 높은 관리가 조정의 명령을 받고 각지의 민정을 두루 살피고 나서 조정으로 돌아오는 길에 지금의 산동성 청도시 부근에 도착하였다.

　　얼굴색이 불그스름한 15~16세쯤 되어 보이는 소녀가 손에 회초리를 들고 노인을 쫓아다니고 있었다. 노인은 머리카락이 희고 수염은 한 자나 되어 90세 이상은 되어 보였다. 이 광경을 본 관리는 화가 나서 말에서 내려 그 소녀 앞으로 다가갔다. "너는 삼강오륜도 모르느냐? 아무리 잘못을 하였기로 어째서 노인을 때린단 말이냐?" 이에 소녀가 대답하길 "이 녀석은 나의 손자인데, 나는 집에 있는 구기자를 평생 먹어서 이렇게 젊어졌는데, 손자 녀석이 말을 듣지 않고 구기자를 안 먹고 방탕하게 지내다가 저렇게 늙어버려 야단을 치고 있는 것입니다."라고 하였다. 소녀는 나이가 372세라고

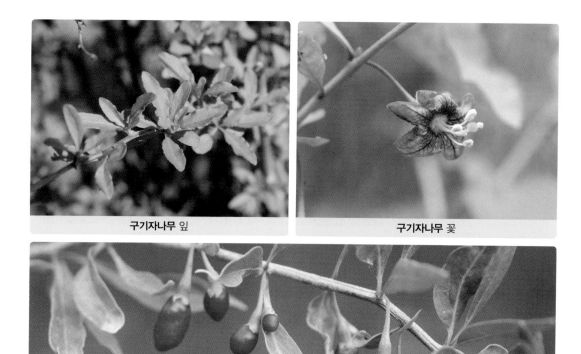

구기자나무 잎

구기자나무 꽃

구기자나무 열매

했다. 그 말을 듣고 관리도 실천했더니 젊은 사람과 같이 기력이 좋아졌다고 한다.

대표적인 간장 보호 효능

대표적인 보간(補肝) 약재라고 할 수 있는 구기자는 자양 강장약으로 간장을 보호하고 허로, 무력감, 소갈 등에 사용한다. 즉 한방에서는 몹시 피로하고 숨쉬기도 힘든 것을 치료하며 힘줄과 뼈를 튼튼하게 하고 양기를 세게 하는 데 이용하는 약재이다. 그리고 흰머리를 검게 하며 눈을 밝게 하고 정신을 안정시키며 오래 살 수 있게 하는 효능이 있다고 알려져 있다. 그리고 허리와 무릎이 쑤시고 눈이 침침하고 눈물이 많이 흘러나오는 증상, 폐결핵으로 인한 잦은 기침, 어지럼증, 소갈증, 유정도 치료하는 등 다양한 약효가 있다.

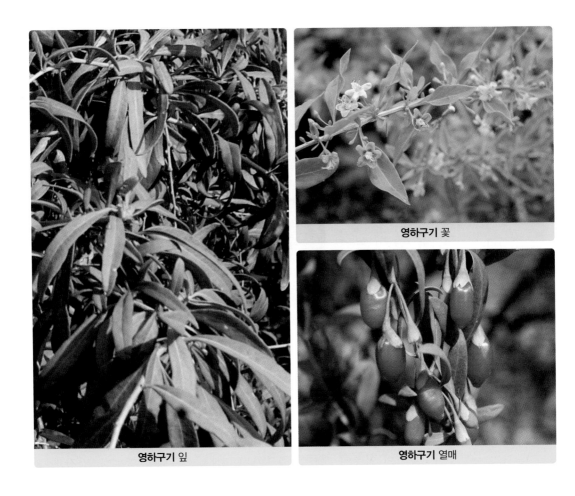

영하구기 꽃

영하구기 잎

영하구기 열매

면역 증강 작용

  이와 같은 효능에 대해 대학에서 연구한 구기자의 약리 작용에 대해 알아본다. 경희대학교 한의대에서는 구기자가 생쥐의 세포성 및 체액성 면역 반응에 효과가 있음을 발표했으며, 일본 학자는 구기자가 간(肝) 기능 장애에 대한 보호 효과가 있음을 밝힌 바 있다. 서울대학교 연구팀은 구기자는 아라키돈산으로 유발시킨 혈전 형성에 강한 억제 효과를, 또 다른 서울대학교 연구팀은 구기자가 당뇨병 치료 효과가 있음을 발표하기도 했다. 또한 청양 구기자 시험장에서는 구기자가 피부 미용 효능인 미백 작용, 자외선 흡수 작용 및 수렴 작용에 대해 좋은 결과를 얻었다고 하였다. 이처럼 구기자에는 다양한 약리 작용이 있음이 밝혀졌다. 구기자를 이용한 중국에서의 처방을 살펴보면 다음과 같다. 눈이 침침하여 잘 보이지 않거나 또는 안구가 건조하고 아플 때에는 숙지황, 산수유, 복령, 산약, 택사, 구기자, 국화를 정제한 꿀에 반죽하여 환을 만들어 복용한다. 그리고 쇠약해진 것을 보충하고 근육을 튼튼히 하며 안색을 좋게 하고 몸을 건강하게 하는 처방으로는 구기자 2되(1되: 약 1.8L)를 청주 2되에 담갔다가 두드려 깨뜨린 다음 다시 술을 더 넣고 7일간 담가두었다가 걸러내 찌꺼기를 제거하고 아무 때나 마신다.

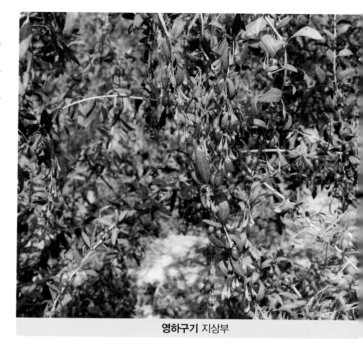

영하구기 지상부

구기자의 성분

구기자는 과당과 소량의 단백질, 지방, 섬유소 성분을 포함하고 있으며, 무기질과 비타민도 골고루 함유되어 있는데 비타민 A 함량은 매우 높은 수준이라고 알려져 있다. 구기자에는 아미노산의 일종인 베타인 성분이 약 0.1% 함유되어 있는데, 간장과 위장의 기능 촉진, 동맥 경화와 고혈압 예방 등에 효과가 있다.

구기자 뿌리인 지골피의 효능

뿌리인 지골피는 피로, 쇠약으로 인한 도한, 폐열로 인한 해소, 토혈, 비출혈, 고혈압을 치료한다. 대전대학교 한의대 연구팀은 지골피가 사염화탄소로 유발시킨 흰쥐의 간 손상에 대해 유의한 간 보호 작용이 인정된다고 발표하기도 했다.

한약이지만 건강식품인 구기자는 물을 부어 빨갛고 고운 색이 우러날 때까지 끓여서 꿀을 섞어 차로 마시면 위에서 언급한 여러 효능에 좋다. 구기자로 만든 술은 매일 한두 잔씩 마시면 혈색이 좋아지고 기력이 솟는다는 경험담도 많다. 그 외 구기자 잎은 살짝 데쳐서 나물로 무치거나 볶아 먹을 수 있고 생잎은 녹즙을 만들어 먹기도 한다. 충청남도 청양군과 전라남도 진도군이 주생산지이며 우리나라에서 매년 그 생산량이 증가한다는 구기자는 한약으로서뿐 아니라 더욱 다양한 제품의 건강식품으로도 개발하여 일반인의 건강증진에 이바지하면 좋을 듯하다.

구기자나무(구기자)의 한방 특성

- **한방 약미(藥味)와 약성(藥性)** : 맛은 달고 성질은 보통이다[平].
- **한방 작용부위** : 구기자는 주로 간장, 신장 질환에 영향을 미친다.
- **한방 효능** : **자보간신(滋補肝腎)** 간(肝)과 신(腎)을 보양한다. ● **익정명목(益精明目)** 정기(精氣)를 보충하고 눈을 밝게 한다.
- **약효 해설** : 간신(肝腎)의 기능 부족에 사용한다. 허리와 무릎 부위가 시큰거리고 아픈 병증을 낮게 한다. 정신이 아찔아찔하여 어지러운 증상과 귀가 울리는 증상을 치료한다. 눈이 어두워 물체가 똑똑히 안 보이고 뿌옇게 보이는 증상에 유효하다. 발기 부전과 무의식중에 정액이 나오는 증상에 활용한다.
- **임상 응용** : 허리와 무릎의 통증, 무력감, 현기증, 어지러움에 쓴다.

동의보감 효능

성질이 차고[寒] 맛은 쓰며[苦] 독이 없다. 내상으로 몹시 피로하고 숨쉬기도 힘든 것을 보하며 힘줄과 뼈를 튼튼하게 하고 양기를 세게 하며 오로칠상(五勞七傷)을 낮게 한다. 정기를 보하며 얼굴빛을 젊어지게 하고 흰머리를 검게 하며 눈을 밝게 하고 정신을 안정시키며 오래 살 수 있게 한다. ○ 일명 지선(地仙) 또는 선인장(仙人杖)이라고도 한다. 곳곳에 있는데 봄과 여름에는 잎을 따고 가을에는 줄기와 열매

허준, 《원본 동의보감》, 738쪽, 남산당(2014)
《동의보감》 세갑술중동 내의원교정 완영중간(歲甲戌仲冬 內醫院校正 完營重刊) 영인본

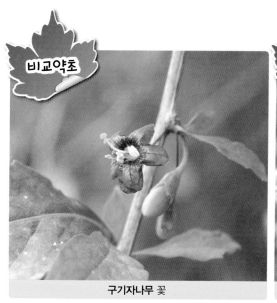

비교약초

구기자나무 꽃

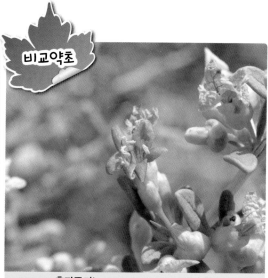

비교약초

흑과구기(*Lycium ruthenicum* Murray) 꽃

를 딴다. 오래 먹으면 몸을 가볍게 하고 기운이 나게 한다. ○ 어린잎[嫩葉]으로 국이나 나물을 만들어 먹으면 아주 좋다. 빛이 희고 가시가 없는 것이 좋다. ○ 줄기는 구기(枸杞), 뿌리는 지골(地骨)이라 하는데 구기라 하면 줄기의 껍질을 써야 하고 지골이라 하면 뿌리의 껍질을 써야 한다. 그리고 구기자라 하면 그의 벌건 열매를 써야 한다. 이것은 한 식물에서 쓰는 부분이 세 가지라는 뜻이다. 그 줄기껍질은 성질이 차고[寒] 뿌리껍질은 몹시 차며[大寒] 구기자는 약간 차므로[微寒] 성질도 역시 세 가지이다. ○ 섬서(陝西) 지방의 구기자는 앵두(櫻桃) 같으면서 씨가 아주 적어 맛이 매우 좋다[본초].

구기자나무의 기능성 및 효능에 관한 특허자료

▶ **구기자 추출물을 포함하는 피부 미용 조성물**
본 발명의 구기자 조성물은 붉은 피부를 정상적인 맑은 피부로 만들어주고, 늘어나고 확장된 혈관을 수축시켜서 붉어진 상태에서 정상으로 회복되는 시간이 빨라지고, 안면홍조 현상을 개선하는 효과가 있다.
- 등록번호 : 10-1034180, 출원인 : 김영복

▶ **구기자 추출물을 포함하는 식품 조성물**
본 발명의 구기자 추출물은 천연물에서 유래한 것으로 부작용이 없으며 고지혈증, 고콜레스테롤증을 현저하게 개선하므로 관련 질환의 치료용 식품 성분으로 이용할 수 있다.
- 공개번호 : 10-2007-0112546, 출원인 : 동신대학교 산학협력단

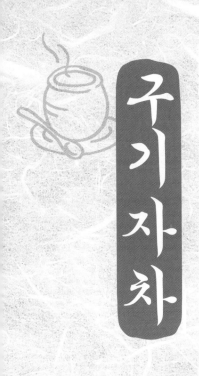

구기자차

효능 간장 보호, 어지럼증 개선, 눈이 침침하고 눈물 나는 증상 완화, 면역 증강 작용, 눈을 밝게 하는 효능, 허리와 무릎이 쑤시는 증상 개선, 혈압 강하 작용

제조방법

1. 물 1L에 말린 구기자 40g을 넣고 센불에서 30분 정도 끓인 후 중불에서 약 1시간, 약불에서 약 1시간 정도 끓인다.
2. 차가 반 정도 남았을 때 구기자 열매를 건져낸다.
3. 기호에 따라 설탕이나 꿀을 가미하여 마신다.
4. 서늘한 날씨에는 냉장고에 보관하여 차게 마시면 강장 음료로 손색이 없다.

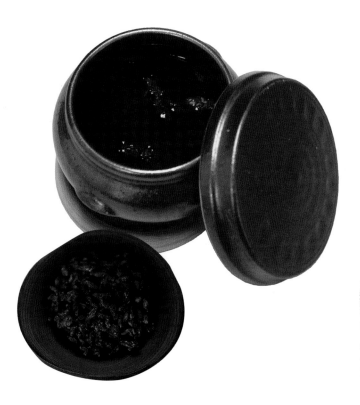

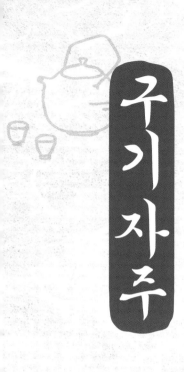

구기자주

약재상에서 구입할 수 있다. 약효가 있는 열매, 줄기, 뿌리껍질을 사용하는데, 열매는 약재상에서 구입하고 줄기와 뿌리는 농가에서 채취하여 쓴다. 오래 묵지 않고 잘 마른 것이 좋다. 열매, 줄기, 뿌리를 깨끗이 씻고 줄기와 뿌리는 적당한 크기로 다듬어 사용한다.

제조
방법

1. 생것은 230g, 마른 것은 200g을 소주 3.6L에 넣고 밀봉한다.
2. 3~6개월간 숙성시켜 음용하며, 18개월 정도 숙성시킨 후에는 찌꺼기를 걸러내고 보관한다.

맛 달다. 설탕을 120g 정도 넣으면 맛이 부드러워진다.

적용
병증 **당뇨(糖尿)** 소변에 당분이 많이 섞여 나오는 병증으로, 소변량과 소변보는 횟수가 늘어나고, 갈증이 나서 물을 많이 마시게 된다. 소주잔 1잔을 1회분으로 1일 1~2회씩, 20~30일 동안 음용한다. 음나무주와 함께 복용하면 효과적이다.
보양(補陽) 남성의 양기와 원기를 돋우는 처방이다. 소주잔 1잔을 1회분으로 1일 1~2회씩, 20~25일 동안 음용한다.
빈혈(貧血) 혈액 속에 적혈구나 헤모글로빈이 부족하여 어지럼증을 일으키는 증세이다. 소주잔 1잔을 1회분으로 1일 1~2회씩, 10~15일 동안 음용한다.
기타 적응증 강장, 강정, 건위, 두통, 불면증, 신경 쇠약, 요실금, 조갈증

주의
사항 • 본 약술을 음용하는 중에 가려야 하는 음식은 없다.
• 과용하거나 장복하는 것은 좋지 않다.

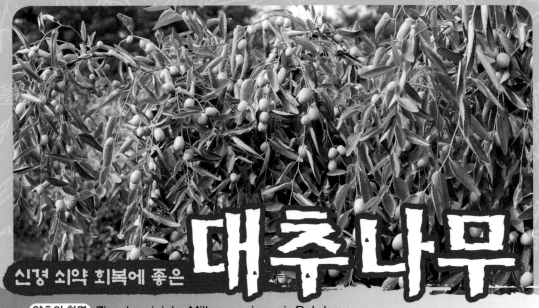

신경 쇠약 회복에 좋은 **대추나무**

약초의 학명 *Zizyphus jujuba* Miller var. *inermis* Rehder

과 명 갈매나무과

약재명 대추[大棗]

라틴생약명 Zizyphi Fructus

약용부위 잘 익은 열매

약재의 기원 이 약(대추)은 대추나무 *Zizyphus jujuba* Miller var. *inermis* Rehder 또는 보은 대추나무 *Zizyphus jujuba* Miller var. *hoonensis* T. B. Lee(갈매나무과 Rhamnaceae)의 잘 익은 열매이다.

식용과 약용으로 쓰는 대추

대추는 죽, 떡, 약밥 등 우리 전통 음식에 이용하여 왔고 대추음료, 과립대추차, 대추시럽의 가공제품으로 시장에 소개되고 있는 등 오래전부터 식용 그리고 약용에 의한 민간요법과 한방에 널리 쓰여 왔다.

우리나라에서 재배되고 있는 대추나무는 중국에서 도입되었다고 하지만 연대는 분명치 않고 재배를 권장하기 시작한 것은 고려 명종 18년(1188년) 이래로 알려져 있다. 대추의 품종은 세계적으로 40여 품종이 있으며 우리나라에는 재래종인 대추나무, 보

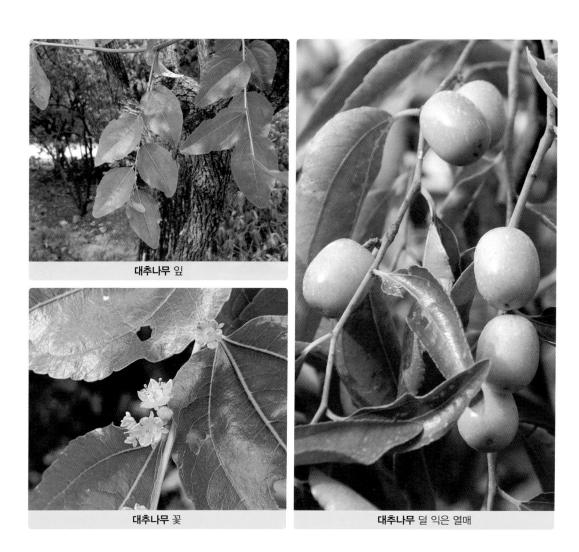

대추나무 잎

대추나무 꽃

대추나무 덜 익은 열매

은대추나무, 묏대추나무가 대부분을 차지하고 있다.

새색시의 치마폭에 담긴 대추

　폐백을 받을 때 자손이 번영하기를 바라는 소망을 담아 새색시의 치마폭에 대추를 던져준다. 이는 새색시가 시댁 어른들을 처음 만나는 어려움을 덜고 폐백장의 분위기를 부드럽게 하는 효과가 있다. 이처럼 대추는 우리와 친숙한 과일이다. 주렁주렁 열린 모습만큼이나 약효 또한 풍성한 가을 과일인 대추는 《신농본초경》에서 부작용이

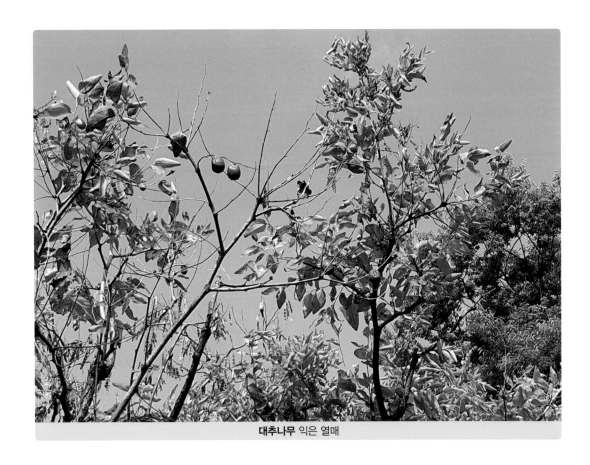

대추나무 익은 열매

없고 오래 살게 하는 약재들이 속하는 '상품'에 기재되어 있다.

《동의보감》에는 대추가 맛이 달며 성질은 보통이고[平] 독이 없으며, 속을 편안하게 하고 오장을 보하며 완화 작용을 하는 약재이며, 의지를 강하게 하고 여러 가지 약을 조화시키는 약으로 기재되어 있다. 대추살은 허한 것을 보하기 때문에 달임약에는 모두 쪼개서 넣어야 한다. 한방에서 대추는 비위가 허약하고 양혈이 부족한 곳에 상용하는 한약이다. 히스테리, 잘 놀라면서 가슴이 두근거리는 증상, 마른기침, 입안이 마르는 데 쓰는데 하루 6~12g을 달여서 복용하면 된다.

또한 과로로 생긴 병으로 번민하고 잠을 이루지 못하는 증상의 치료에는 대추 20개, 파 뿌리 7줄기에 물 3되(1되: 1.8L)를 넣고 1되가 되도록 달여서 찌꺼기를 버리고 한 번에 먹기를 권하고 있다.

신경 쇠약 개선에도 좋은 대추

부녀자에게서 심허(心虛) 또는 간기(肝氣) 장애로 슬퍼하거나 고민하고 잠을 이루지 못하며, 심하면 정신이 혼미해지는 증상이 생기곤 한다. 즉 신경증, 신경 쇠약증, 히스테리, 정신분열증 등을 이르는데, 이 경우에는 대추가 포함된 감맥대조탕(甘麥大棗湯)을 사용할 수 있다. 그리고 여성이 지나치게 기뻐했다가 슬퍼했다가 큰 소리로 울고 자주 하품만 하는 증상의 치료에도 이 약을 쓴다. 이 처방은 감초 40g, 소맥(밀) 3홉(1홉: 180mL), 대추 7개가 들어가는 것으로 이를 한 첩으로 하여 물에 달여서 마시면 효과가 있다. 물론 소맥(밀)도 히스테리 치료 약재이다.

치주 질환에도 좋다

충남대학교 약대 연구팀은 대추가 치주 질환에서 염증을 완화시키는 작용이 있고 치주 조직의 재생 효과가 있다는 연구 결과를 발표하여 관심을 끌었다. 그 외 효능으로 간 세포의 괴사와 효소의 유출을 저해하여 간 저항력 및 간 기능을 향상시킨 간 보호 작용, 장내 유산균의 증식, 대장암 억제, 돌연변이 억제 효과 등이 알려져 있다.

중국의 《중약대사전》에는 대추를 생쥐에게 3주간 계속 위에 주입하면 체중이 뚜렷하게 증가되고, 물속에서 헤엄치게 하는 유영(遊泳)시험에서도 수영 시간이 길어져서 대추가 근력을 강화한다는 약리 작용을 소개하고 있다. 한방에서 대추는 생강과 배합하는 경우가 많다. 그 이유는 생강은 대추에 의해 자극성이 완화되며 대추는 생강에 의해 배가 팽창하지 않도록 하여 식욕을 증진시키며 소화를 도와 다른 약의 흡수를 촉진시키는 작용을 하기 때문이다.

열매 안의 대추 씨도 혈당 및 혈청의 지질 개선 효과가 있어 지질 대사 장애에서 오는 성인병의 예방 및 개선에 효과가 있다는 연구 결과도 흥미롭다.

대추 열매는 타원형이고 윤이 나며 길이는 2.5~3.5cm이고 겉면이 적갈색을 띤다. 산조인으로 사용하는 묏대추나무 열매는 이와 달리 둥근 모양이며 길이가 1.5~2.5cm 정도로 대추보다 약간 작으며 겉면이 적갈색이다. [참고 : 묏대추나무 97쪽]

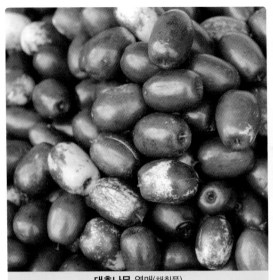
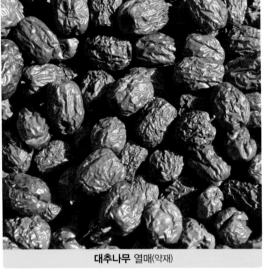

대추나무 열매(채취품) / 대추나무 열매(약재)

대추의 우리말 성분명

서울대학교 약대의 박명환 박사는 진정 작용이 있는 대추에서 새로운 알칼로이드 성분을 분리하여 발표하였다. 새로운 화합물을 분리하면 성분의 이름을 지어야 하는데 보통 분리한 연구자가 관련 있는 단어를 이용하여 명명한다. 그는 성분 이름을 대추사이클로펩타이드-I(daechucyclopeptide-I)라고 명명했다. 우리말 '대추'를 넣은 성분 이름이라 과학자로서 소명감이 더욱 뜻있게 되었다. 대학 수업 중에 이 같은 내용을 소개하면 학생들의 눈빛과 분위기는 사뭇 달라진다. 대부분의 생약 성분의 이름은 외국 사람, 특히 일본 과학자들이 명명한 것이 많은데 한글로 된 성분명이 교과서에 나오니 자부심이 생기게 되는 것이다. 연구활동에서 얻을 수 있는 그러한 보람을 젊은 학생들도 피부로 느껴보는 계기가 되었다. 대추에는 알칼로이드 외에도 주주보사이드(jujuboside)란 사포닌과 플라보노이드 성분이 함유되어 있다.

대추의 영양 성분

한국산 대추에는 글리신(glycine)과 프롤린(proline)의 아미노산 함량이 특히 많고 당

성분으로는 과당(fructose)이 대부분을 차지한다. 외국에서 발표된 연구에 의하면 비타민 C가 대량 함유되어 있으며 4개월 및 9개월 동안 저장했을 경우에도 비타민 C는 여전히 많은 양이 함유되어 있다고 한다.

대추 고르는 법

히스테리에 좋다는 대추는 보통 날것으로 또는 말려서 먹는다. 하지만 덜 익은 대추를 많이 먹게 되면 설사나 열이 날 수 있으므로 주의해야 한다. 그리고 대추를 고를 때는 주름이 적고 겉이 붉으며 안은 황백색인 것이 상품(上品)으로 알려져 있으니 참고한다.

대추나무(대추)의 한방 특성

- 한방 약미(藥味)와 약성(藥性) : 맛은 달고 성질은 따뜻하다.
- 한방 작용부위 : 대추는 주로 비장, 위장, 심장 질환에 영향을 미친다.
- 한방 효능 : **보중익기(補中益氣)** 비위(脾胃)를 보하고 원기를 보충한다. ● **양혈안신(養血安神)** 혈(血)을 보충하고 정신을 안정시킨다.
- 약효 해설 : 비위(脾胃)를 보하여 원기를 돕는다. 가슴이 두근거리면서 불안해하고 잠이 잘 오지 않는 증상에 쓴다. 몸이 피곤하여 움직이기 싫고 힘이 없는 증상에 사용한다. 여성의 히스테리를 치료한다. 식욕이 없고 대변이 무른 증상을 낫게 한다.
- 임상 응용 : 권태감, 식욕 부진, 불안감, 불면증, 기침에 쓴다.

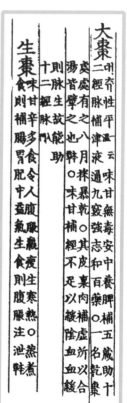

허준, 《원본 동의보감》, 710쪽, 남산당(2014)
《동의보감》 세갑술중동 내의원 교정 완영중간(歲甲戌仲冬 內醫院校正 完營重刊) 영인본

동의보감 효능

성질이 보통이고[平] 맛은 달며[甘] 독이 없다. 속을 편안하

게 하고 비(脾)를 영양하며 5장을 보하고 12경맥을 도와주며 진액(津液)을 불리고 9규 (九竅)를 통하게 한다. 의지를 강하게 하고 여러 가지 약을 조화시킨다. ○ 일명 건조 (乾棗)라고 하는데 어느 곳에나 다 있다. 음력 8월에 따서 볕에 말린다. ○ 대추살은 허 한 것을 보하기 때문에 달임약에는 모두 쪼개 넣어야 한다[본초]. ○ 단맛으로 부족한 경락을 보하여 음혈을 완화시킨다. 혈이 완화되면 경맥이 살아나기 때문에 12경맥을 도울 수 있다[입문].

생조(生棗, 생대추)의 맛은 달고[甘] 맵다[辛]. 많이 먹으면 배가 불러 오르고 여위며 추웠다 열이 났다 한다. ○ 생대추를 쪄서 먹으면 장위를 보하고 살찌게 하며 기를 돕 는다. 생것을 먹으면 배가 불러 오르고 설사한다[본초].

대추나무의 기능성 및 효능에 관한 특허자료

▶ **대추 추출물을 유효 성분으로 함유하는 허혈성 뇌혈관 질환의 예방 및 치료용 조성물**
본 발명의 대추 추출물은 PC12세포주 또는 해마조직 CA1 영역의 신경 세포 손상을 효과적으로 예방하는 것을 확 인함으로써, 허혈성 뇌혈관 질환의 예방 또는 치료용 조성물로 유용하게 이용될 수 있다.
- 등록번호 : 10-0757207, 출원인 : ㈜네추럴에프앤피

▶ **대추를 이용한 숙취해소 음료 및 제조 방법**
본 발명은 씨를 포함한 대추 및 각종 한약재에서 과육을 추출하여 음용이 용이한 음료로 제조함으로써 숙취해소 및 기력증강에 도움을 주려는 데 있다.
- 공개번호 : 10-2010-0026487, 출원인 : 충청대학교 산학협력단

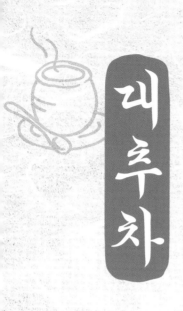

대추차

 효능 신경 쇠약증 치료, 여성의 히스테리 치료에 효과, 근력 강화 작용, 고지혈증 개선, 치주 질환의 염증 완화 작용

제조 방법

1. 물 1L에 대추 50g을 넣고 센불에서 30분 정도 끓인다.
2. 중불에서 약 2시간 정도 더 끓인다.
3. 잘 고인 대추를 으깨고, 껍질과 씨는 걸러내어 한 잔씩 마신다.
4. 대추 자체로도 단맛이 나지만 기호에 따라 꿀을 가미하면 더 맛있는 대추차가 된다.

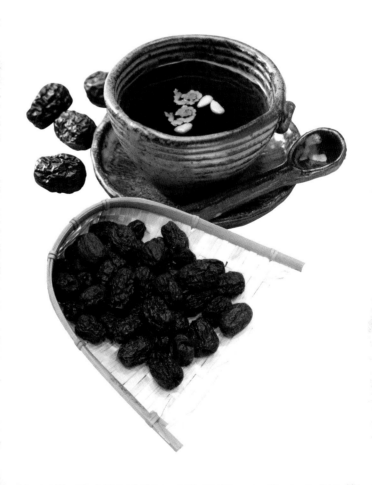

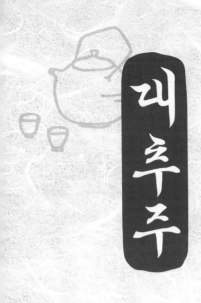

 재료준비 경상남도 청양산이 유명하며, 시장이나 재배 농가에서 구입할 수 있다. 묵은 열매가 아닌 햇열매를 사용하는 것이 좋다.

 제조방법
1. 생것 300g 또는 말린 것 200g을 소주 3.6L에 넣고 밀봉한다.
2. 4~6개월간 숙성시켜 음용하며, 걸러내지 않고 그대로 보관한다.

 맛 달고 약간 시다. 꿀을 120g 정도 가미할 수 있다.

적용병증 **불면증(不眠症)** 질병이나 감정적 흥분, 심신 과로 등으로 인해 잠이 오지 않는 경우의 처방이다. 어떤 원인이든 기분전환이 필요하다. 소주잔 1잔을 1회분으로 1일 1~2회씩, 7~10일 동안 음용한다.
번갈(煩渴) 가슴이 답답하고 열이 나며 몹시 목이 마르는 증상이다. 대추주에 생강을 조금 넣어 복용하면 더욱 효과적이다. 소주잔 1잔을 1회분으로 1일 1~2회씩, 10~15일 동안 음용한다.
흉통(胸痛) 심장과 비장 사이에 밤알만 하게 혈액이 뭉쳐 다니며 통증이 오는 경우의 처방이다. 소주잔 1잔을 1회분으로 1일 1~2회씩, 15~20일 동안 음용한다.
기타 적응증 강심, 건망증, 신경 쇠약, 근육이 땅겨 쑤시고 아픈 데, 관절냉기, 사지동통, 담석증, 비만증

 주의사항
• 본 약술을 음용하는 중에는 물고기, 파, 현삼 등의 섭취를 금한다.
• 여러 날 장복해도 무방하다.

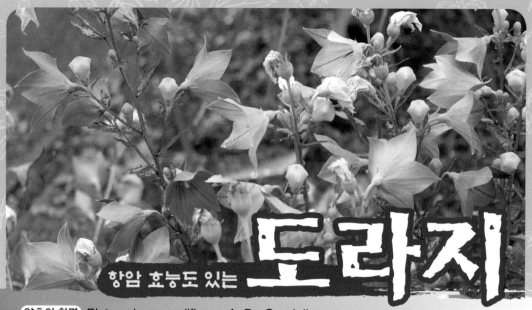

항암 효능도 있는 **도라지**

약초의 학명 *Platycodon grandiflorum* A. De Candolle

과 명 초롱꽃과

약재명 길경(桔梗)

라틴생약명 Platycodonis Radix

약용부위 뿌리

약재의 기원 이 약(길경)은 도라지 *Platycodon grandiflorum* A. De Candolle(초롱꽃과 Campanulaceae)의 뿌리로서 그대로 또는 주피를 제거한 것이다.

　국립순천대학교에서 소설가 한승원 선생을 모시고 '내 안에 들어와 있는 신화'란 주제로 문학 강연회를 가진 적이 있다. 이 강연회에서 선생은 노동요 중 〈도라지 타령〉에서 '도라지'는 남근을 은유하며, '대바구니 타고 간다'에서 대바구니는 여성 성기를 표현하고 있다는 얘기를 들려 주었다. 음탕한 노래이지만 은유적으로 표현하여 예술적으로 수용이 가능했다고 한다.

도라지의 뿌리가 길경

　7, 8월에 하늘색이나 흰색의 꽃이 피고 원줄기를 자르면 흰색의 유액이 나오는 도라

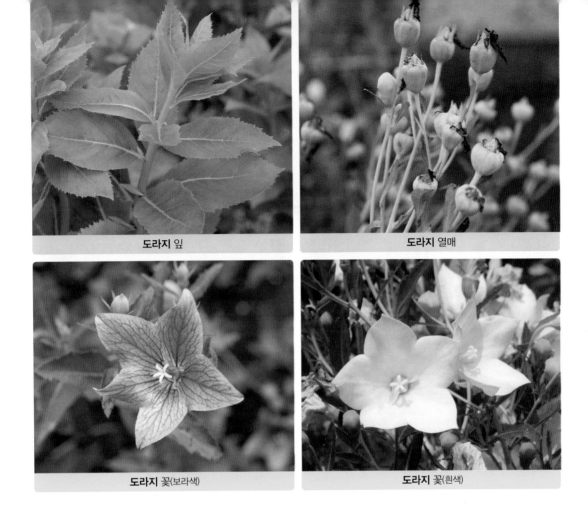

도라지 잎

도라지 열매

도라지 꽃(보라색)

도라지 꽃(흰색)

지의 뿌리를 그대로 말리거나 뿌리껍질을 벗긴 것을 한방에서는 길경(桔梗)이라고 하여 약으로 사용한다. 한방에서 성질은 약간 따뜻하며 맛이 매우면서 쓰고 독이 약간 있다. 쓴맛은 식욕을 증진시키고 소화가 잘 되게 하여 위장의 기능을 좋게 한다. 그리고 폐기(肺氣)로 숨이 찬 것을 치료하고 목구멍이 아픈 것과 가슴과 옆구리가 아픈 것을 낫게 하는 약이라고 《동의보감》에 설명되어 있다.

길경은 기관지나 폐질환에 우수한 약효도 있지만, 그보다는 강한 '인경(引經) 작용'을 하기 때문에 다른 한약재에 배합하여 많이 사용한다. 인경 작용이란 약의 성분이 일정한 장부와 경맥에 대하여 선택적으로 작용할 수 있도록 도와주는 것을 말한다. 즉 기관지나 폐질환의 처방에는 반드시 길경을 넣어야 그 치료 효과를 높일 수 있다.

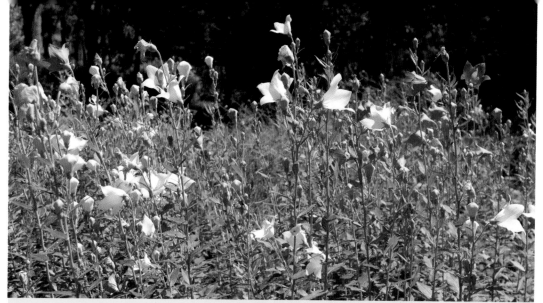
도라지 지상부

가래, 기침의 한방 치료제인 길경

길경은 거담배농(祛痰排膿, 가래를 없애고 고름을 뽑아내는 작용) 효능이 강하여 감기에 의한 기침, 목구멍이 붓고 아픈 증세, 옆구리가 아픈 증세, 이질에 의한 복통을 치료한다. 마취한 개에게 길경을 달여서 먹였더니 호흡기관의 점액 분비량이 현저하게 증가되었고, 마취한 고양이에서도 호흡기관의 점액 분비를 촉진하는 작용이 있다고 중국에서 발표되어 이러한 효능을 뒷받침하고 있다.

중국의 한방 처방 중 폐농양으로 기침이 나고 추워서 덜덜 떨며, 맥은 빠르고 목은 마르나 갈증이 나지 않고 오랫동안 미음 같은 고름을 토하는 증상은 길경 37g, 감초 74g에 물 3되(1되: 1.8L)를 붓고 1되로 졸아들 때까지 진하게 달여서 두 번에 나누어 복용하고 피고름을 토하면 낫는다고 한다.

태음인 체질에 좋다

길경은 음인, 특히 태음인 체질에게 좋은 식품이다. 태음인은 다른 체질에 비해서 선천적으로 호흡기가 약하다. 또 감기에 걸리지 않았는데도 괜스레 가슴이 답답해져 마른기침을 하게 되는 경우가 많다. 한편 길경은 돼지고기와 어울리지 않으므로 같이 섭취하지 않는 것이 좋다.

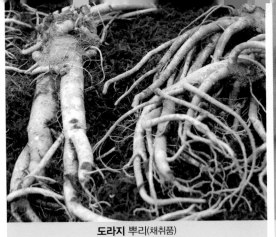

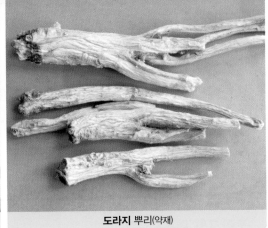

도라지 뿌리(채취품)   도라지 뿌리(약재)

항암 작용

한국생약학회에서 주최한 국제심포지엄에서 길경의 항암 효과가 발표되었는데 이는 세포 독성에 의한 암세포의 사멸 효과에 기인하는 것이 아니라 암 전이를 억제하거나 면역세포의 활성을 증강시키는 작용에 의한 것이라고 하였다. 동의대학교 한의대 연구팀도 길경이 인체의 폐암 세포주의 성장 억제 작용을 발표하기도 했다.

경상대학교 연구팀은 길경 추출물은 돌연변이원성은 없고 돌연변이 억제 효과는 상당히 높게 나타나는데, 이는 대사 활성화 과정의 돌연변이 억제 효과뿐만 아니라, 체내 세포에 직접적으로 영향을 미침으로써 억제 효과가 있다고 하였다. 또한 영국에서 발행하는 암 논문집은 길경에 간 보호 작용이 있다고 발표하였다.

길경 이야기

중국 하남성 상성현에서 나는 길경은 씨알이 굵고 크며 빛깔이 하얗다고 해서 상길경(商桔梗)이라고 불린다. 옛날 상성현에는 상(商)씨 성을 가진 사람들이 사는 작은 마을이 있었는데 어느 해 괴질이 돌기 시작했다. 사람마다 가슴이 답답하고 기침이 멈추지 않아서 마을에 수심이 가득했다. 그 마을에 상풍(商風)이라는 처녀가 마을 사람들을 질병에서 구하고자 산에 올라가 무릎을 꿇고 밤낮으로 하늘에 빌었다. 그러던 어느날 홀연히 큰 바람이 일어 상풍을 휘감아 하늘로 올려, 그녀는 사천성의 아미산까지 불려갔다. 정신을 차려보니 노선옹(老仙翁)이 그녀를 바라보며 손을 내밀고 웃고 있었다. 노선옹의 손바닥에는 씨앗이 놓여 있었다. "이 씨앗을 가져다 밭에 심거라. 일주일 지나서 뿌리를 캐어 달여서 사람들에게 복용하게 하면 괴질이 치유될 것이다." 노선옹의 말대로 씨앗을 심고 일주일이 지난 다음 뿌리를 캐어 달여서 마을 사람들에게 주자, 온 마을 사람들이 건강을 회복하였다. 마을 사람들은 그 약초를 상풍이 뿌리를 받아 왔다는 뜻으로 상접근(商接根)이라 이름을 지었으며, 뒷날 어느 때부터인지 상접근은 길경(桔梗)이라 불리게 되었다고 한다.

도라지의 종류

백색 꽃이 피는 것을 백도라지, 꽃이 겹으로 되어 있는 것을 겹도라지 그리고 백색 꽃이 피는 겹도라지를 흰겹도라지라고 한다. 약효 성분으로는 여러 종류의 사포닌 성분(platycodin, polygalacin)이 2% 정도 함유되어 있으며, 그 외 이눌린, 스테롤 성분이 포함되어 있다. 일본에서는 도라지를 꽃으로 감상하기 위해 관상용으로만 재배하고 뿌리를 약으로 사용하지 않는다. 그렇지만 우리나라에서는 뿌리인 길경을 약과 식품으로 사용하고 있는 것이다. 의약품에도 민족의 문화 차이를 엿볼 수 있다.

도라지(길경)의 한방 특성

• **한방 약미(藥味)와 약성(藥性)** : 맛은 쓰고 매우며 성질은 보통이다[平].
• **한방 작용부위** : 길경은 주로 폐 질환에 영향을 미친다.
• **한방 효능** : **선폐(宣肺)** 폐의 기능을 정상화한다. • **이인(利咽)** 목구멍을 편안하게 한다. • **거담(祛痰)** 담(痰)을 제거한다. • **배농(排膿)** 고름이 잘 배출되게 한다.
• **약효 해설** : 가래가 많은 기침을 낮게 하고 인후를 편하게 한다. 목구멍이 붓고 아픈 증상에 유효하다. 가슴이 답답하고 초조한 증상에 쓰인다. 이질에 의한 복통을 치료한다.

허준, 《원본 동의보감》, 717쪽, 남산당(2014)
《동의보감》 세갑술중동 내의원 교정 완영중간(歲甲戌仲冬 內醫院校正 完營重刊) 영인본

• **임상 응용** : 기침, 기관지염에 쓴다. 배농약으로 화농성 질환, 편도선염, 인후통에도 사용한다.

동의보감 효능

성질이 약간 따뜻하고[微溫] 맛은 맵고[辛] 쓰며[苦] 독이 약간 있다. 폐기로 숨이 찬 것을 치료하고 모든 기를 내리며 목구멍이 아픈 것과 가슴, 옆구리가 아픈 것을 낫게 하고 고독(蠱毒, 우리 몸에 잘 없어지지 않는 충)을 없앤다. ㅇ 어느 지방에나 다 있으며 산에 있다. 음력 2월과 8월에 뿌리를 캐어 햇볕에 말린다[본초]. ㅇ 도라지는 모든 약 기운을 끌고 위로 올라가면서 아래로 내려가지 못하게 한다. 또한 기혈도 끌어올린다. 그러니 나룻배와 같은 역할을 하는 약인데 수태음경의 인경약이다[단심]. ㅇ 요즘은 채소로 사철 늘 먹는다[속방].

도라지의 기능성 및 효능에 관한 특허자료

▶ **도라지 추출물을 함유하는 전립선암 예방 및 치료용 조성물**
도라지를 열수 추출한 추출물이 요산의 히스톤 아세틸 전이효소를 저해하고 남성호르몬인 안드로젠 수용체 매개 전립선암 세포주에서 월등한 항암 효과를 나타냄으로써 의약품 및 건강식품의 소재로서 유용하게 사용될 수 있는 도라지 추출물의 새로운 의약 용도에 관한 것이다.
– 등록번호 : 10-0830236, 출원인 : 연세대학교 산학협력단

▶ **도라지 추출물을 유효 성분으로 함유하는 신경줄기세포 분화촉진용 기능성 식품**
도라지 추출물의 섭취로 인해 노화 등에 따른 신경 세포의 재생 감소 현상을 개선할 수 있어 항노화 효과를 기대할 수 있는 기능성 식품에 관한 것이다.
– 공개번호 : 10-2010-0000693, 출원인 : 강원대학교 산학협력단

▶ **도라지 추출물 또는 도라지 사포닌 화합물을 함유하는 C형 간염의 예방 또는 치료용 약학적 조성물**
본 발명의 조성물은 인체에 무해하고 C형 간염 바이러스의 증식을 억제하므로 C형 간염의 예방 또는 치료제로서 유용하게 사용될 수 있다.
– 등록번호 : 10-1162710, 출원인 : (주)비엔씨바이오팜

▶ **길경으로부터 분리된 화합물을 유효 성분으로 함유하는 심혈관 질환의 예방 및 치료를 위한 약학 조성물**
길경으로부터 분리된 베툴린(betulin)을 유효 성분으로 함유함으로써 칼슘채널차단 능력이 우수한 심혈관 질환의 약학적 조성물에 관한 것이다.
– 공개번호 : 10-2009-0130633, 출원인 : 건국대학교 산학협력단

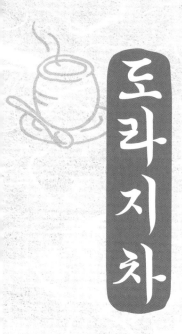

도라지차

 효능 진해, 거담, 항궤양 작용, 폐암 세포주의 성장 억제 작용, 간 보호 작용, 항염증 작용

 제조 방법

1. 물 1L에 말린 도라지(길경) 30g을 넣고 센불에서 30분 정도 끓인다.
2. 중불에서 2시간 정도 더 끓여 마신다.
3. 대추를 넣어 진하게 우려내어 마시면 좋은 약차가 된다.
4. 도라지 특유의 약간 알싸한 맛이 나기 때문에 설탕이나 꿀을 가미하면 마시기가 좋다.

도라지 꽃차

 제조 방법

1. 꽃봉오리와 꽃을 수확하여 깨끗하게 손질하여 말린다.
2. 말린 꽃 3송이 정도를 찻잔에 넣고 뜨거운 물을 부어 마신다. 도라지 꽃차는 맛이 순하며, 차색은 약간 갈색이다. 찻물을 부으면 말랐던 꽃이 예쁘게 피어오른다. 보랏빛 꽃의 경우는 열에 안정적이어서 뜨거운 물을 부어도 색이 유지된다.
3. 재탕하여 마신다.

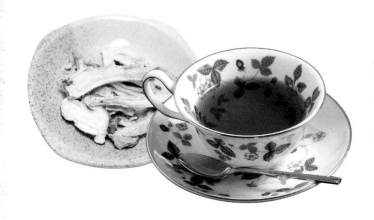

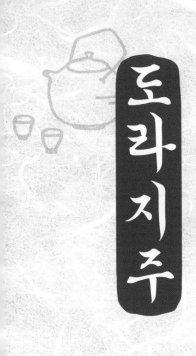

 산이나 들에서 직접 채취하거나, 약재상이나 채소가게, 재배 농가에서 구입할 수 있다. 백도라지 뿌리의 약효가 좋다.

1. 생것 230g 또는 말린 것 180g을 소주 3.6L에 넣고 밀봉한다.
2. 6~9개월간 숙성시켜 음용하며, 걸러내지 않고 그대로 보관한다.

 쓰고 맵다. 설탕을 100g 정도 가미할 수 있다.

폐기보호(肺氣保護) 폐가 약한 경우 또는 폐병을 앓고 난 후에 효과적이다. 소주잔 1잔을 1회분으로 1일 1~2회씩, 20일 동안 음용한다.

해수(咳嗽) 기침을 계속 하는 경우의 처방이다. 소주잔 1잔을 1회분으로 1일 1~2회씩, 10~15일 동안 음용한다.

천식(喘息) 기관지에 경련이 일어나서 숨이 가쁘고 기침이 나며 가래가 많이 나온다. 심하면 목에서 쇳소리가 나기도 한다. 소주잔 1잔을 1회분으로 1일 1~2회씩, 20일 이상 음용한다.

기타 적응증 딸꾹질, 기관지염, 늑막염, 각혈, 대하, 요실금, 위산 과다

• 본 약술을 음용하는 중에는 자란, 뽕나무, 산수유 등의 섭취를 금한다.
• 장복해도 해롭지는 않으나 치유되는 대로 음용을 중단한다.

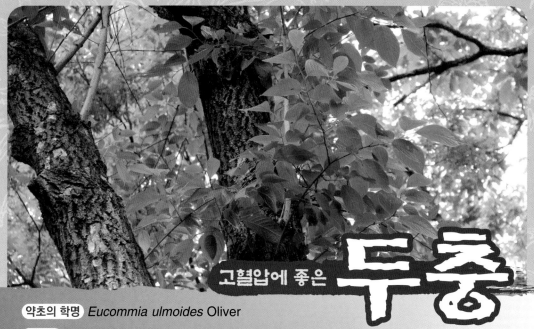

고혈압에 좋은 **두충**

약초의 학명 *Eucommia ulmoides* Oliver

과　명 두충과

약재명 두충(杜仲)

라틴생약명 Eucommiae Cortex

약용부위 줄기껍질

약재의 기원 이 약(두충)은 두충 *Eucommia ulmoides* Oliver(두충과 Eucommiaceae)의 줄기껍질로서 주피를 제거한 것이다.

　　두충의 껍질을 한방에서는 두중(杜仲) 또는 두충이라고 부른다.

　　두충은 한방에서 중요한 약재이지만 최근에는 기능성 식품과 건강차의 소재로 많이 활용되고 있다.

간과 신장에 좋은 두충

　　한방에서 두충의 약효는 보간신(補肝腎), 강근골(强筋骨), 안태(安胎) 작용이다. 즉 간(肝)과 신(腎)을 보(補)하고 힘줄과 뼈를 튼튼하게 하며, 임신이 중절되려는 것을 치료하여 태아가 정상적으로 자라게 하는 효능이 있다.

이처럼 두충은 간신(肝腎)이 허(虛)하여 허리와 무릎이 아프고 힘이 없는데, 그리고 성욕이 감퇴되면서 음경이 잘 발기되지 않는 음위(陰痿), 정액이 저절로 나오는 유정(遺精), 음부 가려움증, 배뇨 장애 등의 증상에 활용할 수 있다. 신경통, 류머티즘성 관절염, 근무력증 등에도 쓰며, 용량은 하루에 두충 6~12g을 달이거나 가루로 만들어 복용하면 된다.

고혈압에도 효과

두충의 여러 가지 효능 중에서 우선 고혈압 치료 작용에 대해 알아보자. 《중약대사

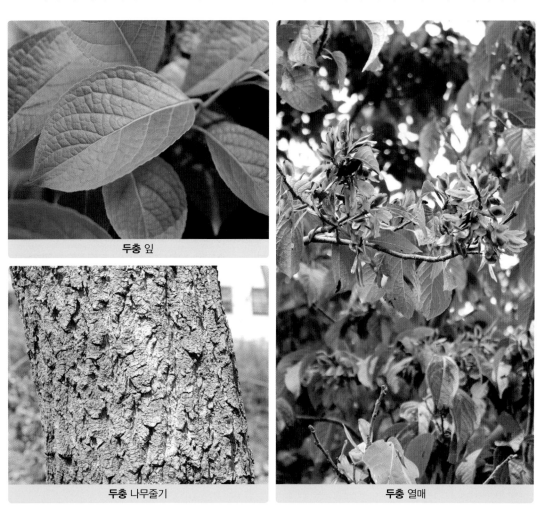

두충 잎

두충 나무줄기

두충 열매

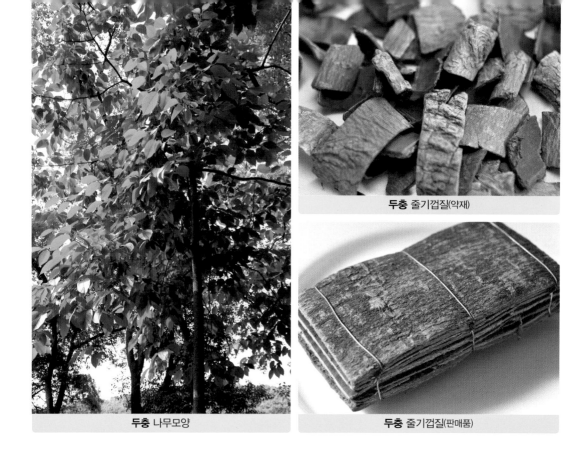

두충 나무모양

두충 줄기껍질(약재)

두충 줄기껍질(판매품)

전》에 의하면 알코올로 두충을 침출해서 만든 제제를 환자에게 한 번에 30방울씩 1일 3회 복용해서 1~23개월간 치료하였다. 119사례의 관찰에서 치료 효과가 만족할 만한 것이 51사례였으며, 평균 9.1개월간 치료하여 증상이 좀 나아진 것이 15사례, 효과가 없는 것이 53사례였다.

　두충의 양을 줄인 다른 치료에서도 조기 고혈압증에 대한 치료 효과가 비교적 좋았고 치료한 지 한 달 보름 내에 혈압이 정상으로 되는 경우도 발견되었다. 중증 고혈압에 대해서는 진전을 억제하지 못하였으나, 두충은 자각 증상을 개선시키는 면에서 다른 약보다 낫다고 보고하고 있다.

　미국 위스콘신대학 약대의 시(C. J. Sih) 교수도 유명한 국제논문집인《미국 화학회지》에 발표한 논문 자료에서 두충 껍질을 차나 술로 만들어 고혈압 환자에게 먹였더니 2~4개월 후에 62사례의 94% 환자에게서 고혈압 개선 효과가 있었다고 설명하였다.

그리고 두충 껍질의 물과 알코올 추출물은 마취한 개, 고양이, 흰쥐의 실험동물에서 혈압 강하 작용이 있다고 했다. 이처럼 두충의 혈압 강하 작용은 동물 실험 결과뿐 아니라 환자를 이용한 임상실험에서도 효과가 있어 관심을 끈다.

소아마비 후유증에 도움

소아마비 후유증의 치료도 두충의 흥미로운 효능이다. 두충 56g과 돼지 다리 1개에 물 적당량을 넣고 약한 불에 4시간가량 달여서 만든 약즙을 1일 2회에 나누어 복용한다. 약 찌꺼기는 이튿날에 다시 돼지 다리 1개를 넣고 마찬가지로 달여서 먹는다. 이것을 10번 반복해서 먹는다. 병력이 2년가량 되는 어린이를 치료하였는데 이 어린이는 일찍이 각종 한방, 양방 등의 치료법을 써보았으나 효과가 없었다. 그렇지만 위의 약을 복용함과 동시에 근육 안마 및 기능 훈련을 하여 일주일 만에 근력이 나아지기 시작하여 혼자서 200m를 걷는 등 보행이 비교적 안정되었고, 3주일이 지난 후에는 혼자서 600m를 걸을 수 있을 정도로 걸음걸이가 안정적이었다고 한다.

면역 증진 작용

한국의 한의과대학에서 연구한 두충의 연구 결과는 다음과 같다. 경산대학교 한의대에서는 두충과 두충 잎은 면역 기능이 있고, 간신(肝腎) 기능을 보익하여 인체의 정기를 증강하는 효과에 사용하는 것이 좋다는 연구 결과를 발표하였다.

농국대학교 한의대에서는 볶아서 사용하는 두충이 보간신, 안태의 효능이 증대된다고 하였으며, 원광대학교 한의학전문대학원에서는 두충의 약침(藥鍼) 요법이 신장 기능을 개선하는 효과가 있다고 발표하였다. 그 외 두충과 두충 잎의 고콜레스테롤치 개선 효과와 두충 잎의 골다공증 유발 억제 작용도 보고되었다.

강장 작용의 두충 술

일본 나가노 현에 '양명주(養命酒)'라는 술을 개발하여 판매하는 제조 회사가 있다. 술 이름이 특이하여 필자는 일본 방문 연구에서 한 달 동안 이 술을 관심 있게 관찰하였다. 두충이 함유되어 있는 이 술은 위장 허약, 식욕 부진, 허약 체질, 육체 피로 등을 개선하는 효능이 있다고 홍보하고 있었으며 일본 TV 광고에서도 자주 볼 수 있었다.

이 회사의 중앙연구소 책임자인 데야마(T. Deyama) 박사는 두충 껍질에서 새로운 리그닌 성분들을 분리하여 일본 약학잡지에 여러 편의 논문을 보고한 바 있는 유명한 과학자이다. 이처럼 두충을 직접 연구하는 회사에서 강장 작용이 있는 두충 성분을 알코올로 추출하여 약용 술로 개발한 아이디어와 그 술의 명칭이 눈길을 끈다.

앞에서도 잠깐 언급한 두충 잎은 잘라보면 껍질과 마찬가지로 명주실 같은 것이 나온다. 잎도 약으로 사용하는데 일본 도야마의과 약과대학 한약연구소의 난바 츠네오(難波恒雄) 교수는 두충 잎의 약리 작용을 실험하였다. 그 결과 두충 잎은 흰쥐에서 약한 혈압 강하 작용을 나타내고, 토끼에서는 이뇨 작용과 자양강장 효과가 있음이 밝혀지기도 했다. 중국에서는 처음 나온 두충 잎을 나물을 만들어 먹기도 하고, 환을 제조하거나 물에 달여 먹기도 한다.

허준, 《원본 동의보감》, 741쪽, 남산당(2014)
《동의보감》 세갑술중동 내의원 교정 완영중간(歲甲戌仲冬 內醫院校正 完營重刊) 영인본

두충의 한방 특성

- 한방 약미(藥味)와 약성(藥性) : 맛은 달고 성질은 따뜻하다.
- 한방 작용부위 : 두충은 주로 간장, 신장 질환에 영향을 미친다.
- 한방 효능 : **보간신(補肝腎)** 간(肝)과 신(腎)을 보한다. ● **강근골(强筋骨)** 근육과 뼈를 튼튼하게 한다. ● **안태(安胎)** 태아를 안정시킨다.
- 약효 해설 : 근육과 뼈를 강하고 튼튼하게 한다. 허리와 무릎이 시리고 아픈 증상을 치료한다. 임신부와 태아를 안정시키는 안태(安胎) 작용이 있다. 현기증을 낮게 한다. 임신 중의 자궁 출혈을 멎게 한다.

• 임상 응용 : 허리와 무릎의 통증, 발기 부전, 습관성 유산, 태동불안(胎動不安), 고혈압에 쓴다.

동의보감 효능

성질이 보통이고[平] 따뜻하며[溫] 맛은 맵고[辛] 달며[甘] 독이 없다. 신로(腎勞)로 허리와 등뼈가 조여들고 아프며 다리가 시큰거리면서 아픈[痠疼] 것을 낮게 하고 힘줄과 뼈를 튼튼하게 하며 음낭 밑이 축축하고 가려운 것, 오줌이 방울방울 떨어지는 것 등을 낮게 한다. 정기를 돕고 신장이 찬 증[腎冷]과 갑자기 오는 요통(腰痛)을 낮게 한다. ○ 생김새가 후박 비슷하고 끊을 때 속에 흰 실이 서로 연결되는 것이 좋다. 겉껍질을 긁어버리고 가로 썰어서 실이 끊어지게 한다[본초]. ○ 겉껍질을 긁어버리고 썰어 졸인 젖 또는 꿀에 축여 볶거나 또는 생강즙에 축여 실이 끊어질 정도로 볶아서 쓴다. 일명 사선목(思仙木) 또는 석사선(石思仙)이라고도 한다[단심].

두충의 기능성 및 효능에 관한 특허자료

▶ **두충 추출물을 포함하는 신경계 질환 예방 또는 치료용 조성물**
두충 추출물 또는 그의 유효 성분은 퇴행성 뇌신경 질환의 예방 또는 치료용 조성불 및 건강 기능 식품용 조성물로 유용하다.
– 등록번호 : 10-1087297, 출원인 : 박현미

▶ **학습 장애, 기억력 장애 또는 치매의 예방 또는 치료용 두충 추출물**
본 발명은 두충피 조추출물 또는 그의 분획층을 유효 성분으로 포함하는 학습 장애, 기억력 장애 또는 치매의 예방 또는 치료용, 또는 학습 또는 기억력 증진용 약학 조성물 또는 학습 또는 기억력 증진용 기능성 식품을 제공한다.
– 공개번호 : 10-2010-0043669, 출원인 : 주식회사 유니베라

▶ **두충 추출물을 함유하는 항산화 및 피부 노화 방지용 화장료 조성물**
본 발명은 두충 나무껍질 추출물을 유효 성분으로 함유하는 항산화 및 피부 노화 방지용 화장료 조성물에 관한 것이다. 두충 추출물은 피부 노화 방지용 기능성 식품, 기능성 화장품이나 약물에 유용하게 사용될 수 있는 효과가 있게 되는 것이다.
– 공개번호 : 10-2010-0048322, 출원인 : 조홍연

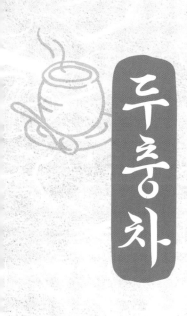

 효능 강장 작용, 항노화 작용, 힘줄과 뼈를 튼튼하게 하는 효능, 류머티즘성 관절염 개선, 고혈압 치료, 면역 증진 작용

 제조 방법
1. 물 1L에 두충 50g을 넣고 센불에서 30분 정도 끓인다.
2. 중불에서 약 2시간 정도 더 끓인다.
3. 이때 미역이나 다시마향 같은 맛을 낸다.
4. 기호에 따라 감초나 대추를 넣어 끓여 마셔도 좋고 설탕이나 꿀을 가미하여도 좋다.
5. 달인 차는 식힌 후 냉장 보관해서 수시로 마신다.

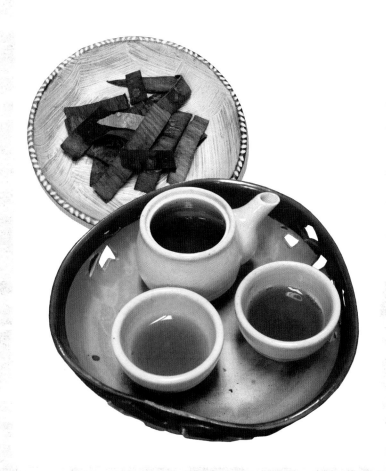

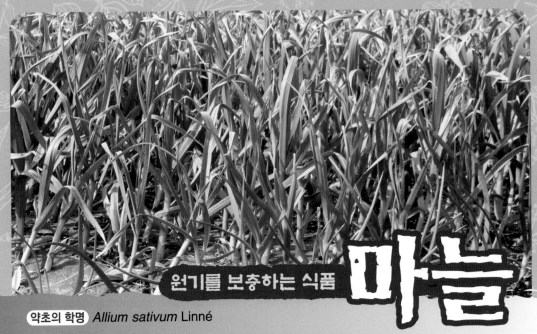

원기를 보충하는 식품 **마늘**

약초의 학명 *Allium sativum* Linné

과   명 백합과

약재명 대산(大蒜)

라틴생약명 Allii Bulbus

약용부위 비늘줄기

약재의 기원 이 약(대산)은 마늘 *Allium sativum* Linné(백합과 Liliaceae)의 비늘줄기이다.

　사스(SARS, 중증 급성 호흡기 증후군)에 걸린 환자 수와 그로 인한 사망자 수가 증가하던 무렵, 당시 한반도에만 아직 사스가 상륙하지 않고 있자 그 이유에 대한 추측이 난무한 적이 있었다. 외국에서는 한국인들이 다른 나라 사람들보다 사스에 대해 더 큰 면역력을 가지고 있을 것이라는 추측을 하며 우리 식생활의 특징을 그 이유로 들기도 했다. 이와 관련하여 관심을 끄는 식품이 바로 마늘인데, 우리가 마늘이 필수적으로 들어 있는 여러 형태의 김치를 늘 먹기 때문일 것이다. 이런 영향으로 최근 중국에서는 김치가 히트 상품이 되고, 한국산 김치의 수입뿐 아니라 중국 현지에서 생산되는 김치도 호황을 누리고 있다고 한다.

그리스의 원기 보충 식품인 마늘

4천 5백여 년 전 바빌로니아 왕의 왕실 식탁용으로 마늘을 주문했다는 것이 인간이 마늘을 먹기 시작한 역사상 첫 기록이다. 그리고 고대 이집트에서는 피라미드를 건설할 때 인부들에게 힘든 중노동을 견디게 하기 위해 마늘을 먹이고 품삯 대신 마늘을 주었다고 한다. 또한 그리스의 경기자들은 힘을 내기 위해 마늘을 자주 먹었다고 한다.

사실 마늘만큼 오랫동안 동서양을 막론하고 여러 가지 질병의 치료제로 쓰여온 식물도 드물다. 《동의보감》에는 마늘은 관절이 쑤시는 것을 낫게 하고 악성 학질을 없애며 비장(脾臟)을 튼튼하게 하고 위를 따뜻하게 한다. 그리고 급·열성 전염병과 학질, 기생충 감염을 치료하며 오랫동안 먹으면 간과 눈이 상한다고 되어 있다. 그동안 연구된 마늘 약효로는 항암 작용, 항돌연변이 작용, 고지혈증 개선 효과, 이뇨 작용, 혈중 콜레스테롤 농도 저하 작용, 식욕 증진 및 단백질 소화 작용, 정장 작용, 결핵 예방 및 치료 작용, 혈압 강하 작용, 류머티즘성 관절염 치료 작용, 피로 회복 작용, 항산화 작용, 지구력과 원기 증진 작용 등 많은 효능들이 알려져 있다.

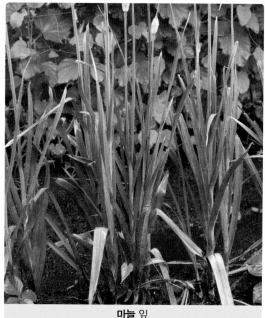
마늘 잎

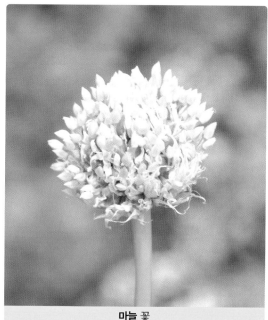
마늘 꽃

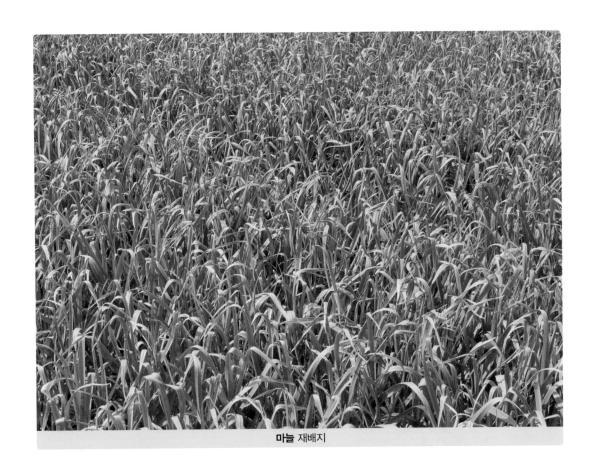

마늘 재배지

유방암 위험 감소

다양한 약효 중 항암 작용과 항균 작용을 중심으로 살펴본다. 최근의 항암 작용 연구로는 암관련 저명 학술지인 《캔서 리서치(Cancer Research)》에 마늘에 포함되어 있는 셀레늄 화합물인 GGMSC라는 성분이 유선의 종양 부위를 감소시키고 유방암에 효과가 있다는 연구 결과가 발표되었다. 그리고 프랑스 북동부에서 유방암 진단을 받은 345명의 환자를 대상으로 조사한 결과 마늘 섭취가 많은 경우 유방암 위험이 감소되었다는 내용이 유럽의 논문집에 발표되었다. 마늘의 성분인 알리신(allicin) 1~3mg을 근육, 피하 혹은 종양 내에 직접 주사했을 때 피하종양이 소멸된다는 논문도 있고, 생마늘에서 추출한 알리신으로 암세포를 처리한 결과 암의 증식이 억제되고 장기간 생

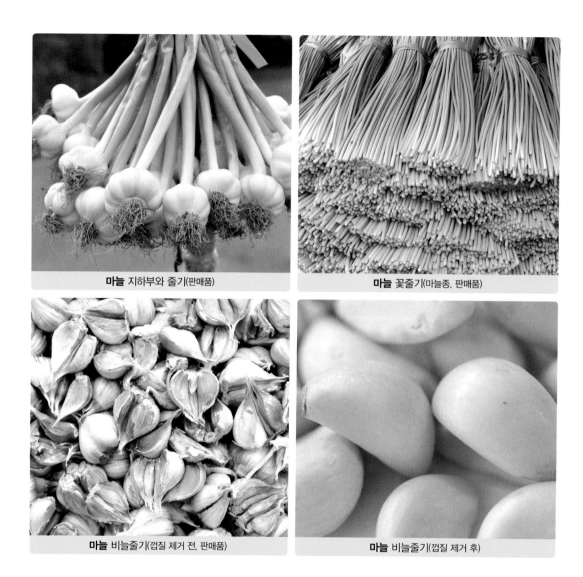

마늘 지하부와 줄기(판매품)

마늘 꽃줄기(마늘종, 판매품)

마늘 비늘줄기(껍질 제거 전, 판매품)

마늘 비늘줄기(껍질 제거 후)

존하였다는 연구 결과도 있다. 또 중국 산동지역은 마늘을 먹지 않는 다른 지방에 비해 위암 발병률이 현저히 낮았다는 발표도 있었다.

인체 암세포에도 효과

고려대 의대 연구팀은 인체 간암 세포, 결장암 세포, 직장암 세포를 대상으로 마늘과 비타민 C에 의해서 세포 증식이 억제 또는 사멸되는 현상이 발견되며 특히 마늘과 비타민 C를 단독으로 첨가할 때보다 혼합물의 투여 시 위의 효과가 현저히 상승됨을 발견하였다. 이처럼 마늘의 항암 작용에 대한 다양한 연구결과가 우리가 마늘에 관심을 가지는 이유가 될 것이다.

항균 작용

항균 효과에 대해서는 숙명여자대학교 연구팀이 한국산 마늘에서 분리한 알리신이 비병원균으로 저항성이 강한 멸균지표의 대표균(*Bacillus subtilis*), 경구전염으로 감염되기 쉬운 균(*Salmonella typhimurium*)에 강력한 항균 효과가 있음을 발표하였고, 덕성여자대학교 연구팀은 마늘이 인플루엔자 바이러스 감염 방어에 상당한 효과가 증명되었으나, 일상적인 마늘 섭취량으로는 감기 예방에 효과를 거두기 어렵고 하루 10쪽 정도를 섭취 시 어느 정도 효과를 볼 수 있을 것이라는 연구 결과를 발표하였다.

그 외 마늘의 재미있는 약효로서 장시간 운동 시 원기의 축적은 물론, 운동 후 피로 회복에도 큰 영향을 미친다는 연구 결과를 소개하고자 한다. 부산대학교 체육교육학과 연구팀은 신체 건강한 남자 대학생 16명을 대상으로 14일간 합숙 훈련을 하여 하루에 마늘 90g을 30g(5쪽 정도)씩 3회로 나누어 마늘소스, 마늘버터구이, 마늘구이로 섭취하게 하였는데, 그 결과 마늘 섭취군이 혈액성분 중 HDL-콜레스테롤, LDL-콜레스테롤, 총콜레스테롤치, 젖산에서 대조군(비교 집단)에 비해 피로 회복 효과가 큰 것으로 나타났다.

마늘의 약리 성분

마늘의 대표적인 성분인 알리인(alliin)은 세포가 파괴되면 마늘 속에 공존하는 알리나제(allinase)라는 효소의 작용에 의하여 자극성의 강한 냄새가 나는 유상물인 알리신으로 변한다. 마늘 표면에 상처를 내거나 갈면 순식간에 마늘 특유의 냄새가 나는데, 이것이 바로 '알리신'이다. 알리나제 효소는 열에 매우 약해서 가열하면 그 기능을 상실한다. 마늘을 열탕에 넣거나, 알루미늄 호일에 싸서 굽거나 전자레인지에 넣으면,

냄새가 나지 않게 되는 것도 이 때문이다.

마늘 냄새 없앤 알약, 일리노어 타블렛

마늘 냄새와 관련하여 어느 신문 칼럼을 소개해보면, 1960년대에 '일리노어 타블렛'이라는 마늘 당의정이 미국에서 유행했다고 한다. 당시 팔순이 넘도록 정력적으로 사회 활동을 하고 있던 프랭클린 루스벨트의 부인 일리노어 여사에게 노익장의 비결을 물었을 때 "수십 년 동안 마늘을 먹어왔고 그 때문인지는 모르지만 잔병이나 유행병을 앓은 적이 없다는 것밖에 말할 것이 없다."고 했다. 이 말이 불씨가 되어 미국에 마늘 붐이 일었고, 마늘 기피 요인인 냄새를 없애고자 고안된 마늘 당의정에 그녀의 이름을 따서 '일리노어 타블렛'이라 불렀다고 한다.

마늘(대산)의 한방 특성

- 한방 약미(藥味)와 약성(藥性) : 맛은 맵고 성질은 따뜻하다.
- 한방 작용부위 : 대산은 주로 비장, 위장, 폐 질환에 영향을 미친다.
- 한방 효능 : **해독소종(解毒消腫)** 독을 풀어주고 종기를 가라앉힌다. • **살충(殺蟲)** 기생충을 죽인다. • **지리(止痢)** 이질(痢疾)을 멎게 한다.
- 약효 해설 : 발작적으로 하는 연속성 기침 증상에 사용한다. 과로로 폐를 손상시킴으로써 발생하는 병증에 쓰인다. 설사, 이질에 효과가 있다. 인체 간암 세포, 결장암 세포의 억제 작용이 있다.

동의보감 효능

성질이 따뜻하고[溫] 맛은 매우며[辛] 독이 있다. 옹종(癰腫)

허준, 《원본 동의보감》, 717쪽, 남산당(2014)
《동의보감》 세갑술중동 내의원 교정 완영중간(歲甲戌仲冬 內醫院校正 完營重刊) 영인본

을 헤치고 풍습(風濕)과 장기를 없애며 현벽(痃癖)을 삭히고 냉과 풍증을 없애며 비를 튼튼하게 하고 위를 따뜻하게 하며 곽란으로 쥐가 이는 것, 온역(瘟疫), 노학(勞瘧)을 치료하며 고독(蠱毒, 우리 몸에 잘 없어지지 않는 충)과 뱀이나 벌레한테 물린 것을 낫게 한다. ○ 밭에는 다 심을 수 있는데 가을에 심어서 겨울을 난 것이 좋다. 음력 5월 5일에 캔다. ○ 마늘은 냄새가 나는 채소이다. 요즘은 육쪽마늘만 보고 마늘이라고 하는데 몹시 냄새가 나서 먹을 수 없다. 오랫동안 먹으면 간과 눈이 상한다. ○ 한 톨[獨顆]로 된 것은 통마늘[獨豆蒜]이라고 하는데 헛것에 들린 것을 낫게 하고 아픈 것을 멎게 한다. 이것은 옹저에 뜸을 뜰 때에 많이 쓴다. ○ 오랫동안 먹으면 청혈(淸血) 작용을 하여 머리털을 빨리 희게 한다[본초].

마늘의 기능성 및 효능에 관한 특허자료

▶ **마늘 당절임 추출물을 유효 성분으로 함유하는 혈당 강하 또는 당뇨병의 예방 및 치료용 조성물**
당에 의한 삼투 작용으로 마늘의 유용 성분들을 추출함으로써 고농도로 농축된 본 발명의 마늘 당절임 추출물이 함유된 식이투여 시, 혈당 조절 효과가 우수하여 당뇨병의 예방 및 치료에 유용한 약학조성물 및 건강 기능 식품에 이용될 수 있다.

– 등록번호 : 10-1071511, 출원인 : 인제대학교 산학협력단

▶ **마늘기름 추출 방법 및 마늘기름을 함유하는 여드름 진정 및 개선용 화장료 조성물**
마늘기름을 유효 성분으로 함유하는 화장료 조성물은 여드름 발생을 미연에 예방하고 여드름의 악화를 막아주는 등 여드름 진정 및 개선에 관한 조성물로 사용될 수 있다.

– 공개번호 : 10-2009-0026446, 출원인 : 이경희

▶ **피로 회복에 도움을 주는 먹기 좋은 마늘진액 조성물**
본 발명은 피로 회복에 도움을 주는 먹기 좋은 마늘진액 조성물에 관한 것으로 마늘추출액, 벌꿀, 사과농축액, 사과향올 혼합하여 피로 회복에 도움을 주면서 마늘 고유의 매운맛과 마늘향을 줄이고 알리나제의 파괴를 최소화하여 먹기 좋도록 하였다.

– 공개번호 : 10-2011-0087921, 출원인 : 김영식

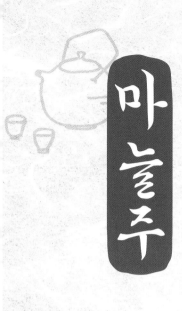

마늘주

재료 준비
농가에서 직접 구입하거나, 농산물시장에서 구입할 수 있다. 약효는 비늘줄기에 있다. 방향성(芳香性)이 있으나 오래 숙성할수록 향이 없어진다. 비늘줄기를 쪼개어 낱알을 주침한다.

제조 방법
1. 생마늘 250g을 소주 3.6L에 넣고 밀봉한다.
2. 1년 이상 두고 계속 음용할 수 있다. 오래 숙성할수록 효과가 좋다.

맛
맵고 떫다. 설탕을 150g 가미하여 사용한다.

적용 병증
감기(感氣) 주로 바이러스로 인한 호흡기 계통의 염증성 질환으로, 보통 코가 막히고 열이 나며 머리가 아프다. 소주잔 1잔을 1회분으로 1일 1~2회씩, 5~10일 동안 음용한다.
상완신경통(上腕神經痛) 다발성 관절로 팔꿈치에 열감이 오면서 아픈 경우의 처방이다. 소주잔 1잔을 1회분으로 1일 1~2회씩 7~10일, 심하면 25일 동안 음용한다.
혈담(血痰) 가래에 피가 섞여 나오는 증세이다. 심하면 가슴이 아프고 답답하며, 가슴 속에 뭉친 것이 이리저리 돌아다니는 것처럼 느껴진다. 소주잔 1잔을 1회분으로 1일 1~2회씩, 10~20일 동안 음용한다.
기타 적응증 강심, 피로 회복, 간경변증, 당뇨, 위경련, 치은염, 견비통

주의 사항
• 본 약술을 음용하는 중에 백하수오, 맥문동, 개고기의 섭취를 금하며, 음기 허약자는 음용을 금한다.
• 장기간(20일 이상) 음용하면 몸에 이롭다.

80

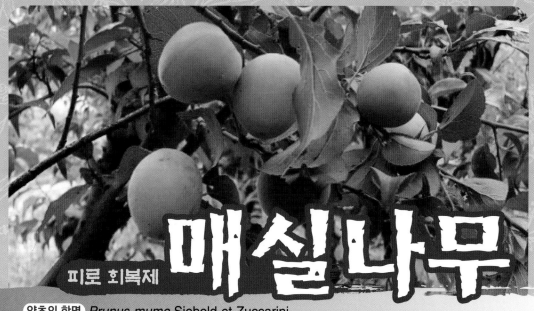

피로 회복제 **매실나무**

약초의 학명 *Prunus mume* Siebold et Zuccarini

과 명 장미과

약재명 오매(烏梅)

라틴생약명 Mume Fructus

약용부위 덜 익은 열매

약재의 기원 이 약(오매)은 매실나무 *Prunus mume* Siebold et Zuccarini(장미과 Rosaceae)
의 덜 익은 열매로서 적절한 방법으로 말린 것이다.

  봄이 되면 야트막한 남도의 산은 고운 색의 동그란 꽃들이 지천으로 핀다. 산과 들
은 다정한 손길로 이어 붙인 어린 날의 색동저고리로 변하고, 보드라운 무명천에 한사
코 얼굴을 비벼보고 싶어진다. 산수유 꽃과 매화가 봄 울타리 안의 주인공들이다. 전
남 광양의 청매실농원에는 가지마다 매화가 만발하여 별 무더기처럼 떨리며, 바람이
불 때는 봄눈이 되어 흩날린다. 필자는 결혼 초 밤에 갑자기 배가 아파 어쩔 줄 몰랐을
때 부모님이 주셨던 매실 추출물로 통증을 줄였던 기억이 있다. 그때 일이 매실의 효
능에 대한 관심이 생기기 시작한 계기가 되었다. 미국 방문연구 시절에도 비상의약품
으로 매실 추출물을 준비해가서 유용하게 사용하였다. 이처럼 매실은 일본에서는 밑

반찬으로, 우리나라에서는 가정상비약이나 응급처치용 약으로 많이 이용하고 있다. 아마 우리나라에서 매실주나 매실 추출물이 한 병이라도 없는 집은 찾아보기 힘들 것 같다. 민간에서 구하기 쉽고, 효능도 직접 경험을 통해 많은 사람들에게 널리 알려져 있기 때문이다.

한방에서의 효능

한방에서는 덜 익은 열매를 가공한 것을 오매(烏梅)라 하여 약용한다. 곧 익을 녹색 열매를 따서 불을 너무 세지 않게 해서 구워 건조한다. 보통 과육(살)이 황갈색이 되고 주름이 생길 정도로 굽다가 검게 될 때까지 덮어두면 오매가 된다. 오매는 구토와 갈증, 술독을 풀어주며 소변이나 변에 피가 나올 때도 사용한다.

피로 회복과 노화 지연 효능

매실의 효능에 관한 국내외 학자들의 연구 결과를 살펴보자. 매실에는 유기산 중 구연산이 특히 풍부하다. 구연산은 우리 몸의 피로물질인 젖산을 분해시켜 몸 밖으로 배출한다. 피로물질인 젖산이 체내에 쌓이게 되면 어깨 결림, 두통, 요통 등의 증상이 나타난다. 영국의 한스 크레브스 박사는 '구연산 회로'를 발표하여 노벨 생리의학상을 받았다. 구연산 회로가 순조롭게 돌아가면 힘이 생기고, 근육도 탄력이 있어 부드럽고 혈액도 정상적인 약알칼리성을 유지하며 소변도 맑아진다. 만일 구연산 회로가 순조롭게 돌아가지 않으면 불완전연소가 되어, 혈액 중에 젖산이 축적되므로 세포의 노화 원인이 된다. 즉, 이 구연산 회로가 순조롭게 돌아가도록 하는 데 식품에 함유되어 있는 천연 구연산이 필요하다는 것이 연구 결과이다. 미국의 연구팀은 도쿄대학에서 건강한 일본인 청년 인력거꾼 두 사람을 채용하여 임상실험을 실시했다. 이 사람들에게 식사로는 매실장아찌인 우메보시 도시락을 먹도록 하고, 매일 체중 80kg의 본인을 인력거에 태우고 40km를 뛰게 했다. 며칠 후 이 사람들의 우메보시 도시락 식사를 중지시키고 육식을 주었더니 3일간은 잘 먹고 잘 달렸지만, 4일부터는 도저히 육식을 먹고는 그 이상 뛸 수 없다고 해서 다시 우메보시 도시락을 먹었다고 한다. 그리고 계약일

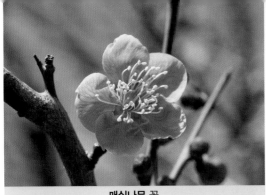

매실나무 꽃

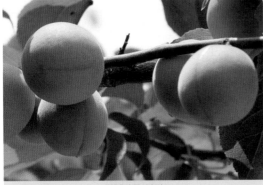

매실나무 열매

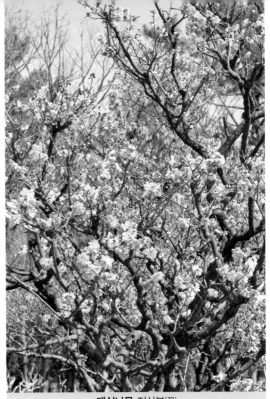

매실나무 지상부(꽃)

인 20일 동안의 실험을 무난히 마친 후, 매실과 에너지 대사 때의 구연산 회로가 밀접한 관계에 있음을 보여주는 연구 결과라고 주장했다.

동맥 경화 예방 효능

일본 연구팀은 매실농축액이 동맥 경화 예방 효과가 있음을 발표했다. 실험을 위해 콜레스테롤이 다량 함유된 음식을 투여한 토끼에게 매실농축액을 주었더니 혈액 중의 콜레스테롤 증가를 억제하고 간장 중 총 지방량, 콜레스테롤, 중성지방의 상승도 억제했다는 것이다.

식중독과 암에도 효과

매실의 항균 작용도 잘 알려져 있다. 쌀밥의 주 변패균이고 두부를 오염시켜 팽창을 일으키는 세균과 쌀밥에 시큼한 냄새를 주며 산성화시키는 세균도 강하게 억제한다는 연구 결과가 있다.

일본에서는 우메보시가 1천 년의 역사와 전통을 지닌 건강식품이라고 자랑이 대단하다. 특히 식품매장에 가면 각종 도시락의 한가운데에는 매실 하나가 놓여 있음을 쉽게 볼 수 있다. 식사 후에 먹으라는 것인데 매실의 항균 작용으로 식사 후 혹시 모를 배앓이에 좋고 도시락의 저장성도 높여준다.

경원대학교 연구팀은 매실 씨를 제거하고 과육을 분쇄한 후 거즈로 짜서 만든 착즙액을 이용해 실험하였다. 그 결과 매실 착즙액을 3% 첨가한 실험 그룹은 식중독 유발균을 24시간 이내, 그리고 매실 착즙액을 4% 첨가한 그룹은 6시간 이내에 식중독 유발균의 성장을 완전히 억제하였다.

서울대학교 의대에서 분양받은 위암 세포주를 이용하여 실험한 결과 매실의 즙액 추출물은 항암 활성이 인정되었다. 항암치료제로 많이 쓰이는 에토포시드에는 미치지 못하지만, 가정에서 매실 수확철에 만드는 방식을 취한 단순한 즙액 추출물로 실험한 결과 매실을 꾸준히 먹게 되면 암세포의 발생과 증식의 억제에 영향을 줄 수 있을 것으로 연구진은 판단하고 있다. 그리고 중국에서는 세균성 이질과 만성 습진에 매실을 사용하여 좋은 치료 효과를 얻기도 했다.

소화를 돕는 매실

매실은 유기산이 체내에서 위액 분비를 촉진시켜 식욕을 돋우어주고 소화 흡수에 도움을 주는 등 위에서 열거한 많은 효능이 있다. 물러서려고 하지 않는 겨울의 고집 앞에 예쁜 눈썹을 살짝 찡그리며 고고하게 피어나는 매화의 자태와 매실의 출중한 효능이, 재색을 겸비한 처녀처럼 아리따운 유실수다.

전남 선암사의 삼절, 매실나무

선암사에는 삼절(三絶)이 있는데 '매실나무', '뒷간' 그리고 '지허 스님의 차'라고 조용헌 씨가 소개한 바 있다. 그중 스님들이 천일기도를 드리는 원통각 뒤에 있는 우리나라에서 가장 오래된 수령 600년의 매실나무가 으뜸이다. 바로 옆의 토담 밑에 서 있는 몇 그루의 매실나무도 수령이 200~300년이나 되었다고 한다. 4월 중순, 선암사 스님의 소개로 사진 촬영을 위해 급히 찾아갔지만 매화는 거의 진 뒤였다. 아쉬움에 가지 끝에 외롭게 남아 있던 매화 한두 송이를 열심히 카메라에 담아보았다.

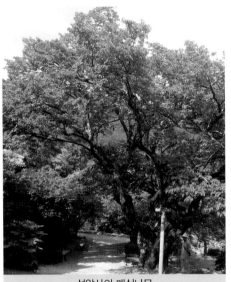
선암사의 매실나무

일본으로 건너간 우리의 매실나무

필자는 우리와 인연이 있는 매실나무를 일본에서 발견하였다. 도쿄 북쪽에 위치한 마츠시마(松島) 지방은 부산의 송도(松島)와 한자 지명이 같고 경치도 비슷하여 우리나라 여행객들이 많이 찾는 곳이다. 바닷가 근처에는 선종 사찰인 즈이간지(瑞巖寺)가 있다. 예쁘게 뻗은 잣나무 사이를 지나 절 정문으로 들어서면 한국 관광객들의 시선을 사로잡는 나무가 있다. 본당 앞을 지키며 누워 있는 '와룡매(臥龍梅)'이다. 가지가 축 늘어져 있는 홍백(紅·白) 두 그루의 매실나무는 임진왜란 때 조선에 왔던 일본 장수 다테 마사무네(伊達政宗)가 가지고 가서 심었으며 수령은 400년 된, 미야기현의 천연기념물이라고 설명되어 있다. 이 매실나무는 수백 년 세월의 흔적을 온몸으로 받치고 있는 듯 군데군데 상처와 치료받은 자국, 그리고 그를 지탱해주는 나무 지주대도 있다. 살그머니 주위에 떨어진 매실을 줍는다. 내 손에 올려진 작고

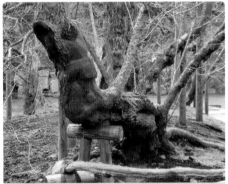
임진왜란 때 일본 장수가 조선에서 일본으로 가져가 심은 매실나무(와룡매)

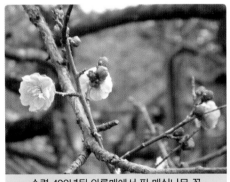
수령 400년된 와룡매에서 핀 매실나무 꽃

푸른 열매를 보니 더욱 애잔함이 전해진다. 일본 장수에 의해 현해탄을 건너 이국만리 이곳까지 실려온 우리 나무의 그리움을 달래기 위해 한국에서 다시 심어보고 싶은 느낌이 들었다. 즈이간지 보물관의 지하전시관에는 필자의 눈길을 끄는 그림 한 점이 있다. 마사무네가 우리 매실나무를 일본으로 가지고 가는 장면이다. 마음은 급한데 가지고 갈 데가 없어 투구를 화분으로 삼아 그 속에다 매실나무를 심어서 가지고 갔다는 설명도 함께 전시되어 있다. 두 번 만났던 와룡매는 아직도 깊은 인상으로 남아 있다.

부작용도 조심

매실의 유기산은 체내에서 위액 분비를 촉진시켜 식욕을 돋우어주며 소화 흡수에 도움을 주기도 한다. 그러나 매실이 아무리 좋아도 강한 신맛과 치아를 상하게 하는 부작용이 있을 수 있고, 독성 물질인 '청산 배당체'가 풋매실인 청매의 과육과 씨에 들어 있으므로 조심해야 한다. 그러나 가공하여 사용하면 괜찮다.

허준, 《원본 동의보감》, 711쪽, 남산당(2014)
《동의보감》 세갑술중동 내의원 교정 완영중간(歲甲戌仲冬 內醫院校正 完營重刊) 영인본

매실나무(오매)의 한방 특성

• 한방 약미(藥味)와 약성(藥性) : 맛은 시고 떫으며 성질은 보통이다[平].
• 한방 작용부위 : 오매는 주로 간장, 비장, 폐, 대장 질환에 영향을 미친다.
• 한방 효능 : **염폐(斂肺)** 폐(肺)의 기운을 수렴시킨다. ● **삽장(澁腸)** 설사를 멎게 한다. ● **생진(生津)** 진액 생성을 촉진한다. ● **안회(安蛔)** 회충을 제거한다.
• 약효 해설 : 폐(肺)의 기운을 수렴하여 기침을 멈추게 한다. 만성 설사와 만성 이질을 치료한다.
• 임상 응용 : 기침, 하리, 회충, 혈뇨, 구갈, 식욕 부진에 쓴다.

동의보감 효능

성질이 보통이고[平] 맛은 시며[酸] 독이 없다. 갈증과 가슴의 열기를 없앤다. 남방에서 나며 음력 5월에 노랗게 익은 열매를 따서 불에 쪼여 말린 다음 오매를 만든다. 또한 소금에 절여서 백매(白梅)를 만든다. 또는 연기에 그을려도 오매가 되며 볕에 말려 뚜껑이 잘 맞는 그릇에 담아두어도 백매가 된다. 이것을 쓸 때에는 반드시 씨를 버리고 약간 볶아야 한다. 생것은 시어서[酸] 이[齒]와 뼈를 상하게 하고 허열(虛熱)이 나기 때문에 많이 먹지 말아야 한다. 대체로 신것을 먹으면 진액이 빠지고(나무를 자라게 하는 데 물이 없어지는 것과 같다) 진액이 빠지면 이가 상한다. 이것은 신(腎)은 수(水)에 속하고 밖으로는 이[齒]가 되기 때문이다[본초].

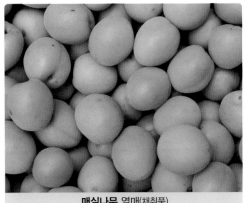

매실나무 열매(채취품)

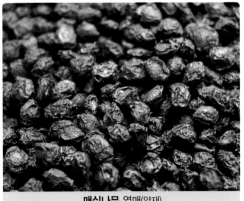

매실나무 열매(약재)

매실나무의 기능성 및 효능에 관한 특허자료

▶ **매실 추출물을 함유하는 피부 알레르기 완화 및 예방용 조성물**
매실 추출물이 알레르기의 주된 인자인 히스타민의 유리를 탁월하게 억제하는 것으로부터 착안하여 피부 알레르기 완화를 목적으로 하는 조성물에 대한 것이다.
– 등록번호 : 10-0827195, 출원인 : 주식회사 엘지생활건강

▶ **항응고 및 혈전용해 활성을 갖는 매실 추출물**
천연원료로부터 유래되어 인체에 안전할 뿐 아니라 항응고 및 혈전용해 효과가 뛰어난 매실 추출물의 유효 성분을 함유하는 식품 및 의약 조성물을 제공한다.
– 공개번호 : 10-2011-0036281, 출원인 : 정산생명공학주식회사

▶ **매실을 함유하는 화상치료제**
본 발명은 매실의 성분을 함유하는 화상치료제에 관한 것으로서, 수포, 동통, 발적과 같은 화상으로 인한 증상을 완화시켜 손상된 피부의 치유 기간을 단축시키는 역할을 한다.
– 등록번호 : 10-0775924, 출원인 : 한경동

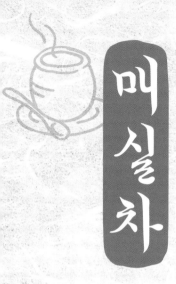

매실차

효능 피로 회복 효과, 동맥 경화 예방, 항균 및 소화 작용, 노화 지연 효능

제조 방법
1. 매실 500g을 깨끗이 씻어서 강판에 간다.
2. 즙을 내어 약불에서 천천히 저어가며 끓인다.
3. 거품이 뽀글뽀글 생길 때 불에서 내린다.
4. 기호에 따라 꿀이나 설탕을 넣어서 마신다.
5. 이렇게 만든 매실차는 소독한 유리병에 담아 냉장 보관한다.

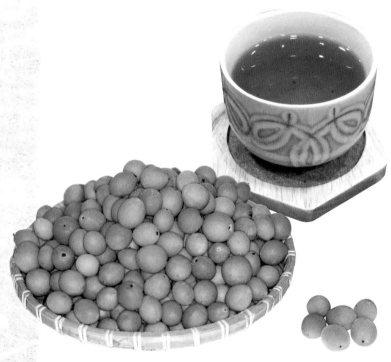

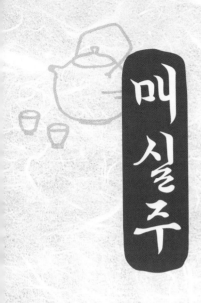

 시장이나 재배 농가에서 구입할 수 있다. 약효는 덜 익은 열매에 있다. 열매를 깨끗이 씻어서 사용한다.

1. 생열매 300g을 소주 3.6L에 넣고 밀봉한다.
2. 1년 이상 숙성시켜 음용하면 효과적이다. 18개월 정도 숙성시킨 후에는 찌꺼기를 걸러내고 사용하며, 장기간 보관할 경우에는 걸러내지 않고 그대로 보관한다.

 시다. 설탕을 100g 정도 가미할 수 있다. 1년 이상 숙성시켜 보관할 경우에는 설탕을 넣지 않는다.

숙취(宿醉) 전날 과음하여 이튿날이 되어도 술이 깨지 않고 몸이 잘 움직여지지 않으며, 속이 쓰리고 구토가 나며 두통이 심한 경우의 처방이다. 소주잔 1잔을 1회분으로 1일 1~2회씩, 2~3일 동안 음용한다.
구토(嘔吐) 구역질을 하거나 먹은 음식을 토하는 증상이 계속되며 위장 장애가 심한 경우이다. 소주잔 1잔을 1회분으로 1일 1~2회씩, 7~10일 동안 음용한다.
차멀미 차를 탔을 때 메스껍고 어지러워 구역질이 나는 증세이다. 심하면 자율신경계의 흥분으로 두통, 빈혈, 구토를 일으킨다. 소주잔 1잔을 1회분으로 1일 1~3회씩 음용한다.
기타 적응증 피로 회복, 거담, 번갈, 설사, 위경련, 혈변, 늑막염, 담석증

• 본 약술을 음용하는 중에 돼지고기의 섭취를 금한다.
• 위산 과다인 경우에는 복용을 금한다.

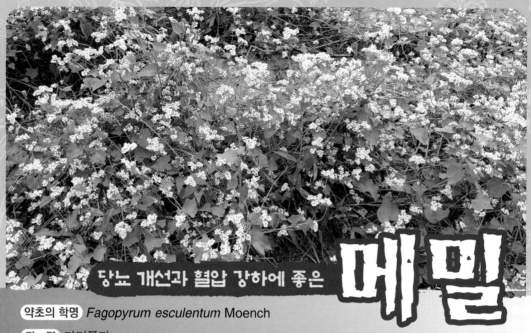

당뇨 개선과 혈압 강하에 좋은 **메밀**

약초의 학명 *Fagopyrum esculentum* Moench
과 명 마디풀과
약재명 교맥(蕎麥)
라틴생약명 Fagopyri Semen
약용부위 씨
약재의 기원 이 약(교맥)은 메밀 *Fagopyrum esculentum* Moench(마디풀과 Polygonaceae)의 씨이다.

성인병 예방에 좋은 메밀

우리나라 사람들의 식생활이 서구화되어감에 따라 메밀이 각종 성인병의 예방과 치료에 효과가 있다는 보고와 함께 메밀의 소비도 증가하고 있다. 메밀이 새로운 건강 기능 식품으로 주목받는 이유 중 하나는 루틴 등의 생리활성물질을 다량 함유하고 있기 때문이다.

《민들레는 미혼모, 메밀꽃은 바람둥이》라는 책이 있는데, 이것은 꽃에 관한 동서고금의 일화를 곁들여 일반인의 이해를 돕는 꽃의 생태학서로 책 제목은 식물의 생식기관을 설명하고 있다. 메밀은 완전타화수분으로 생식 작용을 하는데 바람기가 심해서 신부(암술)는 남의 집 서방(화분)하고만 놀아나지, 제 집 서방(화분)은 거들떠보지도 않는다고 설명한다. 메밀꽃에는 꽃잎이 없고 꽃받침만 있어 흡사 속옷 없이 흰색 윗도리만 걸치는 꼴이라고 재미있게 표현하였다. 이효석의《메밀꽃 필 무렵》에 나오는 메밀꽃은 실제로는 꽃잎이 아니고 꽃받침이며, 이 꽃받침이 꽃처럼 보일 뿐이다.

다양한 용도로 사용하는 메밀의 씨, 순, 껍질

메밀 종실은 전통적으로 묵의 재료로 이용되어왔으며 최근 국수, 빵 등으로 널리 이용되고, 메밀 순은 식이섬유와 비타민, 무기질 등이 풍부하여 신선한 녹채소로서 유용

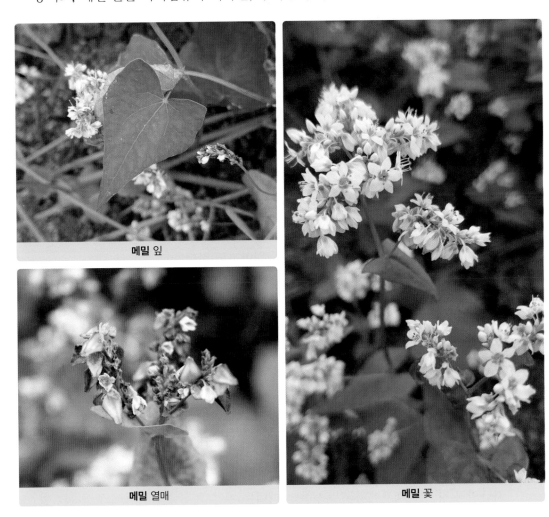

메밀 잎

메밀 열매

메밀 꽃

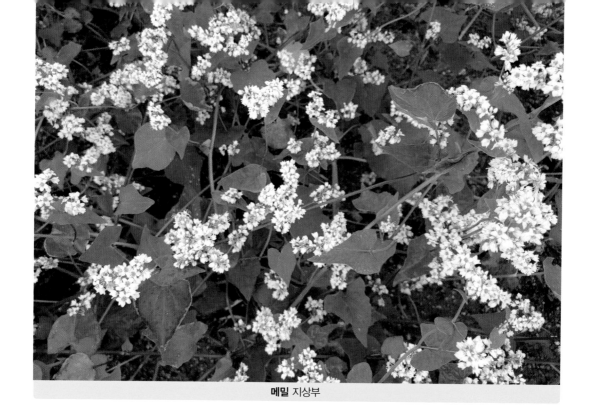

메밀 지상부

하다. 또 메밀짚은 좋은 가축사료가 될 뿐 아니라 메밀껍질은 전통적으로 베갯속 재료로 사용하는 등, 메밀은 다양하게 이용되는 식물이다. 메밀의 영양 성분으로는 단백질 함량이 일반 곡류에 비해 많으며, 곡류에는 부족하기 쉬운 필수아미노산이 상당량 함유되어 있다. 또한 비타민 B_1, B_2의 좋은 공급원이기도 하다.

신장에 좋은 메밀

메밀의 약리 효능을 살펴보기로 하자. '메밀 연구의 진보 및 전망'이란 주제를 가지고 국제메밀심포지엄이 강원대학교의 주최로 춘천에서 개최되었다. 이 심포지엄에는 한국을 비롯하여 18개국 과학자들이 참가하여 논문을 발표하였는데, 이 중 메밀의 신장 기능 개선 작용이 탁월하다는 연구 결과가 주목을 끌었다. 일본 도야마대학의 요코자와 다카코(橫澤隆子) 교수는 메밀을 껍질째 갈아 농축한 추출물에서 분리한 카테킨 유도체 성분이 흰쥐의 신장에 독성물질 발생을 억제시키는 효소를 현저하게 증가시키고, 사람의 신장 상피세포에서는 독성을 나타내는 지표 효소량을 현저히 줄였다고 발

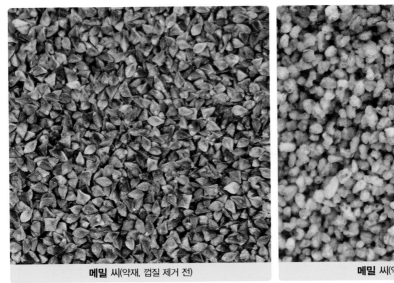
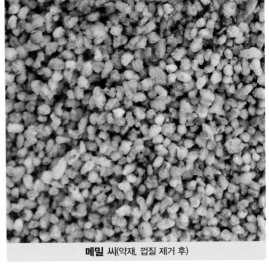

메밀 씨(약재, 껍질 제거 전)　　　　　메밀 씨(약재, 껍질 제거 후)

표하였다. 이 카테킨 유도체는 녹차에 많이 함유되어 있으며 항암 작용과 항산화 작용을 하는 것으로 알려져 있다. 이 작용으로 메밀은 고혈압, 고지혈, 당뇨병 등에 효능이 있을 뿐 아니라 신부전증, 신장염 등 신장 관련 질환의 개선에도 기여할 수 있을 것으로 전망된다. 요코자와 교수는 신독성 연구에 대해 세계적인 과학자로 인정받고 있으며 현재 한방약에서 새로운 신독성 해독약을 개발하고 있다.

혈압을 내리는 메밀

다음은 메밀의 혈압 강하 작용이다. 고혈압은 발생 원인에 따라 크게 본태성 고혈압과 이차성 고혈압으로 분류할 수 있다. 이차성 고혈압이 발생하는 기작에 관여하는 물질로서 안지오텐신 전환효소(ACE)가 있는데 이는 직접 동맥 및 소동맥을 수축시키고, 부신 피질을 흥분시켜 혈액량을 증가시킴으로써 혈압을 높인다. 따라서 이 ACE 효소를 억제하는 물질이 고혈압 치료제로서의 개발 가능성이 제시되어 있는데, 메밀 물 추출물이 93%의 높은 ACE 저해 작용이 있다는 것이 발표되었다. 특히 환자를 이용한 혈압 강하 작용의 임상실험 결과도 흥미롭다. 입원실의 21명의 환자를 대상으로 메밀 200g을 하루치 양으로 하여 묵을 만들어 한 끼 또는 두 끼에 나누어 두 달 동안 공급하며 치료하였다. 그 결과 두통, 머리가 무거운 느낌, 목이 뻣뻣한 느낌, 가슴 두근 거림 등의 증상이 80% 이상의 환자에게서 줄어든 것으로 나타났다. 혈압은 첫 주부터 저하되었고 내린 상태에서 일정 기간 유지되었다.

당뇨에 효과

메밀의 당뇨에 대한 약리 효능은 다음과 같다. 한양대학교에서 메밀이 당뇨 대사에 미치는 영향을 연구하기 위해 정상 성인에게 메밀과 곡류의 혈당 반응을 비교하여 연구하였다. 19명의 정상 성인에게 쌀, 현미, 보리, 메밀을 섭취시킨 후 2시간 동안의 식후 혈당 변화 결과를 관찰하자 쌀을 섭취한 사람의 혈당이 가장 높았으며, 메밀은 가장 낮은 혈당 반응을 나타냈다. 인슐린 비의존성 당뇨 환자 9명을 대상으로 2주간 메밀을 섭취시킨 결과 총콜레스테롤 농도는 일반 식이와 비교하여 낮아졌으며, 공복 시 혈당도 감소하는 경향을 나타냈다. 따라서 메밀은 당뇨병의 대사조절에 효과적인 식품으로 판단할 수 있다.

메밀의 약효 성분, 플라보노이드

메밀에는 루틴이라는 플라보노이드 성분이 다량 함유되어 있는 것으로 알려져 있는데, 이는 모세혈관을 강화시키고 고혈압이나 뇌일혈, 폐출혈 등을 예방하는 것으로 알려져 있다. 이러한 약리학적 특성 때문에 최근 메밀은 고혈압, 당뇨병, 비만증, 기타 대사성 질환에 유용한 식품으로 성인병 예방과 관련하여 중요시되고 있는 식품이다. 메밀 연구는 일본과 캐나다에서 많이 이루어지고 있지만, 우리나라에서도 메밀이 많이 재배되는 지역의 대학인 강원대학교에서 메밀 과학 및 문화의 진흥을 위해 한국메밀연구회를 창립하여 활발한 활동을 하고 있다. 이 연구팀은 메밀의 높은 항산화 작용, 혈당 강하 작용, 돌연변

허준, 《원본 동의보감》, 684쪽, 남산당(2014)
《동의보감》 세갑술중동 내의원 교정 완영중간(歲甲戌仲冬 內醫院校正 完營重刊) 영인본

이 억제 작용 등에 대한 연구를 발표하기도 했다. 현재 필자의 실험실에서도 메밀 줄기와 잎을 이용하여 생리 활성 성분을 분리, 성분 구조를 밝혔으며 이들의 약리 작용을 실험하고 있는 중이다.

메밀(교맥)의 한방 특성

• **한방 약미(藥味)와 약성(藥性)** : 맛은 달고 약간 시며 성질은 차다.
• **한방 작용부위** : 교맥은 주로 비장, 위장, 대장 질환에 영향을 미친다.
• **약효 해설** : 설사, 이질, 저절로 땀이 나는 증상 치료에 유효하다. 소화 불량, 고혈압 예방에 좋다.

동의보감 효능

성질이 보통이고[平] 차며[寒] 맛은 달고[甘] 독이 없다. 장위(腸胃)를 튼튼하게 하고 기력을 돕는다. 그리고 여러 가지 병을 생기게 한다고는 하나 오장에 있는 더러운 것을 몰아내고 정신을 맑게 한다. ○ 오랫동안 먹으면 풍(風)이 동(動)하여 머리가 어지럽다. ○ 돼지고기나 양고기와 같이 먹으면 풍라(風癩, 문둥병)가 생긴다[본초].

메밀의 기능성 및 효능에 관한 특허자료

▶ **카뎁신 케이의 활성을 저해하는 메밀 추출물**
메밀 추출물은 카뎁신 K 효소 활성을 효과적으로 억제하는 효과가 있으며, 상기 메밀 추출물의 유효 성분을 포함하여 약 또는 기능성 식품을 만들면 골다공증 예방 및 치료에 효과적으로 이용할 수 있다.
– 공개번호 : 10-2004-0101621, 출원인 : 주식회사 한국야쿠르트

▶ **메밀 추출물을 함유하는 트롬빈 저해 혈전증 예방 및 치료용 조성물**
본 발명의 메밀 종자 추출물 및 조정제물은 혈전 생성을 효율적으로 억제할 수 있으며, 혈행 개선을 통해 허혈성 뇌졸중 및 출혈성 뇌졸중과 같은 혈전증의 예방 및 치료용으로 사용할 수 있다.
– 등록번호 : 10-0740716, 출원인 : 안동대학교 산학협력단

▶ **메밀 추출물을 함유하는 피부 알레르기 완화 및 예방용 조성물**
메밀 추출물이 알레르기의 주된 인자인 히스타민(histamine)의 유리를 탁월하게 억제하는 것으로부터 착인하여 피부 알레르기 완화 및 예방 효과를 갖는 조성물을 제공한다.
– 등록번호 : 10-0787363, 출원인 : 주식회사 엘지생활건강

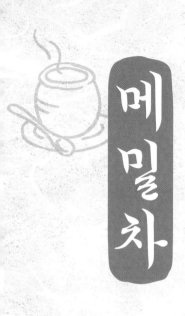

메밀차

효능 성인병 예방, 신장기능 개선, 혈압 저하 작용, 혈당 강하, 만성 설사 치료에 효과

제조 방법

1. 찐 메밀이나 볶은 메밀을 구입한다.
2. 끓인 물 1컵에 메밀 2티스푼을 넣고 1~2분 우린 뒤 마신다.
3. 누룽지처럼 구수한 향을 내므로 남녀노소 모두가 즐길 수 있는 차다.
4. 단, 몸이 냉한 사람은 즐길 정도로 마시지 않도록 주의한다. 메밀 자체가 찬 성질을 가지고 있기 때문이다.

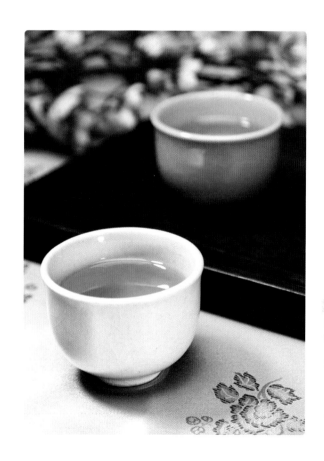

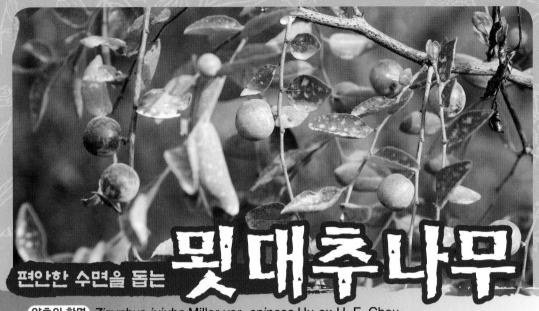

편안한 수면을 돕는 **묏대추나무**

약초의 학명 *Zizyphus jujuba* Miller var. *spinosa* Hu ex H. F. Chou

과 명 갈매나무과

약재명 산조인(酸棗仁)

라틴생약명 Zizyphi Semen

약용부위 잘 익은 씨

약재의 기원 이 약(산조인)은 묏대추나무(산조) *Zizyphus jujuba* Miller var. *spinosa* Hu ex H. F. Chou(갈매나무과 Rhamnaceae)의 잘 익은 씨이다.

대추와 비슷한 산조인

대추와 유사한 한약으로서 '산조인(酸棗仁)'이라는 약재가 있다. 산조인은 묏대추나무 열매의 씨를 말하는데, 열매는 대추와 비슷하나 크기가 약간 작다. 일반적으로 많이 알려진 한약은 아니지만 산조인의 효능이 흥미로워서 소개한다. [참고: 대추나무 49쪽]

《신농본초경》'상품'에 수재된 이래 산조인은 불안을 없애고 신경을 안정시키는 목적으로 활용되어온 중요 한약재로서, 오랫동안 복용하면 오장이 편안하며 몸이 가볍고 오래 산다고 하였다.

한방에서의 효능

《동의보감》에는 다음과 같이 약효가 기술되어 있어 참고할 수 있다. 성질은 보통이
고[平] 맛이 달며 독이 없다. 속이 답답하여 잠을 자지 못하는 증상, 배꼽의 위아래가
아픈 것, 피가 섞인 설사, 식은땀 등을 낫게 한다. 간기(肝氣)를 보하며 힘줄과 뼈를 튼
튼하게 하고 몸을 살찌게 하며 힘줄과 뼈의 풍증을 낫게 한다. 특히 잠이 많으면 생것
을 쓰고 잠이 안 오면 닦아 익힌[炒熱] 다음 다시 한나절가량 쪄서 꺼풀과 끝을 버리고
갈아서 쓴다고 되어 있다. 이 부분이 관심을 끄는 부분이므로 아래에 설명한다. 이처
럼 산조인은 심(心), 간(肝), 담(膽)을 보하고 정신을 안정시키며 비(脾)의 기능을 돕고
땀이 나는 것을 멎게 한다. 또한 가슴이 답답한 것을 낫게 하고 뼈와 힘줄을 튼튼하게

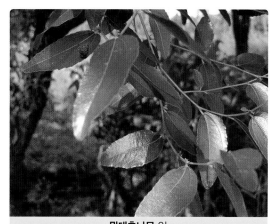

묏대추나무 잎

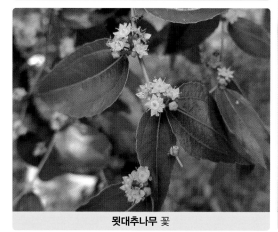

묏대추나무 꽃

묏대추나무 열매

하는 약재이다. 혈허(血虛)로 가슴이 답답하고 잠을 이루지 못하는 데 사용하며 잘 놀라고 가슴이 울렁거리며 땀이 잘 나는 데, 그리고 관절통, 신경 쇠약증 등에 쓸 수 있는 흥미로운 한약인 셈이다.

약효 성분은 우리말로 산조이닌

서울대학교 약대의 박명환 박사는 산조인에서 14종의 알칼로이드 성분을 분리했다. 그중 자연에서 처음으로 분리한 산조인의 알칼로이드 성분 이름을 산조이닌(sanjoinin), 산조이넨(sanjoinene) 등으로 우리말 '산조인'을 이용하여 명명하였는데 세계적으로 통용되고 있다. 대추 성분을 '대추사이클로펩타이드(daechucyclopeptide)'로 명명한 것과 마찬가지로 한글로 된 성분 이름이 대학 교재에 기술되어 있어 배우는 학생들도 뿌듯한 마음으로 공부한다.

볶은 산조인이 신경 안정 효능 높아

산조인은 결명자와 같은 방법으로 프라이팬에 볶아서 사용하면 산조인이 가지고 있는 원래의 진정 작용이 더욱 강해진다. 이같이 볶는 방법을 한방에서는 수치(修治) 또는 포제(炮製)라고 한다. 우리가 잘 아는 생지황과 수삼을 쪄서 숙지황 또는 홍삼을 만드는 방법도 이에 속한다. 이렇게 수치를 하는 이유는 산조인과 같이 진정 작용의 효과를 높이기 위해서 또는 독성을 저하시키거나 약성을 변화시키기 위해서이다. 그래서 예로부터 산조인의 효능을 높이기 위해 볶아서 사용하고 있다. 하지만 볶으면 왜 진정 작용이 강하게 나타나는지 모른 채, 그동안 과학적 검증 없이 경험으로만 사용해왔다. 서울대학교 약대 박정일 교수는 이에 대한 의문을 해소하기 위해 산조인 수치 연구를 실시하여 결과를 발표하였다. 연구 보고에 의하면 산조인의 원래 성분인 '산조이닌 A'는 가열하여 볶게 되면 '산조이닌 Ah1' 화합물로 변한다는 사실을 알았다. 변해진 이 성분이 진정 작용을 높이는 데 관여할 것이라는 가정 아래 성분들을 수면제를 복용한 흰쥐에 투여하였다. 즉 수면제에 의해 잠자고 있는 흰쥐에 변해진 성분인 '산조이닌 Ah1' 화합물을 투여하니 원래 생(生) 성분인 '산조이닌 A'를 투여할 때보다 잠

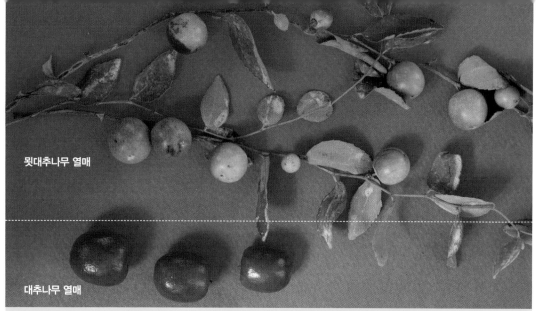

묏대추나무 열매

대추나무 열매

묏대추나무 열매(위)와 대추나무 열매(아래)

을 더 연장한다는 연구 결과가 나왔다. 볶은[炒] 성분이 본래[生] 성분보다 잠을 더 자게 함으로써 흰쥐의 진정 작용을 강하게 한다는 사실을 발견한 것이다. 이처럼 산조인을 왜 볶아서 사용하는지 그 이유를 밝힘으로써 선조들이 경험으로 사용해왔던 우리 한약의 효능을 과학적으로 입증한 훌륭한 연구 결과가 보고된 것이다.

산조인 알칼로이드 성분은 신경안정제로 개발

이런 진정 작용과 관련하여 산조인 알칼로이드 성분들은 동물의 자발운동을 현저히 억제하며, 동물의 공격성 행동실험에서 사회성 및 활동성을 현저히 감소시킨다는 약리 작용도 알려져 있다. 따라서 산조인 알칼로이드는 기존 신경 안정제와는 약리기전과 화학구조가 전혀 다른 새로운 정신 신경 안정제로 개발될 수 있는 가능성을 제시하고 있는 것이다.

스트레스 해소에도 도움

스트레스에 대해서는 산조인이 어떤 효과가 있을까? 문명의 발전과 생활의 다양화로 현대인은 많은 스트레스를 받고 있어 이에 대한 연구는 주목을 끈다. 첫째 실험에서는 흰쥐를 나무상자에 넣어서 구속이란 스트레스를 받게 한 후 산조인을 투여하여 어떤 작용이 있는지 실험하였다.

이 결과 산조인은 구속 스트레스에 대해 유의미한 효과를 얻었으며 특히 생(生) 산조인보다 볶은[炒] 산조인이 효과가 좋았다고 한다. 두 번째 실험은 스트레스의 유형을 한랭(寒冷) 스트레스로 이용하였다. 원통형 용기에 물과 얼음을 넣어서 산조인을 투여한 생쥐를 넣고 강제로 수영시킨 것이다. 볶은 산조인은 생쥐의 한랭(寒冷) 스트레스 때 뇌 부위별 세로토닌 함량 변화를 증가시켜 스트레스 억제에 유의미한 효능이 있는 것으로 인정되었다. 이처럼 산조인에는 스트레스를 억제하는 효과가 있으며 특히 위에서 언급한 수치의 목적, 즉 볶으면 효과가 더 증대된다는 사실을 과학적 실험으로 다시 한 번 확인시켜주는 연구 결과라 생각된다.

성장 장애에도 효과

한편 경희대학교 한방병원 소아과에서는 산조인이 스트레스성 성장 장애에도 효과가 있다는 논문을 발표하였다. 연구팀은 돼지를 이용한 동물실험에서 산조인이 스트레스를 완화하고 성장호르몬의 증가를 가져오는 것으로 보고하였다. 성장을 방해하는 2차적 원인 중 큰 영향을 미치는 것이 스트레스이고 이때 민감하게 반응하는 것이 베타-엔돌핀 호르몬인데, 산조인은 이 호르몬 분비량을 증가시키고 성장률을 뚜렷하게 높인다는 것이다. 이와 같이 산조인은 진정 및 최면 작용과 스트레스에 대해 훌륭한 효능이 있음을 알 수 있다.

간 보호 효능

마지막으로 간 보호 작용과 진통 작용에 대한 효능을 알아본다. 사람을 비롯한 포유류에 간 조직의 심한 괴사적 변성을 일으켜 간 손상을 유발하는 물질로 사염화탄소가 있다. 사염화탄소에 의해 간 중독을 유발시킨 흰쥐에 생(生) 산조인과 볶은[炒] 산조인을 투여하여 간장에 미치는 영향을 조사하였다. 이 결과 산조인은 손상 간에 유효함이 인정되었고 볶은 산조인이 생 산조인보다 더 우수하게 간 손상을 보호하는 효과가 있었다. 그리고 사람을 실험대상으로 한 진통 작용의 실험에서도 산조인은 관절통, 신경통 환자에게 효과가 있음을 알 수 있었다.

산조인은 한약국이나 한약방, 한약 도매상에서 쉽게 구입할 수 있다. 스트레스를 많이 받는 현대인의 건강을 위해 몸이 좋아하는 산조인을 잘 알고 사용해보자.

묏대추나무(산조인)의 한방 특성

- **한방 약미(藥味)와 약성(藥性)** : 맛은 달고 시며 성질은 보통이다[平].
- **한방 작용부위** : 산조인은 주로 간장, 담낭, 심장 질환에 영향을 미친다.
- **한방 효능** : **양심보간(養心補肝)** 심(心)과 간(肝)을 보양한다. ● **영심안신(寧心安神)** 마음을 편안하게 하고 정신을 안정시킨다. ● **염한(斂汗)** 땀 배출을 억제한다. ● **생진(生津)** 진액 생성을 촉진한다.
- **약효 해설** : 마음을 안정시키고 진정시킨다. 가슴이 답답하고 불안해서 편안히 자지 못하는 증상을 낮게 한다. 놀라서 가슴이 두근거리고 꿈이 많아서 숙면을 취하지 못하는 증상을 치료한다. 체질이 약해 땀이 정상 때보다 많이 나는 증상에 쓰인다. 가슴이 답답하고 열이 나며 목이 마르는 증상을 없애준다.
- **임상 응용** : 초조, 불면, 가슴이 두근거리는 증상, 건망증, 기운이 없는 증상, 잘 때 땀이 많이 나는 증상에 쓴다.

동의보감 효능

성질이 보통이고[平] 맛은 달고[甘] 독이 없다. 속이 답답하여 잠을 자지 못하는 증, 배꼽의 위아래[上下]가 아픈 것, 피가 섞인 설사, 식은땀 등을 낮게 한다. 또한 간기(肝氣)를 보하며 힘줄과 뼈를 튼튼하게 하고 몸을 살찌게 하고 튼튼하게 한다. 또 힘줄과 뼈의 풍증을 낮게 한다. 산에서 자란다. 생김새는 대추나무 같은데 그렇게 크지는 않다. 열매는 아주 작다. 음력 8월에 열매를

酸棗仁 下뫼대 血泄 虛性 汗平 益味 肝甘 氣無 堅毒 筋主 骨煩 令心 人不 肥得 健眠 又臍 主上

極筋 小骨 八風 ○ 揉生 寶山 取中 核如 皼○ 大 血棗 不樹 蹕而 脾不 不至 睡高 臥大 不其 寧實

自者 安宜 矢用 几此 使大 破補 抜心 取脾 仁則 膽血 多歸 則脾 生而 用五 不蔵 得安 睡和 則睡 妙臥

皮熱 尖再 研蒸 用半 門日 去

허준, 《원본 동의보감》, 739쪽, 남산당(2014)
《동의보감》 세갑술중동 내의원 교정 완영중간(歲甲戌仲冬 內醫院校正 完營重刊) 영인본

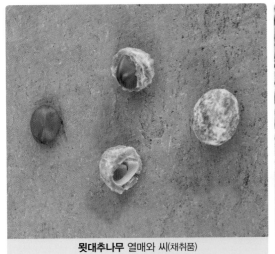
묏대추나무 열매와 씨(채취품)

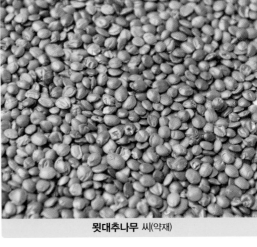
묏대추나무 씨(약재)

따 씨를 빼서 쓴다. 혈(血)이 비(脾)에 잘 돌아오지 못하여 잠을 편안히 자지 못할 때에
는 이것을 써서 심과 비를 크게 보하는 것이 좋다. 그러면 혈이 비에 잘 돌아오게 되고
오장이 편안해져 잠도 잘 잘 수 있게 된다. 쓸 때에는 씨를 깨뜨려 알맹이를 쓴다. 잠
이 많으면 생것대로 쓰고 잠이 안 오면 닦아 익힌[炒熱] 다음 다시 한나절가량 쪄서 꺼
풀과 끝을 버리고 갈아서 쓴다.

묏대추나무의 기능성 및 효능에 관한 특허자료

▶ **산조인 추출물 또는 베툴린산을 유효 성분으로 함유하는 성장호르몬 분비 촉진용 조성물**
본 발명의 산조인 추출물 또는 베툴린산은 성장호르몬 분비량을 현저하게 증가시키므로 소인증, 왜소증, 소아의
발육부진 및 성장저하와 같은 성장 질환의 예방 및 치료에 유용하게 사용될 수 있다.
– 등록번호 : 10-0763620, 출원인 : 한국한의학연구원

▶ **산조인 추출물을 유효 성분으로 함유하는 속효성 우울증 예방 및 치료용 약학적 조성물**
본 발명의 산조인 추출물은 기존 우울증 치료제에 비하여 신속한 항우울 효과를 나타내므로, 상기 산조인 추출물
은 우울증 예방 및 치료용 약학적 조성물 또는 상기 목적의 건강식품의 개발에 효과적으로 이용될 수 있다.
– 공개번호 : 10-2013-0086459, 출원인 : 경희대학교 산학협력단

▶ **산조인 성분을 함유한 진정제**
본 발명은 통상의 껌베이스에 볶거나 날것을 파쇄하거나 물과 혼합하여 달인 후 엑기스로 추출한 산조인 성분과
꿀을 첨가한 껌에 관한 것으로 껌을 씹을 때 각각 진정 작용 또는 각성 작용을 하게 하여 스트레스로 인해 각종 각
성제와 진정제를 남용하는 현대인들을 위한 껌에 관한 것이다.
– 공개번호 : 10-2008-0090736, 출원인 : 김덕산

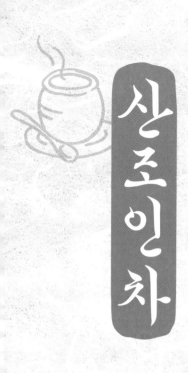

산조인차

효능
신경 안정, 신경 쇠약증 치료, 간 보호 효능, 힘줄과 뼈를 튼튼하게 보완, 가슴이 답답한 것을 낫게 하는 효능, 혈압 하강, 고지혈증 치료

**제조
방법**

1. 물 1L에 말린 묏대추나무 열매(산조인) 30g을 넣고 센불에서 30분 정도 끓인다.
2. 중불에서 2시간 정도 더 끓인다.
3. 약간의 누룽지 맛이 나므로 먹기에도 좋다.
4. 기호에 따라 설탕이나 꿀을 가미하여 마신다.

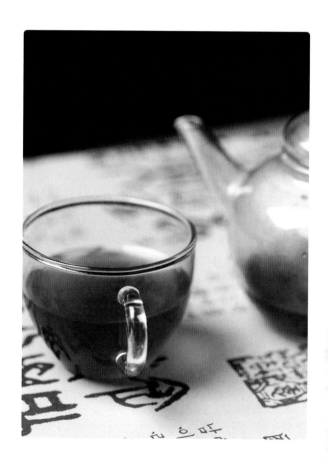

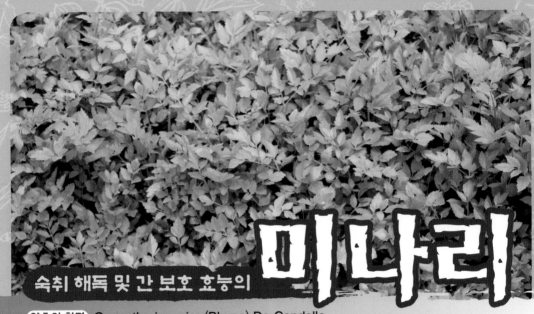

숙취 해독 및 간 보호 효능의 **미나리**

약초의 학명	*Oenanthe javanica* (Blume) De Candolle

약초의 학명 *Oenanthe javanica* (Blume) De Candolle

과 명 산형과

약재명 수근(水芹)

라틴생약명 Oenanthis Herba

약용부위 지상부

약재의 기원 이 약(수근)은 미나리 *Oenanthe javanica* (Blume) De Candolle(산형과 Umbelliferae)의 지상부이다.

약식동원(藥食同源)

장구한 역사를 가진 중국의 '중의학', 인도의 '아유르베다(Ayurveda)', 인도네시아의 '자무(Jamu)', 파키스탄의 '유나니(Yunani)' 등은 유명한 전통의학요법이며 그 독특한 이론들은 현대 의약학계에서 서양 의술의 한계를 극복할 대안적 치료 방안으로 부상하고 있다. 전통의학요법은 거주 환경 주변에서 질병과 약에 대한 해답을 찾던 고대의 치료법이기 때문에 채취가 용이한 식물들이 주류를 이루고 있다. 이 중에는 많은 식용 식물들도 포함하고 있어 기능성 식품의 소재 연구로 활용하기에 유리하다.

우리나라의 전통의학요법에 긴 호흡을 불어넣은 고전 《동의보감》을 보면 과실부에

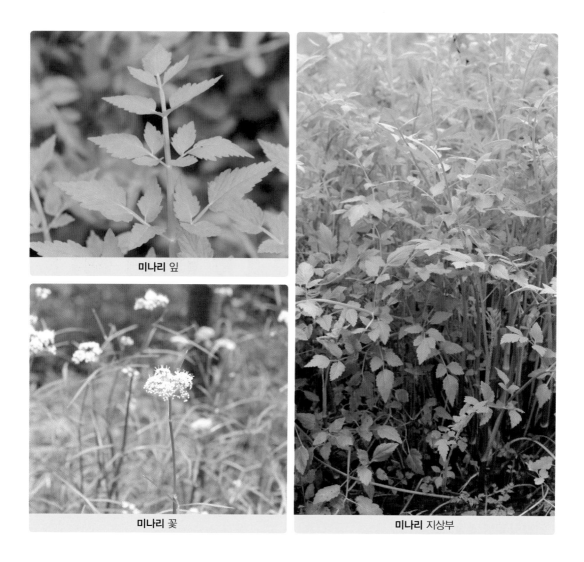

미나리 잎

미나리 꽃

미나리 지상부

식용 식물인 귤껍질, 대추, 밤 등을 넣고 채소부는 더덕, 도라지, 차즈기(소엽), 근대, 머위 등을 실어서 자세한 효능과 함께 분류하고 있다. 《방약합편》에서도 강장 효과가 있는 냄새가 강한 채소라는 뜻의 훈신채(葷辛菜)로 부추, 파, 마늘, 배추, 갓, 생강, 미나리 등 우리 식탁에서 낯익은 식용 식물들을 소개하고 있다. '약식동원(藥食同原)'의 원리에 따라 몸과 섭생이 따로일 수 없음을 확신하였기에 오랫동안 식품은 효능이 있는 약으로 대접받아왔던 것이다.

미나리는 식재료이자 약용 식물

효능이 있는 식물로 산형과(科)에는 당귀, 천궁, 강활, 방풍, 시호, 전호, 회향, 사상자, 미나리, 신선초, 당근, 개발나물, 고수, 기름나물, 어수리 등이 포함된다. 이 중 당귀, 천궁, 방풍, 강활 등은 한약으로 사용하는 중요한 약용 식물로, 보통 한약 냄새가 나는 약재이며 방향성을 가지고 있다.

미나리, 신선초, 당근 등은 식용으로도 이용되는 식물로 이처럼 산형과는 약용과 식용으로서 중요한 위치에 속한다. 이 중 미나리에서 분리한 생리활성 화합물인 플라보노이드 성분으로 '약식동원'을 설명하고자 한다.

즐겨 먹는 미나리의 식용 부분인 줄기와 잎이 어떠한 활성성분을 함유하고 있는지 관심을 가지고 필자는 약리 성분에 대해 연구하여 몇 편의 논문을 발표한 바 있으며, 이 연구 결과 중 일부를 독일과 영국의 국제 학술지에 게재하였다.

가슴이 답답하고 갈증이 날 때 사용

미나리는 다른 식품에서 맛보지 못하는 독특한 향미가 있는 식용 식물이면서, 한방에서는 황달, 수종, 소변불리, 고혈압 등을 치료하는 데 사용하는 약용 식물이기도 하다.

《방약합편》에 따르면 미나리는 맛이 달고 보통이고[平] 무독한 성질로서 오래 먹으면 살이 찌고 건강해지며 음식을 잘 먹을 수 있다고 한다. 《동의보감》에서도 미나리는 가슴이 답답하여 입안이 마르고 갈증이 나는 현상을 멈추게 할 수 있고 정기, 정력을 보하고 대장과 소장을 이롭게 하는 약재로 설명하고 있다.

알코올 해독 작용

최근에 와서 연구에 박차가 가해지면서 알려지기 시작한 미나리의 효능으로 알코올 대사에 관한 연구 결과가 있다. 알코올성 간경변 등이 사회적으로 지대한 관심이 되고 있어 이에 대한 연구가 활발히 진행 중이다. 알코올을 산화 분해하는 효소 중에는 알코올 탈수소효소(ADH), 아세트알데히드 탈수소효소(Ald DH), MEOS와 카탈라제(catalase) 효소 등이 있다. 미나리가 알코올 대사에 미치는 영향을 관찰하고자 아급성 알코올 중독을 야기한 흰쥐를 이용하여 실험하였다. 미나리 추출물을 투여하였을 때 알코올 탈수소효소 활성은 미나리를 먹이지 않은 흰쥐 그룹인 대조군에 비해 높아지고, 미나리에서 분리한 주성분인 퍼시카린(persicarin)을 투여한 그룹에서도 역시 알코올 탈수소효소 활성이 증가하였다. MEOS의 경우에도 미나리 추출물 투여 시 증가된 MEOS 활성을 관찰할 수 있고, 플라보노이드 화합물인 퍼시카린도 MEOS 활성을 현저히 높였다. 아세트알데히드 탈수소효소의 활성에서는 알코올을 투여하자 억제되던 효소활성이 미나리 투여에서 대조군 수준으로 증가하며, 퍼시카린 성분도 대조군 수준으로 효소활성을 회복시켰다.

이렇게 효소활성이 높아진다는 사실은 미나리에는 알코올과 아세트알데히드를 분

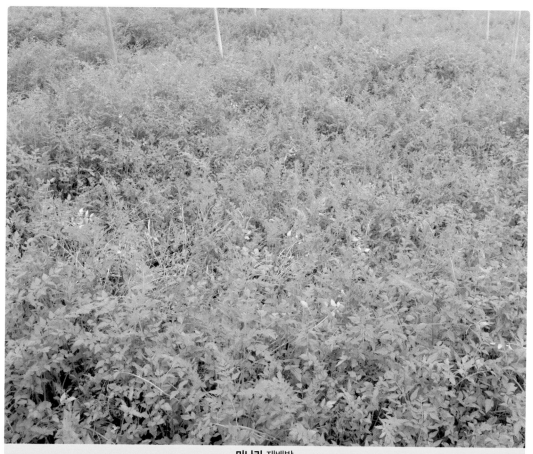

미나리 재배밭

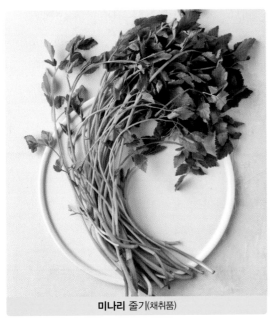

미나리 줄기(채취품)

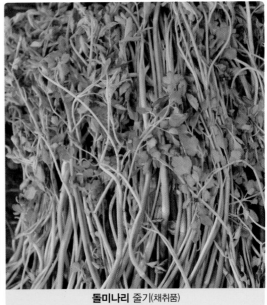

돌미나리 줄기(채취품)

해하는 효소계의 효과를 높이는 작용이 있다는 것을 의미한다. 그러므로 미나리는 알
코올에 의해 유발되는 여러 가지 유해 작용으로부터 생체를 방어한다고 판단할 수 있
다. 이런 일련의 실험을 거쳐 필자는 미나리의 알코올 대사 촉진 작용에 관여하는 활
성성분을 플라보노이드인 퍼시카린으로 추정한다는 연구 결과를 국제 학술지에 발표
하였다.

간 보호, 당뇨병 치료 효과

조선대학교 약대 연구팀도 역시 사염화탄소로 간 독성을 유발한 흰쥐에서 미나리
의 해독 효과를 실험하였는데, 이들은 해독 작용 기전으로는 크산틴 옥시다제(xanthine
oxidase) 효소 활성을 높임으로써 간 손상을 보호하는 것으로 발표하였다. 그리고 이와
함께 미나리의 진통, 소염 작용과 돌연변이 억제 작용을 국내 학회지에 발표하였다.

즉 초산유발 혈관투과성 항진 생쥐 모델에서 미나리가 모세혈관 투과성 항진 작용
을 억제하는 효과가 관찰되었고, 진통 실험에서도 미나리의 진통 효과가 나타났다. 그
리고 미나리 플라보노이드 성분은 살모넬라 균주를 이용한 돌연변이 억제 실험에서,

분리 성분인 퍼시카린과 이소람네틴 성분이 항돌연변이 효과를 나타냈다. 최근 중국의 베이징 의대에서는 미나리 플라보노이드 성분이 당뇨병 치료에 효과가 있다는 연구 결과를 발표하기도 했다.

해장에 최고

술을 마신 다음 날이면 직장인들은 점심 시간에 숙취 해소를 위해 해장국집으로 향한다. 물론 다른 숙취 해소 음식들도 알려져 있지만 복국을 많이 이용하는 편이다. 맛있기로 소문난 복국 집은 언제나 많은 손님들로 북적거려 식당 밖에서 기다려야 할 정도이니 다들 과음을 할 일이 많은가 보다. 복국을 먹을 때는 우선 복어와 콩나물을 육수와 함께 넣어서 푹 익힌 후 먼저 콩나물을 건져 초장에 찍어 먹는다. 그리고 국물에 데쳐서 익힌 미나리를 다시 초장에 찍어 먹는다. 이렇게 먹은 다음 충분히 우려진 복어 국물을 마시면 땀이 나면서 전날 마신 숙취가 확 달아나는 듯하다.

중국의 《중약대사전》에서도 미나리는 성인이 음주 후에 생기는 열독(熱毒)을 제거하는 데 이로운 약재라고 기재하고 있다. 위에서 설명한 미나리의 알코올 해독 작용과 간 보호 효능의 연구 결과로 이러한 현상들의 일부가 입증되기를 기대한다.

재료 구입이 쉽도록 늘 푸른 생명력을 지닌 사계절 식품인 점, 그리고 괄목할 만한 우수한 효능이 속속 발견되고 있는 점 등으로 보아 미나리를 우리의 식탁에서 더 자주 만나게 되기를 바란다. 주부의 손맛이 깃든 요리법으로 미나리를 먹으면 요술을 부려 맛과 건강을 동시에 잡을 수 있지 않을까.

허준, 《원본 동의보감》, 718쪽, 남산당(2014)
《동의보감》 세갑술중동 내의원 교정 완영중간(歲甲戌仲冬 內醫院校正 完營重刊) 영인본

미나리(수근)의 한방 특성

• 한방 약미(藥味)와 약성(藥性) : 맛은 맵고 달며 성질은 서늘하다.

- **한방 작용부위** : 수근은 주로 폐, 간장, 방광 질환에 영향을 미친다.
- **약효 해설** : 감기, 황달, 수종(水種), 류머티즘에 유효하다. 간 보호 작용이 있다.

동의보감 효능

성질이 보통이고[平] 맛은 달며[甘] 독이 없다. 번갈을 멎게 하고 정신이 좋아지게 하며 정(精)을 보충해주고 살찌고 건강해지게 한다. 술을 마신 뒤에 생긴 열독을 치료하고, 대소변을 잘 나가게 한다. 여자의 붕루, 대하와 어린이가 갑자기 열이 나는 것을 치료한다. ○ 일명 수영(水英)이라고도 하는데

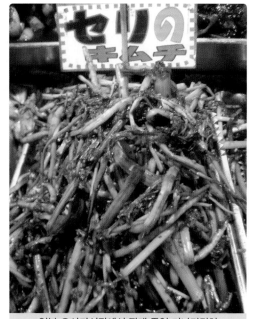

일본 오사카시장에서 판매 중인 미나리김치

물에서 자란다. 잎은 궁궁이(천궁)와 비슷하고 흰 꽃이 피며 씨는 없다. 뿌리도 역시 흰빛이다. 김치와 생절이를 만들어 먹는다. 또한 삶아서 먹기도 한다. 생것으로 먹어도 좋다. 다섯 가지 황달도 치료한다[본초].

미나리의 기능성 및 효능에 관한 특허자료

▶ **미나리에서 분리한 성분으로 된 간 독성 해독 작용제**
미나리로부터 추출한 메탄올 추출물 및 퍼시카린은 브로모벤젠에 의해 증가된 과산화지질의 함량을 현저히 억제하고 또한 에폭사이드 분해효소인 에폭사이드 하이드로라제의 활성을 원활히 함으로써 간 독성 해독 작용제에 유용한 것이다.

― 공개번호 : 10-1997-0009810, 출원인 : 박종철 외

▶ **미나리 추출물을 유효 성분으로 포함하는 숙취해소용 조성물 및 이를 이용한 기능성 건강식품**
미나리 추출물을 유효 성분으로 하는 숙취해소용 조성물은 알코올 섭취 후 혈중 알코올 및 혈중 아세트알데히드 양을 현저히 감소시켜 숙취에 따른 부작용을 처치하거나 예방할 수 있는 식품을 제공할 수 있는 매우 뛰어난 효과가 있다.

― 공개번호 : 10-2008-0035853, 출원인 : 주식회사 경인제약

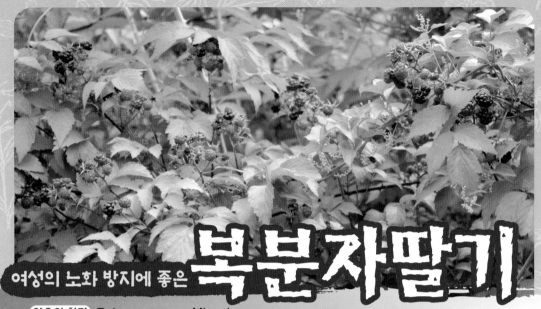

여성의 노화 방지에 좋은 복분자딸기

약초의 학명 *Rubus coreanus* Miquel

과 명 장미과

약재명 복분자(覆盆子)

라틴생약명 Rubi Fructus

약용부위 채 익지 않은 열매

약재의 기원 이 약(복분자)은 복분자딸기 *Rubus coreanus* Miquel(장미과 Rosaceae)의 채 익지 않은 열매이다.

복분자주의 인기

요강을 뒤엎을 정도로 소변 힘이 세어진다는 이름을 가진 복분자(覆盆子). 그 저력을 밑천 삼아 고창 복분자가 전국에 이름을 떨쳤다. 이 복분자주를 전국 무대에 데뷔시킨 최고의 홍보맨은 바로 고(故) 정주영 현대그룹 명예회장이었다.

정 명예회장이 고(故) 김정일 북한 국방위원장의 58회 생일선물로 복분자주를 보냈다고 해서 화제가 된 것이다. 그는 복분자주 3병과 코냑 3병을 전달했는데, 그 전에도 정 명예회장은 서해공단사업과 금강산 관광 개발계획을 설명하기 위한 방북 일정 때 김정일 국방위원장에게 문배주와 복분자주 등의 고유 음료를 선물했다고 밝힌 바 있다.

　고(故) 노무현 대통령도 추석 선물로 복분자주가 포함된 '국민 통합형' 선물 세트를 사회지도층 인사 등에게 보낸 것으로 알려졌다. 복분자주는 전북 고창의 산지를 떠올려 '호남'을 상징하고, 한과는 '영남'을 상징한다고 한다. 복분자주는 또한 서울에서 열린 아시아유럽정상회의 연회장에서 건배주로 채택되면서 일약 유명 브랜드가 되었다. 이런저런 유명세로 산지의 술 공장에는 수십 명의 사람들이 북적댔다. 술 주문이 많은 때라 농한기에 접어든 인근 마을 주민들을 임시직으로 채용하기도 했다. 복분자로 술

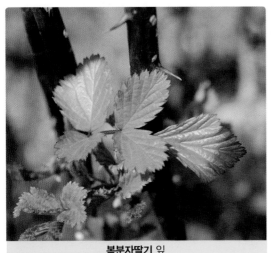
복분자딸기 잎

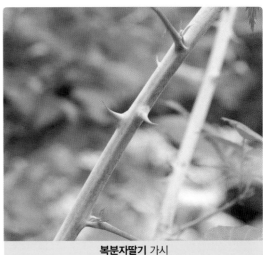
복분자딸기 가시

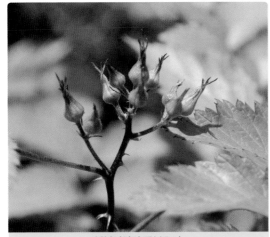
복분자딸기 꽃봉오리

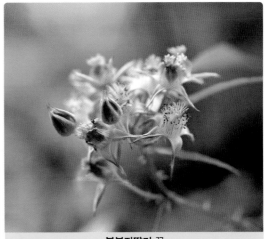
복분자딸기 꽃

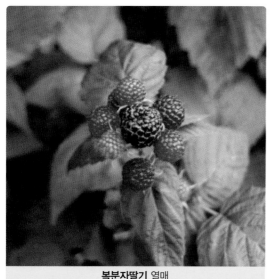

복분자딸기 열매

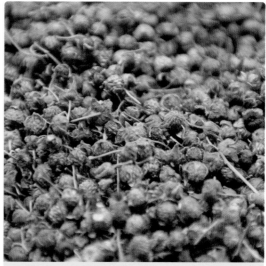

복분자딸기 열매(약재)

을 빚는 고창 내의 복분자주 공장은 이런 유명세 덕에 매출이 급신장했다고 한다.

복분자의 유래

복분자딸기는 산딸기처럼 생겼지만 빨간 산딸기와는 달리, 익을수록 색깔이 까맣게 변한다. 복분자라는 이름의 유래는 이렇다. 옛날 어느 마을에 신혼부부가 살고 있었다. 하루는 남편이 이웃 마을에 볼일이 생겨 갔다. 일을 마친 후 빨리 돌아올 욕심으로 지름길인 산허리를 넘다가 도중에 그만 길을 잃고 말았다. 깊은 산속으로 들어가게 된 그는 무척 배가 고파 산속에서 먹을 것을 찾아보았으나 눈에 띄지 않았다. 점점 깊은 산으로 걸어 들어가던 그는 마침 산딸기를 발견하고는 그쪽으로 달려갔다. "야! 산딸기가 많구나. 맛이 신데 아직 덜 익었군." 그는 허기진 나머지 맛을 음미할 겨를도 없이 허겁지겁 열매를 실컷 따 먹었다.

이제 배가 부른 그는 다시 길을 찾기 시작했지만 식곤증으로 잠이 와서 풀밭에서 그만 잠이 들어버렸다. 그는 한참 자다가 깨어나서 겨우 길을 찾아 마침내 집으로 돌아왔다. 그날은 부인에게 길 잃은 얘기만 하고 지친 몸으로 잠이 든 그는 이튿날 아침에 일어나 소변을 보려고 뒷간에 갔다. 오줌 항아리에 소변을 보기 시작하는데 쏴아~ 쏴아~ 하고 평소보다 소변 줄기에 힘이 차 있었다. 어제 먹은 열매로 밤사이 정(精)이 튼튼하고 양기(陽氣)가 세져 오줌 항아리가 오줌 줄기의 힘으로 뒤집어졌다.

그 이후로 그는 정력도 좋아지고 부인에게 사랑받는 남편이 되었다고 한다. 이에 열매가 오줌 항아리를 뒤집어 엎었다고 해서 뒤집어질 복(覆)에 항아지 분(盆)을 써서 '복분자'라고 부르게 되었다.

머리털이 희어지는 것도 막는다

《동의보감》에서는 복분자가 남자의 신기(腎氣)가 허하고 정(精)이 고갈된 것과 여자가 임신되지 않는 것을 치료한다고 기재되어 있다. 남자의 음위증(陰痿證, 성욕은 있으나 음경이 제대로 발기되지 않는 증)을 낫게 하고 간을 보하며 눈을 밝게 하고 기운을 도와 몸을 가뿐하게 하며 머리털이 희어지지 않게 한다.

신정(腎精)을 보충해주고 오줌이 잦은 것을 멎게 한다. 복분자는 신기능 허약으로 인한 유정, 몽정, 유뇨, 빈뇨, 발기 부전, 심한 피로감과 간신(肝腎)의 기능이 허약하여 발생하는 시력 약화, 귀울림, 어지럼증, 머리가 희어지는 증상 등을 치료한다.

성기능 개선, 여성의 노화 방지에 효과

복분자의 약리 작용을 살펴보자. 복분자가 성기능 개선에 효과가 있는 것으로 나타났다. 고창군 농업기술센터 연구팀은 스트레스와 갱년기 장애 등으로 성기능이 저하된 40대 남자 12명에게 매일 3회씩 20일간 복분자가 함유된 10여 종의 한약을 투여한 뒤 만족도를 조사했다. 그 결과 복분자 함유량이 높은 한약을 먹은 남자들이 '좋아졌다'는 반응을 보였다고 발표한 것이다. 전북대학교와 원광대학교 연구팀은 복분자에 남성호르몬인 테스토스테론과 여성호르몬인 에스트로겐이 다량 함유된 것으로 발표하였다. 실험용 흰쥐를 대상으로 복분자주와 과즙을 투여한 결과 일반 쥐에 비해 많은 테스토스테론이 형성, 고환 조직을 활성화시켰다고 밝혔다. 또한 에스트로겐이 다량 포함돼 여성의 노화 방지를 비롯해 심장병, 골다공증, 우울증 등의 개선에 큰 효과가 있는 것으로 분석됐다.

경희대학교 한의대 연구팀도 복분자로 사용하는 중국의 장엽복분자와 복분자딸기는 시상하부-뇌하수체-성선의 여성 생식내분비 기능의 부조화로 인한 증상에 일정한 효과가 있음을 발견하였다.

항산화 작용

서울대학교와 경희대학교 연구팀은 복분자에 위, 십이지장의 질환을 유발하는 헬리코박터 파일로리균의 활동을 저하시키고 장내 유익균의 활성화에 기여하는 성분이 있다고 보고 하였으며, 경원대학교 연구팀은 복분자 농축액과 유산 발효액은 항산화 활성을 지니고 있고 특히 식중독 세균에 대한 항균 활성도 어느 정도 지니고 있음을 확인하였다.

주의할 점

그렇지만 조심해야 하는 점도 있다. 복분자는 환자의 증상과 딱 맞아떨어질 때에만 효력을 발휘한다. 체내 음혈(陰血)이 부족한 사람에게는 오히려 화를 자초할 수 있으니 주의해야 한다. 현재 딸기속 식물은 중국에 50여 종, 일본에 27여 종 그리고 우리나라에 18여 종이 야생하고 있는데 그중 복분자는 복분자딸기, 산딸기 그리고 중국의 장엽복분자의 미성숙 과실을 사용한다.

허준, 《원본 동의보감》, 711쪽, 남산당(2014)
《동의보감》 세갑술중동 내의원 교정 완영중간(歲甲戌仲冬 內醫院校正 完營重刊) 영인본

복분자딸기(복분자)의 한방 특성

• 한방 약미(藥味)와 약성(藥性) : 맛은 달고 시며 성질은 따뜻하다.

• 한방 작용부위 : 복분자는 주로 간장, 신장 질환에 영향을 미친다.

• 한방 효능 : **익신고정축뇨(益腎固精縮尿)** 신기(腎氣)를 보충하고 정액이 새어 나가지 않게 하며 소변량을 줄인다. ● **양간명목(養肝明目)** 간음(肝陰)을 보충하여 눈을 밝게 한다.

116

- **약효 해설** : 발기 부전과 조루 증상을 치료한다. 무의식중에 정액이 나오는 증상을 낮게 한다. 빈뇨, 유뇨(遺尿)에 유효하다. 눈을 밝게 한다. 간신(肝腎) 기능을 돕는다.
- **임상 응용** : 유정(遺精), 유뇨(遺尿), 발기 부전, 소변이 자주 마려운 병증에 쓴다.

동의보감 효능

성질이 보통이고[平] 맛은 달고[甘] 시며[酸] 독이 없다. 남자의 신기(腎氣)가 허하고 정(精)이 고갈된 것과 여자가 임신되지 않는 것을 치료한다. 또한 남자의 음위증(陰痿證)을 낮게 하고 간을 보하며 눈을 밝게 하고 기운을 도와 몸을 가뿐하게 하며 머리털이 희어지지 않게 한다. 음력 5월에 따는데 어느 곳에나 다 있다. 절반쯤 익은 것을 따서 볕에 말린다. 그것을 쓸 때에는 껍질과 꼭지를 버리고 술에 쩌서 쓴다. 신정(腎精)을 보충해주고 오줌이 잦은 것을 멎게 한다. 그러므로 요강을 엎어버렸다고 하여 엎을 '복(覆)'자와 동이 '분(盆)'자를 따서 복분자라고 하였다.

복분자딸기의 기능성 및 효능에 관한 특허자료

▶ 복분자 추출물을 함유하는 골다공증 예방 또는 치료용 조성물
본 발명의 조성물은 조골세포 활성 유도뿐만 아니라 파골세포 활성 억제 효과를 동시에 나타내므로, 다양한 원인으로 인해 유발되는 골다공증의 예방 또는 치료에 유용하게 사용될 수 있다.
– 등록번호 : 10-09/1039, 출원인 : 한재진

▶ 복분자 추출물을 포함하는 기억력 개선용 식품 조성물
본 발명은 복분자 추출물을 유효 성분으로 포함하는 기억력 개선용 식품 조성물에 관한 것으로, 인체에 무해하고 부작용이 문제되지 아니한 복분자 추출물을 유효 성분으로 포함하는 기억력 개선용 식품 조성물에 관한 것이다.
– 공개번호 : 10-2012-0090140, 출원인 : 한림대학교 산학협력단 외

▶ 복분자 추출물을 이용한 비뇨기능 개선용 조성물
본 발명의 복분자 추출물은 비뇨기능 개선용 의약품 및 건강 기능성 식품의 조성물로 제공할 수 있다.
– 등록번호 : 10-1043596, 출원인 : 전라북도 고창군

▶ 복분자 추출물을 포함하는 불안 및 우울증의 예방 및 치료용 약학조성물
복분자 추출물을 포함하는 불안, 우울증 및 치매의 예방 및 치료와 기억 증진용 조성물에 관한 것으로, 현대인들의 불안, 우울증 및 치매의 예방 및 치료와 기억력 증진 효과를 유발하는 약제 및 건강보조식품에 이용할 수 있다.
– 등록번호 : 10-0780333, 출원인 : 김성진

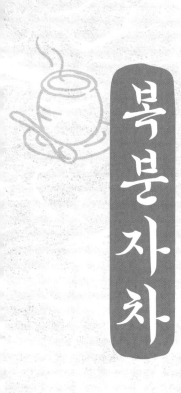

복분자차

 효능 남자 신기(腎氣)가 허한 증상에 효과, 남자의 음위증에 효과, 간을 보하며 눈을 밝게 하는 효능, 머리가 희어지는 증상 치료, 항산화 작용

 제조방법
1. 물 1L에 복분자딸기 열매(복분자) 말린 것 40g을 넣고 센불에서 30분 끓인 후 중불에서 2시간 정도 더 끓인다.
2. 끓인 후 복분자 열매는 건져내고 끓인 물만 따라 마신다.
3. 기호에 따라 설탕이나 꿀을 가미하여 마신다.

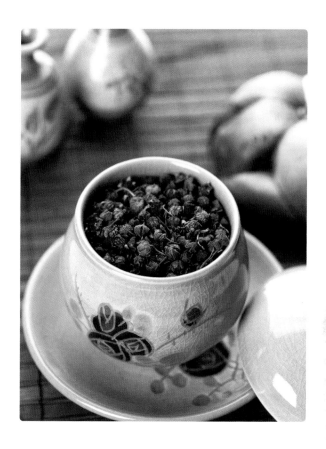

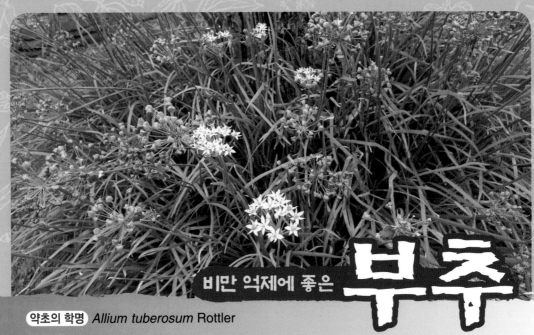

비만 억제에 좋은 **부추**

약초의 학명	*Allium tuberosum* Rottler
과　명	백합과
약재명	구자(韭子)
라틴생약명	Allii Tuberosi Semen
약용부위	씨
약재의 기원	이 약(구자)은 부추 *Allium tuberosum* Rottler(백합과 Liliaceae)의 씨이다.

강정제, 부추

　부추는 한방에서 구채(韭菜)라고 하며, 식품으로서는 지방에 따라 솔, 정구지, 졸 등 여러 호칭으로 불리고 있다. 《동의보감》에서는 가슴 속에 있는 굳은 피[惡血]와 체한 것을 없애며, 채소 가운데서 성질이 제일 따뜻하고 사람에게 이로우며 늘 먹으면 좋다고 소개되어 있다. 한편 부추의 씨는 한방에서 구채자라고 하는데 몽설(夢泄)과 오줌에 정액이 섞여 나오는 것을 치료하고 양기(陽氣)를 세게 해서 소위 강정제로 알려져 있다. 부추는 한 번 파종으로 최대 10년까지 재파종 없이 수확이 가능하고, 평균 30일 간격으로 수확되므로 최대 연 10회까지 채취가 가능하다. 따라서 농지 이용률이 높은 작물로서 일년 내내 구할 수 있지만 이른 봄부터 여름에 걸쳐 나오는 것이 연하고 맛이 좋다.

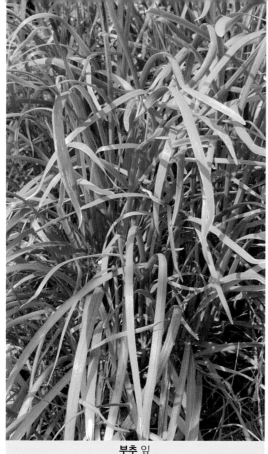

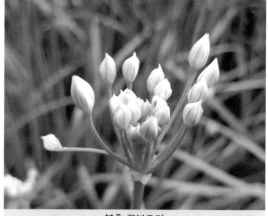

부추 꽃봉오리

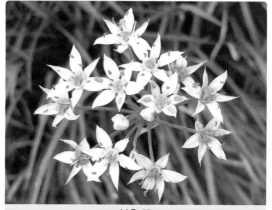

부추 꽃

부추 잎

당뇨 증세 호전

당뇨병은 우리나라에서 유병률이 약 5~10%에 달하며, 지속적으로 증가하는 경향을 보이고 있다. 이는 급속한 경제 발전에 수반하는 환경적 요인이 크게 작용했을 것으로 생각하며 앞으로는 당뇨병이 국가적으로 심각한 건강장애 질환이 될 것으로 예상된다. 당뇨 치료의 목표는 혈당치의 조절, 혈중지질 농도의 유지, 합병증의 예방과 치료인데 이 중 혈당치의 조절이 가장 중요하다. 당뇨병의 치료 방법으로는 약물 요법, 식이 요법 및 운동 요법이 있지만, 최근에는 약물의 부작용으로 천연치료제의 개발과 식이 요법을 통한 치료에 관심이 증대되고 있다. 이에 관한 부추 효능 연구가 흥미롭다. 인제대학교 연구팀은 부추의 항당뇨 효과를 조사하기 위하여 당뇨를 유발한 흰쥐에 부추를 14주간 섭취시킨 후 혈당조절 및 당뇨 증세 호전도를 조사하였다. 실험 결과 장기간의 부추 섭취는 혈당조절을 개선시켜 당뇨 치료 및 합병증 예방에 도움을

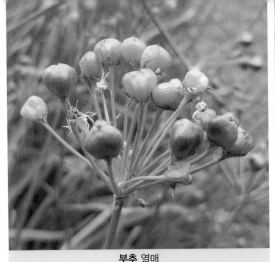

부추 열매

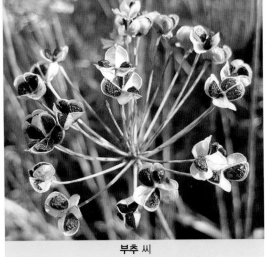

부추 씨

줄 수 있는 것으로 판단되었다. 또한 부추 섭취는 당뇨 쥐의 항산화 효소계를 활성화시켜 동맥 경화 지수를 낮추고 지질 과산화를 억제하는 등, 당뇨 쥐의 산화적 스트레스를 감소시켜 만성 질환을 예방하는 효과가 있다는 연구 결과도 관심을 끈다.

또 부추에는 강력한 항산화 성분 등이 함유되어 있어 이들이 당뇨 쥐의 지질 과산화 억제에 영향을 미친 것으로 판단하는 연구자도 있다. 10% 부추 식이 연구에서도 당뇨 쥐에서 항산화 및 항노화 효과가 있고, 정상 쥐에서도 항산화 효과가 높게 나타났다. 이 연구에서는 부추 추출물보다는 부추 자체를 급여하였을 때 효능이 증가하였음을 발견하고, 이는 부추의 항산화 효과를 나타내는 여러 물질들의 시너지 효과에 의한 것으로 판단하고 있다.

항비만 기능성 식품

항비만 식품과 암 예방 식품으로서 부추의 효능 연구도 관심을 끈다. 한동대학교 연구팀은 부추의 생화학적 기능성을 연구하여 관련 학회에 발표하였다. 부추의 지방 세포의 분해능을 측정한 결과 대조군의 약 3배 이상의 분해능을 나타내어 항비만 기능성 식품으로서 효과가 큰 것으로 판단했다.

암 예방 유도 효과

또한 이들은 쥐의 간암 세포를 이용한 실험에서 부추에 암 예방 물질로 추정되는 효소가 존재한다며 암 예방 기능성 채소로서의 가능성을 주장하고 있다. 신라대학교 연구팀도 우리나라 남성 암의 주된 원인인 간암과, 여성 암의 주된 원인인 자궁경부암, 유방암 및 신경아종 등 인체 암세포주에 미치는 부추의 암세포 증식 억제 효과와 암 예방 효소계의 유도활성 효과를 연구하였다. 그 결과 부추에서 뚜렷한 암세포 증식 억제 효과와 암 예방 유도 효과를 발견한 것이다. 그 외 부추의 약리 작용으로는 수면 연장 효과, 김치 산패 억제 작용, 항균 작용 등이 있다.

부추의 약효 성분

부추는 식이섬유와 엽록소가 풍부한 것으로 알려져 있다. 즉 건조 중량당 35%의 식이섬유를 함유하고 있어 현대인에게 부족하기 쉬운 식이섬유를 쉽게 섭취할 수 있는 급원이 될 뿐 아니라 혈중 콜레스테롤 농도를 저하시키는 효과도 기대할 수 있다.

향미 성분인 알릴설파이드(allysulfide)는 마늘과 같이 비타민 B와 결합체를 이루어 흡수를 돕고, 소화력 증진, 살균 작용 등이 있으며 생선이나 육류의 냄새를 제거하는 효력이 알려져 있다. 아미노산을 분석한 결과 식물계에서 발견되지 않는 타우린이 비교적 많이 함유되어 있는 것으로 발표되었다.

전남 화순의 낙지 전문식당에서는 식사 전에 손님에게 데친 부추와 초장을 제공하여 입맛을 돋우게 한다. 보통 식당에서 나오는 전채와 달리 부추를 주는 것이 특이하다. 음식이 나오기 전에 얘기하면서 초장에 찍어 먹는 부추 맛이 일품이라 인기가 높다. 필자가 좋아하는 부추를 내놓는 주인의 독특한 아이디어가 좋아 다음 날 다시 가서 사진 촬영을 했다.

건강에 좋고 한국인의 입맛에 맞는 부추를 여러 가지 요리로 응용하여 즐겨보면 어떨까?

허준, 《원본 동의보감》, 717쪽, 남산당(2014)
《동의보감》 세갑술중동 내의원교정 완영중간(歲甲戌仲冬 內醫院校正 完營重刊) 영인본

부추(구자)의 한방 특성

- **한방 약미(藥味)와 약성(藥性)** : 맛은 맵고 달며 성질은 따뜻하다.
- **한방 작용부위** : 구자는 주로 간장, 신장 질환에 영향을 미친다.
- **한방 효능** : **보익간신(補益肝腎)** 간(肝)과 신(腎)을 보한다. ● **장양고정(壯陽固精)** 양기(陽氣)를 강건하게 하고 정액 배출을 억제한다.
- **약효 해설** : 간(肝), 신(腎)의 기능을 돕는다. 무릎과 허리가 아픈 증상을 개선한다. 발기 부전과 무의식중에 정액이 몸 밖으로 나오는 증상에 사용한다. 소변이 저절로 나와 자주 소변을 보는 증상을 치료한다.
- **임상 응용** : 소변이 자주 마려운 병증, 소변이 저절로 나오는 병증, 발기 부전, 몽정(夢精)에 쓴다.

동의보감 효능

성질이 따뜻하고[溫](뜨겁다[熱]고도 한다) 맛은 맵고[辛] 약간 시며[微酸] 독이 없다. 이 약 기운은 심으로 들어가는데 오장을 편안하게 하고 위(胃) 속의 열기를 없애며 허약한 것을 보하고 허리와 무릎을 덥게 한다. 흉비증(胸痺證)도 치료한다. 부추는 가슴

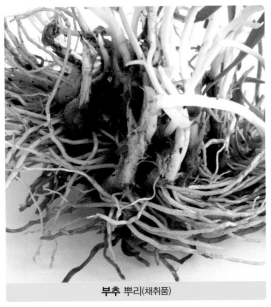

부추 뿌리(채취품)

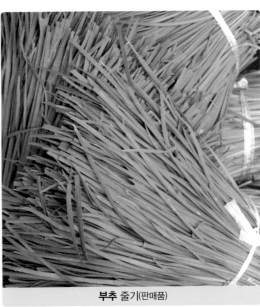

부추 줄기(판매품)

속에 있는 굳은 피[惡血]와 체한 것을 없애고 간기를 튼튼하게 한다. ○ 어느 지방에나 다 있는데 한번 심으면 오래가기 때문에 부추밭이 된다. 심은 다음 1년에 세 번 정도 갈라서 심어도 뿌리가 상하지 않는다. 겨울에 덮어주고 북돋아주면 이른 봄에 가서 다시 살아난다. ○ 채소 가운데서 성질이 제일 따뜻하고[溫] 사람에게 이롭다. 늘

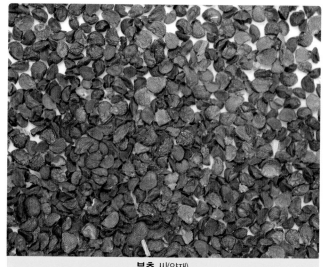

부추 씨(약재)

먹어도 좋다. 부추는 매운 냄새가 나기 때문에 수양하는 사람들은 꺼린다. 즙을 내어 먹거나 김치를 담가 먹어도 다 좋다.

부추의 기능성 및 효능에 관한 특허자료

▶ **뇌 신경 세포 콜린아세틸트랜스퍼라제 활성화 기능을 갖는 부추 추출물**
부추 추출물에 포함된 유효 성분은 뇌신경 질환의 치료 및 예방을 위한 기능성 식품 또는 의약품의 신소재로서 유용하게 이용될 수 있다.

– 등록번호 : 10-0896700, 출원인 : 고려대학교 산학협력단

▶ **부추 추출물을 유효 성분으로 함유하는 당뇨 질환의 예방 및 치료용 약학 조성물**
부추 추출물은 당화 헤모글로빈 농도, 혈장 포도당 농도 및 혈장 인슐린 농도를 유의적으로 감소시키며, 또한 당뇨 질환의 예방 및 치료에 유용하게 사용될 수 있다.

– 등록번호 : 10-0535322, 출원인 : 학교법인 인제학원

▶ **부추 추출물을 함유하는 통풍의 예방 및 치료용 약학 조성물**
부추 추출물은 통풍의 예방 및 치료를 위한 의약품과 건강 기능 식품에 유용하게 사용될 수 있다.

– 등록번호 : 10-0527109, 출원인 : 학교법인 인제학원

▶ **항암 효과를 가지는 부추 추출물 및 항암 활성 성분의 추출 방법**
본 추출물과 추출물의 유효 성분들은 항암제 및 항암 효과를 가지는 기능성 식품 또는 식품 첨가물로 이용될 수 있다.

– 공개번호 : 10-2002-0086336, 출원인 : 주식회사 제노바이오텍

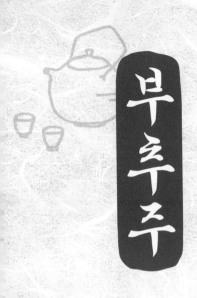

부추주

 재료준비
농가에서 구입하거나, 종자는 종묘상에서 구입할 수 있다. 약효는 잎에도 있으나, 종자와 뿌리에 더 많다. 방향성(芳香性)이 있다. 잎이나 종자는 9월에 채취하여 쓴다.

 제조방법
1. 채취한 종자는 80g, 뿌리는 125g을 각각 소주 3.6L에 넣고 밀봉한다. 말린 것을 쓸 경우 뿌리 100g을 사용한다.
2. 종자는 3~4개월, 뿌리는 4~6개월 이상 숙성시켜 음용하며, 1년 정도 숙성시킨 후에는 찌꺼기를 걸러 내고 보관한다.

 맛
맵고 달다.

 적용병증
유정(遺精) 자신도 모르게 정액이 흘러나오는 증세로, 주로 잠자는 동안에 정액이 유출된다. 신경 쇠약, 요도염, 기생충 감염, 임질, 치질, 포경, 기타 중병 등으로 일어나는 경우가 많다. 소주잔 1잔을 1회분으로 1일 1~2회씩, 10~15일 동안 음용한다.

요통(腰痛) 허리의 연부 조직에 이상이 생겨 통증이 오는 경우의 처방이다. 소주잔 1잔을 1회분으로 1일 1~2회씩, 15~20일 동안 음용한다.

천식(喘息) 기관지에 경련이 일어나서 숨이 가쁘고 기침이 나며 가래가 많이 나온다. 심하면 목에서 쇳소리가 나기도 한다. 소주잔 1잔을 1회분으로 1일 1~2회씩, 10~20일 동안 음용한다.

기타 적응증 소변간삽(小便艱澁, 소변보는 것이 어렵고 불쾌하며, 요의가 있어도 배뇨하기까지는 시간이 걸리고 소변이 힘차게 나오지 못하여 잔뇨감이 있는 증세), 야뇨, 조루, 대하, 심장병, 담석증

 주의사항
• 본 약술을 음용하는 중에 가려야 하는 음식은 없다.
• 치유되는 대로 음용을 중단한다.

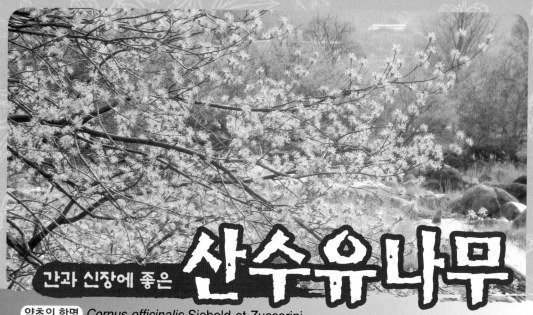

간과 신장에 좋은 **산수유나무**

- **약초의 학명** *Cornus officinalis* Siebold et Zuccarini
- **과 명** 층층나무과
- **약재명** 산수유(山茱萸)
- **라틴생약명** Corni Fructus
- **약용부위** 잘 익은 열매
- **약재의 기원** 이 약(산수유)은 산수유나무 *Cornus officinalis* Siebold et Zuccarini(층층나무과 Cornaceae)의 잘 익은 열매로서 씨를 제거한 것이다.

간과 신장에 좋은 산수유

《동의보감》에서는 산수유의 효능을 다음과 같이 설명하고 있다. '산수유는 음을 왕성하게 하며 신정(腎精, 신장의 정기)과 신기(腎氣, 신장의 기능)를 보하고 성기능을 높이며 음경을 단단하고 크게 한다. 또한 허리와 무릎을 데워주어 수장[水藏, 신(腎)을 말한다. 腎은 오행에서 水에 속하므로 몸의 수분대사와 소변의 생성, 배설에 중요한 기능을 수행한다는 뜻]을 돕는다. 오줌이 잦은 것을 낮게 하며 귀먹은 것을 낮게 한다.' 다시 말하면 하지 관절이 무력하거나 소변을 자주 보는 현상, 허약해서 귀에서 소리가 나거나 어지러운 증상 등에 산수유를 섭취하여 간과 신의 기운을 보해줄 수 있다는 것이다. 사상

126

체질에서는 소양인을 위한 처방에 많이 사용하고 있다.

요실금에도 치료 효과

한방에선 요실금을 남녀 모두 신장의 기운이 약해졌을 때 나타나는 증상으로 본다. 요실금을 자주 경험하면 화장실에 가야 한다는 강박 관념에 빠진다든지, 운동이나 외출을 꺼리는 등 사회생활에 지장을 받고, 우울증에 빠지기도 한다. 이때 한방에서는 신장과 방광을 따뜻하게 하면서 보해주고, 아랫도리의 기운을 북돋우는 처방을 많이 쓴다. 그중에서 신장의 기능을 정상으로 회복시키는 약재로 산수유가 대표적이다. 산

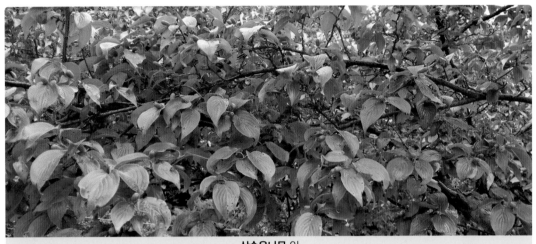

산수유나무 잎

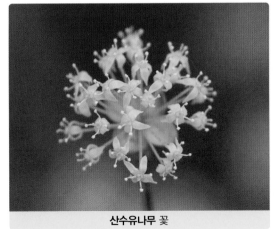

산수유나무 꽃

산수유나무 열매

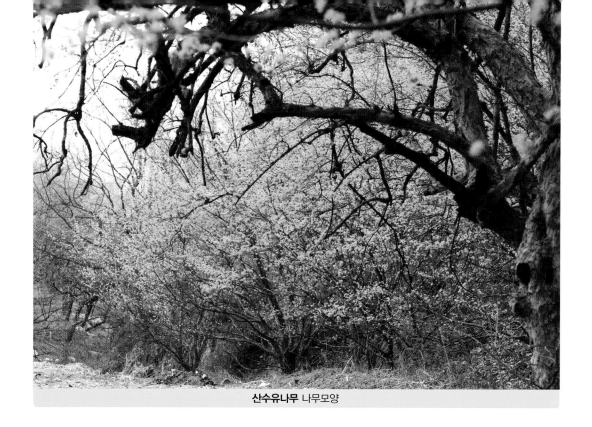

산수유나무 나무모양

수유와 한약인 익지인을 대추와 함께 넣고 끓인 다음 수시로 마시면 증세가 호전된다. 신맛이 나는 산수유는 방광의 이완된 근육을 자극해 정상적인 배설을 돕는다. 한방 처방을 찾아보면, 약해진 신장과 방광의 기운을 북돋아주는 인삼, 백출, 당귀 등의 한약재로 만든 보중익기탕(補中益氣湯)에 마, 익지인, 오미자를 가감한 방제도 알려져 있다.

탈모 방지에 대한 산수유의 임상 효과

탈모 환자의 증가와 연령의 조기화로 육모제 및 탈모 방지를 위한 치료의 요구가 절실하다. 이에 따라 아주대학교 의대 연구팀은 탈모 환자들에게 산수유를 이용한 임상 실험을 실시했다. 모발은 여러 가지 아미노산의 복합체인 케라틴(keratin)으로 구성되어 있고 이 케라틴은 16%의 시스틴을 함유한다. 탈모 환자의 상당수가 시스틴 결핍을 보이고 있으며, 모발 성장 및 대사 유지에 결함이 나타난다. 따라서 모발 구성 요소인 시스틴을 침투가 용이한 가용성으로 변화시키고 또한 천연 보습제인 산수유 추출물을 첨가하여 탈모의 원인이 되는 두피 자극의 완화, 두피 건조의 방지를 예방하는 연구를 실시하였다. 지루성 습진, 미만성 탈모, 비듬이 많은 대상, 그 외 탈모 경향을 호소하는 남자 환자를 대상으로 산수유 약물 투여군 30명, 산수유가 없는 가짜약 투여군 10명으로 실험했다. 전신성 질환 및 반흔성 탈모의 원인이 되는 피부과적 질환을 가진 자는 제외하였다. 12주간에 걸쳐 매일 아침저녁으로 2회, 일정량을 두피에 도포하였으며, 매주 2일간은 연속으로 머리를 감은 후 탈락모를 모으도록 하였다. 주·객관적으로 관찰된 피부 및 모발의 변화, 부작용, 개선도, 유용도 등을 항목에 따라 분석하고 사진촬영을 병행 실시한 결과 산수유가 함유된 약물을 투여했을 때는 탈락모가 감소현상을 보인 반면 산수유가 빠진 가짜약 투여군에서는 눈에 띄는 감소나 증가가 관찰되지 않았다. 따라서 산수유는 탈모 방지의 효과를 보이는 약재임이 증명된 것이다.

알레르기 예방 효과

대전대학교 한의대 연구팀은 산수유의 항알레르기 효과에 대해 연구하였다. 비염은 크게 알레르기성 질환과 비알레르기성 질환으로 구분되는데, 알레르기성 질환은 바이러스성 질환과 증상이 유사하나 보다 지속적이고 계절적인 변화를 보인다. 주된 증상은 종종 눈의 자극을 동반하여 가려움증과 발적, 눈물의 과다생성 등을 나타내는데 수많은 알레르겐들에 의해 증상이 나타나는 것이 특징이다.

산수유가 한의학에서 적용하는 간(肝)과 신(腎) 부족으로 인한 여러 증상 외에 알레르기성 비염에도 일정한 효과가 있을 것으로 판단하여 연구에 착안하였다. 그 결과 산수유 추출물이 즉시형 과민 반응에 효과적으로 작용하여 그 기전으로 야기되는 염증성 알레르기 반응에 효과가 있음이 증명되었다.

중금속 제거에도 효과

산수유는 중금속 제거에도 효능이 있다. 여러 중금속 물질은 식품, 공기, 물, 토양 등의 오염을 증가시킬 뿐 아니라 인체도 이런 중금속 오염물질에 항상 노출되어 있다. 환경 오염성 중금속 가운데 납은 일상생활을 통하여 많이 사용되고 있는 금속으로서,

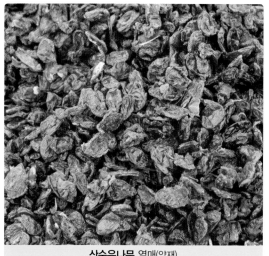

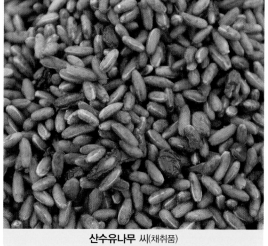

산수유나무 열매(약재)

산수유나무 씨(채취품)

중독 위험성이 매년 증가하고 있다.

　체내에 축적되었을 때는 체중 감소, 빈혈, 간, 신장 등 장기의 형태학적 변화, 면역 능력의 감소에 의해 혈액 순환계 질병, 암, 중추신경계의 이상과 같은 여러 가지 중독 현상을 일으킨다. 납과 산수유를 6주 동안 흰쥐에게 먹여 실험한 연구 결과가 있다. 이 연구에서 간 장기 조직의 무게는 납만 먹인 흰쥐 그룹이 정상 흰쥐 그룹에 비해 증가하였다. 또 각 장기 조직에서 정상 그룹과 산수유를 먹인 흰쥐는 납 단독 급여 그룹에 비하여 유의적으로 낮은 증가를 보였다. 반면에 납과 산수유를 같이 먹인 흰쥐들은 정상 흰쥐 그룹에 가깝게 회복되었다. 따라서 산수유는 중금속 오염물질로부터 어느 정도 장기를 보호하는 효능이 있음을 알 수 있다.

산수유의 약리 성분

　산수유 열매는 로가닌(loganin), 스웨로사이드(sweroside) 등의 약효 성분이 알려져 있다. 또 아미노산인 아스파틴산(aspartic acid), 글루타민산(glutamic acid)의 함량이 높으며 칼륨과 칼슘 같은 무기질도 상당량 함유되어 있다. 열매의 지방산 중 총불포화지방산의 함량은 포화지방산의 두 배이다.

노란 꽃, 빨간 열매의 산수유

구례군 산동면은 대표적인 산수유 산지이며, 전국 생산량의 70%를 차지한다. 면내 1,605농가, 294ha에서 산수유를 생산하고 있다. 먼 옛날 중국 산동성의 한 처녀가 지리산에 시집을 오면서 산수유나무 한 그루를 가져와 심은 것이 오늘날에 이르러 번창했다는 이야기가 전해 내려온다. 산동마을을 온통 노랗게 물들이는 산수유 꽃이 필 때면 이곳에는 '산수유 축제'가 열린다. 계곡 옆에 서 있는 아름드리 산수유나무도 노란색으로 물든다. 일주 도로를 따라 마을을 한 바퀴 돌면 노란색 마을이 한눈에 들어온다. 가을이 되면 마을은 노랑에서 빨강으로 변신한다. 탐스런 빨간색 열매는 산동마을을 통째로 빨갛게 칠해버린다.

산수유 열매의 수확

11월 중순, 쌀쌀한 날씨가 되어 관광객들 발걸음이 뜸해지면 이제부터 산수유는 마을 주민들 차지가 된다. 열매를 수확하는 것이다. 산수유 열매를 따기 위해 나이 많은 어르신들이 높은 나무 위에 올라가 나뭇가지를 흔들고 나무 아래에는 할머니가 자리를 깔아놓고 떨어지는 열매를 줍는다. 열매가 조그맣다 보니 나무를 흔들거나 가지를 쳐서 힘들게 떨어뜨리고 또 허리를 굽혀 열매를 주워야 한다.

매서운 날씨 속에서 산수유 열매 따기는 여간 힘든 일이 아니다. 필자가 찾은 11월 중순은 아주 추운 날씨였다. 노부부가 칼바람을 피하기 위해 수건으로 귀를 덮고서 나무에 올라가 열매 따기에 여념이 없었다. 열심히 카메라 셔터를 눌러대는 필자를 향해 모델료 내라는 농담도 건네신다. 산수유 가지와 잎은 송풍기로 날려버리고 열매만 얻어 마당에서 건조한다. 골목마다 빨간 열매를 널어놓아서 마을 전체가 온통 붉은빛이다.

열매에서 씨를 빼내고 사용

나무에서 수확한 산수유는 한약으로 태어나기 위해 먼저 깨끗한 물을 부어놓은 큼직한 통에 담가 갈쿠리로 저으며 씻는다. 한방에서는 씨를 뺀 산수유를 사용한다. 예전에는 가을이 되어 열매를 수확하고 나면 건조기에 넣어 말리고 어느 정도 열매의 습기가 잦아들면 입으로 씨를 발라내야 했다. 산수유 수확철이 되면 마을 주민들은 남녀노소 구분 없이 입술을 붉게 물들이고 다녔다고 한다. 입으로 씨를 발라내는 과정에서 든 물이다. 어린 처녀들이 산수유 열매 씨를 이로 빼내면 음기가 충만해져 아름다운 아이를 밴다는 속설도 들려온다. 한방에서 열매의 살은 원기(元氣)를 세게 하며 정액을 굳건하게 하지만, 씨는 정(精)을 미끄러져 나가게 하므로 쓰지 않는 것이다. 그래서 마을마다 씨를 빼기 위해 분주하다. 이제는 '씨 제거용 기계'를 이용하여 씨와 과육을 분리한다.

허준, 《원본 동의보감》, 741쪽, 남산당(2014)
《동의보감》 세갑술중동 내의원 교정 완영중간(歲甲戌仲冬 內醫院校正 完營重刊) 영인본

한약 산수유의 탄생

씨를 뺀 열매를 건조기에서 말리면 한약국, 한의원으로 가는 한약 산수유로 탄생한다. 동네 어귀에는 열매에서 빼낸 씨가 소복하게 쌓여 있다. 버려져 있는 이 씨에서도 새로운 효능을 개발하여 좋은 소재로 활용되기를 기대한다.

산수유나무(산수유)의 한방 특성

• **한방 약미(藥味)와 약성(藥性)** : 맛은 시고 떫으며 성질은 약간 따뜻하다.

• **한방 작용부위** : 산수유는 주로 간장, 신장 질환에 영향을 미친다.

• **한방 효능** : **보익간신(補益肝腎)** 간(肝)과 신(腎)을 보한다. ● **수삽고탈(收澁固脫)** 체액의 배출을 억제하고 탈진을 회복시킨다.

• **약효 해설** : 발기가 잘 안되고 무의식중에 정액이 몸 밖으로 나오는 증상을 치료한다. 소변이 저절로 나와 자주 소변을 보는 증상을 낫게 한다. 부정기 자궁 출혈과 자궁에서 분비물이 나오는 것을 멎게 한다. 허리와 무릎 부위가 시큰거리고 아픈 병증을

없애준다. 현기증, 이명 치료에 도움이 된다. 간과 신장의 기능을 돕는다.
- 임상 응용 : 현기증, 요실금, 월경 과다, 잘 때 땀이 많이 나는 증상에 쓴다.

동의보감 효능

성질이 약간 따뜻하고[微溫] 맛은 시고[酸] 떫으며[澁] 독이 없다. 음(陰)을 왕성하게 하며 신정(腎精)과 신기(腎氣)를 보하고 성기능을 높이며 음경을 단단하고 크게 한다. 또한 정수(精髓)를 보해주고 허리와 무릎을 덥혀주어 신[水藏]을 돕는다. 오줌이 잦은 것을 낫게 하며 연로한 사람이 때 없이 오줌 누는 것, 두풍과 코가 막히는 것, 귀먹는 것을 낫게 한다. 곳곳에서 난다. 잎은 느릅나무 비슷하고 꽃은 희다. 열매가 처음 익어 마르지 않았을 때는 색이 벌건데 크기가 구기자만 하며 씨가 있는데 또한 먹을 수 있다. 마른 것은 껍질이 몹시 얇다. 열매 600g에서 씨를 빼버리면 살이 160g 되는 것이 기준이다. 살은 원기를 세게 하며 정액을 굳건하게 한다. 그런데 씨는 정(精)을 미끄러져 나가게 하기 때문에 쓰지 않는다. ○ 술에 담갔다가 씨를 버리고 약한 불에 말려서 쓴다. 일명 석조(石棗)라고도 한다[입문].

산수유나무의 기능성 및 효능에 관한 특허자료

▶ 산수유 추출물을 함유하는 혈전증 예방 또는 치료용 조성물
산수유 추출물을 유효 성분으로 함유하는 약학 조성물은 트롬빈 저해활성 및 혈소판 응집 저해활성을 나타내어 혈전 생성을 효율적으로 억제할 수 있으며, 추출액, 분말, 환, 정 등의 다양한 형태로 가공되어 상시 복용가능한 제형으로 조제할 수 있는 뛰어난 효과가 있다.
— 공개번호 : 10-2013-0058518, 출원인 : 안동대학교 산학협력단

▶ 포제를 활용한 산수유 추출물을 함유하는 항노화용 화장료 조성물
포제를 활용한 산수유 추출물을 함유하는 화장료 조성물은 프로콜라겐 생성 촉진 및 콜라게나제 발현 억제 효과를 나타냈으며, 두 가지 활성의 복합 상승 작용으로 인하여 우수한 피부 주름 개선 및 항노화 효과를 갖는다.
— 공개번호 : 10-2009-0128677, 출원인 : (주)아모레퍼시픽

▶ 항산화 활성을 증가시킨 산수유 발효 추출물의 제조 방법
본 발명에 따른 추출 방법은 산수유를 증기로 찌고, 이를 락토바실러스 브레비스로 발효시킨 다음 열수 추출함으로써, 로가닌 함량이 높고, 항산화 활성을 증가시킨 산수유 발효 추출물을 효율적으로 얻을 수 있다.
— 공개번호 : 10-2012-0139462, 출원인 : 동의대학교 산학협력단

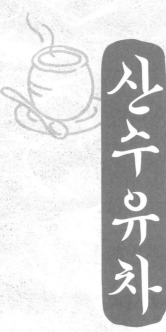

산수유차

효능 신장의 정기와 기능을 보함, 요실금 치료, 알레르기 예방, 현기증, 이명 개선, 이뇨 작용

제조
방법

1. 물 1L에 산수유 40g을 넣고 센불에서 30분가량 끓인다.
2. 약불에서 2시간 더 끓인다.
3. 붉은색과 새콤한 맛이 어우러져 갈증에도 좋은 약차가 된다.
4. 기호에 따라 설탕이나 꿀을 가미하여 마신다.

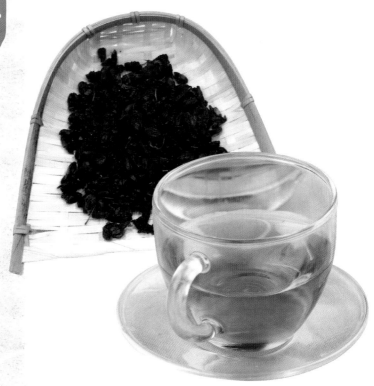

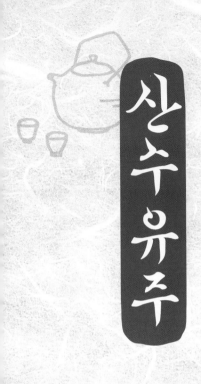

 재료 준비 재배지나 약재상에서 구입할 수 있다. 약효는 잘 익은 열매에 있다. 10~11월에 채취하여 종자를 제거하고 열매살을 건조시킨다.

 제조 방법
1. 말린 열매살 175g을 소주 3.6L에 넣고 밀봉한다.
2. 3~4개월간 숙성시켜 음용하며, 15개월 정도 숙성시킨 후에는 찌꺼기를 걸러내고 보관한다.

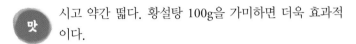 **맛** 시고 약간 떫다. 황설탕 100g을 가미하면 더욱 효과적이다.

 적용 병증 **신경쇠약(神經衰弱)** 신경이 계속 자극을 받아서 피로가 쌓여 여러 가지 증상을 일으키는 병증이다. 두통, 불면증, 어지럼증, 귀울림, 지각 과민, 주의 산만, 기억력 감퇴 등의 증상이 나타난다. 소주잔 1잔을 1회분으로 1일 1~2회씩, 10일 동안 음용한다.
간염(肝炎) 간에 생기는 염증을 통틀어 이른다. 바이러스 감염이 주원인이며 그 밖에 약물, 알코올, 알레르기 등이 원인인 것도 있다. 소주잔 1잔을 1회분으로 1일 1~2회씩, 15~20일 동안 음용한다.
음위(陰痿) 남성의 음경이 발기하지 않아 성교가 불가능한 경우의 처방이다. 노화 현상의 하나이며, 젊은 사람에게는 과음, 과로, 영양부족 등으로 오는 경우가 있다. 소주잔 1잔을 1회분으로 1일 1~2회씩, 15~25일 동안 음용한다.
기타 적응증 건위, 보간, 두통, 현기증, 심계항진, 늑막염, 요슬산통, 유정

 주의 사항
• 본 약술을 음용하는 중에 도라지와 방기 등의 섭취를 금하며, 소변 부실자는 음용을 금한다.
• 장복해도 해롭지는 않으나 종자까지 담근 술은 3일에 1일 정도 쉬어가며 음용하는 것이 좋다.
• 신맛이 강하므로 꿀을 150~200g 정도 타거나 2배의 물로 희석하여 음용하는 것이 좋다.

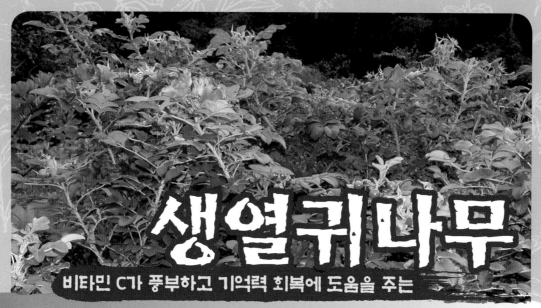

생열귀나무

비타민 C가 풍부하고 기억력 회복에 도움을 주는

약초의 학명 *Rosa davurica* Pall.

과　명 장미과

약재명 자매과(刺莓果)

약용부위 열매

약재의 기원 이 약(자매과)은 생열귀나무 *Rosa davurica* Pall.(장미과 Rosaceae)의 열매이다.

해당화와 이웃사촌인 생열귀나무

　생열귀나무라고 하면 낯선 식물 이름이다. 그러나 해당화와 이웃사촌이라고 하면 쉽게 떠올릴 수 있을 것이다. 장미과에 속하는 이 식물은 키가 1~1.5m인 낙엽관목으로 보통은 해당화와 유사하게 붉은색 꽃이 피고 열매는 둥글며 적색으로 성숙한다.

　해당화가 바닷가의 모래사장에서 잘 자라므로 섬처녀라고 한다면, 생열귀나무는 높은 산에서 서식하므로 산골처녀로 비교할 수도 있겠다. 아직 우리에게 생소하지만 식물 형태나 함유하고 있는 약리 성분에 있어서도 해당화와 닮은꼴이 많은 약용 식물이다. 생열귀나무의 꽃은 장미색으로 지름이 4~6cm 정도이다. 열매는 둥근 모양이며 붉은색으로 익고 원줄기는 적갈색이며 털이 없는 것이 해당화와 차이점이다. 턱잎 밑에는 가시가 있고 작은 잎은 타원형 또는 긴 타원형이다. 해당화의 꽃은 대개 장미색

136

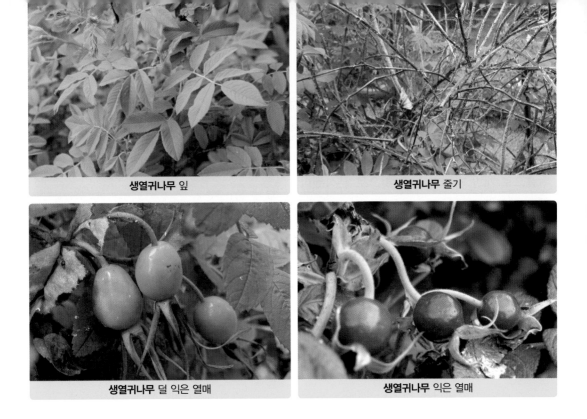

생열귀나무 잎 | 생열귀나무 줄기

생열귀나무 덜 익은 열매 | 생열귀나무 익은 열매

이며 지름이 6~9cm 정도이며 생열귀나무 꽃보다 약간 크다. 열매는 둥근 모양이며 황적색이고 줄기에는 커다란 가시와 가시 모양의 털 또는 융모가 밀생하고 있다. 작은 잎은 타원형 또는 난형이다. [참고 : 해당화 244쪽]

중국에서는 강장 음료

생열귀나무 열매에는 비타민 C가 풍부하게 함유되어 있고, 중국 민간에서는 강장 음료로 사용하기도 하며 소화 불량, 위통, 월경 불순 등의 치료에 이용되기도 한다. 꽃은 향기가 강해 방향유를 채취해 향수의 원료로도 사용한다. 특히 강원도 정선의 산간 지역 주민들은 열매를 술에 담가 약술로 이용하거나 생열귀나무 가지를 썰어 섣달에 막걸리를 담가 입춘에 먹기도 했다.

비타민 C가 풍부한 생열귀나무 열매

이 식물의 자랑인 비타민 함량에 대해 알아보자. 서울대학교 천연물 과학연구소 연구팀은 생열귀나무 열매 가운데 유용 성분을 분석한 결과 천연비타민 C가 레몬의 10~30배 이상 들어 있다고 밝혔다. 그중 잎 부분의 함유량이 가장 높으며 이는 열매보다 3배, 줄기와 뿌리보다 14배 정도 많은 양이다. 또 11월에 채취한 잎이 9월 채취보다 2배가량 더 높은 함량을 보이는 것으로 알려졌다. 그래서 생열귀나무는 건강식품으로 개발 가치가 높은 것으로 분석됐다.

민간에서는 기침, 위장 장애에 사용

한방에서는 생열귀나무의 열매를 자매과(刺苺果)라고 부르며 소화 불량, 위통, 월경 불순 치료에 사용한다. 뿌리도 자매과근(刺苺果根)이라 하여 월경 불순 치료에 쓰는데, 뿌리를 달인 물에 달걀을 넣어 복용한다. 그리고 세균성 이질 치료와 예방에는 생열귀나무 뿌리 600g에 물 4L를 붓고 1L가 되도록 달여서 하루 2~3번 나누어서 복용한다. 꽃은 자매화(刺苺花)로 월경 과다에 꽃 3~6개를 달여서 복용한다.

강원도 지방에서는 뿌리나 꽃잎을 달여 방광염, 폐결핵, 기침, 설사, 위장 장애 등에 민간요법으로 이용해왔다. 이렇듯 생열귀나무는 열매, 뿌리, 꽃 등의 여러 부위들이 약용으로 사용된다.

항산화 효능 우수

강원도 보건환경연구원 연구팀이 생열귀나무 뿌리가 기존의 합성 항산화제보다 효과가 뛰어나서 천연 항산화제 개발이 가능해졌다고 밝힌 바 있다. 이는 생열귀나무 뿌리에 항산화 효과가 뛰어난 천연성분이 함유돼 있는 것을 의미한다. 이 연구팀은 생열귀나무 열매가 레몬보다 풍부한 비타민을 함유하고 있는 데다 뿌리 또한 활성산소 제거 효과 등이 뛰어난 것으로 나타나 이용가치가 높아지게 됐다며, 활성산소 제거 효과를 나타내는 생열귀나무 뿌리 성분이 규명될 경우 성인병 치료제 및 노화 방지 화장품이나 식품첨가제로 개발될 수 있을 것이라고 했다.

생열귀나무 뿌리는 노화 방지 등과 관련된 항산화 효과에 뛰어나고 암, 동맥 경화 등의 주요 원인 물질인 활성산소 제거 효율이 높은 성분을 다량 함유하고 있는 것으로 밝혀진 것이다. 필자도 생열귀나무를 연구하여 효능과 성분에 관한 논문을 한국식품영양학회, 임학회, 목재공학회 등에 발표하였다. 즉 생열귀나무의 강력한 항산화 작용, 과산화지질 생성 억제 작용, HIV 효소활성 저해 작용, 간 독성에 대한 보호 작용의 생리활성을 발표한 것이다.

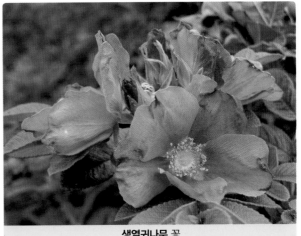

생열귀나무 꽃

기억 회복에도 효과

생열귀나무의 알코올 해독 작용과 지질대사 개선에 관한 연구 결과는 생열귀나무가 숙취 해소용 음료나 고지혈증 개선제 등의 기능성 식품으로 활용될 수 있는 가능성을 보여 준다. 즉 생열귀나무에서 혈중 알코올 농도의 감소와 혈중 콜레스테롤을 감소시키는 기능이 있음을 발견한 것이다. 원광대학교 한약학과 연구팀은 생열귀나무 열매가 흰쥐에게서 즉각형 알레르기 반응을 억제하는 효과가 있다고 영국 학술지에 발표한 바 있다.

한편 중국의 동북지방에 생열귀나무가 많이 분포하고 있는데, 이 지역의 중국 과학자들도 생열귀나무가 기억 획득 장애와 기억 보존 불량에 대해 현저한 방지 작용이 있고 동물실험에서는 혈압을 감소시키는 효과가 있다고 발표하여 생열귀나무의 약리 작용에 관심을 불러일으키고 있다.

이와 같이 다양한 효능이 알려져 있는 생열귀나무에는 타닌(davuriciin)과 사포닌(rosamultin), 플라보노이드 등의 약리 성분이 함유되어 있다고 일본과 한국에서 발표하기도 했다. 일반 성분으로는 탄수화물이 가장 많고 조단백 및 회분 등의 함량도 높으며 또한 풍부한 무기 성분을 함유하는데 열매, 잎, 뿌리에는 칼륨, 칼슘, 마그네슘, 인의 함량이 높다.

정선 아우라지에는 붉은 생열귀나무 꽃이 만발

생열귀나무는 고산지대에 자생하며 강원도에서 인공재배에 성공하여 대량 번식시키고 있다. 정선 아우라지 근처에 있는 생열귀나무 농장에는 10월에 꽃이 피면 이 일대를 붉은색으로 장식해 장관을 이룬다.

KBS 1TV의 〈6시 내 고향〉 프로그램에서 아름다운 정선 아우라지의 생열귀나무 농장과 생열귀나무를 이용한 막걸리, 국수 등의 가공품들이 소개되기도 했다. 생열귀

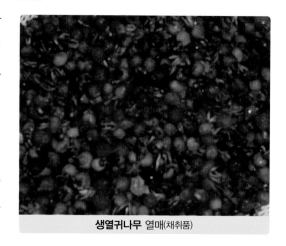

생열귀나무 열매(채취품)

나무는 비타민 함유량이 많아 식음료 자원식물로 자리매김할 수 있는, 우수한 약효를 가진 약용 식물이다. 또한 외적인 아름다움으로 관상식물로서도 손색이 없을 듯하다.

생열귀나무(자매과)의 한방 특성

• **한방 약미(藥味)와 약성(藥性)** : 맛은 시고 쓰며 성질은 따뜻하다.

• **한방 작용부위** : 자매과는 주로 간장, 비장, 위장, 방광 질환에 영향을 미친다.

• **약효 해설** : 소화 불량, 식욕 부진, 위통, 월경 불순의 치료에 효과가 있다.

생열귀나무의 기능성 및 효능에 관한 특허자료

▶ **생열귀나무로부터 비타민 성분의 추출 방법**
생열귀나무 열매에 아스코르빈산은 레몬보다 10배 이상 함유하고, β-카로틴은 당근보다 8~10배 많이 함유하고 있어 이들 열매로부터 고수율로 비타민을 추출 분리하여 건강 보조 식품인 음료, 분말 및 주류 등의 제품에 사용할 수 있다.

– 공개번호 : 10-1996-0040363, 출원인 : 신국현 외

▶ **생열귀나무 추출물을 함유하는 항산화 또는 항노화용 피부 화장료 조성물**
항산화 활성 물질인 카테친을 다량 함유하고 있는 생열귀나무 추출물을 화장료에 적용한 것으로, 피부 노화를 예방 및 지연하는 항산화 또는 항노화 효과가 뛰어나고 안정성 및 피부 안전성이 우수한 피부 화장료 조성물에 관한 것이다.

– 공개번호 : 10-2004-0038243, 출원인 : ㈜마이코스메틱

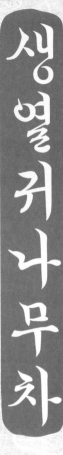

생열귀나무차

 효능 항산화 효능, 기억 회복에 효과, 소화 불량 치료, 면역 증강, 간 보호 작용

제조 방법
1. 물 500mL에 생열귀나무 꽃 4g을 넣고 중불에서 5분 정도 끓인다.
2. 기호에 따라 꿀이나 설탕을 가미하여 마신다.

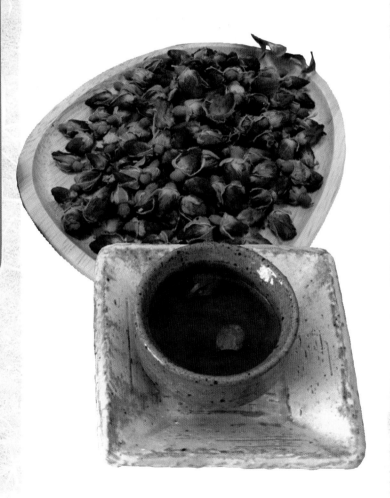

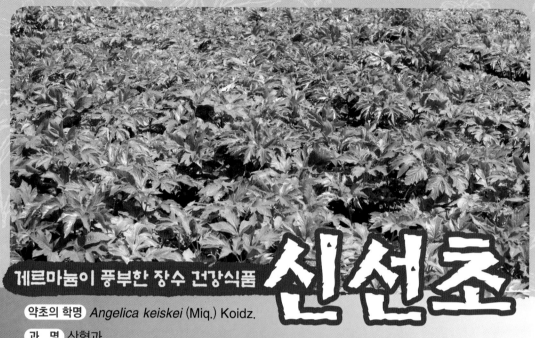

게르마늄이 풍부한 장수 건강식품 **신선초**

약초의 학명 *Angelica keiskei* (Miq.) Koidz.

과 명 산형과

약재명 신선초(神仙草), 명일엽(明日葉)

약용부위 잎, 줄기

약재의 기원 이 약(신선초)은 신선초 *Angelica keiskei* (Miq.) Koidz.(산형과 Umbelliferae)의 잎, 줄기이다.

줄기, 잎, 어린순은 건강식품

신선초는 최근 줄기와 잎을 생즙, 분말 등의 형태로 건강보조식품으로 복용하기도 하고, 어린순은 데쳐서 나물로 먹기도 하는 건강식품 식물이자 여러 가지 약효가 알려진 약용 식물이기도 하다. 또 신선초가 함유된 화장품과 비누도 시중에 판매되고 있다. 몸에 좋다고 알려진 신선초는 어떤 효능이 있는지 알아보자.

신선초는 아열대 지방에서 자생하는 미나리과의 다년생 초본으로 줄기를 자르면 노란 즙액이 나온다. 세계적으로 통용되는 신선초의 식물 학명은 *Angelica keiskei* 또는 *Angelica utilis*이다. 후자의 학명은 천사가 인류에게 가져다 준 유용한 식물이라는 데서 붙여진 것이다. 신선초는 1596년 명나라 이시진의 《본초강목》에 '도관초(都管草)'라는 이름으로 소개되어 있고 후에는 '함초(鹹草)'라고 불리기도 했다.

일본 원산지에서는 장수 건강식품

　신선초는 일본의 하치조지마(八丈島, 팔장도)라는 섬이 원산지인데, 이곳에서 오래전부터 자생해왔다. 도쿄에서 남쪽으로 약 300km 떨어진 곳에 위치한 팔장도는 하네다 공항에서 비행기로 45분 정도 걸리며, 휴양지로 각광받는 섬이다. 팔장도의 안내책자를 보면 신선초가 이 섬의 대표적인 식품으로 소개되어 있음을 알 수 있다.

　섬 사람들은 신선초 나물을 일상적으로 먹기 때문에 고혈압, 암 같은 병이 없고 장수하는 사람이 많아서 건강 채소로 인식되었다. 옛날에는 두창, 천연두 치료 및 해독약으로 쓰이기도 했고, 민간에서는 경험적으로 변비, 고혈압, 이뇨, 강장, 악성 빈혈, 피로 회복, 식욕 증진, 정력 증강 등에 사용했다는 식물이다.

미야자키현 지사가 신선초 홍보대사

　일본 규슈의 남단 미야자키현. 이곳의 최고 유명 인사는 히가시고쿠바루 히데오(東國原英夫) 전(前) 미야자키현 지사이다. 그는 코미디언 출신으로 지사가 된 후 '미야자키현 PR'을 위해 방송 출연을 엄청나게 하여 현의 인지도를 높이고 자신을 미야자키현

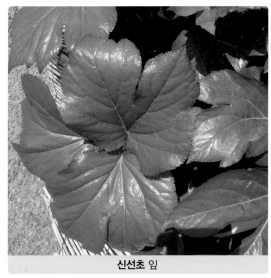

신선초 잎

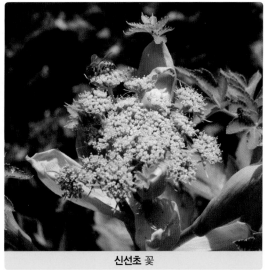

신선초 꽃

에서 생산되는 각종 농산물의 캐릭터로 쓴 마케팅으로 현의 상품 판매도를 높였다. 미야자키현 공항과 아오시마 피닉스 휴게소를 방문하면 그의 얼굴이 들어간 신선초 제품을 많이 만날 수 있다.

자기 고장의 특산품을 홍보하기 위해 지사의 캐릭터가 신선초 잎을 들고 애쓰는 열정이 인상적이었다. 유명한 관광지인 아오시마의 식물원 입구와 호리키리 언덕의 피닉스

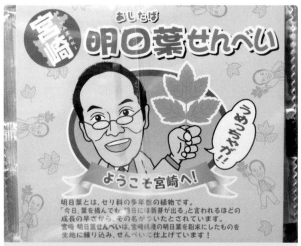

전 미야자키현 지사의 얼굴이 들어간 신선초 제품으로 미야자키현의 상품 판매도를 높였다.

휴게소 선물 코너에는 더 많은 신선초 제품이 등장한다. 신선초로 만든 아이스크림, 과자가 관광객을 기다리고 있다.

신선초, 명일엽, 신립초

우리나라에는 1970년대 말에 처음 들어와서 신선초, 명일엽, 신립초, 매일당귀, 신약초 그리고 아시타바 등의 명칭으로 불리고 있다. 아직 학계에서 공용하는 식물명은 없지만, 신선들이 이용할 정도로 귀한 식물이란 뜻의 '신선초', 그리고 잎을 오늘 따내도 내일이면 새 잎이 나올 정도로 생장력이 강하다는 뜻의 '명일엽'이란 이름이 일반적으로 많이 사용되고 있다.

이제는 국내에서도 대량 재배가 가능하여 현재 건강식품 재료 또는 약용 채소로서 많이 재배되고 있다.

게르마늄은 영지보다 풍부

우리나라의 신선초 연구는 1991년 서울대학교에서 처음 시작되었는데 게르마늄에 대한 연구가 관심을 끈다. 이 결과에 따르면 국내 재배 신선초에는 게르마

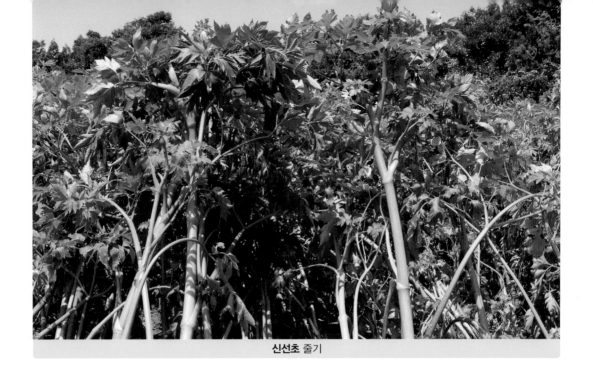

신선초 줄기

잎이 영지보다 많이 함유되어 있고, 줄기보다 어린잎에 많고 2년생이 1년생보다 20~30% 높게 나타나므로 신선초에 게르마늄을 축적하는 성질이 있다고 볼 수 있다. 게르마늄은 인삼, 영지, 마늘 등에 다량 들어 있는 원소로, 유기게르마늄 유도체들의 생리활성으로는 조혈 촉진 작용, 항균 작용, 항종양 작용, 항돌연변이 효과, 진통 효과 등이 알려져 있다.

　최근 성인병에 대한 관심의 증가로 신선초는 생채, 분말, 생즙 등의 형태로 많이 이용되고 있다. 그중 생즙은 소화되기 어려운 섬유소가 대부분 제거된 형태이므로 다량을 섭취할 수 있는 장점이 있다. 서울여자대학교에서 발표한 신선초 생즙에 대한 연구에서는 국내산 신선초에 비타민 $C \cdot B_1 \cdot B_2$의 함량이 높고, 글리신, 글루탐산, 알라닌 등의 아미노산도 많이 함유된 것으로 밝혀져 생즙 애호가들에게 좋은 소식이 되고 있다.

고지혈증 개선 효과

　필자도 신선초가 대량 재배되고 건강식품으로서 많이 이용된다는 데 관심을 가지고 이의 약효를 공동연구하여 국내외 학술지에 다수의 논문을 발표한 바 있다. 이들 논문에서 신선초의 잎과 줄기의 생리 활성 성분으로 주성분은 시나로사이드(cynaroside)라는 플라보노이드 성분이며 그 외 하이퍼로사이드(hyperoside), 루테오린-7-루티노사이드(luteolin-7-rutinoside) 화합물과 핵산의 구성 성분인 아데노신(adenosine)을 함유하고 있음을 밝혔으며, 약리 작용으로는 고지혈증 개선 효과, 콜레스테롤 합성 저해 작용, 항돌연변이 효과 등의 활성이 있음을 보고한 바 있다. 혈장 콜레스테롤 농도의 증가는 흡연, 당뇨, 고혈압, 비만 등과 함께 동맥 경화와 심근 경색 발생의 주요 위험인자의 하나로 혈장 콜레스테롤의 농도를 정상적인 수준으로 유지하는 것은 매우 중요한 일이다. 우리나라도 최근 식생활의 서구화와 더불어 심근 경색, 노혈전 및 동맥 경화 등과 같은 순환기계 성인 질환이 급증하고 있다. 혈장 콜레스테롤 농도 조절은 콜레스테롤의 흡수, 생합성, 이화 및 배설, 조직으로의 분배, 축적 등 복합적 기전들의 상호 조화에 의해 이루어진다. 따라서 이에 대한 연구를 실시하여 신선초가 콜레스테롤 합성을 억제하는 작용이 있다고 발표하였다. 즉 신선초는 콜레스테롤 합성에 관여하는 효소를 억제하는 강한 작용이 있으며, 계속된 연구에서 신선초의 플라보노이드 성분이 이러한 작용을 66% 억제함을 발견하였다.

간 독성 해독 작용

또한 필자는 공동연구로 신선초가 간 독성에 대한 해독 작용이 있음을 영국 학술지에 발표하였다. 신선초가 브로모벤젠으로 간 독성을 일으킨 흰쥐에서 간 독소를 분해하는 해독 기능을 작용한다는 것이다. 시나로사이드(cynaroside)란 신선초의 플라보노이드 성분이 간 해독 효소의 활성물질로 간 보호 작용이 있음을 알 수 있었다.

돌연변이도 억제

고지혈증이 유발된 흰쥐에 신선초를 투여해보니 혈장의 지질개선 효과와 혈장의 중성지질 함량을 감소시키는 작용이 나타남으로써 신선초는 고지혈증 개선 효과도 있음을 증명하였다. 그리고 채소 및 과일 주스는 돌연변이 유발물질을 억제하는 것으로 보고되어 있는데, 이중 비타민 C의 강한 작용이 알려져 있다. 신선초가 이러한 항돌연변이 작용이 있음을 필자의 실험 결과로 알 수 있으며, 주성분인 플라보노이드가 돌연변이를 80~90% 억제하는 것을 알 수 있다. 식품으로 이용하는 부분은 잎과 줄기이지만 신선초의 뿌리에도 훌륭한 약효가 있음이 일본 학자들에 의해 밝혀졌다. 즉 암세포인 헬라세포의 억제 작용과 항균 효과로서 뿌리의 활용 가치도 크다고 생각된다.

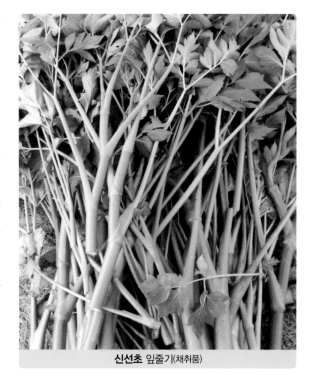
신선초 잎줄기(채취품)

신선초의 약효 특성

• **약효 해설** : 고혈압 예방, 변비 치료에 효과가 있다. 돌연변이 억제 효과, 고지혈증 개선 작용, 간 보호 작용이 있다.

신선초의 기능성 및 효능에 관한 특허자료

▶ **신선초 뿌리 추출물, 하이드록시데리신(4-hydroxyderricin) 및 잔소안제롤(xanthoangelol)의 간 보호 효과**
본 발명의 뿌리 추출물 및 정제물은 간의 외부 자극에 의한 독성 개선 및 피로 회복을 위한 의약품, 건강식품 및 일반 식품에 산업적으로 유용한 소재로서 활용될 수 있다.
– 공개번호 : 10-2006-0106065, 출원인 : 주식회사 풀무원

▶ **신선초 추출물을 포함하는 당뇨병 예방 및 개선용 조성물**
신선초 착즙 시 발생하는 다량의 부산물을 추출, 농축, 정제 공정을 통해 기능성분인 고함량 신선초박 추출물을 제조하여 이를 유효 성분으로 포함하는 당뇨병 예방 및 개선용 조성물에 관한 것이다.
– 공개번호 : 10-2013-0040076, 출원인 : ㈜풀무원 홀딩스

▶ **신선초 추출물을 유효 성분으로 함유하는 퇴행성 뇌 질환 치료 및 예방용 조성물**
신선초 추출물은 건망증 개선 및 퇴행성 뇌 질환 치료에 유용한 약학 조성물 또는 건강 기능 식품을 제공한다.
– 등록번호 : 10-1194935, 출원인 : 대구한의대학교 산학협력단

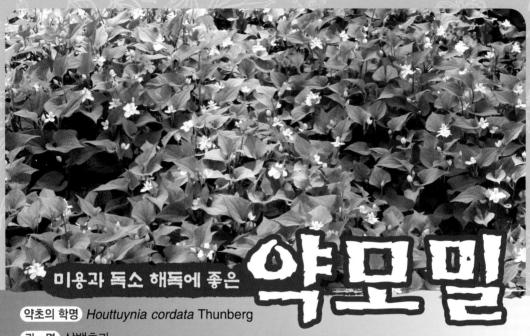

미용과 독소 해독에 좋은 **약모밀**

약초의 학명 *Houttuynia cordata* Thunberg

과 명 삼백초과

약재명 어성초(魚腥草)

라틴생약명 Houttuyniae Herba

약용부위 지상부

약재의 기원 이 약(어성초)은 약모밀 *Houttuynia cordata* Thunberg(삼백초과 Saururaceae)의 지상부이다.

어성초는 삼백초와 다른 식물

최근 어성초는 진액 차, 환, 건조 분말과 술 그리고 비누, 연고, 화장수 등 여러 형태로 제품화되어 건강보조 제품으로 많은 사람들이 이용하고 있다. 원폭 피해를 받은 일본 히로시마에서 가장 먼저 자란 식물로도 알려질 만큼 자생력이 강하며, 또한 히로시마의 원폭 피해자들 중 어성초를 지속적으로 마신 사람들은 목숨을 구했다는 이야기와 함께 중요한 약용 식물로 알려져 있다.

어성초는 삼백초과에 속하는 다년생 초본인 약모밀의 뿌리가 달린 식물을 말한다. 식물 분류상 삼백초과(科)에 속하지만 약용 식물인 삼백초와는 다른 식물이므로 혼동

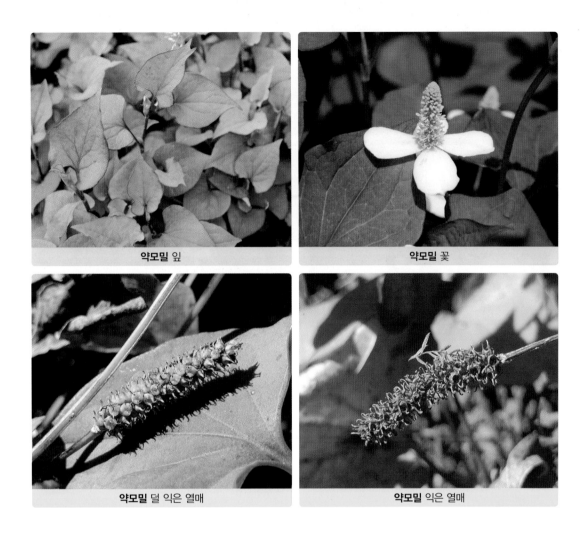

약모밀 잎

약모밀 꽃

약모밀 덜 익은 열매

약모밀 익은 열매

해서는 안 된다. 어성초 잎의 모양은 고구마 잎과 비슷하며 생선 비린내와 흡사한 냄새가 나므로, 한자로 고기 어(魚)와 비린내 성(腥)을 붙여서 중국에서는 어성초(魚腥草)라 불린다. 이런 냄새 때문에 어성초 재배 단지 주위에는 벌레가 접근하지 않아 농약을 사용할 필요가 없어서 어성초는 무공해 식물로도 알려져 있다.

어성초의 약효

어성초는 중요한 약이라는 의미로서 중약(重藥), 즙채 등의 별명이 있다. 특히 일본에서는 한약보다 민간약으로 널리 사용되는데, 중요한 약이라는 의미의 십약(十藥)과

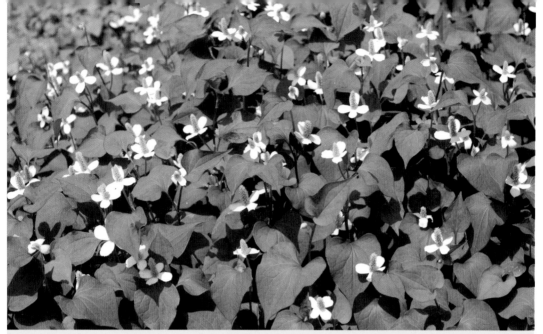

약모밀 재배지

해독 작용이 있는 식물로서 독을 교정하는 약용 식물이라는 의미로 '도쿠다미(毒橋み)'라고 불리고 있다. 그러므로 일반인들에게 어성초는 독을 없애주는 약용 식물로 널리알려져 있기도 하다. 어성초의 약효로는 청열해독, 이뇨, 소종 작용으로 폐렴, 수종, 임병, 습진, 개선의 증상을 치료하며 이 외에도 백일해, 피부병, 급만성 비염, 만성 건조성 비염, 인후염에 일정한 치료 효과가 있는 것으로 알려져 있다. 그리고 최근에는항산화 작용, 인플루엔자 바이러스에 대한 억제 효과, 항종양, 항백혈병, 고지혈 억제, 간 보호 작용이 발표되었다.

항암, 면역 증강 효과

한의대와 치대에서 어성초의 항암 작용에 관해 연구한 논문을 살펴보자. 첫 번째는어성초가 만성 골수성 백혈병 세포주에 대해 직접적인 세포독성이 있다는 연구, 두 번째는 인체의 구강유상피암종세포와 피부흑색종세포에 대한 감소 작용 연구, 세 번째는 어성초를 녹즙기로 갈아낸 즙액이 강력한 발암 물질인 아플라톡신이 주입된 살모넬라균주에 대해 강력한 항돌연변이 효과를 보였다는 연구이다.

생명체의 돌연변이는 암 유발의 초기 단계에서 매우 중요한 작용을 하며 현재까지

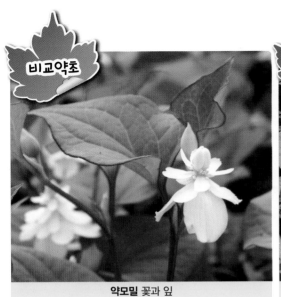

비교약초

약모밀 꽃과 잎

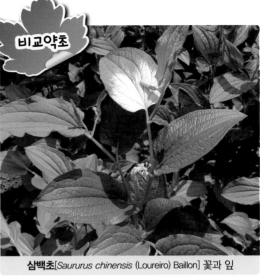

비교약초

삼백초[*Saururus chinensis* (Loureiro) Baillon] 꽃과 잎

밝혀진 대부분의 발암 물질이 돌연변이원이었고, 또한 돌연변이를 억제할 수 있는 물질은 암을 예방할 수 있는 작용이 있다. 네 번째 연구로는 한방병원에서 급성 기관지염, 폐렴, 폐암 등의 환자들에게 어성초와 어성초를 함유하는 한방 처방을 투여하여 호전된 것을 관찰하였으며, 따라서 어성초는 면역력이 저하되어 생기는 각종 감염 질환, 염증 질환 및 종양에 대한 치료제로 응용이 가능하다는 연구 결과이다.

필자도 일본 연구팀과 공동연구로 어성초가 산화를 억제하는 우수한 작용을 하며 어성초의 플라보노이드 성분에 강력한 항산화 작용이 있음을 독일 학술지에 발표하였다.

폐렴 치료에도 도움

중국에서 어성초를 이용하여 폐렴과 기관지염을 임상 치료한 결과를 소개한다. 폐렴 치료에 어성초와 도라지를 달여서 하루에 3~4회 복용하고, 점성이 있는 담이 많이 날 때에는 다시 어성초 탕제를 분무기로 흡입하여 치료한 결과, 폐렴 28사례의 치료에서 26사례가 완치된 결과를 얻은 것이다. 그리고 만성 기관지염의 치료에서도 도라지를 약한 불에 10~20분 끓인 후 어성초를 넣고 다시 5분간 끓여 하루에 3~4회 복용하였을 때, 기침과 가래 증상이 모두 경감되거나 소실되었다는 것이다. 호흡기 질환 치료에 도움이 될 만한 임상자료라 생각된다.

축농증 치료 작용

일본에서는 변비와 축농증을 치료하는 데 민간약으로 어성초를 달여서 사용한다고 도야마대학의 생약학자인 난바 교수는 소개하고 있다. 또한 그는 어성초의 비린내 성분인 데카노일 아세트알데히드가 강한 항균제인 설파민에 비해 4만 배나 높은 항균 작용이 있다고 밝혔다.

항균 작용의 범위도 대단히 넓은데 대장균, 티푸스균, 파라티푸스균, 임균, 포도구균, 사상균, 무좀균, 백선균, 항산성 세균뿐 아니라 비병원성 세균에도 그 효과를 나타낸다.

피부에도 효과

이상의 약효로서 일반인들에게 미용초(美容草), 해독초(解毒草), 정장초(整腸草)로도 알려진 어성초는 이 같은 의미의 약효를 어느 정도 뒷받침해준다고 할 수 있으며, 다양한 항균력으로 무좀에 사용하기도 한다. 벌레가 싫어하고 심면 잘 자라기 때문에 그다지 주의가 필요하지 않은 어성초를 화단이나 아파트 베란다의 화분에 심어서 그 약효를 이용해보면 어떨는지? 잎과 줄기를 잘라서 사용하면 다음에 다시 자라서 또 이용할 수 있으므로 키우는 재미도 괜찮다.

약모밀(어성초)의 한방 특성

- 한방 약미(藥味)와 약성(藥性) : 맛은 맵고 성질은 약간 차다.
- 한방 작용부위 : 어성초는 주로 폐 질환에 영향을 미친다.
- 한방 효능 : **청열해독(淸熱解毒)** 열독(熱毒)을 해소한다. **소옹배농(消癰排膿)** 종기를 가라앉히고 고름을 배출시킨다. **이뇨통림(利尿通淋)** 소변을 잘 나오게 하고 배뇨장애를 해소한다.
- 약효 해설 : 기관지염, 폐렴, 폐농양을 치료한다. 담열(痰熱)로

허준, 《원본 동의보감》, 719쪽, 남산당(2014)
《동의보감》 세갑술중동 내의원 교정 완영중간(歲甲戌仲冬 內醫院校正 完營重刊) 영인본

인해서 숨이 가쁘고 기침이 나오는 증상에 사용한다. 습진 치료에 도움이 된다. 소변볼 때 아프거나 시원하게 나가지 않는 병증을 제거한다.

• **임상 응용** : 피부 화농증, 치질, 배뇨 곤란, 하리에 쓴다.

동의보감 효능

즙채(蕺菜, 멸)라 하며 성질이 약간 따뜻하고[微溫] 맛은 매우며[辛] 독이 있다. 그리마(돈벌레)의 오줌독으로 생긴 헌데[尿瘡]를 치료한다. ○ 여러 지방의 산과 밭, 들에서 자란다. 사람들은 이것을 생것으로 먹기 좋아한다. 그러나 많이 먹으면 양기(陽氣)가 상한다[본초].

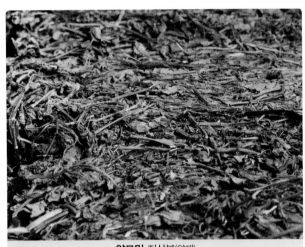
약모밀 지상부(약재)

약모밀의 기능성 및 효능에 관한 특허자료

▶ **항당뇨 활성을 갖는 어성초 혼합 추출액**
본 발명에 따른 어성초 혼합 추출액은 당뇨 흰쥐의 체중 감소를 억제시키고 식이효율 저하를 방지하며, 췌장 β-세포로부터의 인슐린 분비를 증진시킬 뿐만 아니라 췌장 조직을 보호하는 효과가 있어 항당뇨 활성이 우수하다.
– 공개번호 : 10-2010-0004328, 출원인 : 성숙경 외

▶ **어성초 추출물 또는 이로부터 분리된 리그난 계열 화합물인 디하이드로구아이아레트산을 유효 성분으로 하는 심장순환계 질환의 예방 및 치료용 조성물**
어성초 추출물 또는 이로부터 분리된 리그난 계열 화합물은 고지혈증, 관상 동맥 심장병, 동맥 경화, 심근 경색 등과 같은 심장순환계 질환의 예방 및 치료용 조성물에 유용하게 사용될 수 있다.
– 등록번호 : 10-0836189, 출원인 : 한국생명공학연구원

▶ **어성초 추출물을 포함하는 여드름 치료 및 예방용 화장용 또는 약제학적 조성물**
본 발명은 피부에 상재하는 균인 스타필로코커스 에피더미디스(Staphylococcus epidermidis)의 생장을 억제하고, 피부 지방을 분해하는 성분을 함유하는 어성초 추출물을 포함하는 여드름 치료 및 예방용 화장용 또는 약제학적 조성물에 관한 것이다.
– 공개번호 : 10-2000-0058332, 출원인 : 주식회사 아주의대벤쳐메딕스

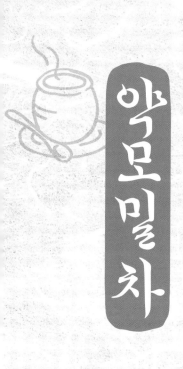

 효능 고지혈 억제, 간 보호 작용, 면역 증강, 축농증 개선, 비염 완화, 항산화 작용, 이뇨 효과

 제조 방법

1. 물 1L에 말린 약모밀(어성초) 10g을 넣고 중불에서 30분 정도 끓인다.

2. 기호에 따라 꿀이나 설탕을 가미하여 마신다.

3. 생잎은 비릿한 냄새가 나므로 잘 말린 것을 구입하여 사용한다.

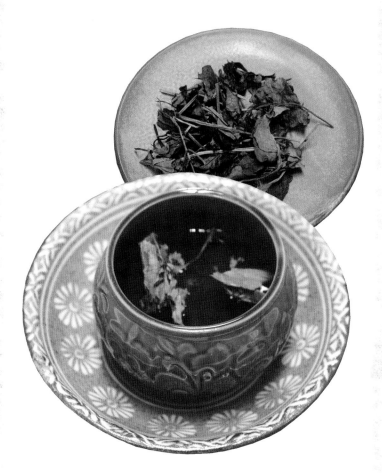

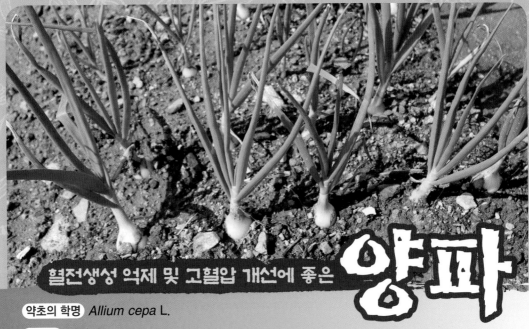

혈전생성 억제 및 고혈압 개선에 좋은 **양파**

약초의 학명 *Allium cepa* L.

과 명 백합과

약재명 양파, 양총(洋蔥)

약용부위 비늘줄기

약재의 기원 이 약(양파)은 양파 *Allium cepa* L.(백합과 Liliaceae)의 비늘줄기를 건조한 것이다.

동서양의 중요 식품, 양파

동서양을 막론하고 파 종류 식물, 즉 양파, 마늘, 부추 등은 독특한 향기와 풍미로 향신료와 식품 재료, 그리고 민간약으로도 많이 사용되고 있다. 그중 양파는 고대 이집트 시대에도 이미 중요한 식품이었고 약이었다고 한다. 따라서 재배 역사는 적어도 5000년 이상 될 것으로 추정하고 있다.

그리스 역사가인 헤로도토스도 고대 이집트에서 양파가 피라미드 건설 노동자들의 중요한 식품이었다는 것을 전하고 있다. 즉 양파가 피라미드 건설 노동자에게 날마다 지급되었고, 그 값을 치르는 데 많은 은이 사용되었다는 것이다. 오늘날에는 흔한 채소이지만 당시에는 노동자들에게 귀한 대접을 받았던 정력원이었던 것이다.

AP통신은, 이란 북부에 사는 88세의 노인이 160번째의 여자와 결혼을 하는데, 그는

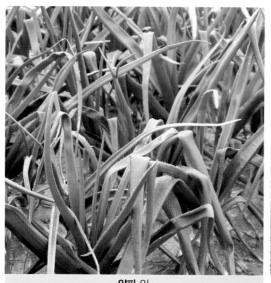
양파 잎

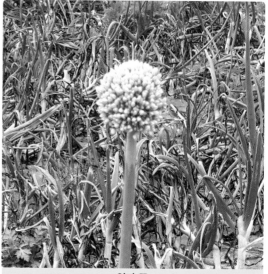
양파 꽃

날마다 1kg의 양파를 먹기 때문에 전혀 노쇠함을 모른다고 보도하였다. 양파 1kg이면 하루에 5개를 먹는 셈인데, 이 노인은 보통 사람들의 양파 소비량보다 36배를 먹고 있으며 특히 18세부터 빼놓지 않고 매일 양파를 먹었다고 한다. 과연 양파 효능의 위력을 실감할 수 있는 재미있는 보도 내용이다.

당뇨병 치료 작용

양파의 알려진 여러 효능 중에서 성인병에 대한 효과를 살펴본다. 먼저 당뇨병 치료에 관한 작용으로서 인도 케랄라 대학 연구팀이 독일 학술지에 발표한 논문에 따르면 양파에서 분리한 성분인 에스 메칠시스테인 설폭사이드가 항당뇨 효과를 나타낸다고 한다. 이 연구팀은 25~30g의 양파에는 당뇨병 치료에 도움이 되는 약리 성분이 함유되었을 것으로 추정하고 있다. 이 정도 양이면 보통 양파 크기의 1/8 양이다. 그리고 인도나 이집트 학자들도 양파가 혈당치를 떨어뜨리며 또한 양파로부터 분리된 디페닐아민 성분이 당뇨병 치료제로 잘 알려진 약인 톨부타마이드보다 더 효과가 있다는 것을 유명한 의학 잡지인 《란셋》에 보고하였다.

혈전생성 억제 효능

　인도 타고르 대학 연구팀은 10명의 학생을 대상으로 양파의 혈전 억제 작용을 실험했다. 혈전이란 잘못된 식습관과 음식물 섭취로 혈액이 덩어리지는 것을 말한다. 4명에게 4조각의 빵에 100g의 버터를 발라 주었다. 다른 4명의 학생에게는 양파 50g을 잘게 썰어서 버터를 바른 빵에 샌드위치를 만들어서 먹게 했다. 나머지 2명은 아무것도 먹지 않은 무처리 그룹으로 했다. 이후 이들의 혈액을 채취해서 검사한 결과, 버터를 먹은 학생은 3분 41초에 피가 굳어지는 데 비해 양파를 먹으면 4분 36초가 지나야 피가 굳어졌다. 또한 양파를 섭취하면 버터만 먹은 것보다 혈액 속의 섬유질이 적어 콜

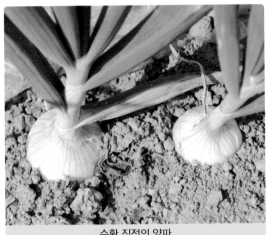

수확 직전의 양파

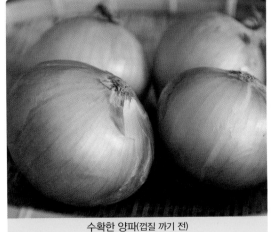

수확한 양파(껍질 까기 전)

양파 전초(채취품)

레스테롤과 융합하여 혈전이 되는 것을 막아준다는 연구 결과를 발표하였다.

미국 식품 의약국도 순환계 약으로 양파를 첫째로 꼽는다고 한다. 그리고 1996년 미국의 위스콘신-매디슨 대학 연구팀은 양파가 혈관 질환의 원인이 되는 혈전을 억제하는 작용을 하며 양파 성분 중 황(S)의 함량이 높은 양파가 더 강한 억제 작용이 있음을 밝히기도 했다.

고혈압, 협심증 질환 억제

외국의 한 연구자는 양파를 심장병 환자들에게 투여한 결과 생양파가 HDL(고비중 리포단백)-콜레스테롤의 함량을 결정적으로 상승시켰음을 발견하였다. 즉 HDL-콜레스테롤이란 이로운 콜레스테롤로 HDL은 콜레스테롤이 너무 많아지지 않도록 여분의 콜레스테롤을 회수하여 간장으로 되돌리는 역할을 한다. 만약 HDL이 부족하게 되면 여분의 콜레스테롤이 회수되지 않고 동맥 경화의 원인이 되는 것이다. 따라서 양파는 이로운 HDL-콜레스테롤의 함량을 높임으로써 고혈압, 협심증 등의 심장 관련 질환을 억제할 수 있다는 것이다. 또한 런던의 심장병 연구학자는 심장이 튼튼한 사람들의 상용식을 다년간 조사하였는데 양파가 많이 든 음식을 먹으면 동맥 폐쇄증에 걸리지 않는다고 하였다.

한편 경남농업기술원의 양파시험장에서는 양파와 양파 성분으로 잘 알려진 플라보노이드 성분인 퀘르세틴을 이용하여 생쥐의 피부암과 위장암에 관한 효능 연구를 하였다. 양파를 먹인 생쥐는 먹이지 않은 그룹에 비해 낮은 피부암과 위장암 발생률을 보였다. 양파 성분인 퀘르세틴도 피부암 발생을 낮추었다. 즉 양파는 피부암과 위장암 억제 효과가 있다는 연구 결과를 발표한 것이다.

이때 사용한 양파는 가공 중에 폐기되는 껍질이지만 껍질에 플라보노이드 성분인 퀘르세틴이 다량 함유되어 있다는 연구 결과와 함께 양파의 이 같은 효과는 흥미로운 실험 데이터이다. 이처럼 양파는 성인병 예방에 효과가 있음을 위의 연구 결과로 알 수 있다. 특히 인도, 이집트 연구자들은 양파의 효능에 관해 많은 연구 결과를 발표하고 있다.

양파의 효능 성분

　양파를 자르면 눈물이 나오는데 이 같은 최루성 인자가 생기는 이유는 다음과 같다. 양파에는 황을 함유하는 알킬시스테인 설폭사이드란 성분이 함유되어 있다. 양파를 가만히 두면 이 성분은 눈물을 흘리게 하지 않는다. 그러나 양파를 자른다든가 마쇄하거나 먹게 될 때 효소가 작용하게 되면 이 성분은 순간적으로 분해되어 새로운 성분인 프로페닐 설펜산을 생성시켜 자극 성분으로 바뀌게 되는 것이다.

　양파를 그대로 두면 눈물이 나지 않지만 양파를 자를 때 눈물을 흘리게 되는 이유는 위와 같은 화학 반응 때문인 것이다.

이탈리아의 미인

　이탈리아에는 눈이 작아 고민하는 아가씨들이 양파를 많이 썰면 눈이 커져 미인이 된다는 말이 있다고 한다. 양파를 썰면 휘발 성분 때문에 눈물을 많이 흘리게 되어 눈이 커져 예뻐진다는 말이라고 하는데, 양파의 성분을 설명하는 재미있는 얘기이다. 양파에는 당질 중에서는 과당이 많고 포도당과 설탕은 거의 같은 양이 포함되어 있으며, 주요 아미노산으로 알기닌과 라이신이 함유되어 있다. 우리나라에서 많이 재배되고

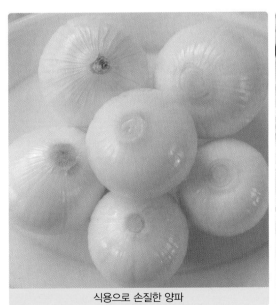

식용으로 손질한 양파

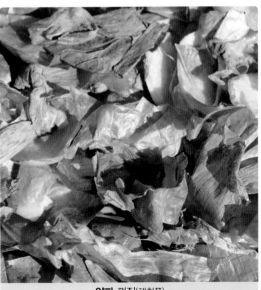

양파 껍질(채취품)

있고 가끔씩 파동도 겪고 있는 양파를 여러 가지 가공 제품으로 개발하여 꾸준히 섭취한다면 성인병 등의 질병 예방에 많은 도움이 될 것으로 확신한다. 그렇게 된다면 생산자에게는 경제적으로 도움이 되고 소비자에게는 건강을 선물하여 모두에게 일석이조가 될 것이다.

양파의 한방 효능

- 한방 약미(藥味)와 약성(藥性) : 맛은 맵고 달며 성질은 따뜻하다.
- 한방 효능 : **건위이기(健胃理氣)** 위를 건강하게 하고 기(氣)를 통하게 한다. ● **해독살충(解毒殺蟲)** 독을 풀어주고 벌레를 죽인다.
- 약효 해설 : 동맥 경화증에 효과가 있다. 혈장 콜레스테롤의 상승을 억제하는 작용이 있다. 해독, 살충 작용이 있다. 혈당 강하 작용이 있다.

양파의 기능성 및 효능에 관한 특허자료

▶ **양파 껍질 추출물을 유효 성분으로 포함하는 지질대사 질환의 예방 또는 치료용 조성물**
양파 껍질 추출물은 지질대사 이상으로 발생하는 각종 질환들을 예방 및 치료할 수 있는 치료제 및 지질대사를 개선할 수 있는 기능성 식품의 제조에 유용하게 사용할 수 있다.
– 공개번호 : 10-2011-0121239, 출원인 : 인제대학교 산학협력단

▶ **항산화 및 항콜레스테롤 활성을 갖는 양파 추출 농축액 및 이의 제조 방법**
양파 추출 농축액은 산화 관련 질환 및 콜레스테롤 관련 질환의 예방 또는 개선을 위한 약학조성물 및 건강 기능성 식품으로 유용하게 이용될 수 있다.
– 등록번호 : 10-0895969, 출원인 : 창원대학교 산학협력단

▶ **양파 껍질 추출물을 포함하는 지방축적 억제 또는 비만 예방 및 치료용 조성물과 이를 포함하는 약학적 제제 및 식품**
양파 껍질 추출물은 종래 지방 분해제나 비만 억제제들에 비해 독성으로 인한 각종 부작용이 없으며, 관련 질환을 앓고 있는 환자에게도 안심하고 투여할 수 있는 장점이 있다.
– 공개번호 : 10-2009-0042531, 출원인 : 주식회사 휴온스

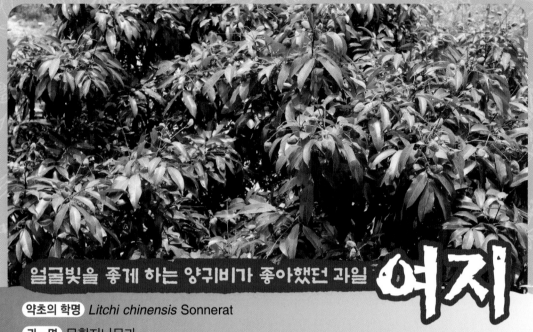

얼굴빛을 좋게 하는 양귀비가 좋아했던 과일 **여지**

약초의 학명 *Litchi chinensis* Sonnerat

과 명 무환자나무과

약재명 여지핵(荔枝核)

라틴생약명 Litchi Semen

약용부위 씨

약재의 기원 이 약(여지핵)은 여지 *Litchi chinensis* Sonnerat(무환자나무과 Sapindaceae)의 씨 이다.

화청지의 양귀비

양귀비는 당나라 현종의 황후이며 최고의 미인이었던 양귀비에 비길 만큼 꽃이 아름답다고 해서 지어진 이름이다. 중국 산시(陝西)성의 성도인 시안(西安)은 양귀비의 별장인 화청지(華淸池)가 있는 곳으로 잘 알려진 관광도시이다. 산세가 좋고 온천수가 솟아나 당 현종이 궁(宮)으로 조성하여 양귀비와 생활했던 곳이다. 현종은 양귀비가 목욕하는 부용탕(芙蓉湯) 안을 구멍으로 들여다보고 그녀의 몸매에 늘 감탄하곤 했다고 전해진다. 화청지에는 양귀비꽃이 곳곳에 피어 있지만 모두 조화이다. 양귀비는 아편의 원료가 되는 식물이다.

양귀비가 좋아했던 여지의 효능

양귀비가 좋아했던 과일은 여지(荔枝) 즉 리치이다. 양귀비는 이 과일 맛에 반해 해마다 5월이 되면 중국 남방에서 생산되는 여지를 먹겠다고 황제를 졸랐다. 양귀비에 마취된 현종은 상하기 쉬운 여지를 싱싱하게 선물하기 위해 빠른 말과 능숙한 기수를 뽑았고, 대궐에 도착하는 시간을 조금이라도 줄이기 위해 곳곳에 이들을 배치하여 릴레이식으로 운반하도록 명령했다. 시안에서 원산지 광둥까지는 2,000km가 넘는 거리로 오늘날의 기차로도 26시간이 걸린다고 하는데 백성들은 양귀비를 위해 여지를 담은 얼음상자를 등에 진 채 쉬지 않고 말을 달렸던 것이다.

양귀비의 과일인 여지의 딱딱한 껍질을 손으로 벗기면 단물이 흐르는 흰색의 반투명한 과육이 나오는데 그 맛이 일품이다. 중국 광서장족자치구의 구이린(桂林) 시장에 갔을 때 한 상인이 여지를 팔려고 필자 일행을 불렀다. 중국 구이린 지역의 한 시장에서는 겨울에도 여지가 보인다. 여지의 원산지에 속하는 이곳 사람들은 말린 여지를 국에 넣어 끓여 먹기도 한다고 일러준다. 실제 여지는 음식을 갖추어 차릴 때 약선(藥膳) 재료로 다양하게 이용되고 있다.

처음 먹어보는 이 과일 맛에 반해 필자는 단숨에 30개나 사먹었던 기억이 있다. 그

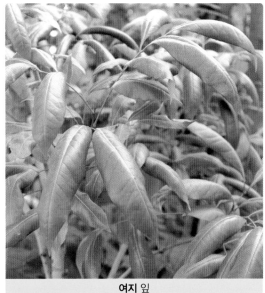

여지 잎

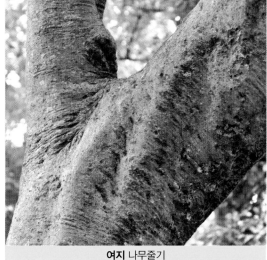

여지 나무줄기

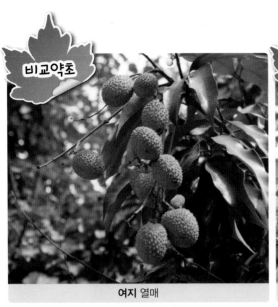

비교약초

여지 열매

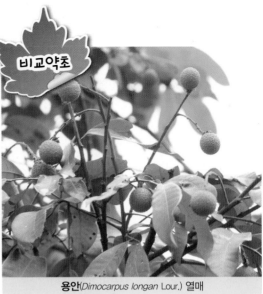

비교약초

용안(*Dimocarpus longan* Lour.) 열매

리고 지금까지도 그 맛이 입에 돈다. 요즘은 수입이 되니까 한국의 뷔페식당에서도 여지를 준비하고 있어 쉽게 그 맛을 볼 수 있다.

한방에서 여지는 성질이 보통이고[주] 약간 따뜻하며 맛은 달고, 독이 없는 약으로 분류된다. 정신을 깨끗하게 하고 지혜를 도우며 가슴이 답답하고 열이 나며 목이 마르는 증상인 번갈을 멎게 하고 얼굴빛을 좋게 한다. 그러고 보니 경국지색 양귀비의 미모와 왕의 사랑을 독차지한 지혜를 내는데 여지가 큰 기여를 한 것 같다. 여지의 씨 즉, 여지핵(核)도 가슴앓이와 허리 또는 아랫배가 아픈 병을 치료한다. 여지핵은 태워 가루를 낸 다음 따뜻한 술에 타 먹는다.

여지(여지핵)의 한방특성

• **한방 약미(藥味)와 약성(藥性)** : 맛은 달고 약간 쓰며 성질은 따뜻하다.

• **한방 작용부위** : 여지핵은 주로 간장, 신장 질환에 영향을 미친다.

• **한방 효능** : **행기산결(行氣散結)** 기운을 잘 소통시키고 뭉친 것을 풀어준다. ● **거한지통(祛寒止痛)** 한(寒)으로 인한 통증을 멎게 한다.

• **약효 해설** : 가슴이 답답하고 갈증이 나는 증상을 치료한다. 배꼽 주위가 짜는 듯이 아프고 손발이 차가워지는 병증을 낫게 한다. 복부에 통증이 오래 지속되는 증상에

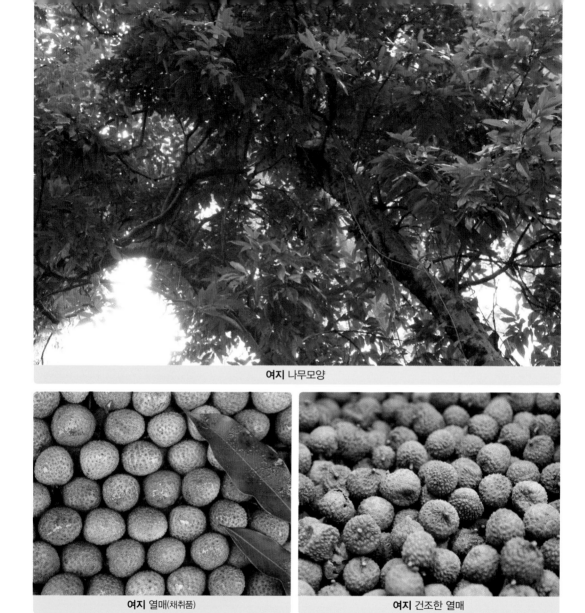

여지 나무모양

여지 열매(채취품)

여지 건조한 열매

유효하다. 고환이 붓고 아픈 증상에 사용한다.

• **임상 응용** : 하복통(下腹痛), 위통, 고환에 염증이 생기며 붓고 아픈 증상에 쓴다.

동의보감 효능

여지(荔枝)는 성질이 보통이고[平](약간 따뜻하다[微溫]고도 한다) 맛은 달며[甘](달고[甘]

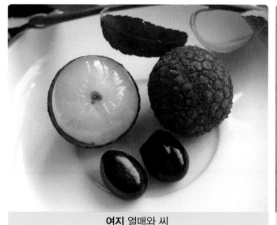

여지 열매와 씨

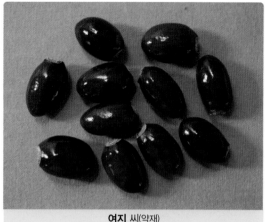

여지 씨(약재)

시다[酸]고도 한다) 독이 없다. 정신을 깨끗하게 하고 지혜를 도
운다[益智]. 답답하고 목마른 것을 멎게 하고 안색을 좋게 한다.
ㅇ 사천성 운남[蜀雲南] 지방에서 난다. 열매는 달걀만 한데 껍
질이 붉은 비단무늬 같이 붉다. 살은 수정 같은 청백색인데 꿀
같이 달고 맛있다. 또 씨는 연자심[蓮子心] 같고 살은 지방같이
희고 달며 과즙이 많다. ㅇ 많이 먹으면 열이 난다. 꿀물을 마
시면 풀린다. ㅇ 열매가 맺혔을 때 가지는 연약해도 꼭지가 단
단해서 손으로는 딸 수 없다. 그래서 칼이나 도끼로 그 가지를
쳐서 자르기 때문에 여지(荔枝)라고 한다[본초].

여지핵(荔枝核, 여지 씨)은 가슴앓이[心痛]와 배꼽 아래가 몹시
아픈 것[小腸疝氣, 소장산기]을 치료한다. 태워서 가루를 낸 다음
따뜻한 술에 타 먹는다[입문].

허준, 《원본 동의보감》, 712쪽,
남산당(2014)
《동의보감》 세갑술중동 내의원
교정 완영중간(歲甲戌仲冬 內醫
院校正 完營重刊) 영인본

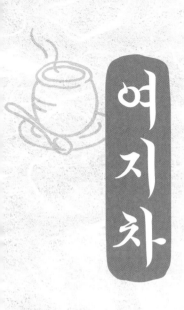

여지차

 효능 정신을 맑게 하는 효능, 얼굴빛을 좋게 하는 효능, 가슴 앓이 치료

 제조 방법

1. 물 1L에 말린 여지 과육 30g을 넣고 센불에서 30분 정도 끓인다.
2. 중불에서 1시간 정도 더 끓여 마신다.
3. 말린 과육은 신맛과 단맛이 동시에 있으므로 기호에 따라 꿀, 설탕을 한 스푼 넣어서 마시면 좋다.

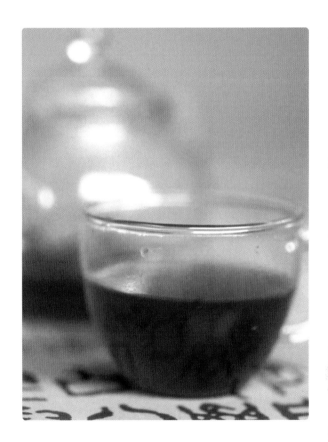

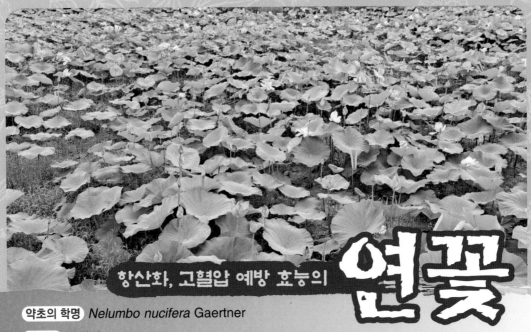

항산화, 고혈압 예방 효능의 **연꽃**

약초의 학명	*Nelumbo nucifera* Gaertner
과 명	수련과
약재명	하엽(荷葉)
라틴생약명	Nelumbinis Folium
약용부위	잎
약재의 기원	이 약(하엽)은 연꽃 *Nelumbo nucifera* Gaertner(수련과 Nymphaeaceae)의 잎이다.

신성한 식물, 연

연은 수천 년 이상 인간과 가까이 있었던 식물이다. 인도에서는 연을 신성한 식물로 생각하고 있다. 즉 물 위에 떠 있는 연꽃은 조물주, 생명력과 연관되는 상징으로 비유된다. 중국에서도 2500~3000년 전의 책에 연이 있었다고 기록되어 있다. 연잎의 효능에 대한 옛 이야기를 전하면 다음과 같다.

옛날 중국 어느 마을에 화재가 발생하였는데 대부분 사망하거나 부상하였다. 그런데 그중에서 몸이 아주 약한 부인이 화상도 없고 아무런 부상이 없이 안전하게 살아 있었다. 주위 사람들이 이상해서 그녀에게 물어보니 화재가 났을 때 목이 말라 연잎을 끓여 마셨다고 했다. 즉 연잎의 작용으로 그녀가 살아남은 것이다. 이후부터 마을에서는 더위 먹은 사람이나 발열이 있는 사람에게는 연잎을 끓여 복용하게 했으며 연잎이 청열해독(淸熱解毒)의 약임을 알게 되었다. 우리의 《동의보감》에도 연잎을 하엽(荷葉)이라 하여 갈증을 멎게 하고 버섯 중독을 풀어주며 혈창으로 배가 아픈 것을 치료한다고 기술되어 있다.

항산화 작용과 에이즈 예방 작용

연뿌리는 식용으로 많이 사용되고 있으나 연잎에 대한 식품 개발과 실험적 약리 효

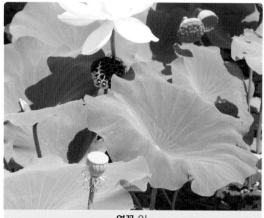

연꽃 잎

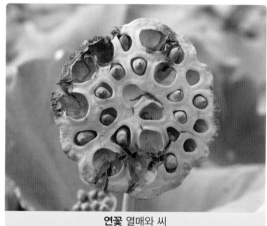

연꽃 열매와 씨

연꽃 꽃

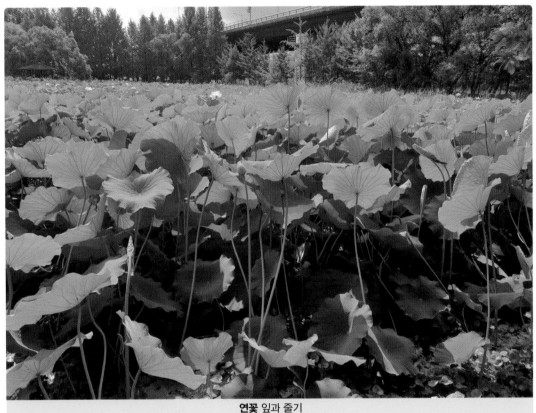
연꽃 잎과 줄기

과 연구는 부족한 실정이다. 최근 필자의 연구실에서의 실험 결과로 연잎의 항산화 작용과 인간면역결핍바이러스(HIV)의 저해 작용을 발견하였는데, 이에 대해 간단히 기술해보겠다.

쇠가 산소의 작용으로 녹슬듯[산화] 우리 몸도 산소로 인해 녹이 스는데, 이것이 곧 노화다. 그리고 호흡으로 들어온 산소 중 밖으로 배출되지 못하고 몸에 남는 것이 유해산소(활성산소)로 이는 성인병과 노화를 촉진시킨다.

이 유해산소가 몸에 해로운 것은 강력한 산화 작용 때문이며 유해산소는 유전자의 본체인 DNA나 세포막을 만들고 있는 지방질 분자를 파괴하기 위해 여러 가지의 장해를 일으켜 세포를 노화시키고 암을 유발할 수 있게 된다. 연잎은 체내에서 발생하는 유해산소인 유리 라디칼(유리기, 전기적으로 불안정한 물질로서 자유 전자를 가짐)의 활동을 무력화시키는 항산화 작용이 있음을 발견할 수 있다.

그리고 AIDS(에이즈)는 후천성면역결핍증후군으로 인간면역결핍바이러스(HIV)에 의해 발생되는 질병이다. 바이러스는 자신만으로는 살 수 없고, 숙주가 필요하며 세균보다도 작은 입자이다. 이 에이즈 바이러스의 경우, 직경이 약 100nm이고 사람의 'Help T 세포'라 부르는 면역세포를 숙주로 해서 침입하고 핵 속의 유전자 안에 자신의 유전자를 넣는다.

이 에이즈 바이러스는 인간에게는 없는 효소 및 효소의 유전자를 가지고 있다. 인간의 유전자는 DNA이지만 에이즈 바이러스 유전자는 RNA이므로, 인간의 면역세포 유전자에 들어가기 위해서는 역전사 효소(HIV의 RNA를 DNA로 바꾸는 효소)가 필요하며, 또 자손의 에이즈 바이러스 입자를 세포 밖으로 방출할 때는 프로테아제(protease, HIV 내에 존재하는 단백분해 효소) 효소가 필요하다.

인간에게는 없고 에이즈 바이러스만이 가지고 있는 효소에 대한 억제물질을 찾는 것이 가능하면 인간의 생체 내 반응에는 영향을 주지 않고, 에이즈만을 특이적으로 공격하는 것이 가능하게 되어 에이즈 치료약으로 개발될 가능성도 있다. 따라서 HIV 억제제 개발을 위한 기초연구로서 생물공학을 이용하여 얻은 HIV 프로테아제 효소를 사용하여 일어나는 화학반응을 연잎 추출물이 어느 정도 억제하는지, 그 반응을 측정하였다. 그 결과 연잎의 메탄올 추출물이 HIV 프로테아제 효소를 억제하는 작용이 있음을 발견하였다. 그다지 강한 억제 작용은 아니지만 식품으로써 자주 섭취하게 될 때 에이즈와 관련되는 예방 작용도 기대할 수 있으리라 생각된다.

고혈압 예방 효능

연잎의 생리 활성 성분 연구에서는 플라보노이드 성분을 대량 분리할 수 있었다. 즉 플라보노이드 성분은 곡물, 채소, 과일 등에 상당량 들어 있으며 진정 작용, 항혈관 삼투 작용, 살균 작용, 이뇨 작용 등의 효과가 있는 생리 활성 성분이다.

연잎의 주성분인 플라보노이드 화합물(NM-253으로 명명)은 안지오텐신(혈압상승물질) 전환 효소(ACE, 안지오텐신 I을 안지오텐신 II로 바꾸는 효소)를 억제하는 작용이 있어

혈압 강하 작용과 관련이 있는 성분으로 알려져 있다. 즉 신장(腎臟)에서 레닌(renin, 신장에 들어 있는 단백분해 효소) 분비가 촉진되면 ACE 효소에 의해 안지오텐신 II 농도가 높아져서 부신 피질의 알도스테론(부신 피질 호르몬의 일종으로 혈압 상승에 관여) 분비를 촉진시키고, 이는 신장에서 혈류량을 증가시켜 혈압이 상승하게 된다.

연잎의 주성분인 플라보노이드 성분은 ACE 효소를 억제하는 작용이 있어 결과적으로 혈압을 내리게 한다.

한방에서는 하엽

한방에서 하엽이라 하여 사용되는 연잎에 대한 약효와 성분에 대한 연구는 계속되어야 한다. 특히 연잎은 뿌리, 꽃, 씨 등의 부위보다 양이 많아 재료 구입이 용이하며 기능성 차 등의 훌륭한 가공식품이 개발된다면 많은 소비가 있을 것이다. 그렇다면 농가에 고부가 가치를 지니는 작물로 재배되어 농가 소득 향상에도 많은 도움이 되리라 생각된다.

허준, 《원본 동의보감》, 710쪽, 남산당(2014)
《동의보감》 세갑술중동 내의원 교정 완영중간(歲甲戌仲冬 內醫院校正 完營重刊) 영인본

연꽃(하엽)의 한방 특성

• **한방 약미(藥味)와 약성(藥性)** : 맛은 쓰고 성질은 보통이다[平].

• **한방 작용부위** : 하엽은 주로 간장, 비장, 위장 질환에 영향을 미친다.

• **한방 효능** : **청서화습(淸暑化濕)** 더위를 식히고 습기를 없앤다. ● **승발청양(升發淸陽)** 청기(淸氣)와 양기(陽氣)를 상승 발산시킨다. ● **양혈지혈(凉血止血)** 혈열(血熱)을 식히고 지혈한다.

• **약효 해설** : 여름철에 설사하고 가슴이 답답하며 입이 마르고 갈증이 나는 증상에 쓰인다. 산후(産後)에 머리가 아찔하고 어지러운 증상에 유효하다. 혈변(血便)과 여성의 부정기 자궁 출혈에 사용한다. 토혈, 코피를 멎게 한다.

•**임상 응용** : 발열, 하리, 복통, 토혈, 코피, 혈변, 출산 후에 나타나는 어지럼증에 쓴다.

동의보감 효능

갈증을 멎게 하고 태반을 나오게 하며 버섯 중독[蕈毒]을 풀어주고 혈창(血脹)으로 배가 아픈 것을 치료한다. ○ 하비(荷鼻)는 성질이 보통이고[平] 맛은 쓰며[苦] 독이 없다. 혈리(血痢)를 치료하고 안태시키며 굳은 피[惡血]를 없앤다. 하비는 즉 연잎의 꼭지이다[본초].

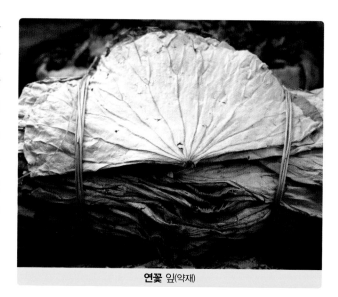

연꽃 잎(약재)

연꽃의 기능성 및 효능에 관한 특허자료

▶ **연잎에서 추출한 추출물을 함유한 당뇨성 예방 및 치료 효능을 갖는 약학 조성물 및 건강식품**
본 발명은 당뇨성 합병증 억제 활성을 갖는 연잎 조추출물, 비극성 용매 가용 추출물 및 그로부터 분리한 플라보노이드류의 화합물들을 함유하는 약학 조성물 및 건강식품에 관한 것이다.
− 공개번호 : 10-2009-0094614, 출원인 : 목포대학교 산학협력단

▶ **연잎 추출물 및 타우린을 함유하는 대사성 질환 예방 및 치료용 조성물**
본 발명은 고지혈증 또는 지방간 예방 및 치료용 조성물에 관한 것으로서, 보다 상세하게는 연잎 추출물 및 타우린을 유효 성분으로 함유하는 대사성 질환인 고지혈증 또는 지방간 예방 및 치료용 조성물에 관한 것이다.
− 등록번호 : 10-1176435, 출원인 : 인하대학교 산학협력단

▶ **우울증 치료용 연자육 추출물, 이를 포함하는 약학적 조성물 및 건강식품**
본 발명의 연자육 추출물은 동물행동학적, 생화학적 방법을 통하여 강력한 항우울 활성을 나타내고 기존 항우울제의 부작용을 감소시키는 안전성이 확보되어 있으므로 우울증 치료용 조성물 및 건강식품으로 유용하게 사용될 수 있다.
− 등록번호 : 10-0672949, 출원인 : 퓨리메드 주식회사

▶ **연자육 추출물을 함유하는 인지 기능 장애 관련 질환의 예방 및 치료용 조성물**
본 발명의 연자육 추출물은 우수한 기억력 및 학습능력 향상 효과와 뇌세포 증식에 탁월한 증가 효과를 나타내므로 인지 기능 장애 관련 질환의 예방 및 치료용 조성물로 유용하게 이용될 수 있다.
− 등록번호 : 10-0861730, 출원인 : 무안군

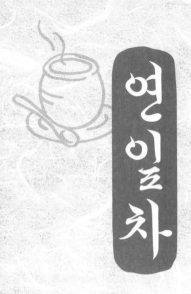

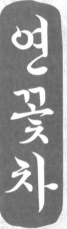

연잎차

 효능 청열해독, 항산화 작용, 에이즈 예방, 현기증 개선에 효과

제조 방법
1. 끓인 물 한 잔에 연꽃 잎 소량을 다기에 넣어서 1~2분 우려낸다.
2. 따뜻할 때 마신다.
3. 연꽃 잎은 덖은 연잎과 쪄서 말린 연잎이 있다. 집에서 만드는 방법들이 많이 있지만 바쁜 현대인들이 좁은 집에서 만들기가 번거로우므로 시중에서 구입해서 은은한 향을 즐기며 여유를 맛보는 것도 좋은 방법이다.

연꽃차

 효능 심신 안정, 안색을 좋게 함, 혈액 순환 촉진

제조 방법
1. 연꽃 꽃을 손질하여 말린다.
2. 그늘에 말려 방습제를 넣은 밀폐용기에 보관하면서 이용한다.
3. 연꽃의 꽃이 크므로 잘게 부수어 꽃잎을 반 스푼 정도 찻잔에 담는다.
4. 끓는 물을 붓고 1~2분이 지나면 마신다.

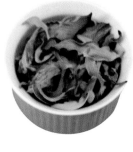

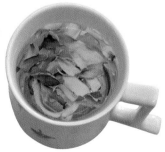

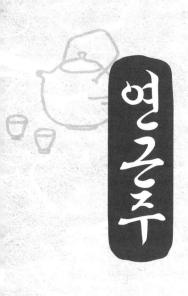

 산지(産地)에서 9월부터 이듬해 4월까지 채취한 것을 구입하여 사용한다. 채소가게에서 말리지 않은 것을 구입할 수 있다. 약효는 뿌리나 종자에 있다. 뿌리나 종자를 구입하여 물로 깨끗이 씻은 다음 뿌리는 생으로, 종자는 말려두고 사용한다.

 1. 생뿌리는 250g, 종자(연자육)는 200g을 소주 3.6L에 넣고 밀봉한다.
2. 12개월 이상 숙성시켜 음용하며, 그대로 보관, 사용해도 된다.

맛 달고 떫다. 백설탕을 100g 정도 가미할 수 있다.

적용병증 **흉통(胸痛)** 심장과 비장 사이에 밤알만 하게 혈액이 뭉쳐 다니며 통증이 오는 경우의 처방이다. 소주잔 1잔을 1회분으로 1일 3~4회씩, 7~12일 동안 음용한다.
다몽(多夢) 꿈을 지나치게 많이 꾸어, 수면 부족이나 피로감 등이 생기는 경우의 처방이다. 소주잔 1잔을 1회분으로 1일 2~3회씩, 7~10일 동안 음용한다.
노화방지(老化防止) 특히 피부가 늘어지는 것을 방지하는 처방이다. 소주잔 1잔을 1회분으로 1일 2~3회씩, 20~30일 동안 음용한다.
기타 적응증 건망증, 불면증, 신경 쇠약, 비염, 부종, 근골위약, 대하

 • 본 약술을 음용하는 중에 지황(생지황, 건지황, 숙지황)의 섭취와 쇠붙이의 접촉을 금한다.
• 여러 날(20일 이상) 장복하여도 무방하다.

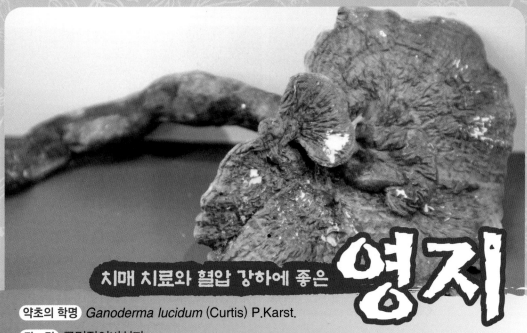

치매 치료와 혈압 강하에 좋은 **영지**

약초의 학명	*Ganoderma lucidum* (Curtis) P.Karst.
과 명	구멍장이버섯과
약재명	영지(靈芝)
라틴생약명	Ganoderma
약용부위	자실체
약재의 기원	이 약(영지)은 영지 *Ganoderma lucidum* (Curtis) P.Karst. 또는 기타 근연종(구멍장이버섯과 Polyporaceae)의 자실체이다.

영지란

영지는 수천 년 전부터 한약으로 사용되고 있는 버섯으로 불로초 또는 만년버섯 등의 여러 가지 이름으로 불리고 있다. 최근 일본, 대만, 중국이나 러시아를 비롯한 구소련 등지에서 건강식품으로 널리 인기를 끌게 되자 영지의 연구가 확대되고 있으며, 이 버섯의 약효 성분과 약리 작용이 점차 밝혀지고 있다.

영지의 한방 약효

영지는 중국의 오래된 한방 약물 서적인 《신농본초경》에 적지(赤芝), 청지(靑芝), 황

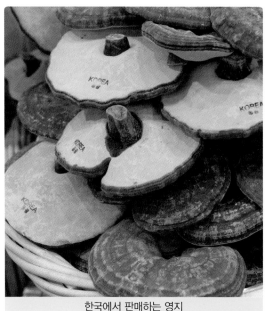

한국에서 판매하는 영지

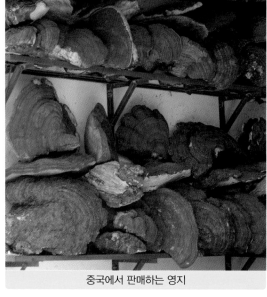

중국에서 판매하는 영지

지(黃芝), 백지(白芝), 흑지(黑芝), 자지(紫芝) 등 여섯 종류의 이름으로 '상약(上藥)'에 분류되어 기재되어 있다. '상약'은 생명을 북돋워주고, 무독하며 부작용이 없는 약이다. 또한 다량 복용하거나 장기간 복용하여도 사람에게 해를 주지 않고 장수하는 약재이다. 이러한 상약에 포함되는 영지는 옛 한방 책에 의하면 부작용이 없고 오래 살게 하는 약재로 분류되어 있으며 강장, 정신 안정 작용, 관절염, 기관지염 등의 치료에 유효하다고 기재되어 있다.

치매 치료 작용

영지에 관한 국제 심포지엄에서 미국 텍사스 대학 연구팀은 영지가 알츠하이머 질환에 효과가 있다고 하여 주목을 끌었다. 영지 추출액에서 활성 성분을 분리하였는데 이 성분은 비스테로이드성으로 류머티즘성 관절염 치료에 대표적으로 사용되는 하이드로코티손보다 효과가 우수하다는 것이다. 뇌에 염증이 생기거나 손상으로 생기는 노화 및 기억력 상실 억제 효과가 있고 부작용도 없어 장기간 투여도 가능하여 효과적인 치매 치료제로서 기대된다고 발표하였다.

혈압 강하 작용

관심을 끌고 있는 영지의 혈압 강하 작용을 소개한다. 일본 긴키 대학 동양의학연구소 진료과에 통원 중인 본태성 고혈압증 환자를 대상으로 영지를 투여한 결과, 4주간 단기간 투여에서 67세 여성과 64세 남성의 혈압 변화를 볼 수 있었다.

또한 20주간 영지의 장기 투여에서도 64세 남성의 혈압 강하 효과가 관찰되며 혈중 지질의 정상화도 보인다. 고혈압은 대부분 원인 불명인 경우가 많다. 그러나 동물실험 결과뿐 아니라 임상실험에서도 이 같은 약효가 인정되는 영지를 고혈압 예방의 목적으로 매일 차로 끓여 마시는 것도 권할 만하다.

면역 조절 효과

중국과 한국의 과학자에 의해 영지의 면역 증강 작용도 발표되었다. 중국 베이징 대학 연구팀은 말기암 환자를 대상으로 영지 추출물을 투여한 결과 통증과 구토를 경감시켰으며, 성인에게 투여한 결과 인터페론 및 인터루킨-2의 생성을 크게 증가시켜 노화와 스트레스 등으로 인한 세포 면역활성을 증가시켜 주었다.

한편 서울대학교 약대 연구팀도 영지의 면역과민증 및 면역 기능 저하 시 뛰어난 면역 조절 효과를 밝혔다. 이러한 사실은 알레르기, 관절염, 전신성 홍반성 낭창 등 면역과민증인 환자의 치료제로서 신약개발은 물론 이를 이용하면 항암제 개발도 가능하다고 하였다. 또한 영지의 다른 분획은 면역세포의 증식을 촉진시켰는데 장기이식 환자처럼 면역 기능이 저하된 사람들에게 매우 효과적인 면역 증강 효과가 있음을 발견한 것이다. 이는 영지의 면역 조절 작용을 실험동물이 아닌 정상인의 혈액을 통해 직접 밝혔다는 데 의의가 있다.

항암 작용

중국의 연구팀이 국제 학술 회의에서 발표한 자료에 의하면 상하이 의료기관들에서 치료받고 있는 암환자를 대상으로 실시한 임상실험 결과 영지 추출물이 식욕저하, 피로, 통증 등 암환자들에게 나타나는 증상들을 현저히 호전시키는 효과가 있는 것으로 밝혀졌다. 이 추출물은 화학 요법과 방사선 치료에 의한 암환자들의 부작용을 감소시키는 것으로도 알려졌다. 또 위 절제 수술을 받은 위암 환자에 대한 임상실험

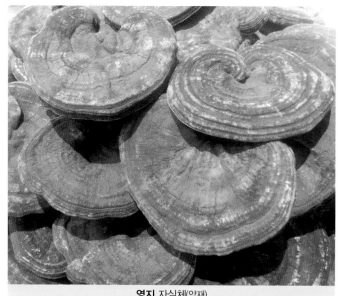

영지 자실체(약재)

에서도 영지 추출물이 이들의 5년 생존율을 높여주는 것으로 밝혀졌다고 보고하였다.

영지의 약리 성분

이와 같은 다양한 약리 작용이 있는 영지를 달여 마시면 쓴맛이 난다. 이 쓴맛의 본체는 영지에서만 고유하게 존재하는 것으로 사포닌과 유사한 트리테르페노이드 성분이라 불리는 가노데린산(ganoderic acid)류 성분이다. 영지에는 이러한 트리테르페노이드 성분이 100여 종 포함되어 있다. 이 성분들은 여러 가지 약리 작용을 나타낸다.

영지의 전설

하늘의 서왕모 생일잔치가 열려 신선과 선녀들이 서로 다투어 선과와 선초를 바쳤다. 그런데 영지선녀만이 늦게 와서 영지를 바쳤다. 늦게 도착한 영지선녀에게 화가 난 서왕모는 영지선녀를 청봉산으로 쫓아버렸다. 영지선녀는 그곳에서 만난 청년을 오라버니로 삼아서 신선들만 먹는 영지를 먹였다. 인간과 사귀고 신선만 먹는 영지를 인간에게 먹인다는 사실을 안 서왕모는 영지선녀를 불러들였다. 잡혀 갈 것을 예상한

영지선녀는 청년에게 영지의 균을 주면서 마른 나무뿌리에 심어 키워, 가난해서 병을 치료하지 못하는 사람들에게 영지를 나누어 주도록 하였다. 이때부터 인간은 영지를 약용할 수 있었다고 전해 온다.

영지 고르는 법

2천 년간 상약으로 취급되어 부작용이 없는 약으로 귀하게 사용되어 왔고 최근 과학적으로 여러 가지 약효들이 검증된 영지의 선별 요령은 다음과 같다. 삿갓 부분이 충분히 펼쳐져 있지 않거나 엷은 것은 약효가 떨어지며, 일반적으로 줄기가 짧고 굵으며 갓이 크고 두께가 두터운 것이 좋은 영지라고 알려져 있다.

영지의 한방 특성

- 한방 약미(藥味)와 약성(藥性) : 맛은 달고 성질은 보통이다[平].
- 한방 작용부위 : 영지는 주로 심장, 폐, 간장, 신장 질환에 영향을 미친다.
- 한방 효능 : **보기안신(補氣安神)** 기(氣)를 보하고 정신을 편안하게 한다. ● **지해평천(止咳平喘)** 기침과 천식을 멎게 한다.
- 약효 해설 : 몸이 허약해서 나오는 기침, 천식을 치료한다. 어지럽고 잠이 잘 오지 않는 증상을 낫게 한다. 신경 쇠약증, 소화 불량에 유효하다. 숨이 차고 때로는 가슴이 답답하며 목에서 가래 끓는 소리가 나는 증상에 사용한다. 강장, 진정약으로 쓴다.
- 임상 응용 : 신경 쇠약, 불면증, 소화 불량, 만성 기관지염, 고지혈증, 위궤양에 쓴다.

영지의 기능성 및 효능에 관한 특허자료

▶ **골다공증 예방 및 치료용 영지 추출물**
본 발명에 의한 영지 추출물은 골다공증 치료제 또는 예방제로서 사용될 수 있을 뿐만 아니라 건강식품으로도 응용될 수 있다.

- 등록번호 : 10-0554387, 출원인 : 주식회사 오스코텍

▶ **저지혈증 효과를 갖는 영지 유래의 세포외다당체와 세포내다당체 및 그 용도**
본 발명은 저지혈증 효과를 갖는 영지 유래의 세포외다당체 및 세포내다당체에 관한 것으로, 저지혈증 효과가 증가하는 뛰어난 효과가 있다.

- 등록번호 : 10-0468648, 출원인 : 학교법인 영광학원

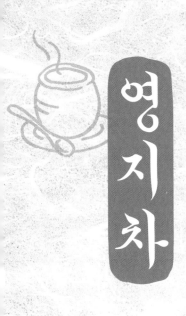

 효능 강장 효과, 정신 안정 작용, 치매 치료, 혈압 강하 작용, 면역증진 효과

 제조 방법
1. 영지는 그대로 끓이면 쓴맛이 나므로 뜨거운 물에 영지 15g을 1시간 정도 담가놓는다.
2. 쓴맛을 우려낸 영지를 건져 물 2L에 넣고 15분 정도 끓이면 쓴맛이 없어지고 영지 특유의 맛이 나오기에 적당한 상태가 된다.
3. 맑은 노란색이 되면 꿀이나 설탕을 가미하여 마시면 좋다.
4. 2~3차례 더 끓여 마셔도 된다.

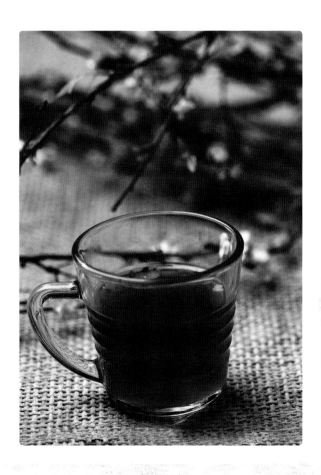

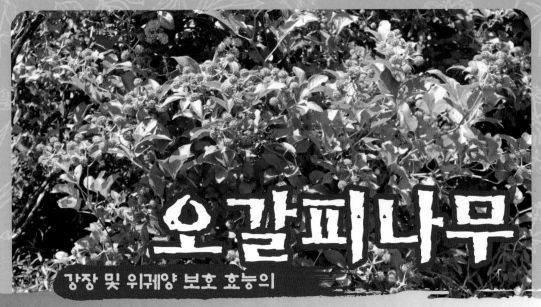

오갈피나무
강장 및 위궤양 보호 효능의

약초의 학명 *Acanthopanax sessiliflorum* (Rupr. et Maxim.) Seem.

과 명 두릅나무과

약재명 오가피(五加皮)

라틴생약명 Acanthopanacis Cortex

약용부위 뿌리껍질 및 줄기껍질

약재의 기원 이 약(오가피)은 오갈피나무 *Acanthopanax sessiliflorum* (Rupr. et Maxim.) Seem. 또는 기타 동속식물(두릅나무과 Araliaceae)의 뿌리껍질 및 줄기껍질이다.

시베리아 인삼, 오가피

미국의 슈퍼마켓에서 '시베리아 인삼'이라는 자양, 강장의 효능을 가진 상품이 1970년대 초에 인기를 끌었다. 고려 인삼은 잘 알려졌지만 시베리아 인삼이 과연 그에 버금갈 만한 것인지 호기심을 유발하였다. 인삼 약효 연구자로 유명한 러시아의 브렉만 박사는 시베리아 일대에서 고려 인삼과 유사한 가시오갈피나무를 발견하여 인삼과 흡사한 약효를 찾아내었던 것이다.

뒤이어 오가피가 운동선수뿐 아니라 우주비행사, 노동자들의 정신적, 육체적 능력을 증강시킨다는 외국 과학자들의 연구 결과가 발표되었다. 러시아에서는 혹한 속에

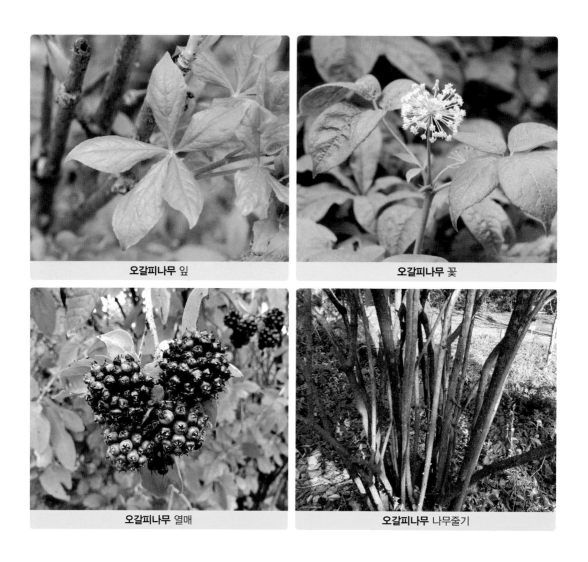

오갈피나무 잎

오갈피나무 꽃

오갈피나무 열매

오갈피나무 나무줄기

서 원기를 북돋워주는 식품으로 유명세를 타기 시작하였고 올림픽 선수들도 복용하였으며, 우리 선수들의 월드컵 4강 진출에도 가시오가피 복용이 일조를 하였다는 신문 광고가 등장했다.

힘줄과 뼈를 튼튼히

오가피는 오갈피나무의 뿌리의 껍질을 벗겨 말린 것이다. 요즈음에는 자원 부족으로 줄기와 가지도 사용하고 있다.《동의보감》에서는 오가피의 효능을 다음과 같이 설명하고 있다. 첫째, 오로(五勞, 오장이 허약해서 생기는 5가지 허로) 칠상[七傷, 남자에게서 신기(腎氣)가 허약해서 생기는 7가지 증상]을 보하며 기운을 돕는다. 두 번째로 힘줄과 뼈를 튼튼히 하고 의지를 굳세게 하며 남자의 음위증과 여자의 음부 가려움증을 낫게 한다. 세 번째로 뼈의 통증과 허약함을 낫게 한다. 그리고 어린이가 3세가 되어도 걷지 못할 때에 먹이면 걸어 다닐 수 있게 된다는 재미있는 효능이 기재되어 있다. 최근에는 일반 오갈피나무보다 가시오갈피의 약효가 높이 평가되면서 가시오갈피에 대한 관심이 높아지고 있다. 고대에는 오가피에 대한 기록만 있을 뿐 가시오가피에 대한 구체적인 언급이 없었으나《중국약전》에 1977년부터 처음으로 가시오가피를 오가피와 다른 독립적인 약재로 수록하였다.

강장 효능

가시오가피는 아답토겐 효과가 인삼보다 더 좋은 것으로 나타나 있다. 브렉만 박사가 제창한 아답토겐 효과설은 생체가 가지고 있는 바, 여러 병적 인자에 대해서 비특이적으로 저항하는 능력을 증가시켜주는 효과이다. 즉 혈압이 낮은 사람은 높여주는가 하면 혈압이 높은 사람은 낮추어주며, 건강한 경우보다는 건강이 비정상적인 상태에 있을 때 균형을 유지시켜 정상적인 상태로 가라앉게 해주는 효과로 해석된다. 오가피의 이런 아답토겐 약효 특징으로는 과도한 운동, 춥거나 매우 더운 상태의 물리적 요인으로 인한 스트레스를 경감시키고, 당뇨병에 걸린 흰쥐의 체중이 내려가는 것을 저하시키고 소변 속의 당분을 감소시키며 수명을 연장시키는 효과를 나타낸다. 또한 종양의 발생을 지연시키고 종양의 전이를 억제하는 등 생물학적 요인에서도 효과를 나타낸다.

성장 촉진과 면역 증강 작용

오가피의 약리 작용 연구 결과를 살펴보기로 한다. 류마토이드 관절염은 관절 사이의 막인 활액막과 관절 주위에 염증성 병변이 초래되어 지속적으로 진행되는 것이 특징인데, 경희대학교 한의대 연구팀은 오가피가 다량의 호중구 침착이 문제가 되는 류마토이드 관절염에 일정한 치료 효과가 있다고 하였다.

한국한의학연구원 연구팀도 가시오가피가 성장판 말단부의 연골세포에 활력을 증대시켜 성장판 두께를 증가시키고 골 무기질의 밀도를 증가시킨다고 발표하였다. 이는 성장기 어린이의 성장 촉진 및 골 강화에 유용하다는 내용이다.

우리 몸이 동일한 외부의 이물질로 인한 자극(항원)에 반복적으로 접촉함으로써 이상 반응을 일으키는 알레르기는 현대에 와서 각종 공해로 인해 더욱 발병이 빈번해지고 있다. 경희대학교 동서의학대학원 연구팀은 가시오가피가 항원에 대한

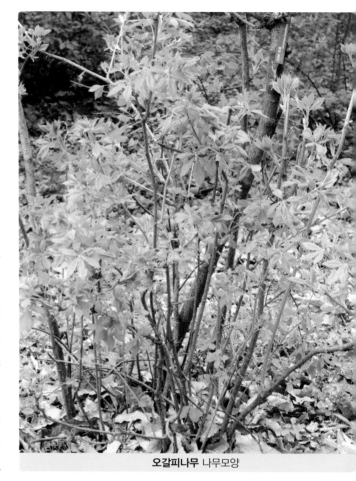

오갈피나무 나무모양

대응에 응용할 수 있는 소재임을 밝혔다. 이와 관련하여 대전대학교 한의학연구소 연구팀도 《대한본초학회지》에 발표한 논문에서 조혈촉진 및 면역 기능 증진 작용이 있어 이와 관련된 질환의 예방 및 치료에 오가피의 활용이 가능하다고 하였다.

오가피를 이용한 음료를 운동선수에게 복용하게 하여 이들의 호흡 순환 기능에 미치는 영향도 연구하였다. 신라대학교 체육학과 연구팀은 신체 건강하고 주 3일 이상 간헐적인 운동을 하는 대학생 7명을 대상으로 제약회사 제품의 오가피차를 하루 3번씩 1개월 동안 복용하게 하였다. 사전 검사와 1개월 뒤의 사후 검사를 통하여 오가피차는 운동선수의 최대 산소 섭취량을 비롯한 심폐기능을 향상시킴을 알 수 있었다.

위궤양 보호, 성기능 회복 개선 효과

가시오가피의 효능에 대한 연구는 현재 신약개발의 지평을 넓히고자 하는 연구자들의 열정으로 봇물이 터지듯 활기를 더하고 있다. 일본 학자들은 가시오가피와 그 성분인 세사민이 사람의 위암 세포의 생장을 억제하고 괴사시키는 작용을 규명함으로써 가시오가피에 항암 효과가 있음을 밝혔으며, 다른 연구팀은 가시오가피 추출물이 스트레스로 유발된 위궤양에 보호 효과가 있음을 발표하였다.

중국에서 연구된 가시오가피의 최근 임상연구도 관심을 끌고 있다. 지친 심신에 노동 능력이 회복되고, 건강한 사람이 복용하면 강장 효과가 있으며, 질병에 잘 걸리지 않고, 성기능이 회복되거나 개선되며 당뇨병, 만성 기관지염에도 효과가 있다는 것이다.

약리 성분

약효 성분으로는 엘루데로사이드라는 리그난 배당체가 주성분이며, 쿠마린과 페놀성 성분도 다양하게 함유되어 있다. 한국산 오가피는 일본 식물학자인 나카이에 의해 1909년 소개된 이래 지리산오갈피, 섬오갈피나무, 왕가시오갈피나무, 서울오갈피 등 여러 종류의 오갈피나무가 발견되었다.

오갈피나무(오가피)의 한방 특성

- **한방 약미(藥味)와 약성(藥性)** : 맛은 맵고 쓰며 성질은 따뜻하다.
- **한방 작용부위** : 오가피는 주로 간장, 신장 질환에 영향을 미친다.
- **한방 효능** : **거풍제습(祛風除濕)** 팔다리를 잘 쓰지 못하고 마비되며 아픈 증상을 치료한다. ● **보익간신(補益肝腎)** 간(肝)과 신(腎)을 보한다. ● **강근장골(强筋壯骨)** 근육과 뼈를 튼

허준, 《원본 동의보감》, 740쪽, 남산당(2014)
《동의보감》 세갑술중동 내의원 교정 완영중간(歲甲戌仲冬 內醫院校正 完營重刊) 영인본

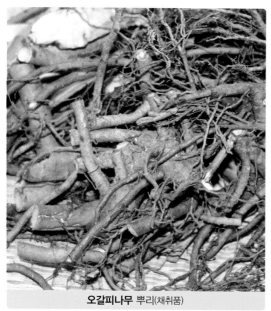

오갈피나무 뿌리(채취품)

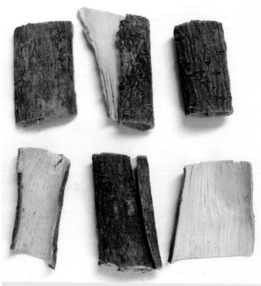

오갈피나무 줄기껍질(약재, 주피 미제거)

튼하게 한다. ● **이수소종(利水消腫)** 소변을 잘 나오게 하고 부종을 가라앉힌다.

- **약효 해설** : 팔다리를 잘 쓰지 못하고 마비되며 아픈 증상에 유효하다. 근골(筋骨)이 저리고 힘이 없는 증상을 치료한다. 발기 부전, 요통(腰痛) 치료에 쓰인다. 몸이 붓는 증상에 사용한다. 강장, 강심 작용이 있다.
- **임상 응용** : 류머티즘, 신경통, 각기(脚氣), 수종(水腫), 발기 부전에 쓴다.

동의보감 효능

성질이 따뜻하고[溫](약간 차다[微寒]고도 한다) 맛은 맵고[辛] 쓰며[苦] 독이 없다. 5로 7상을 보하며 기운을 돕고 정수(精髓)를 보충한다. 힘줄과 뼈를 튼튼히 하고 의지를 굳세게 하며 남자의 음위증과 여자의 음부 가려움증을 낫게 한다. 허리와 등골뼈가 아픈 것, 두 다리가 아프고 저린 것, 뼈마디가 조여드는 것, 다리에 힘이 없어 늘어진 것 등을 낫게 한다. 어린이가 3세가 되어도 걷지 못할 때에 먹이면 걸어 다닐 수 있게 된다. ○ 산과 들에 있는데 나무는 잔 떨기나무이고 줄기에는 가시가 돋고 다섯 갈래의 잎이 가지 끝에 난다. 꽃은 복숭아꽃 비슷한데 향기롭다. 음력 3~4월에 흰 꽃이 핀 다음 잘고 푸른 씨가 달린다. 6월에 가면 차츰 검어진다. 뿌리는 광대싸리 뿌리 비슷한데 겉

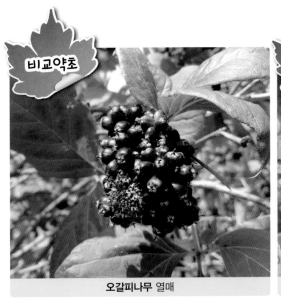

비교약초

오갈피나무 열매

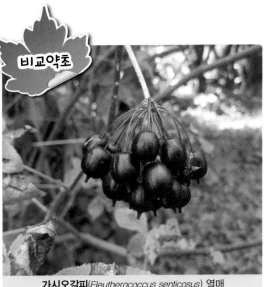

비교약초

가시오갈피(*Eleutherococcus senticosus*) 열매

은 검누른 빛이고 속은 희며 심은 단단하다. 음력 5월과 7월에는 줄기를 베고 10월에는 뿌리를 캐어 그늘에서 말린다[본초]. ○ 위[上]로 오거성의 정기[五車星精]를 받아서 자란다. 그렇기 때문에 잎이 다섯 갈래로 나는 것이 좋다. 오래 살게 하며 늙지 않게 하는 좋은 약이다[입문].

오갈피나무의 기능성 및 효능에 관한 특허자료

▶ **오가피 추출물 및 이를 포함하는 성장기 뼈 형성 촉진 및 골다공증 예방 또는 치료용 약학적 조성물**
본 발명의 오가피 추출물은 골다공증, 퇴행성 골질환 및 류머티즘성 관절염과 같은 골질환 등의 예방 또는 치료에 유용하게 사용될 수 있다.

– 등록번호 : 10-0399374, 출원인 : 주식회사 오스코텍

▶ **오가피 추출물을 유효 성분으로 함유하는 위장 질환의 예방 또는 치료용 조성물**
본 발명에 따른 오가피 추출물은 위염, 위궤양 및 십이지장궤양 등의 위장 질환의 예방 또는 치료에 유용하게 사용될 수 있다.

– 등록번호 : 10-1120000, 출원인 : ㈜휴럼

▶ **오가피 추출물을 포함하는 치매 예방 또는 치료용 조성물**
본 발명은 오가피 추출물을 포함하는 치매 예방 또는 치료용 조성물에 관한 것이다. 본 발명에 따른 상기 오가피 추출물은 오가피에 물, 증류수, 알코올, 핵산, 에틸 아세테이트, 아세톤, 클로로포름, 메틸렌 클로라이드 또는 이들의 혼합 용매를 첨가하여 추출된 것이다.

– 공개번호 : 10-2005-0014710, 출원인 : 성광수 외

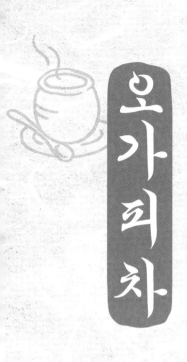

오가피차

효능 강장 효능, 간 손상 보호, 면역 기능 증진 작용, 어린이 성장 촉진, 성기능 회복 개선 효과

제조방법

1. 물 1L에 말린 오갈피나무 줄기 15g을 넣고 센불에서 30분 정도 끓인다.
2. 중불에서 2시간 정도 더 끓인다.
3. 쓴맛이 있기 때문에 대추나 감초를 넣어서 함께 끓여 마시면 좋은 차가 된다.
4. 기호에 따라 꿀이나 설탕을 가미하여 마신다.
5. 3~4회 더 끓여 마셔도 은은하게 즐길 수 있는 좋은 차가 된다.

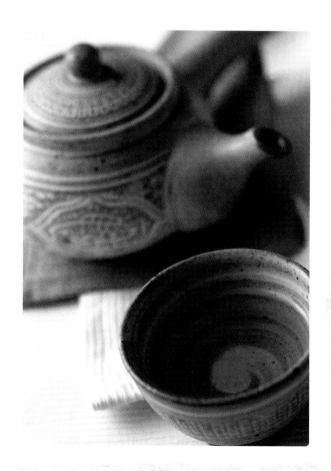

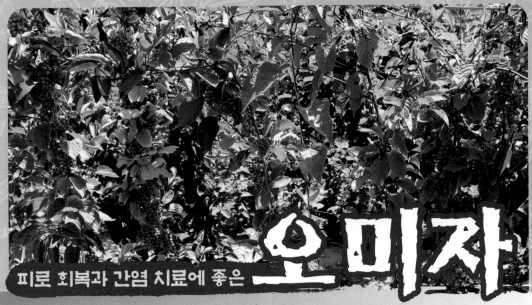

피로 회복과 간염 치료에 좋은 **오미자**

약초의 학명	*Schisandra chinensis* (Turcz.) Baillon
과 명	오미자과
약재명	오미자(五味子)
라틴생약명	Schisandrae Fructus
약용부위	잘 익은 열매
약재의 기원	이 약(오미자)은 오미자 *Schisandra chinensis* (Turcz.) Baillon(오미자과 Schisandraceae)의 잘 익은 열매이다.

　기침이 자꾸 나와서 오미자차를 끓여 마신다는 사람들이 있는가 하면 성악가나 가수들처럼 직업적인 특성상 목을 많이 써야 하는 사람들은 오미자차를 많이 마신다. 특히 라이브 카페에서 노래를 부르는 사람이 그때마다 오미자차를 약처럼 마셔서 효과를 보는데 어떤 사람은 일어나자마자 1컵 정도 마시고, 노래 부르기 전에 1컵, 노래를 다 부르고 또 자기 전에 1컵 정도 마시니까 효과를 봤다는 내용 등 오미자에 관한 여러 가지 효능들이 인터넷에 소개되어 있다. 이에 대한 약효를 알아보자.

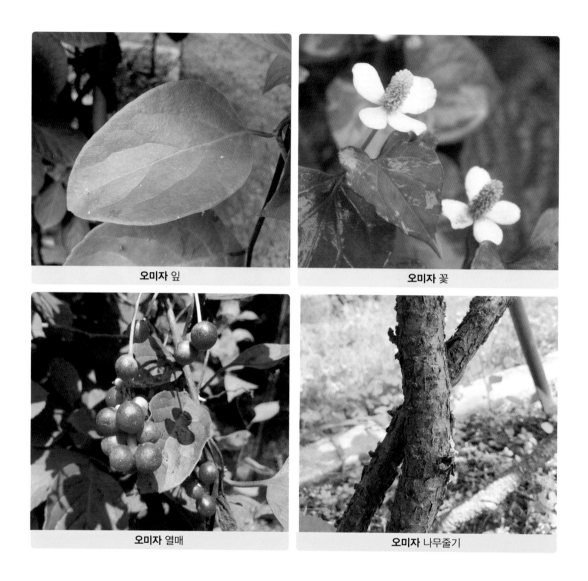

오미자 잎

오미자 꽃

오미자 열매

오미자 나무줄기

다섯 가지 맛이 나는 오미자

껍질과 살이 달고 시며 씨는 맵고 쓰고 전체는 짠맛이 있는데 이러한 다섯 가지 맛이 나기 때문에 오미자(五味子)라고 한다. 오미자는 《동의보감》에서 성질은 따뜻하고 맛이 시며 독이 없고, 몹시 여윈 것을 보하며 눈을 밝게 하고 신을 덥히며 양기를 세게 하는 약재라고 한다. 남자의 정을 돕고 음경을 커지게 한다.

또한 소갈증을 멈추고 번열을 없애며 술독을 풀고 기침이 나면서 숨이 찬 것을 치료한다. '여름철에 오미자를 늘 먹어 오장의 기운을 보해야 한다.'고 한 것은 위로는 폐(肺)를 보하고 아래로는 신(腎)을 보하기 때문이다. 한방에서는 오미자를 자양강장, 진해 약으로써 해소, 자한, 도한, 몽정(꿈을 꾸면서 정액이 배설되는 병증), 유정(정액이 저절로 나오는 병증), 만성 하리, 입속 건조 치료에 사용하고 있다.

간염 치료에도 효과

《중약대사전》에서의 약효를 살펴보면 오미자를 이용하여 간염을 치료하는데 환자 중 102건의 사례를 관찰한 결과 유효율은 85%이고 그중 기본 치유가 76%를 차지했다. 특히 증상이 잠복되고 있거나 간기(肝氣)가 몰려서 풀리지 못하며, 간비(肝脾)의 부조화 등 3가지 유형에 대한 효과가 비교적 좋았다는 것이다. 이러한 증상에는 오미자를 약한 불에 쬐어 말리고 가루로 낸 다음 체로 쳐서 성인은 1일 3회 1일 5g을 복용하는데 30일을 1번의 치료 기간으로 하여 먹으면 효과가 있다고 한다. 또 꿀에 개어 환제로 하여 복용하여도 좋다. 신경 쇠약 치료에도 효과가 있다는 중국의 임상보고가 있다. 즉 환자의 불면, 두통, 현기증, 유정 등의 증상을 제거하거나 개선한다. 환자 73사례를 관찰한 결과 완치가 43사례였고 호전된 것이 13사례였다.

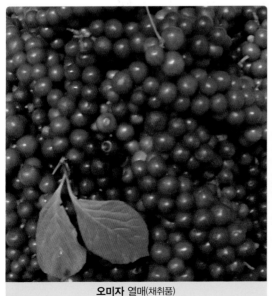

오미자 열매(채취품)

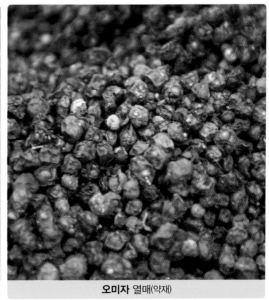

오미자 열매(약재)

빠른 피로 회복제 오미자 드링크제

한국체육대학교에서는 운동선수에게 오미자 드링크제를 복용하게 하여 피로 회복에 어떠한 효과가 있는지 그 연구 결과를 발표하였다. 1시간 이상 지속적인 운동수행을 요구하는 달리기 선수를 대상으로 오미자를 이용하여 피로 회복과 운동수행 능력의 향상 여부를 검증한 것이다. 대상자들은 대학생인 운동 경력 5년 이상의 국가대표급으로서 남자 장거리 달리기 선수 16명으로 하였다. 실험 참가 전 1개월 이내에 약물 복용의 경험이 없는 선수들을 대상으로 하여 오미자 음료를 투여하여 관찰하였다. 음료 섭취는 실험 기간 동안 1일 3회 식후 1시간 100mL를 지도자의 감시하에 마시게 하였다. 그 결과 오미자를 이용한 스포츠 음료의 급성 섭취는 혈중 포도당과 전해질 보충 효과가 있고 피로 회복에 빠른 효과가 있는 것으로 나타났다.

면역 조절 작용도 좋고 항암 작용도 있는 오미자

중앙대학교 연구팀은 최근 오미자가 간암 세포의 증식을 억제하는 효과가 있음을 밝혔다. 즉 간암 세포주(SNU-398)에 대한 오미자의 항암 효과가 있다는 것이다.

그리고 오미자의 면역 조절 작용도 관심을 끈다. 오미자는 면역세포인 T, B림프구 및 대식세포의 활성을 높이는 작용이 있으며 또한 면역 조절제로서의 역할도 하는 것으로 알려졌다. 그 외에 오미자의 약리 작용으로서 간장 기능 개선 효과, 항산화 효과, 항균 효과, 중추신경계의 반사기능 항진 작용, 혈당 강하 작용 등도 발표되었다.

오미자의 약효 성분

쉬잔드린(schizandrin)이라는 리그난 성분이 오미자의 대표 성분인데 이 성분이 간 보호 효과가 있으며 함량도 높아서 오미자의 간 기능 개선에 크게 기여하고 있는 것으로 여겨지고 있다. 그 외에 고미신(gomisin)과 유기산 성분도 함유되어 있다.

오미자는 아름다운 붉은 매화 색을 가진 우리 전통 음료이다. 그 아름다운 색을 잘 내기 위해서는 만드는 과정에 쇠로 된 숟가락 하나라도 닿지 않아야 한다고 한다. 시판되는 청량음료에 길들여진 우리 아이들에게 다섯 가지 오묘한 맛에 대해 설명해주고 조금씩 맛보면서 다가가게 하는 것도 좋을 듯하다. 얼려서 갈아주어도 또한 그 맛이 좋지 않을까?

한여름 무더위로 지치기 쉬운 때에 빠른 피로 회복과 갈증 해소 작용이 있는 시원한 오미자차를 마시면서 여름을 잘 마무리하기를 권해본다.

오미자의 한방 특성

- **한방 약미(藥味)와 약성(藥性)** : 맛은 시고 달며 성질은 따뜻하다.
- **한방 작용부위** : 오미자는 주로 폐, 심장, 신장 질환에 영향을 미친다.
- **한방 효능 : 수렴고삽(收斂固澀)** 체액의 배출·배설을 억제한다. ● **익기생진(益氣生津)** 원기를 보충하고 진액 생성을 촉진한다. ● **보신영심(補腎寧心)** 신(腎)을 보하고 정신을 안정시킨다.
- **약효 해설** : 오래된 기침, 설사, 이질을 치료한다. 마음을 안정시키고 진정시킨다. 가슴이 두근거리면서 불안하고 잠을 못 자는 증상을 낫게 한다. 몸이 허약하여 잠자는 사이에 또는 깨어 있는 상태에서 저절로 땀이 나는 증상에 사용한다. 무의식중에 정액이 몸 밖으로 나오는 증상의 치료에 효과가 있다.
- **임상 응용** : 기침, 잘 때 땀이 많이 나는 증상, 피로, 권태감, 기운이 없는 증상, 가슴이 두근거리는 증상에 쓴다.

동의보감 효능

성질이 따뜻하고[溫] 맛은 시며[酸](약간 쓰다[苦]고도 한다) 독이 없다. 허로(虛勞)로 몹시 여윈 것을 보하며 눈을 밝게 하고 신[水藏]을 덥히며 양기를 세게 한다. 남자의 정을 돕고 음경을 커지게 한다. 소갈(消渴)증을 멈추고 번열을 없애

五味子燂水藏不强性溫益味男酸子微精訛生無毒補肌止勞羸瘦除明目

葉熱如解酒毒治痰花黃白軬八月採子具也故名爲五味酸苦鹹皆備生青

熟辛紅苦都有鹹味此則五味子日乾頭色生薑青生

子入必藥補五藏之氣子在軒上則滋源人云下夏則補常服腎故五味子核

生手咸太陰適足少陰道也最佳拘我國

허준, 《원본 동의보감》, 725쪽, 남산당(2014)
《동의보감》 세갑술술중동 내의원교정 완영중간(歲甲戌仲冬 內醫院校正 完營重刊) 영인본

며 술독을 풀고 기침이 나면서 숨이 찬 것을 치료한다. ○ 깊은 산속에서 자란다. 줄기는 붉은빛이고 덩굴로 자라는데 잎은 살구나무 잎[杏葉]과 비슷하다. 꽃은 노랗고 흰빛이며 열매는 완두콩만 한데 줄기 끝에 무더기로 열린다. 날것[生]은 푸르고 익으면[熟] 분홍자줏빛이며 맛이 단것이 좋다. 음력 8월에 열매를 따서 볕에 말린다. ○ 껍질과 살은 달고 시며 씨는 맵고 쓰면서 모두 짠맛이 있다. 그래서 다섯 가지 맛이 다 나기 때문에 오미자라고 한다. 약으로는 생것을 볕에 말려 쓰고 씨를 버리지 않는다[본초]. ○ 손진인(孫眞人)이 "여름철에 오미자를 늘 먹어 오장의 기운을 보해야 한다."고 한 것은 위로는[上] 폐를 보하고 아래로는 신을 보하기 때문이다. 수태음, 족소음경에 들어간다[탕액]. ○ 우리나라에서는 함경도와 평안도에서 나는 것이 제일 좋다[속방].

오미자의 기능성 및 효능에 관한 특허자료

▶ **오미자 추출물로부터 분리된 화합물을 유효 성분으로 함유하는 대장염 질환의 예방 및 치료용 조성물**
오미자 추출물로부터 분리된 화합물을 유효 성분으로 함유하는 조성물을 대장염 질환의 예방 및 치료용 약학조성물 또는 건강 기능 식품으로 유용하게 이용할 수 있다.
– 공개번호 : 10-2012-0008366, 출원인 : 김대기

▶ **오미자 에틸아세테이트 분획물 또는 이로부터 분리한 우웨이지수 C를 유효 성분으로 포함하는 비만 예방 또는 치료용 조성물**
본 발명의 오미자 에틸아세테이트 분획물 또는 이로부터 분리한 우웨이지수 C는 지방세포의 분화를 억제하고, 지질의 축적을 억제하는 효능이 우수하므로, 비만의 예방 또는 치료에 유용하게 사용될 수 있다.
– 공개번호 : 10-2012-0112137, 출원인 : 서울대학교 산학협력단

▶ **오미자 씨앗 추출물을 함유하는 항암 및 항암보조용 조성물**
본 발명은 항암 및 항암보조용 조성물에 관한 것으로써, 오미자 씨앗 추출물을 유효 성분으로 함유하는 것을 특징으로 한다.
– 공개번호 : 10-2012-0060676, 출원인 : 문경시

▶ **오미자 씨앗 추출물을 함유하는 알츠하이머병 예방 및 치료용 조성물**
본 발명은 알츠하이머병을 예방 및 치료하는 기능을 갖는 조성물에 관한 것으로써, 본 발명에 따른 알츠하이머병 예방 및 치료용 조성물은 오미자 씨앗 추출물을 유효 성분으로 함유하는 것을 특징으로 한다.
– 공개번호 : 10-2012-0060678, 출원인 : 문경시

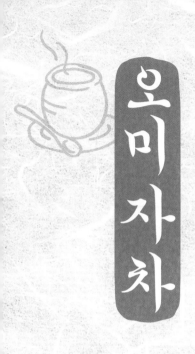

오미자차

효능 신장의 정기와 기능을 보함, 요실금 치료, 알레르기 예
방, 현기증, 이명 개선, 이뇨 작용

**제조
방법**
1. 물 1L에 오미자 30g을 넣고 1시간 정도 우려낸다.
2. 우려낸 후 중불에서 살짝 끓인다.
3. 서늘한 날씨에는 따뜻하게, 더운 날씨에는 차게 해
   서 마신다.
4. 기호에 따라 설탕이나 꿀을 가미하여 마신다.

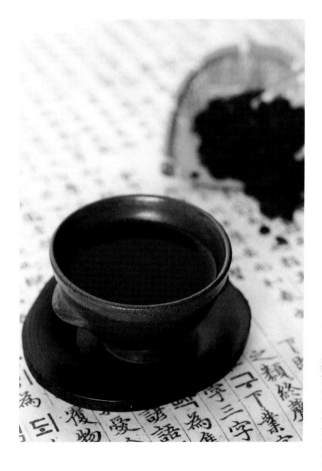

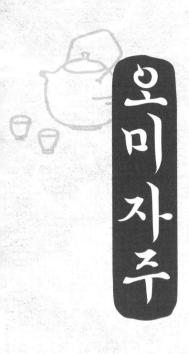

오미자주

 재료준비
깊은 산 자생지에서 직접 채취하거나, 약재상에서 구입할 수 있다. 약효는 열매에 있다. 방향성(芳香性)이 있다. 10~11월 서리가 내릴 무렵 익은 열매만을 채취하여 햇볕에 말리거나 화로에 건조시킨다.

 제조방법
1. 말린 열매 180g을 소주 3.6L에 넣고 밀봉한다.
2. 6~8개월간 숙성시켜 음용하며, 2년 정도 숙성시킨 후에는 찌꺼기를 걸러내고 보관한다.

 맛
향이 짙으면서 약간 시고, 떫고, 맵고, 쓰고, 달다. 꿀을 100g 정도 가미해도 무방하다.

 적용병증
피로회복(疲勞回復) 피로는 신체적 이상의 징후이다. 주로 환절기나 이른 봄에 온몸이 나른하고 권태로우며 특정한 곳 없이 온몸이 아픈 경우의 처방이다. 소주잔 1잔을 1회분으로 1일 1~2회씩, 15~20일 동안 음용한다.
주독(酒毒) 술에 중독이 되어 얼굴에 붉은 반점이 나타나는 경우의 처방이다. 위장 장애나 빈혈 등의 원인이 된다. 소주잔 1잔을 1회분으로 1일 1~2회씩, 10~15일 동안 음용한다.
기타 적응증 폐기 보호, 동맥 경화, 간장병, 뇌기능 장애, 심장마비, 유정

 주의사항
• 본 약술을 음용하는 중에 폐가 약할 경우, 철의 접촉을 금한다.
• 여러 날 장복해도 이로운 술이다.

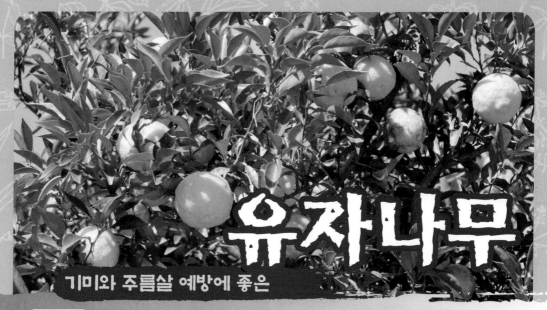

유자나무

기미와 주름살 예방에 좋은

약초의 학명 *Citrus junos* Siebold ex Tanaka

과 명 운향과

약재명 등자(橙子, 유자나무의 열매), 등자피(橙子皮, 유자나무의 열매껍질)

약용부위 열매 또는 열매껍질

약재의 기원 이 약(등자)은 유자나무 *Citrus junos* Siebold ex Tanaka(운향과 Rutaceae)의 열매 또는 열매껍질이다.

유자 아이스크림을 개발하여 언론의 조명을 받은 지방자치단체가 있다. 유자 아이스크림은 시판 중인 아이스크림의 제조공정에 유자의 독특한 향과 맛을 내는 유자 추출물을 넣어 유자의 풍미를 그대로 간직한 상품으로 개발한 것이다. 그리고 유자 가격이 생산비도 건질 수 없게 될 정도로 떨어지자 유자 목욕탕을 시범 운영하여 관심을 끈 지자체도 있다. 이 지역의 목욕탕은 광목이나 삼베를 이용한 망에 유자를 넣은 뒤 온탕에 띄운다. 그리고 '유자 속의 칼슘, 비타민 C, 천연 유기산, 리모넨 등이 피로 회복과 스트레스 해소, 혈액 순환 촉진 등의 약리 효과를 지니고 있어 유자 목욕도 같은 효과가 기대된다.'고 설명하고 있다.

우리나라 남부지방에서 주로 재배하고 있는 유자는 난지과수로서 식물학상 운향과,

감귤속에 속하며 다른 감귤속에 비하여 내한성과 내병성이 강한 나무이다.

식품으로 잘 알려진 유자이지만 실은 그 우수한 약효도 《동의보감》에 실려 있다. 맛은 달고 독이 없다. 위(胃) 속의 나쁜 기를 없애고 술독을 풀어주며 술 마신 사람의 입에서 나는 냄새도 없애주는 효능이 있다.

기미와 주름살에 좋은 유자

한방에서는 얼굴의 기미 치료에 유자가 좋다고 한다. 음식물의 소화와 흡수를 담당

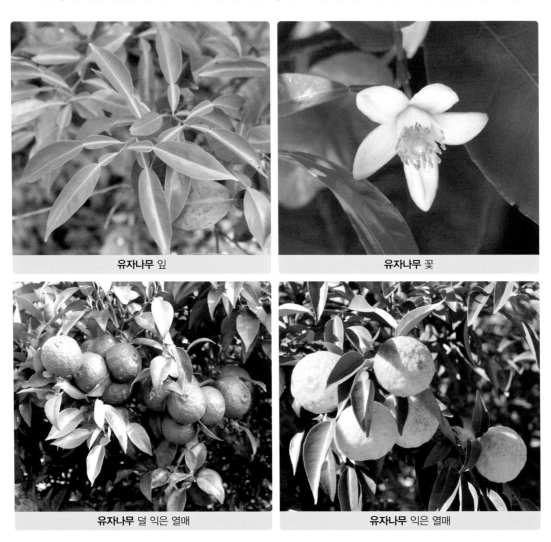

유자나무 잎

유자나무 꽃

유자나무 덜 익은 열매

유자나무 익은 열매

하는 위(胃)와 비장(脾臟) 기능이 떨어지면 몸 구석구석까지 영양분이 제대로 전달되지 않아 피부의 영양상태가 나빠진다. 이럴 때 사람은 얼굴빛이 칙칙해지고 기미가 잘 생기는데, 한방에선 유자를 추천하고 있다. 즉 몸을 덥게 하고, 위의 나쁜 기운을 없애 소화를 돕는다는 것이다.

그리고 신경이 날카롭거나 화를 잘 내는 사람도 얼굴에 기미가 생기기 쉬운데, 한방에선 기(氣) 순환이 원활하지 못해 간(肝)의 기운이 막힌 결과로 풀이한다. 이런 사람은 간 기능을 향상시키며 해독 작용을 하는 유자를 먹으면 효험을 볼 수 있다고 한다.

재미있게 전해오는 유자의 다른 효능도 살펴보자. 섣달 납일(음력 12월 마지막 밤)에 온 눈을 녹인 물을 납설수(臘雪水)라고 한다. 예전에 부잣집에서는 이 납설수를 장독대에 보관해 두었다가 세수를 했다고 한다. 그 물에 유자나 창포, 느릅나무 잎을 달여 바르면 주름살이 생기지 않거나 주름 골이 얕아진다고 여겼기 때문이다. 그러니 유자는 여자의 과실이라고 해도 되지 않을까?

전립선암에도 효과

서울대학교 연구팀은 유자가 전립선암에 효능이 있다고 해서 관심을 끌었다. 즉 국제 심포지엄에서 발표한 논문에서 냉동건조된 유자를 가루로 만들어 전립선암을 앓고 있는 쥐에게 지속적으로 투여하였더니 종양 크기가 줄어들거나 성장이 억제되는 효과가 나타났다고 밝힌 것이다.

연구팀은 특히 유자의 껍질과 과육에 함유된 카로티노이드 성분이 암세포 증식을 억제하고, 유자에 풍부한 비타민 C와 폴리페놀 성분이 암의 원인으로 지목되는 활성산소의 체내 활동을 각각 억제하므로 이러한 효능이 있다고 설명하고 있다.

그렇다면 유자는 남자의 과실이라고 해도 되겠다. 그리고 민간에서는 입안이 허는 증상에도 유자와 꿀이 도움이 되는 것으로 알려져 있다.

유자의 약효 성분

유자의 약리 성분으로는 플라보노이드 화합물이 잘 알려져 있다. 껍질에도 함유되어 있는 성분은 나린진, 네오헤스페리딘 등이다. 이중 나린진 성분의 동물실험 결과 안구결막의 혈관 내에서 혈구가 응집되고 모세혈관의 저항력이 저하되는 것을 호전시켰다.

경상대학교 연구팀은 유자 껍질과 과육에서 라이신, 아스파틴산의 아미노산 함량이 많다고 발표했다. 한국식품개발연구소 연구팀도 유자 껍질에서 초임계 이산화탄소를 이용하여 향기 성분을 추출했는데 주요 향기 성분은 리모넨이며 그 외 테르피넨, 리나룰, 사비넨 등이 있다고 했다. 유자 껍질에는 헤스페리딘이라는 플라보노이드 성분이 많이 함유되어 있다. 모세혈관을 강화하여 뇌출혈 예방에 특효가 있고 고혈압 예방에 도움을 주는 이 성분은 유자 등 감귤류의 껍질에 많이 분포되어 있다.

유자차 즐기는 법

남자, 여자가 아닌 온 가족을 위해 유자차를 만들어보자. 10월 말이나 11월 초순에 유자를 수확하여 차를 담그면 매우 좋은 차 맛을 즐길 수 있다. 유자 껍질은 소금을 조금 묻혀서 잘 닦은 후 물기를 말린다. 껍질은 과도로 벗겨내 잘게 채 썰고 하얀 속껍질은 대충 벗겨낸다. 과육 속에 박혀 있는 씨는 쓴맛이 있으므로 잘 빼낸다. 그 다음 과육과 과육을 둘러싸고 있는 질긴 막을 썰어서 채 썰어둔 껍질과 합친 다음 설탕을 넣는다. 유자와 비슷한 양의 설탕으로 잘 버무려 유자의 숨이 죽으면 소독된 병에 넣고 다시 윗부분에 설탕을 두껍게 얹어 설탕 마개를 친다.

유자나무(등자피)의 한방 특성

• 한방 약미(藥味)와 약성(藥性) : 맛은 쓰고 매우며 성질은 따뜻하다.

柚子
柚 柚 性 柚 不
人 橘 似 皮 氣
氣 之 橙 厚 ○
○ 大 而 味 果
果 者 大 甘 之
之 曰 者 無 爱
爱 柚 曰 毒 者
者 於 柚 去 有
有 橘 於 胃 雲
雲 韓 橘 中 夢
夢 韓 惡 之
之 氣 柚
柚 解 ○
○ 酒 小
小 毒 日
日 治 橘
橘 飲
大 酒
○
日
酒

허준, 《원본 동의보감》, 710쪽, 남산당(2014)
《동의보감》세갑술중동 내의원 교정 완영중간(歲甲戌仲冬 內醫院校正 完營重刊) 영인본

200

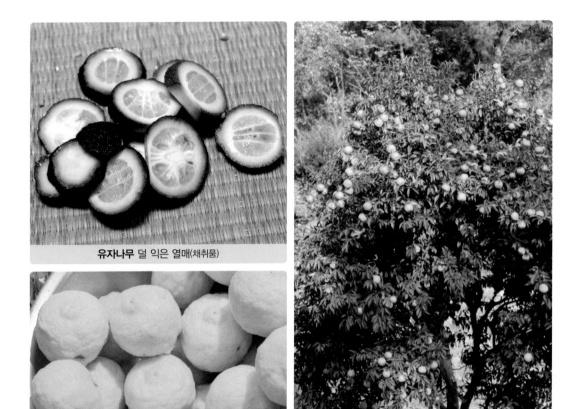

유자나무 덜 익은 열매(채취품)

유자나무 익은 열매(채취품)

유자나무 나무모양

- 약효 해설 : 숙취 해소에 도움된다. 음식물이 잘 소화되게 하고 위의 상태를 조화롭게
  한다.

동의보감 효능

유자나무의 열매껍질은 두텁고 맛은 달며[甘] 독이 없다. 위(胃) 속의 나쁜 기를 없애
고 술독을 풀며 술을 마시는 사람의 입에서 나는 냄새를 없앤다. ○ 좋은 과실로서는

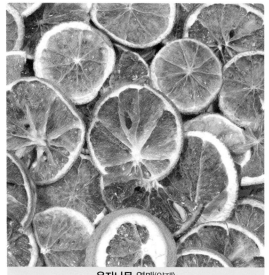
유자나무 열매(약재)

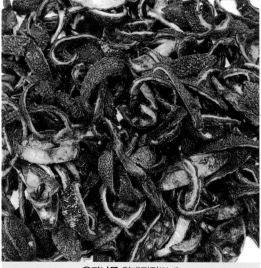
유자나무 열매껍질(약재)

운몽(雲夢) 지방에서 나는 유자가 좋다. ○ 작은 것은 귤이고 큰 것은 유자인데 유자는 등자(橙子)와 비슷하면서 귤보다 크다[본초]. ○ 귤이 큰 것을 유자라고 한다[단심].

유자나무의 기능성 및 효능에 관한 특허자료

▶ **유자 추출물을 함유하는 뇌혈관 질환의 예방 또는 치료용 조성물**
본 발명의 유자 추출물을 포함하는 조성물은 뇌세포에 대한 보호 효과를 나타낼 뿐만 아니라 허혈성 뇌혈관 질환인 뇌경색 억제에도 뛰어난 효능이 있으므로, 다양한 뇌혈관 질환의 예방 또는 치료에 유용하게 사용될 수 있다.
– 등록번호 : 10-1109174, 출원인 : 건국대학교 산학협력단 외

▶ **유자 추출물을 유효 성분으로 함유하는 심장 질환의 예방 또는 치료용 조성물**
본 발명의 유자 추출물을 포함하는 조성물은 심근세포에 대한 보호 효과를 나타낼 뿐만 아니라 허혈성 심장 질환인 심근 경색 억제에도 뛰어난 효능이 있으므로, 다양한 심장 질환의 예방 또는 치료에 유용하게 사용될 수 있다.
– 등록번호 : 10-1109771, 출원인 : 건국대학교 산학협력단 외

▶ **유자 과피 추출물을 유효 성분으로 포함하는 항 당뇨 조성물 및 이의 제조방법**
본 발명에 의한 항 당뇨 조성물은 혈당, 당화혈 색소 및 혈중 지질의 수치 감소, 인슐린 감수성 개선을 통해 항 당뇨 효과를 제공할 수 있다.
– 공개번호 : 10-2013-0001510, 출원인 : 한국식품연구원 외

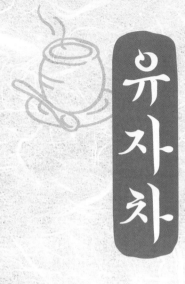

유자차

효능 기미 치료에 효과, 전립선암에 효능, 해독 효능, 술독을 풀어주는 효과

제조 방법

1. 유자 200g, 백설탕 210g을 준비한다.
2. 유자를 반으로 갈라 씨를 제거한다.
3. 깨끗이 씻어서 잘게 채 썬다.
4. 잘게 썬 유자 200g에 설탕 100g을 넣고 잘 버무린다.
5. 설탕이 녹은 유자를 유리병에 담고 그 위에 나머지 110g의 설탕을 부어서 서늘한 곳에 보관한다.
6. 적당량을 덜어 끓인 물을 부어 마신다.
7. 참고로 유자차는 백설탕에 절이면 유자 자체의 향과 제 맛을 즐길 수 있다.

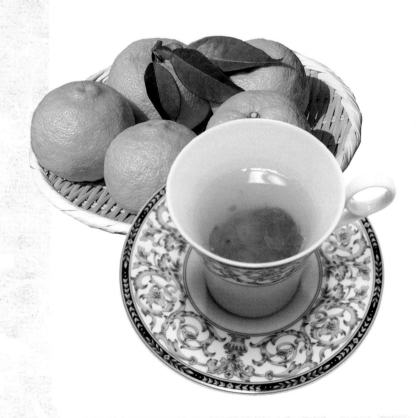

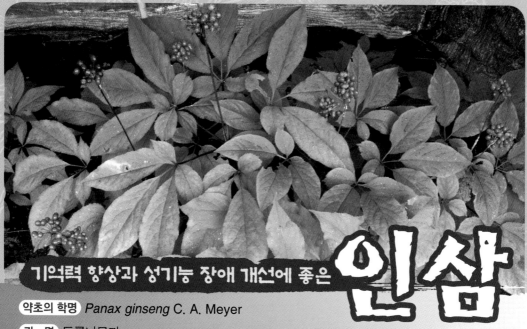

기억력 향상과 성기능 장애 개선에 좋은 **인삼**

약초의 학명 *Panax ginseng* C. A. Meyer

과 명 두릅나무과

약재명 인삼(人蔘)

라틴생약명 Ginseng Radix

약용부위 뿌리

약재의 기원 이 약(인삼)은 인삼 *Panax ginseng* C. A. Meyer(두릅나무과 Araliaceae)의 뿌리로서 그대로 또는 가는 뿌리와 코르크층을 제거한 것이다.

인삼이란

인삼(人蔘)은 두릅나무과에 속하는 다년생 초본으로 한방에서 성질은 약간 따뜻하고 맛이 달며 독이 없는 한약으로 알려져 있다. 1843년 러시아의 생물학자 메이어(Meyer)가 인삼을 *Panax ginseng* C. A. Meyer라고 명명했는데 이 중 Panax란 단어는 모든 질병을 치유한다는 그리스어에서 유래했다. 《동의보감》에는 인삼은 주로 오장의 기가 부족한 데 사용하며 정신을 안정시키고 눈을 밝게 하며 기억력을 좋게 하는 데도 쓰는 한약으로 기재되어 있다. 최근 고려 인삼에 관한 연구 통계에 따르면 생물과 화학분야 4천여 편, 의약분야 3천여 편 및 식물재배분야 2천여 편 등 9천여 편의 연구논문이 발

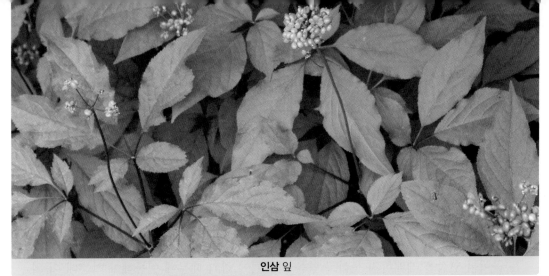

인삼 잎

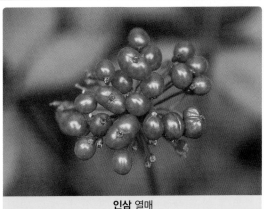

인삼 꽃

인삼 열매

표되고 있다. 우리나라에서는 인삼만을 소재로 한 학회인 '고려인삼학회'가 설립되어
많은 과학자들이 학회 활동을 하고 있는 상황이며 이와 더불어 단일 생약으로는 가장
많은 연구가 진행되어 왔다.

인삼의 종류

우리 고려 인삼과 유사한 삼(蔘)으로는 미국삼(*Panax quinquefolium*)이 있으며, 학명에
서 *Panax*속이나 형태면에서 전혀 다른 중국의 삼칠삼(*Panax notoginseng*)과 일본의 죽절
삼(*Panax japonicus*)도 있다. 이들은 고려 인삼과는 품질이나 약효 면에서 비교가 되지
않는다는 것이 인삼에 관해 연구하는 학자들의 공통된 견해이다. 인삼은 품종, 토양,

기후, 물에 따라 품질과 성분이 다르고 생산 지역마다 특성이 다르다. 일제 시기부터 지역마다 인삼을 제조하는 방식이 달라서 이것이 지역의 인삼을 구분하는 특징이 된 것이다. 개성 인삼은 직삼으로 곧게 말린 것이고, 풍기 인삼은 뿌리만 말아 놓은 반곡삼이고, 금산 인삼은 몸체까지 말아놓은 모습이어서 곡삼이라 하는데, 그중 개성 인삼을 제일 높게 쳐줬다고 한다. 그래서 바로 남쪽 김포에서 개성 인삼을 대신할 인삼을 재배하게 됐다고 한다. 이런 직삼, 곡삼, 반곡삼 등의 규격 체계가 이어져오다가 70년대 들어 이 규격이 헝클어졌는데, 그 이유는 인삼 재배 특성상 한 번 심었던 장소에서는 곧이어 인삼을 재배하지 못하고 땅을 바꿔줘야 하기 때문에 이동해야 하는데 이 와중에 지역적인 특성이 허물어져버린 것이다. 아울러 "인삼 거상들이 금산에 몰려들면서 금산이 인삼 시장의 중심으로 떠오르게 됐다."고 동국대학교 한의대의 강병수 명예교수는 전하고 있다.

백삼과 홍삼이란

인삼은 가공 방법에 따라 백삼(白蔘)과 홍삼(紅蔘)으로 나누어진다. 즉 백삼은 채굴하여 아무런 가공도 하지 않은 수삼의 세근 등 잔뿌리를 제거한 후 껍질을 벗겨 햇볕이나 열풍(熱風)에 말려 일정한 가공 과정을 거쳐 유통하는 인삼을 가리킨다. 홍삼은 수삼의 껍질을 벗기지 않고 증기로 쪄서 가공. 수제한 인삼으로 6년근을 원료로 하지만 최근 전매법이 폐지되어 4~5년근으로도 홍삼을 만들고 있다. 홍삼은 수증기로 쪄서 다시 약 2주일 동안 일건(日乾)하는 과정을 거친다.

약리 성분인 인삼의 사포닌

고려 인삼의 성분은 1960년대 후반부터 일본 교수팀에 의해서 사포닌 성분 연구가 시작되었다. 지금까지 밝혀진 사포닌은 백삼에서 22종, 홍삼에서 27종이 분리되었으며, 홍삼과 백삼에 함유된 사포닌은 대부분 공통된 것도 있지만 각각 특유의 사포닌도 존재한다.

고려 인삼의 성분 연구는 1970년대 말까지는 거의 사포닌 성분을 중심으로 이루어

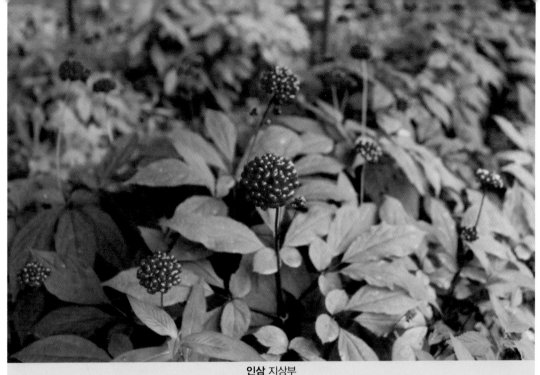
인삼 지상부

져왔다. 그러나 사포닌 성분이 아닌 말톨(maltol)이 홍삼에서 분리되어 항피로 효과를 나타내는 유효 성분으로 보고되고 석유에텔 가용성 분획이 항암 효과가 있음이 보고되었다. 이후 학자들에게 비사포닌 성분들도 화학적 연구의 관심 대상이 되었다. 특히 비사포닌 분획중 지용성 성분들은 고려 인삼의 약 1~2% 정도밖에 함유되어 있지 않으나 항산화 작용을 보여주는 페놀계 화합물이나 항암 관련 성분으로 추정되는 폴리아세틸렌(polyacetylene)계 성분, 그리고 생리활성이 기대되는 알칼로이드 성분이 함유되어 있는 분획으로 최근에 주목을 받고 있다.

인삼의 아답토겐 효과

인삼의 약효는 러시아의 브렉만 교수가 많은 연구를 수행하였다. 특히 1969년에 제창한 고려 인삼의 아답토겐(adaptogen) 효과설, 즉 생체가 가지고 있는 여러 병적 인자에 대해서 비특이적으로 저항하는 능력을 증가시켜주는 효과는 지금도 학자들로부터 많은 설득력을 얻고 있다. 이 효과를 풀이하면 혈압이 낮은 사람에게는 혈압을 높여주

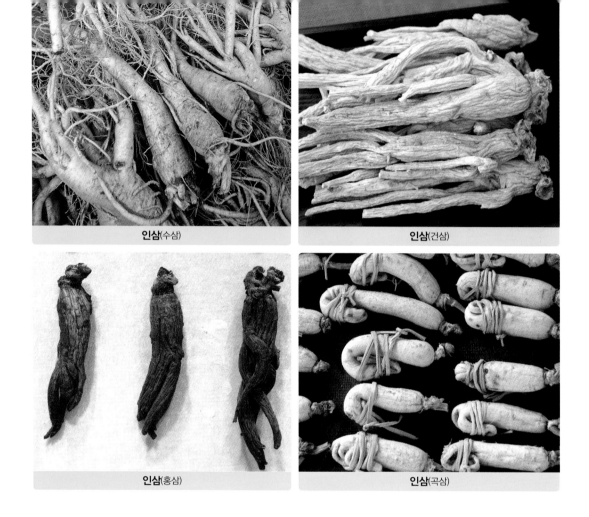

인삼(수삼)

인삼(건삼)

인삼(홍삼)

인삼(곡삼)

는가 하면 혈압이 높은 사람은 낮추어주는 등 이른바 비특이적으로 작용하며 일시적인 효과보다는 지속적이고, 건강한 경우보다는 건강이 비정상적인 상태에 있을 때 늘 정상적인 상태로 이끌어주는 효과로 해석되고 있다.

당뇨병 치료 효능

최근 고려 인삼이 당뇨병에 탁월한 효능을 발휘하는 것으로 나타났다. 토론토대학 연구팀은 당뇨 환자의 혈당 조절을 위해 당뇨병 환자를 대상으로 하루 6g씩 홍삼 분말을 3개월간 섭취시킨 결과 공복 및 포도당 섭취 후 혈중 인슐린 농도가 현저히 낮아졌으며 혈당이 상승되지 않는다는 연구 결과를 발표했다.

체중 조절 효능

인삼 열매의 체중 감량 효과가 미국 텍사스대학 연구팀에 의해 밝혀졌다. 연구팀은 인삼 열매 추출물이 인슐린 감수성을 높여 혈당을 조절하며, 콜레스테롤 수치를 떨어뜨릴 뿐 아니라, 식욕을 줄이고 활동력을 높여 체중 조절 효과를 발휘한다고 발표했다.

수술 후 면역 조절 작용

위암 환자의 수술 후 면역 조절제로서 고려 홍삼이 효과가 있음이 고려대학교 의대 연구팀에 의해 밝혀졌다. 위암은 한국에서 암 사망의 주요한 원인이 되고 있다. 본 연구는 위암 수술 후 화학요법제의 치료 중 생존율과 저하된 면역활성에 미치는 홍삼의 효과를 평가했다. 위암 수술 환자를 대상으로 홍삼분말을 매일 복용시켜 수술 전과 후에 관찰한 결과 홍삼은 위암 수술 환자의 화학 치료 요법 시 저하된 면역 기능을 회복시켜주고 면역 조절 특성을 보여주는 것으로 밝혀졌다.

기억력 향상에 도움

인삼의 사포닌이 사람의 인지 기능 및 기억력 향상에 영향을 미친다는 사실이 영국의 노섬브리아대학 연구팀에 의해 발표되었다. 사람을 대상으로 천연물이나 약품을 섭취한 후 변화하는 기분, 인지 능력 변화 등을 컴퓨터를 이용해서 체계적이고 과학적으로 검증해왔다. 이번 연구는 인삼 사포닌을 건강한 성인 남녀에게 투여한 결과는 혈중당의 흡수를 인삼이 도와 인지 능력을 향상시킨다는 것을 밝혔다.

한편 뇌파검사법을 이용한 실험에서도 인삼은 한 번 투여에서 성인 두뇌의 계획수립, 주의, 결정 등에 작용하는 수행 능력을 향상시킨다는 사실을 찾아냈다. 즉 인삼이 기억에 있어 중요한 역할을 수행하여 기억 수행 속도를 향상시키고 일의 집중도를 높여준다는 점을 입증한 것이다.

노인 생활의 질 개선 효과

노인들에게 고려 홍삼이 생활의 질 개선에 효과가 있는지 또는 노인들의 심장 기능에 좋은 효과를 보이는지를 중국의 중일우호병원 연구팀이 조사했다. 연령 분포는 50~70세로 특별한 질환이 없는 사람을 대상자로 결정했다. 실험 결과 홍삼을 한 달간 복용 후 변화된 자각적 증상 조사에서 인삼은 생활의 질 개선에 보다 큰 효과를 보였다. 특히 숨이 가쁨, 건망증, 가슴이 답답함, 불면증, 귀울림 등에서 개선 효과가 크게 나타났다. 결론적으로 고려 홍삼은 노인들이 복용해도 특이한 부작용 없이 생활의 질 개선에 효과적이며 심장 기능을 강화시키는 효능을 보여 예방이나 장기 치료의 목적에 적절한 약제임을 제시해준다.

동맥 경화증 경감 작용

고려 인삼의 동맥 경화성 질환에 관한 인삼 연구에서 임상 투여는 혈액 중 총콜레스테롤과 중성지방 등 동맥 경화증으로 수반되는 자각장애 증상이 개선되었다. 이런 결과는 인삼이 동맥 경화증의 경감과 진전에 예방적 효과가 있다는 것을 암시하는 것으로, 치료의 활용이 기대되고 있다. 다만 인삼의 효과는 완만하므로 다른 약제와 병용하는 것이 바람직하다.

수많은 인삼의 약효 중에서 현대인의 관심을 끄는 성기능 장애에 관한 효능에 대해서 알아본다. 복잡한 현대 사회와 각종 환경 공해로 말미암아 성인병과 정신신경계 질환의 증가와 함께 전 세계적으로 성기능 장애 환자가 증가 추세에 있다.

인삼은 강정제, 회복제 또는 건강 증진과 장수를 목적으로 사용되어 왔으나, 특히 성기능 장애나 불임증 치료를 위해 사용되는 전통 약재 중에서 중요한 의약품이다. 현재까지도 인삼을 포함하여 많은 약들이 신체적 혹은 정신적 쇠약 상태에서 발기 부전의 치료에 효과적인 것으로 인식되고 있다. 특히 중국 약전에는 인삼이 임포텐스(발기부전)의 치료에 사용되는 약재로 등재되어 있기도 하다.

임포텐스 치료에 효과

홍삼이 남성의 임포텐스 치료에 상당한 효과가 있다는 연구 결과가 관심을 끌고 있다. 연세대학교 연구팀은 임포텐스 때문에 병원을 찾은 환자 90명을 대상으로 6개월간 실험한 결과, 이 같은 사실을 발견했다고 밝혔다. 90명의 환자를 세 그룹으로 나눠 A그룹은 홍삼정 2정(1정=300mg)을 1일 3회 먹도록 하고, B그룹은 가짜약을 1일 3회, C그룹은 현재 사용 중인 발기촉진제 트라조돈 25mg을 취침 전 1회 투약하여 3개월 뒤 변화를 측정했다. 그 결과 임포텐스 치료 효과는 A그룹이 60%로, B·C그룹의 30% 보다 두 배 높은 것으로 나타났다는 것이다. 그 이유는 홍삼이 긴장 완화와 스트레스 해소로 성호르몬의 생성을 촉진시키고 음경 내 혈류의 증가를 가져오기 때문인 것으로 보인다고 해석하고 있다. 특히 기존 치료제와 달리 만성 독성이나 부작용이 없는 것이 큰 장점으로 평가됐다.

발기 부전 치료

한국담배인삼공사 중앙연구원 연구팀에 의해 홍삼 복합제제가 남성의 발기 기능을 크게 증가시켜준다는 결과도 발표됐다. 즉 홍삼과 강장, 강정 효과가 있는 것으로 알려진 한약재를 혼합한 천연 홍삼제가 남성의 성기능 개선에 탁월한 효과가 있다는 것이다. 연구팀은 평균 연령 55세, 발기 부전 병력 기간이 2년 이상이며 기존 발기 부전 치료제를 복용 중인 남성 30명을 대상으로 임상 실험을 실시해 이 같은 결과를 얻었다. 연구팀은 이들에게 복합제 2개월 복용 후 발기 정도가 향상됐는지에 대한 주관적 평가를 질문했는데 투약군의 85.7%가 '예'라고 답한 반면 가짜약 그룹에서는 14.3%만이 '예'라고 응답했다.

이 밖에 40대 이상 일반 남성 50명을 대상으로 복합제를 한 달간 복용시킨 뒤 실시한 설문조사에서도 72.3%가 성기능이 향상됐다고 답했으며, 84.6%가 신체 활력도 증진됐다고 답변했다. 이 실험에서 홍삼복합제에서는 일반 발기 부전 치료제와는 달리 혈압과 심박수 등 어떤 부작용도 발견되지 않아 장기 복용해도 큰 문제가 없다는 사실도 발견했다.

연세대학교 연구팀은 홍삼이 한국인의 임포텐스에 효과가 있음을 발견하고 한국인과 체질이 다른 동남아인을 대상으로 홍삼이 임포텐스에 미치는 효과를 관찰하였다. 연구 대상은 한국인, 싱가포르 및 중국인으로 하고, 기질적 원인이 없는 심인성 임포텐스나 경도나 중등도의 기질성 임포텐스 환자 64명을 무작위로 2그룹으로 나누어 수행하였다. 즉 한국인 25명(홍삼 투여그룹 18명, 가짜약 투여그룹 7명), 중국인 20명(홍삼 및 가짜약 투여그룹 각 10명), 싱가포르인 19명(홍삼 투여그룹 9명, 가짜약 투여그룹 10명)이며, 6년근 홍삼정(1정=300mg)을 1회 2정씩, 1일 3회 3개월 동안 투약하였으며, 가짜약 그룹에는 옥수수 전분 캡슐을 각각 3개월간 복용시켰다. 피험자들의 특성은 평균 연령, 유병기간, 결혼 여부, 흡연 여부 등에 있어 양 그룹간에 유의한 차를 보이지 않았다.

복용 후 설문에 의한 주관적 유효성 평가 결과, 전체적으로 성기능의 개선 효과가 있다고 응답한 비율은 가짜약 그룹의 25.9%에 비해 홍삼 그룹이 70.2%로 유의미한 개선 효과의 차이를 보였다. 이 연구팀은 홍삼은 한국인뿐만 아니라 중국인 및 싱가포르인에게도 효과가 있으며 급성 혹은 만성의 독성이나 부작용이 없어 홍삼은 발기 부전 치료제로 사용될 수 있다고 주장하였다.

정자 부족에도 효과

남성불임증에 미치는 주요 원인으로 알려지고 있는 핍정자증(乏精子症)과 약정자증(弱精子症) 등에 대한 인삼제제의 효과도 연구된 바 있다. 인삼제제 투여에 의한 정자수의 증가, 정자의 운동성 증가, 임신가능 예의 조사에서 대상자 12명에서는 각각 58%, 33%, 25%로 그리고 실험 대상자를 55명으로 실시한 다른 연구에서도 각각 64%, 21%, 27%로 긍정적 효과가 나타나기도 했다.

한편 최근 외국 연구자는 정상인을 포함한 남성불임증 환자의 내분비계와 생식기관에 인삼이 어떤 영향을 미치는지를 조사하였는데, 실험 대상으로 원인 불명의 정자결핍증 환자군 30명(27~36세) A그룹, 특발성의 정맥류(靜脈瘤)를 가진 정자결핍증 환자군 16명(31~45세) B그룹, 그리고 정자의 운동성과 정자수가 정상적인 30~40세의 지원자 20명을 정상 대조군 C그룹으로 나누었다.

모든 피험자들은 인삼 추출물을 3개월 동안 하루에 4g씩 복용하였다. 각 군의 정자수는 인삼 투여 전에 비해 인삼 투여 3개월 후에 A그룹군은 15에서 29로, B그룹은 5에서 25로 현저히 증가했으며, 정상 그룹인 C그룹은 85에서 93으로 역시 유의하게 증가하였으나 환자 그룹보다는 그 증가가 현저하지는 못하였다. 정자의 전진운동을 보인 정자 수(106/mL)의 비율은 A그룹이 투여 전 10.2%에서 40.5%로, B그룹이 5.2%에서 31.2%로, C그룹이 62.7%에서 72.7%로 각각 증가하였다.

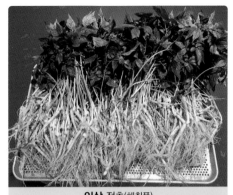

인삼 전초(채취품)

혈장의 총 테스토스테론(남성호르몬) 수치(밀리그램/밀리리터)는 A그룹이 투여 전 3.1에서 투여 후 7.2로, B그룹이 2.5에서 5.2로, C그룹은 7.5에서 9.6으로 증가되었고, 유리 테스토스테론 수치도 A그룹이 10.4에서 29.8로, B그룹이 8.2에서 22.7로, C그룹은 25.1에서 34.3으로 각각 증가되었다고 발표하였다. 한방과 약리 실험에 의해 다양한 약효가 알려지고 있는 인삼이 홍삼과 함께 성기능 장애에 대해 임상 실험에서도 유효성이 있다는 것은 현대인들의 관심을 끄는 약효임에 틀림없다.

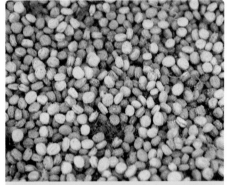

인삼 씨(채취품)

일전에 어느 외국인이 한 말이 생각난다. 그는 한국이 월드컵을 치르면서 세계적 위상이 일본과 대등하게 되었다고 하면서도 프랑스 하면 '패션', 일본은 '첨단 기술'이 국가 브랜드화 되어 있지만 아직 한국은 국가 브랜드가 없어서 안타깝다고 신문에 소개한 적이 있다.

이참에 건강과 장수에 좋은 고려 인삼을 한국

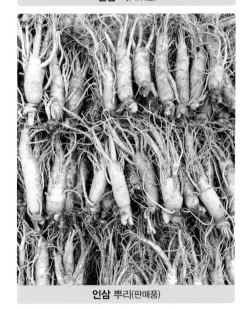

인삼 뿌리(판매품)

의 대표적인 브랜드로 개발하면 어떨는지? 우리나라 특산물인 고려 인삼을 우리의 우수한 생명과학 기술과 천연물 연구를 활용하여 세계적인 상품의 대한민국 브랜드로 개발할 수 있을 것이다.

인삼의 한방 특성

- 한방 약미(藥味)와 약성(藥性) : 맛은 달고 약간 쓰며 성질은 약간 따뜻하다.
- 한방 작용부위 : 인삼은 주로 비장, 폐, 심장, 신장 질환에 영향을 미친다.
- 한방 효능 : **대보원기(大補元氣)** 인체의 원기를 크게 보한다. ● **복맥고탈(復脈固脫)** 탈진되어 맥이 끊어질 듯한 것을 회복시킨다. ● **보비익위(補脾益胃)** 비(脾)를 보하고 위(胃)의 기능을 더한다. ● **생진양혈(生津凉血)** 진액 생성을 촉진하고 혈열(血熱)을 식힌다. ● **안신익지(安神益智)** 정신을 안정시키고 인지 기능을 개선한다.
- 약효 해설 : 원기를 보충해주며 신체허약과 피로 증상에 유효하다. 마음을 안정시키며 건망증, 현기증을 치료한다. 빈뇨증, 자궁 출혈에 사용한다. 자양강장, 면역증강 작용이 있다.
- 임상 응용 : 피로감, 허약 체질, 전신권태, 건망증, 가슴이 두근거리는 증상에 쓴다.

동의보감 효능

성질이 약간 따뜻하고[微溫] 맛은 달며[甘](약간 쓰다[苦]고도 한다) 독이 없다. 주로 오장의 기가 부족한 데 쓰며 정신을 안정시키고 눈을 밝게 하며 심규를 열어 주고 기억력을 좋게 한다. 허손된 것을 보하며 곽란으로 토하고 딸꾹질하는 것을 멎게 하며 폐위(肺)로 고름을 뱉는 것을 치료하며 담을

허준, 《원본 동의보감》, 720쪽, 남산당(2014)
《동의보감》 세갑술중동 내의원교정 완영중간(歲甲戌仲冬 內醫院校正 完營重刊) 영인본

삭인다. ○ 찬(讚)에는 '세 가지 다섯 잎에 그늘에서 자란다네. 나 있는 곳 알려거든 박달나무 밑 보라네.'라고 쓰여 있다. 일명 신초(神草)라고도 하는데 사람의 모양처럼 생긴 것이 효과가 좋다. ○ 산삼은 깊은 산 속에서 흔히 자라는데 응달쪽 박달나무나 옻나무 아래의 습한 곳에서 자란다. 인삼 가운데는 하나의 줄기가 위로 올라가는데 마치 도라지(길경)와 비슷하다. 꽃은 음력 3~4월에 피고 씨는 늦은 가을에 여문다. 음력 2월, 4월, 8월 상순에 뿌리를 캐어 대칼로 겉껍질을 벗긴 다음 햇볕에 말린다. ○ 인삼은 좀이 나기 쉬운데 다만 그릇에 넣고 꼭 봉해두면 몇 해 지나도 변하지 않는다. 또는 족도리풀(세신)과 같이 넣어서 봉해두어도 역시 오래도록 변하지 않는다. ○ 쓸 때에는 노두(蘆頭)를 버려야 하는데 버리지 않고 쓰면 토할 수 있다[본초]. ○ 인삼은 폐화(肺火)를 동하게 하므로 피를 토하거나 오랫동안 기침을 하거나 얼굴빛이 검고 기가 실하며 혈이 허하고 음이 허해진 사람에게는 쓰지 말고 더덕(사삼)을 대용으로 쓰는 것이 좋다[단심]. ○ 인삼은 쓰고[苦] 성질이 약간 따뜻한데[微溫] 오장의 양을 보하고 더덕은 쓰고 성질이 약간 찬데 오장의 음을 보한다[단심]. ○ 여름철에는 적게 써야 한다. 그것은 심현(心痃)이 생기기 때문이다[본초]. ○ 여름철에 많이 먹으면 심현이 난다[단심]. ○ 인삼은 수태음경(手太陰經)에 들어간다[탕액].

인삼의 기능성 및 효능에 관한 특허자료

▶ **인삼이 포함된 니코틴 제거 효과가 있는 금연재 약학 조성물**
흡연자의 체내에 축적되어 있던 니코틴을 빠르게 배출시켜주고, 니코틴 부족으로 인한 불안 등의 스트레스를 최소화할 수 있으며, 금연을 쉽게 유도할 수 있는 인삼이 포함된 니코틴 제거 효과가 있는 금연재 약학 조성물에 관한 것이다.
– 등록번호 : 10-1117669, 출원인 : ㈜노스모

▶ **디올계 사포닌 분획 또는 인삼의 디올계 사포닌 성분을 포함하는 항여드름용 화장료 조성물**
본 발명은 여드름과 관련된 염증반응 억제, 여드름균 억제, 여드름에 의해 형성되는 여드름성 흉터 형성 억제, 여드름성 상처에 대한 피부재생 촉진 효과가 있는 천연 추출물을 화장품류에 함유시켜 효과적으로 여드름을 예방 및 치료할 수 있는 항여드름용 화장료 조성물이 개시된다.
– 공개번호 : 10-2012-0130487, 출원인 : 성균관대학교 산학협력단

▶ **인삼 열매 추출물을 함유하는 남성 성기능 개선용 조성물**
본 발명의 조성물은 인삼 열매 추출물을 유효 성분으로 함유함으로써 혈관내피세포에서의 일산화질소(NO) 생성 증가 효과를 나타내어, 음경해면체 평활근을 이완시켜 음경의 발기증진을 통해 남성 성기능을 개선시킬 수 있다.
– 공개번호 : 10-2011-0020889, 출원인 : ㈜아모레퍼시픽

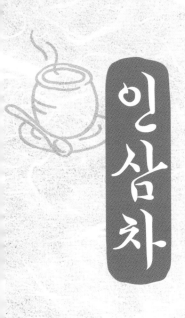

인삼차

효능 오장의 기 부족에 효과, 정신 안정 효능, 당뇨병 개선, 체중 조절 효능, 수술 후 면역 조절, 기억력 향상 효과, 동맥 경화증 경감, 발기 부전 치료

제조 방법

1. 물 1L에 인삼 30g을 넣고 센불에서 30분 정도 끓인다.
2. 중불에서 2시간 정도 끓인다(건조가 잘 된 것은 서서히 끓여야 잘 우러난다).
3. 기호에 따라 대추를 넣어 함께 끓여 마셔도 되고 인삼만 끓여서 꿀을 가미하여 마신다.
4. 인삼차는 그 자체만으로도 맛을 즐길 수 있는 좋은 차이다.

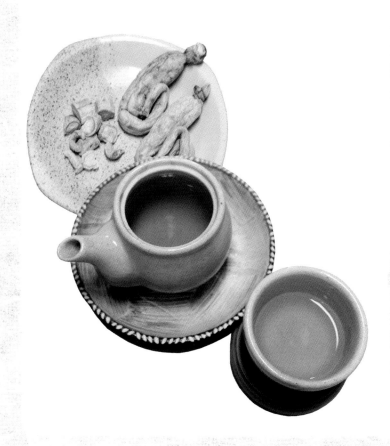

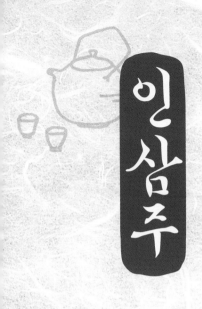

 재료 준비

약재상이나 재배 농가에서 구입할 수 있다. 인삼보다 산삼의 약효가 월등하다. 방향성(芳香性)이 있다. 술을 담글 때에는 반드시 생뿌리를 사용한다.

 제조 방법

1. 생뿌리 200g을 소주 3.6L에 넣고 밀봉한다.
2. 5~6개월 정도 숙성시켜 음용하며, 그대로 보관해도 무방하다.

 맛

달고 쓰다. 꿀을 100g 정도 가미하면 더욱 효과가 좋다.

적용 병증

식욕부진(食慾不振) 식욕이 줄어들거나 없는 상태를 말한다. 소주잔 1잔을 1회분으로 1일 1~2회씩, 15~20일 동안 음용한다.

마비증세(痲痺症勢) 신경이나 근육이 형태의 변화 없이 기능을 잃어, 감각이 없어지고 힘을 제대로 쓰지 못하게 된 경우의 처방이다. 소주잔 1잔을 1회분으로 1일 1~2회씩, 10~15일 동안 음용한다.

정력증진(精力增進) 부족한 원기와 정력을 보충하기 위한 처방이다. 소주잔 1잔을 1회분으로 1일 1~2회씩, 15~20일 동안 음용한다.

기타 적응증 강심, 원기회복, 체력보강, 각혈, 빈혈, 불임증, 건망증, 신경 쇠약, 음위

 주의 사항

• 본 약술을 음용하는 중에 고삼, 복령, 철을 금하고, 고혈압자는 마시지 않는다.
• 장복하여도 무방하나 장복한다고 해서 좋다고 볼 수는 없다.

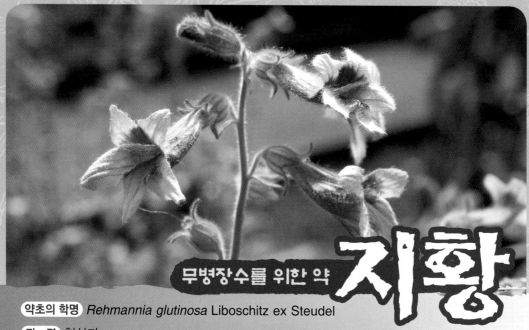

무병장수를 위한 약 **지황**

약초의 학명 *Rehmannia glutinosa* Liboschitz ex Steudel

과 명 현삼과

약재명 지황(地黃)

라틴생약명 Rehmanniae Radix

약용부위 뿌리

약재의 기원 이 약(지황)은 지황 *Rehmannia glutinosa* Liboschitz ex Steudel(현삼과 Scrophulariaceae)의 뿌리이다.

　30대에 도지사가 되었던 고건 전 국무총리는 우리나라에서 관운이 좋은 대표적인 인물로 꼽혀왔다. '새파란 나이에 도백(道伯)이 되었던 고건 전 총리에게 따라다니던 에피소드는 바로 숙지황(熟地黃) 이야기였다.'고 조용헌 씨는 말한다. 젊은 고건은 일부러 흰머리를 만들기 위하여 숙지황을 먹고 무를 먹었다는 이야기가 많이 떠돌았다고 한다. 그 이유는 숙지황을 복용할 때 무를 같이 먹으면 머리가 희어진다는 속설 때문이라는 것이다. 하지만 아직까지 과학적으로 그 속설이 밝혀진 바 없다.

생지황, 건지황, 숙지황

지황은 현삼과에 속하는 다년초로서 식물 전체에 짧은 털이 있으며 뿌리는 굵고 옆으로 뻗는다. 가공 방법에 따라 '생지황', '건지황' 및 '숙지황'의 3종류로 구별한다. 생지황은 밭에서 채취한 뒤 모래에 저장한 신선한 지황 뿌리를 가리키며, 건지황은 채약 후 죽도로 껍질을 벗기고 말린 지황 뿌리를 말하고, 숙지황은 생지황을 한약 사인이 함유된 술에 담갔다가 술과 함께 쪄서 폭건시켜 이것을 9차례 반복하여 제품화한 것이다.

한방에서 생지황은 청열, 양혈, 생진의 효능이 알려져 있으며, 건지황은 자음, 양혈의 효능이 있다. 그리고 까만 숙지황은 보익약 중에서도 보혈약으로 분류하고 있다. 혈허의 증후를 개선하는 데 사용하며 사물탕, 육미지황환, 숙지황환 등에 배합하는 한약이다.

약효 성분이 변화한 숙지황

이처럼 동일한 약재라 하더라도 가공 방법에 따라 그 성질에 많은 차이를 보이는 것이 한의학에서의 약물관이며 이런 행위를 수치(修治) 또는 법제(法制)라고 한다. 이러한 약물관에 근거하여 가공 과정을 거치는 동안 약물 자체의 기미에 변화가 일어나, 기존에 존재하지 않았던 전혀 새로운 효능이 나타날 수 있는 것이다.

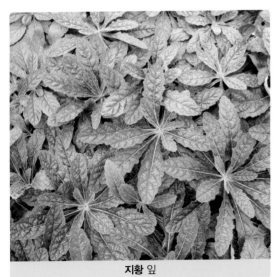

지황 잎

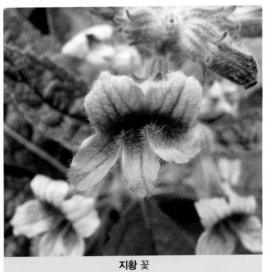

지황 꽃

일본 오사카대학에서는 중국산 건지황과 숙지황을 이용, 이들 약효 성분의 변화에 대해 실험하여 박사 학위 논문으로 발표한 바 있다. 즉 건지황을 숙지황으로 만들게 되면 주성분인 카탈폴(catalpol)과 레오누라이드(leonuride) 성분 함량은 66% 감소되며 건지황에서 보였던 배당체 성분은 소실되어 아예 검출되지 않는다. 즉 건지황에서 숙지황으로 변하면 낮은 함량으로 바뀌는 것이 이 성분의 특징이다. 숙지황의 올리고당도 건지황에 비해 함량이 낮지만 대신 단당류 함량은 증가한다. 숙지황의 총지질 함량 역시 생지황이나 건지황에 비해 감소되지만, 인지질의 함량은 건지황보다 증가한다. 이러한 성분들의 함량 변화로 인해 생지황과 숙지황의 약효가 다른 것이다.

중국에서 가장 오래된 약물학 서적인《신농본초경》에서는 지황을 생지황과 건지황으로만 구분하였으며 숙지황에 관한 언급은 없었다. 그 후《본초도경》이란 책에서 숙지황을 최초로 언급함으로써 비로소 생지황, 건지황과 숙지황의 세 종류로 분류하게 되었으며 생지황은 양혈, 숙지황은 보혈 작용을 위주로 사용하기 시작하였던 것이다.

보혈약인 숙지황 한 가지 또는 다른 한약과 함께 사용한 처방의 실험 결과에서도 우수한 조혈 작용을 가지고 있음을 대전대학교 한의대 연구팀은 밝히고 있다. 조혈 작용은 주로 골수에서 일어나며 이는 숙지황의 효능 중 귀경이 간신경(肝腎經)이라는 점에서 관련이 있는 것으로 이 연구팀은 발표했다.

허리 아플 때도 숙지황

허리가 자주 아프고 새벽에 너무 통증이 심해 날을 샐 때도 있는 증상을 한방에서는 '신허(腎虛)요통'으로 본다. 신장 기능이 허약해지면 뼈도 약해질 뿐만 아니라 뼈를 둘러싸고 있는 근육과 인대가 약해져 퇴행이 빠르게 진행된다. 아침에 일어나 허리가 아픈 것도 신장이 허한 상태에서 밤새 오랜 시간 누워 있게 되면 허리의 만곡을 지탱하는 근육이 피곤해지기 때문이라는 분석이다.

이러한 신허요통에는 숙지황이 함유된 육미지황환(六味地黃丸)과 숙지양근탕(熟地養筋湯)을 복용해야 한다고 한의사들은 전한다. 육미지황환은 산약과 산수유, 숙지황을 주재료로 한 보음제로서 신장의 기운이 허약해 진액이 부족한 것을 치료하며 골수를

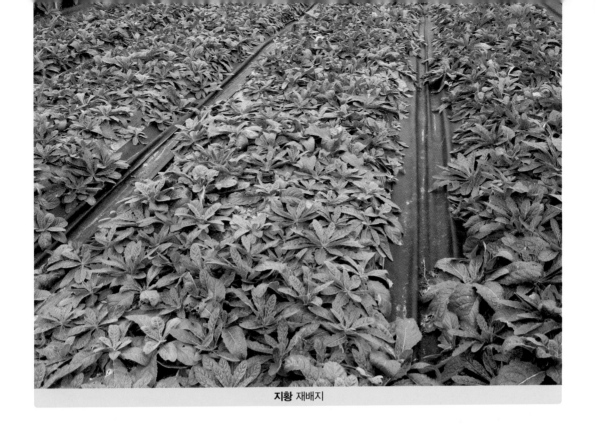

지황 재배지

윤택하게 한다. 또 우슬과 두충, 숙지황이 주재료인 숙지양근탕은 신허로 인해 근골격이 허약해지고 힘이 없는 것을 튼튼하게 하는 효과가 있다. 이러한 보음제는 "허리를 지탱하는 근육과 인대의 피로를 풀어주고 강화해 궁극적으로 통증을 가시게 한다."고 자생한방병원 신준식 원장은 전한다.

간 기능 개선 효능

육미지황탕, 지황탕 등 지황이 주요 약재로 쓰이는 처방이 다른 효능과 더불어 지질 대사와 간 기능을 개선하는 효능이 있다고 알려진 바 있으며, 또한 숙지황만으로도 고지혈증, 당 대사 및 간 손상을 개선시키는 효과가 있다고 발표된 바 있다. 육미지황탕, 지황탕 등이 간 기능의 개선에 유효하며, 단방으로서 숙지황이 당 대사와 간 손상 개선 등에 유효하다는 점에 대해 "이 같은 처방에 포함된 숙지황이 혈액성분들의 조절, 특히 간의 기능에 중요한 영향을 미침을 시사한다."고 경원대 한의대 연구팀은 강조한다.

소양인에게 좋은 숙지황

　사상체질로서 태양인, 소양인, 태음인, 소음인으로 분류할 때 숙지황은 소양인에게 좋다. 소양인이 보음과 보혈 작용이 있는 숙지황차를 만들어 마시면 효과가 있다. 소양인 중 몸이 찬 사람이 더 잘 맞는다.

　소양인은 일에 싫증을 잘 느끼며 무슨 일에도 용두사미 격으로 마무리를 잘하지 못하는 성격의 소유자이다. 항상 밖의 일을 좋아하고 자신의 일이나 가정의 일은 소홀히 여기는 경향이 있으며 옳다고 생각하는 일에는 물불을 가리지 않고 달려들며 몸에 칼이 들어와도 하고야 마는 정의의 성격을 가진 사람들이다. 물론 체질은 전문 한의사의 검증된 진단을 받는 것이 좋다.

병들지 않게 하며 건강하고 오래 살게 하는 약

　《동의보감》에는 병들지 않고 건강하게 오래 살 수 있는 한약이 소개되어 있다. 500세까지 살 수 있다는 등 현실적이지 못한 부분도 있지만, 장수할 수 있고 몸이 가뿐해진다는 점은 우리의 관심을 끈다. 그중 지황도 '오랫동안 먹으면 몸이 가뿐해지고 늙지 않는다.'라고 소개하고 있다.

　먹는 방법으로는 지황 뿌리를 캐서 씻어 짓찧어 즙을 낸 후 이 즙을 달여 걸쭉해지면 꿀을 넣고 다시 달여 벽오동씨만 하게 알약을 만들어 한 번에 30알씩 하루 세 번 술로 빈 속에 먹으면 된다. 그런데 파, 마늘, 무는 먹지 말아야 하며 약을 만들 때 쇠그릇을 쓰면 안 된다는 점이 주의사항이다. 우리나라에는 전라북도 정읍에 숙지황 가공 공장이 있으며 이곳에서 지황을 대량 재배한다.

지황의 한방 특성

【 생지황 】

• 한방 약미(藥味)와 약성(藥性) : 맛은 달고 성질은 차다.

• 한방 작용부위 : 생지황은 주로 심장, 간장, 신장 질환에 영향을 미친다.

• 한방 효능 : **청열양혈(清熱凉血)** 열기로 인한 혈열(血熱)을 식힌다.　● **양음생진(養陰生津)** 진

액을 보충한다.

- **약효 해설** : 몸이 허약하여 기침과 미열이 나고 식은땀이 흐르며 뼛속이 달아오르는 증상을 낫게 한다. 월경 기간이 아닌데도 대량의 출혈이 있는 증상을 치료한다. 토혈, 코피를 멎게 한다.

【숙지황】

- **한방 약미(藥味)와 약성(藥性)** : 맛은 달고 성질은 약간 따뜻하다.
- **한방 작용부위** : 숙지황은 주로 간장, 신장 질환에 영향을 미친다.

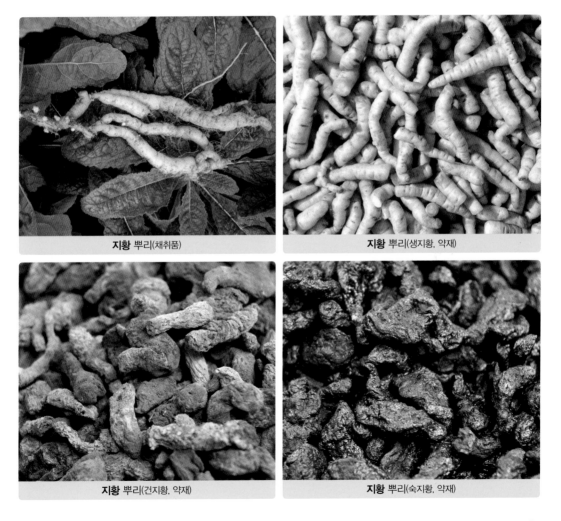

지황 뿌리(채취품)

지황 뿌리(생지황, 약재)

지황 뿌리(건지황, 약재)

지황 뿌리(숙지황, 약재)

- **한방 효능** : **보혈자음(補血滋陰)** 피와 진액을 보한다. ● **익정전수(益精塡髓)** 정기(精氣)를 보충하고 골수(骨髓)를 채워준다.
- **약효 해설** : 몸이 허약하여 기침과 미열이 나고 식은땀이 흐르며 뼛속이 달아오르는 증상을 낫게 한다. 허리와 무릎이 시큰거리고 힘이 없어지는 증상에 사용한다. 머리카락과 수염이 일찍 회백색으로 변하는 증상에 쓰인다. 가슴이 두근거리면서 불안해하는 병증을 치료한다. 정신이 아찔아찔하여 어지러운 증상에 활용한다.

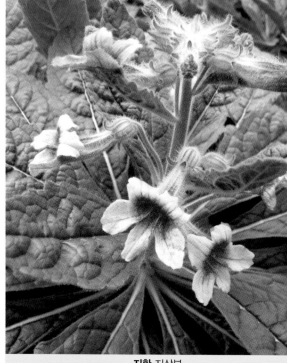

지황 지상부

동의보감 효능

【생지황】

성질이 차고[寒] 맛은 달며[甘](쓰다[苦]고도 한다) 독이 없다. 모든 열을 내리며 뭉친 피를 헤치고 어혈을 삭게 한다. 또한 월경을 잘 통하게 한다. 부인이 붕루증으로 피가 멎지 않는 것과 태동(胎動)으로 하혈하는 것과 코피, 피를 토하는 것 등에 쓴다. ○ 어느 곳에나 심을 수 있는데 음력 2월이나 8월에 뿌리를 캐어 그늘에 말린다. 물에 넣으면 가라앉고 살이 찌고 큰 것이 좋은 것이다. 일명 지수(地髓) 또는 하(芐)라고도 하는데 누런 땅에 심은 것이 좋다. ○ 《신농본초경[本經]》에는 생으로 말린다[生乾]는 말과 쪄서 말린다[蒸乾]는 말은 하지 않았는데 쪄서 말리면 그 성질이 따뜻하고[溫] 생으로 말리면 그 성질이 평순해진다[平宣]. ○ 금방 캔 것을 물에 담가 뜨는 것을 인황(人黃)이라 하며 가라앉는 것을 지황(地黃)이라고 한다. 가라앉는 것은 효력이 좋아서 약으로 쓰며 절반쯤 가라앉는 것은 그 다음이며 뜨는 것은 약으로 쓰지 않는다. 지황을 캘 때 구리나 쇠붙이로 만든 도구를 쓰지 않는 것이 좋다[본초]. ○ 생지황은 혈을 생기게 하고 혈의 열을 식히며

224

수태양과 수소음경에 들어가며 술에 담그면 약성이 위로 올라가고 겉으로 나간다[탕액].

【숙지황】

성질이 따뜻하고[溫] 맛은 달고[甘] 약간 쓰며[微苦] 독이 없다. 부족한 혈을 크게 보하고 수염과 머리털을 검게 하며 골수를 보충해주고 살찌게 하며 힘줄과 뼈를 튼튼하게 한다. 뿐만 아니라 허손증(虛損證)을 보하고 혈맥을 통하게 하며 기운을 더 나게 하고 귀와 눈을 밝게 한다. ○ 쪄서 만드는 법[蒸造法]은 잡방(雜方)에 자세히 쓰여 있다[본초]. ○ 생지황은 위(胃)를 상하므로 위기(胃氣)가 약한 사람은 오랫동안 먹지 못한다. 지황 찐 것[숙지황]은 가슴을 막히게 하므로 담화가 성(盛)한 사람은 역시 오랫동안 먹을 수 없다[정전]. ○ 지황 찐 것은 수, 족소음경과 궐음경(厥陰經)에 들어가며 성질은 따뜻하여 신(腎)을 보한다[입문]. ○ 지황 찐 것을 생강즙[薑汁]으로 법제하면 가슴이 답답해지는 일이 없다[의감].

허준, 《원본 동의보감》, 720쪽, 남산당(2014)
《동의보감》 세갑술술중동 내의원교정 완영중간(歲甲戌仲冬 內醫院校正 完營重刊) 영인본

지황 의 기능성 및 효능에 관한 특허자료

▶ **지황 추출물을 함유하는 타액 분비 증강용 조성물**
지황 추출물은 갈증 상태에서 아쿠아포린(aquaporin)-5의 발현량을 증가시킴으로써, 구강 내의 타액 분비가 촉진되므로 본 발명의 조성물은 구강 건조증 질환의 예방 및 치료에 유용하게 사용될 수 있다.
– 등록번호 : 10-1117491, 출원인 : 경희대학교 산학협력단

▶ **지황 물 추출물을 유효 성분으로 함유하는 각질 제거용 조성물**
본 발명의 지황 추출물은 피부 노화 방지, 미백 또는 각질 제거용 피부외용 약학 조성물 및 화장료 조성물로 이용될 수 있다.
– 등록번호 : 10-1010744, 출원인 : 대구한의대학교 산학협력단

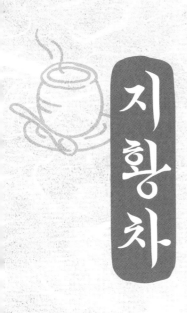

지황차

효능 보혈 효능, 월경 불순 개선, 허리 아플 때 효과, 간 기능 개선

제조방법

1. 물 1L에 숙지황 30g을 넣고 센불에서 30분 정도 끓인다.
2. 중불에서 2시간 정도 더 끓인다.
3. 끓을 때 차의 색은 아주 까만색으로, 구수한 향을 낸다.
4. 기호에 따라 꿀이나 설탕을 가미하여 마신다.
5. 한방에서도 보혈약으로 많이 사용하는 좋은 약차이다.

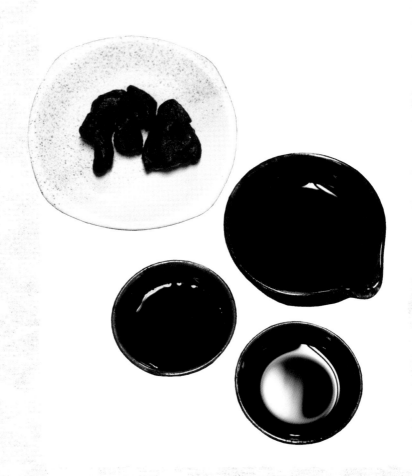

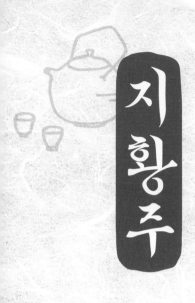

 재배 농가에서 구입하거나, 생지황, 건지황을 약재상에서 구입할 수 있다. 약효는 뿌리에 있다. 10~11월에 뿌리를 캐서 씻어 말려두고 사용한다.

 1. 생뿌리 200g을 소주 3.6L에 넣고 밀봉한다.
2. 6~8개월간 숙성시켜 음용하며, 2년 정도 숙성시킨 후에는 찌꺼기를 걸러내고 보관한다.

맛 달다. 특별히 당류를 가미하지 않는다.

 빈혈(貧血) 혈액 속에 적혈구나 헤모글로빈이 부족하여 어지럼증을 일으키는 증세이다. 소주잔 1잔을 1회분으로 1일 1~2회씩, 7~15일 동안 음용한다.
조갈증(燥渴症) 목이 몹시 말라 물을 자꾸 마시는 증상이다. 당뇨에서는 목이 마르고 배가 몹시 고프며 배뇨량이 늘어난다. 소주잔 1잔을 1회분으로 1일 1~2회씩, 15~30일 동안 음용한다.
기타 적응증 강심, 보혈, 혈액 순환 개선, 정력 증진, 당뇨병, 음위증

 • 본 약술을 음용하는 중에는 녹두, 삭힌 음식, 무, 연근, 용담의 섭취와 구리, 철의 접촉을 금한다.
• 장복해도 해롭지는 않으나 치유되는 대로 음용을 중단한다.

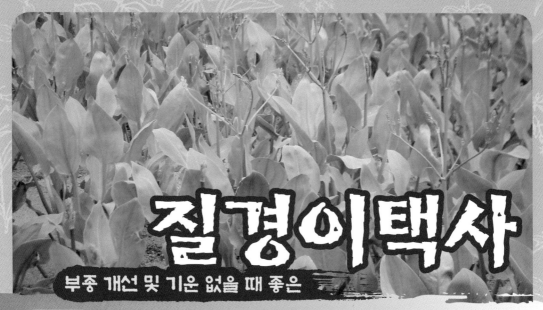

질경이택사

부종 개선 및 기운 없을 때 좋은

약초의 학명 *Alisma orientale* (Sam.) Juz.

과 명 택사과

약재명 택사(澤瀉)

라틴생약명 Alismatis Rhizoma

약용부위 덩이줄기

약재의 기원 이 약(택사)은 질경이택사 *Alisma orientale* (Sam.) Juz.(택사과 Alismataceae)의 덩이줄기로서 잔뿌리 및 주피를 제거한 것이다.

한방에서는 이뇨제로 사용

택사(澤瀉)는 한방에서 소변을 잘 보게 하고 부종을 없애주며 택사탕, 육미지황원 등의 처방에 이용하는 한약이자 약차의 재료이다. 《동의보감》에서는 '택사의 성질은 차고 맛이 달며 짜고 독이 없다. 방광에 몰린 오줌을 잘 나가게 하고 방광의 열을 없애며 오줌이 방울방울 떨어지는 것을 멎게 하고 습을 없애는 데 아주 좋은 약이다.'라고 설명하고 있다.

《신농본초경》'상품'에도 택사가 수재되어 있다. 중국에서 가장 오래된 한약 전문서적인 《신농본초경》은 학술적인 가치가 높고, 작자 신농씨(神農氏)는 당시의 사람으로,

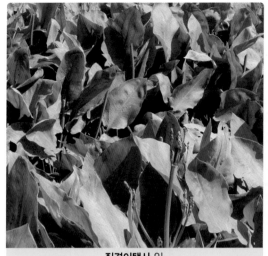

질경이택사 잎

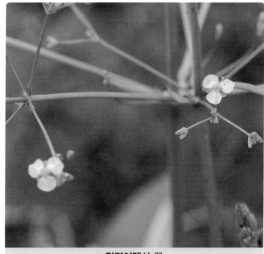

질경이택사 꽃

고대인의 존경을 받아 붙은 이름이다. 상품의 약은 생명을 북돋워주고 무독하며 부작용이 없는 약재를 말한다. 또한 다량 복용하거나 장기간 복용하여도 사람에게 해를 주지 않는 약재로 오늘날의 보약, 즉 강장제를 말한다. 택사가 바로 상품에 속하는 한약이다.

한약 택사는 우리 몸의 습기(濕氣)를 빨아들이고, 소변을 잘 보게 하며, 설사를 멈추게 하고 부종을 없애주는 약재로

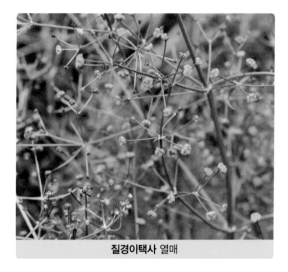

질경이택사 열매

알려져 있다. 또 남성의 설정(泄精, 정액이 저절로 나오는 병증)을 없애주기도 한다. 한방에서는 차가운 성질을 이용하여 갈증과 종양을 없애고 땀을 많이 흘리는 병을 치료한다. 택사는 담미[淡味, 싱거운 맛으로 소변을 잘 나오게 하고 습사(濕邪)를 없앤다]를 지니고 있어 습기를 빼주고 배설시킨다. 이의 차가운 성질은 신장의 화기(火氣, 피부의 일정한 부위가 갑자기 벌겋게 부어오르고 달아오르면서 몸에 열이 나는 병증)를 없애주고 혈액 중에 노폐물과 콜레스테롤을 제거해주는 효능도 있다.

항균 작용과 혈당 강하 효과

최근에 발표된 택사의 약리 연구 논문을 살펴보면, 순천대학교 연구팀은 비브리오 균에 대한 강한 항균 작용과 항산화 작용, 서울대학교 연구팀은 간 독성 흰쥐에서 택사의 성분 중 알리솔(alisol)이란 화합물의 간 보호 작용을 확인했으며 덕성여자대학교 연구팀은 당뇨병으로 인한 고혈당과 당뇨 합병증으로 인한 지질 과산화적 손상을 완화시킨다는 다양한 연구 결과를 발표하였다.

임신 부종에도 효과

또한 경산대학교 한의대 연구팀은 임신 부종에 미치는 영향에 대해 택사가 포함된 한약 처방을 사용하여 연구하였다. 임신 부종은 자종(子腫, 임신 말기에 몸이 붓는 병증)이라고 하는데 임신 후반기, 특히 임신 말기에 몸이 붓는 병증이다. 임신 3~4개월에 걸쳐 안면과 다리에 부종이 발생하여 점차 하지 전체에 미치며, 심한 경우는 전신에 부종이 발생한다.

임신 부종은 증상과 발병 부위에 따라 자종, 자기(子氣, 임신 때 몸이 붓는 병증으로 발이 몹시 붓고 발가락 사이에서 누르스름한 물이 나오는 것), 자만(子滿, 임신 5~7개월에 배가 지나치게 커지고 가슴이 답답하며 소변이 잘 나오지 않고 온몸이 붓는 병증), 추각(皺脚, 임신 때 주로 다리가 붓는 병증), 취각(脆脚, 자기와 같은 뜻) 등 크게 5가지로 구분한다.

안태의 기본방인 안태음에 복령, 택사를 가한 가미안태음과 택사탕이 흰쥐의 난소 기능과 이뇨에 미치는 영향을 관찰한 결과 모두 임신 부종을 개선시키는 데 유효함을 발견하였다.

기운이 없을 때도 사용

택사를 차로 이용할 때는 보통 하루에 6~15g을 달여서 마시는 것이 좋은데, 몸이 붓거나 신장염이 있을 때 마셔도 부기가 빠지고 증세가 가벼워지는 효과를 볼 수 있다.

택사가 포함된 한약 처방인 육미지황원차도 좋다. 즉 숙지황 24g, 산약과 산수유 각

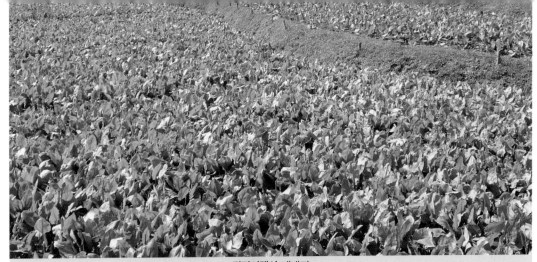

질경이택사 재배지

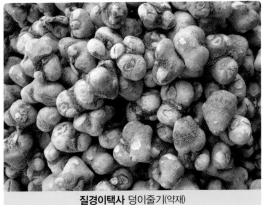

질경이택사 덩이줄기(약재)

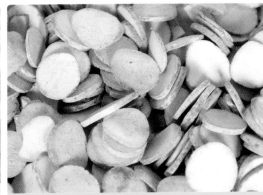

질경이택사 덩이줄기(약재, 절편)

12g, 택사·복령·목단피 각 9g을 물에 달여 하루 2~3회 차로 마신다. 이 약차는 음(陰)을 자양하고 신장을 보(補)하는 효능이 있다. 따라서 주로 신음부족(腎陰不足)을 다스리고 허화(虛火)가 위로 치솟아 오르는 증상을 다스린다. 또 허리와 무릎이 시큰하며 기운이 없는 증상에도 효과가 있다. 현기증이 나고 귀울림 현상이 심하며 식은땀이 나고 유정이나 몽정, 남성 성기능 저하에 응용하면 좋은 치료 효과를 기대할 수 있다. 소변양이 많은 사람, 몸에 습기가 없는 사람, 신장의 기능이 거의 없어진 사람, 양기가 허해서 정액이 저절로 나오는 사람은 택사를 조심하는 것이 좋다. 《동의보감》에도 신기(腎氣)를 사(瀉)하므로 많이 먹거나 오랫동안 먹을 수 없으며, 많이 먹으면 눈병이 생기게 된다고 하였다. 택사의 약리 성분으로는 알리솔(alisol) 성분과 알리스몰(alismol), 알

리스목사이드(alismoxide) 그리고 레시틴(lecithine), 콜린(choline) 등이 알려져 있다.

재배량도 일등, 약리 성분도 일등인 순천산 택사

전남 순천시 해룡면은 전국에서 가장 먼저 모내기를 한다. 보통 4월 중순에 모내기를 하여 8월 중하순에 수확한다. 벼를 재배, 수확한 뒤에는 그 후작으로 택사를 같은 논에 심어 소득을 올리고 있다. 우리나라에서는 택사 생산량의 50% 이상을 순천 지역 200여 농가가 생산하고 있다. 순천 지방에서 재배되는 택사는 '질경이택사'로 '택사'와 외관상 비슷하지만 잎의 아랫부분이 둥근 모양으로 피침형의 택사와는 구별이 된다. 질경이택사의 뿌리줄기 역시 한약으로 사용한다.

필자는 국내 각지에서 유통되는 택사를 수집하여 지표 성분을 비교한 결과 순천에서 재배되는 택사가 약리 성분을 가장 많이 함유하고 있다는 사실을 발견하였다. 택사 뿌리줄기는 보통 구원형이고 비대하며 외부는 황백색, 내부는 백색을 띠고 신선한 것이 좋다. 내부가 담적색 또는 황적색이면 좋은 것이 아니다. 택사과에 속하는 택사는 습지나 연못, 전답 등에서 자라며, 키는 1m 정도 자라고 7월에 흰 꽃이 피며 잎도 약용으로 사용할 수 있다.

현재 식품으로 사용 불가

식품의약품안전청에서 발행한 《식품공전》에는 식품의 원료, 제한적 사용원료, 식품에 사용할 수 없는 원료가 소개되어 있다. 이 중에서 택사는 식품에 사용할 수 없는 원료로 구분되어 있다. 따라서 택사를 원료로 하여 한약이 아닌 식품으로 개발하는 것은 현재 불가능하다.

질경이택사(택사)의 한방 특성

• 한방 약미(藥味)와 약성(藥性) : 맛은 달고 싱거우며 성질은 차다.
• 한방 작용부위 : 택사는 주로 신장, 방광 질환에 영향을 미친다.
• 한방 효능 : **이수삼습(利水滲濕)** 소변을 잘 나오게 하여 습기를 배출한다. ● **설열(泄熱)** 열

을 배출한다. ● **화탁강지(化濁降脂)** 혈중지질을 낮추어 혈액을 맑게 한다.

- 약효 해설 : 소변이 잘 나오지 않는 증상에 사용한다. 몸이 붓고 배가 몹시 불러 오면서 속이 그득한 증상에 효과가 있다. 담음(痰飮)으로 정신이 어지러운 증상을 치료한다.
- 임상 응용 : 소변량 감소, 배뇨통, 배뇨곤란, 현기증에 쓴다.

동의보감 효능

성질이 차고[寒] 맛은 달고[甘] 짜며[鹹] 독이 없다. 방광에 몰린 오줌을 잘 나가게 하며 5림(5가지 임질)을 치료하고 방광의 열을 없애며 오줌길과 소장을 잘 통하게 하고 오줌이 방울방울 떨어지는 것을 멎게 한다. ○ 택사는 못에서 자라며 어느 곳에나 다 있다. 음력 8~9월에 뿌리를 캐어 볕에 말린다[본초]. ○ 족태양경과 족소음경에 들어간다. 습을 없애는 데 아주 좋은 약[聖藥]이다. 그러나 신기(腎氣)를 사하므로 많이 먹거나 오랫동안 먹을 수 없다. 《신농본초경》에는 많이 먹으면 눈병이 생기게 된다고 하였다[탕액]. ○ 약에 넣을 때에는 술에 하룻밤 담가두었다가 볕에 말려 쓴다. 중경이 쓴 팔미환(八味丸)에는 술로 축여 싸서 쓴다고 하였다[입문].

허준, 《원본 동의보감》, 722쪽, 남산당(2014)
《동의보감》 세갑술중동 내의원 교정 완영중간(歲甲戌仲冬 內醫院校正 完營重刊) 영인본

질경이택사의 기능성 및 효능에 관한 특허자료

▶ **택사 추출물을 함유하는 충치억제용 조성물**
본 발명은 충치원인균으로 알려진 스트렙토코커스 뮤탄스(Streptococcus mutans)에 대해 우수한 항균력을 나타내며 플라그의 형성을 저해하는 안전성이 높은 택사 추출물을 함유하는 충치억제용 조성물에 관한 것이다.
– 등록번호 : 10-1025886, 출원인 : 주식회사 오비엠랩

▶ **택사 추출물을 유효 성분으로 함유하는 폐기종 및 폐고혈압 예방 및 치료용 조성물**
본 발명은 물을 추출용매로 사용하고 가열하여 택사로부터 유효 성분을 추출한 택사 추출물을 유효 성분으로 함유하는 폐기종 및 폐고혈압 예방 및 치료용 조성물에 관한 것이다.
– 공개번호 : 10-2013-0030620, 출원인 : 세명대학교 산학협력단

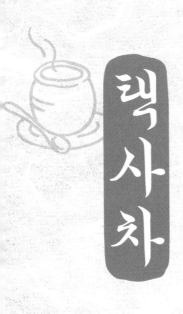

택사차

 효능 소변이 잘 나오지 않을 때 효과, 항균 작용, 혈당 강하 효과, 기운 없을 때 효과, 임신 부종에 효과

제조 방법

1. 물 1L에 택사 50g을 넣고 센불에서 30분 정도 끓인다.
2. 중불에서 2시간 정도 더 끓인다.
3. 이때 약간의 우윳빛과 함께 기름기 같은 것이 뜨는 것을 볼 수 있다.
4. 약간의 쓴맛과 덤덤한 맛을 함께 내지만 뒷맛은 깔끔하다.
5. 기호에 따라 대추나 감초를 넣어 끓여 마시면 좋다.
6. 택사는 현재 《식품공전》에 수재되어 있지 않으므로 택사차를 판매 하는 것은 곤란하다.

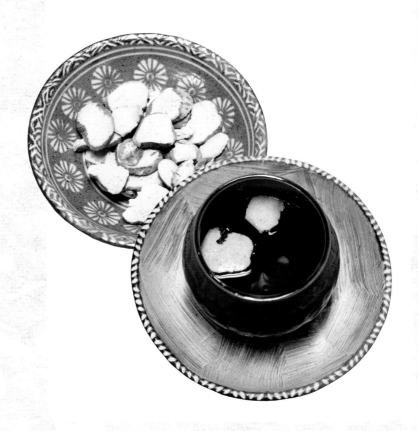

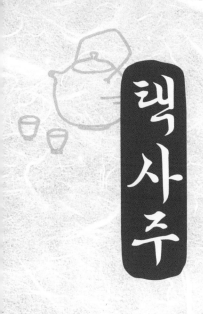

 **재료
준비** 전국의 연못가나 습지, 논두렁에서 자생하는 것을 채취
하거나, 약령시장에서 구입할 수 있다. 약효는 덩이줄
기에 있다. 덩이줄기를 구입하여 물로 깨끗이 씻어 말
린 다음 사용한다.

 **제조
방법**
1. 말린 덩이줄기 180g을 소주 3.6L에 넣고 밀봉한다.
2. 8개월 정도 숙성시켜 음용하며, 18개월 정도 숙성시
킨 후에는 찌꺼기를 걸러내고 보관한다.

맛 달다. 황설탕 100g을 가미하여 사용할 수 있다.

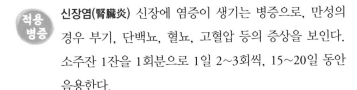 **적용
병증** **신장염(腎臟炎)** 신장에 염증이 생기는 병증으로, 만성의
경우 부기, 단백뇨, 혈뇨, 고혈압 등의 증상을 보인다.
소주잔 1잔을 1회분으로 1일 2~3회씩, 15~20일 동안
음용한다.
이명증(耳鳴症) 귓속에서 잡음이 들리는 병적인 상태
로, 귓병, 알코올 의존증, 고혈압 등이 그 원인이다.
소주잔 1잔을 1회분으로 1일 2~3회씩, 15~20일 동
안 음용한다.
신장결석(腎臟結石) 신장에 소변 속 염류의 결정이 남거
나 결핵균이 침범하여 결석이 생기는 경우의 처방이다.
소주잔 1잔을 1회분으로 1일 3~4회씩, 20~25일 동안
음용한다.
기타 적응증 혈압강하, 현기증, 당뇨병, 조갈증, 방광염

 **주의
사항**
• 본 약술을 음용하는 중에 가려야 하는 음식은 없다.
• 장복해도 해롭지는 않으나 치유되는 대로 음용을 중
단한다.

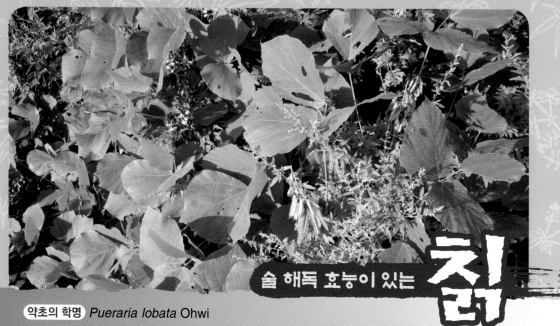

술 해독 효능이 있는 **칡**

약초의 학명 *Pueraria lobata* Ohwi

과 명 콩과

약재명 갈근(葛根)

라틴생약명 Puerariae Radix

약용부위 뿌리

약재의 기원 이 약(갈근)은 칡 *Pueraria lobata* Ohwi(콩과 Leguminosae)의 뿌리로서 그대로 또는 주피를 제거한 것이다.

칡 이야기

옛날 깊은 산중 마을에 약초를 캐는 한 노인이 살고 있었는데, 어느 날 한 소년이 관병들에게 쫓기는 것을 보았다.

소년은 노인을 발견하고는 다급하게 도움을 요청하였다. "영감님, 살려주십시오! 저는 산 아랫마을에 사는 갈(葛)가 집안의 자식이옵니다. 조정의 간신들이 임금님께 상소를 올려 저희 아버지를 모함하고 저희 식구 모두를 죽이려고 합니다. 저는 외아들로서 가문의 후대가 끊어지므로 아버지께서 도망치게 했습니다." 갈씨 가문은 그 지방일대 모든 사람들이 다 아는 충신의 집안이었으므로, 노인은 소년을 뒷산 동굴에 숨겨

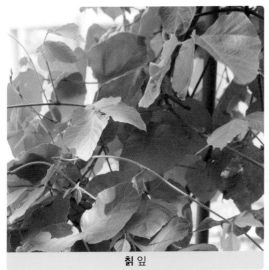
칡 잎

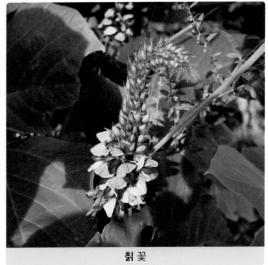
칡 꽃

서 목숨을 구해주었다. 그 후 소년은 노인과 함께 매일 산에 가서 약초를 캤는데, 노인은 주로 한 가지 약초 뿌리를 캐곤 했다. 그것은 열이 나고 입이 마르고 설사에 효과가 있었다. 노인이 세상을 떠난 뒤에도 그가 평소 캤던 약초는 많은 사람들의 병을 고쳤다. 어느 날, 그 약초를 달여 먹고 병이 나은 사람이 소년에게 약초 이름을 물었는데, 그때까지도 그 약초에는 이름이 없었다. 그는 자기 처지를 생각하면서 '갈

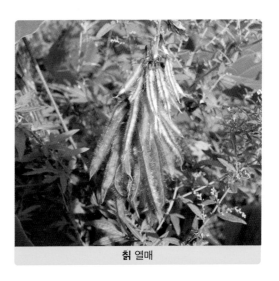
칡 열매

근(葛根)'이라고 대답했다. 이렇게 해서 칡뿌리에 갈근이라는 이름이 지어졌다고 한다.

칡뿌리(갈근)와 칡꽃(갈화)

칡의 뿌리를 한방에서는 '갈근', 꽃을 '갈화(葛花)'라고 하며, 옛날부터 널리 이용되어 온 식품이자 약재이다. 예전에 살림살이가 넉넉하지 못하였을 때에 산에서 칡뿌리를 캐서 칡 전분을 식용으로 이용하기도 하였는데, 대표적인 것이 춘천 막국수이다. 최근

건강식품이 인기를 얻게 되자 칡차가 곳곳에서 판매되고 있으며, 관광지의 입구나 도로변에도 칡차를 판다는 간판이 붙어 있는 것을 볼 수 있다.

갈근은 한방에서 맛은 달고 성질은 서늘하며 무독한 성질의 한약이다. 땀을 나게 하고 열을 내리며 갈증을 멈추게 하고 술독을 풀어주는 약으로 알려져 있다. 중국의 가장 오래된 한약 약물 서적인《신농본초경》의 '중품'에 처음으로 수록되었으며, 한방에서 발한, 해열, 진경의 목적으로 여러 처방에서 사용되고 있다.

갈화는《명의별록》에 '주소주(主消酒)'라고 처음 수록한 이래, 주독(酒毒)을 없애는 효능으로 현대 여러 본초서에 실려 있으며 임상에서도 음주 과도, 구갈 그리고 간 기능 회복에 널리 활용되고 있는 약재이다.

알코올 해독 작용

칡의 뿌리인 갈근이나 꽃인 갈화의 주요 약효 중에서 숙취 해소 작용이 관심을 끈다. 주상(酒傷, 술을 지나치게 마셔 생긴 병증)의 치료에는 갈화해정탕이 많이 쓰였다. 갈화해정탕은 중국의《중약대사전》에 의하면 지나친 음주로 구역질이 나고 가래가 치밀어 오르며, 마음이 산란하고 가슴이 답답하며 손발이 떨리고 식욕이 없을 때 사용하는 처방이다. 여기에는 갈화가 가장 많이 들어가며 그 외 줄기를 제거한 청피(靑皮, 귤나무의 덜 익은 열매껍질을 말린 것), 목향, 흰 부분을 제거한 귤피(귤나무의 익은 열매껍질을 말린 것), 노두(뿌리에서 싹이 나오는 꼭지 부분)를 제거한 인삼, 검은 껍질을 제거한 저령, 백복령, 노르스름하게 볶은 신국(新穀, 밀가루에 다른 한약재를 섞어서 발효시켜 말린 것), 택사, 건생강, 백출, 육두구인, 사인 등 많은 약재들을 갈아서 골고루 섞는 처방이다. 1회 11.1g을 맹탕으로 끓인 물에 타서 먹는 데 약간의 땀만 나게 하면 주병(酒病)이 없어진다고 한다.

갈근도 많은 약리 작용 중에서 알코올 중독의 치료, 알코올 해독에 안전하고 효과적인 것으로 밝혀져 있다. 갈근의 이소플라보노이드 성분은 알데하이드 탈수소효소라는 효소를 억제하여 알코올 흡수를 방해하고, 또 다른 이소플라보노이드는 알코올 탈수소효소를 억제함으로써 알코올의 산화물질이면서 알데하이드에 기인하는 숙취 현상

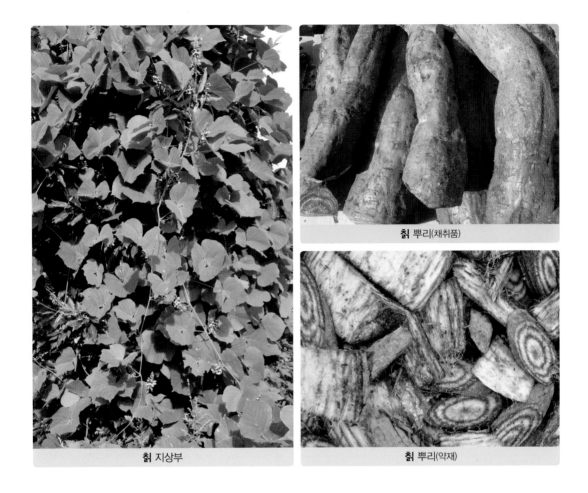

칡 뿌리(채취품)

칡 지상부

칡 뿌리(약재)

을 제거하는 약리 작용이 알려져 있다. 이러한 연구를 바탕으로 이화여자대학교 약대 연구팀은 갈화와 갈근이 에탄올성 간 손상의 예방과 치료에 효과적이라고 발표하였다. 서울대학교 연구팀도 갈화가 숙취 해소에 효과가 있음을 입증하였으며 특히 갈화의 투여 적정량으로는 체중 60kg의 성인에 대해 하루 3g이 가장 좋은 효과를 나타내었다고 발표하였다.

갈화와 갈근 복용법

매일 소주를 마실 정도로 술을 좋아하는 사람들은 갈화 40g을 물 360mL에 넣어 달여서 냉장고에 보관하다가 음료수처럼 마셔도 좋다. 《동의보감》에서는 주독(酒毒)을 풀고 주취불성(酒醉不醒)한 데 칡뿌리의 즙을 내어서 복용하거나 달여 마시면 효과가 있다고 한다. 즉 뿌리를 찧어서 물에 여과한 가루를 끓는 물속에 넣으면 아교처럼 되는데 이것을 꿀물에 반죽하여 생강을 조금 넣고 복용하면 주갈(酒渴)이 해소된다.

고혈압으로 목덜미가 뻣뻣할 때, 골다공증에도 효과

그 외 갈근의 흥미 있는 약효로서 중국에서 연구 발표한 것으로, 갈근은 고혈압으로 목덜미가 뻣뻣하고 아픈 환자에게 효능이 있다고 하였다. 갈근을 달여서 매일 10~15g을 2회에 나누어 2~8주간 복용하였다. 52사례를 관찰하였는데 목과 어깨의 강직에 의한 통증이 소실된 경우가 17사례, 통증이 뚜렷하게 경감된 경우가 30사례였다. 또한 고혈압에 의한 두통, 현운, 이명, 손발이 저리는 증상에 대해서도 꽤 개선하는 작용이 있었지만 혈압을 강하시키는 작용은 없었다. 환자의 대부분은 복용을 시작한 첫 주일에 효과가 나타나서 이것이 1~2주간 지속되었는데, 부작용은 전연 관찰되지 않았다고 한다. 갈근이 골다공증의 예방 및 치료제로 상당히 우수한 한약재가 될 수 있다고 보고한 한국한의학연구원의 연구 결과도 관심을 끈다.

허준, 《원본 동의보감》, 726쪽, 남산당(2014)
《동의보감》 세갑술중동 내의원 교정 완영중간(歲甲戌仲冬 內醫院校正 完營重刊) 영인본

칡(갈근)의 한방 특성

- 한방 약미(藥味)와 약성(藥性) : 맛은 달고 매우며 성질은 서늘하다.
- 한방 작용부위 : 갈근은 주로 비장, 위장, 폐 질환에 영향을 미친다.
- 한방 효능 : **해기퇴열(解肌退熱)** 땀을 약간 내어 근육을 풀어주고 열을 내린다. ● **생진지갈(生津止渴)** 진액 생성을 촉진하고 갈증을 멎게 한다. ● **투진(透疹)** 발진이 잘 돋게 한다. ● **해주독(解酒毒)** 숙취를 해소한다.
- 약효 해설 : 열이 나는 것과 갈증을 해소한다. 정신이 아찔아찔하여 어지럽고 머리가

아픈 증상에 사용한다. 가슴이 막히는 듯하면서 아픈 증상에 유효하다. 고혈압으로 목덜미가 뻣뻣하고 아픈 증상을 치료한다.

- **임상 응용** : 감기, 발열, 두통, 땀이 나지 않는 증상, 구갈에 쓴다.

동의보감 효능

성질이 보통이고[平] 맛은 달며[甘] 독이 없다. 풍한으로 머리가 아픈 것을 낫게 하며 땀이 나게 하여 표(表)를 풀어주고 땀구멍을 열어주며 술독을 푼다. 번갈을 멈추며 음식 맛을 나게 하고 소화를 잘 되게 하며 가슴에 열을 없애고 소장을 잘 통하게 하며 쇠붙이에 다친 것을 낫게 한다. ○ 산에서 자라며 곳곳에 다 있다. 음력 5월 초에 뿌리를 캐어서 햇볕에 말린다. 땅속으로 깊이 들어간 것이 좋다[본초]. ○ 일명 녹곽(鹿藿)이라고도 한다[본초]. ○ 족양명경에 인경하는 약이다. 족양명경에 들어가서 진액이 생기게 하고 갈증을 멎게 한다. 허해서 나는 갈증은 칡뿌리(갈근)가 아니면 멈출 수 없다. 술로 생긴 병이나 갈증이 있는 데 쓰면 아주 좋다. 또한 온학(溫瘧)과 소갈(消渴)도 치료한다[탕액].

칡의 기능성 및 효능에 관한 특허자료

▶ **폐경기 여성 건강 예방 및 치료용 칡 추출물 조성물**
본 발명은 칡 추출물을 함유하는 폐경기 여성 건강 개선용 조성물에 관한 것으로 이를 이용한 약학적 조성물 및 건강 기능 식품의 활용이 기대된다.
– 등록번호 : 10-1177508, 출원인 : 고려대학교 산학협력단

▶ **골다공증 예방 및 치료에 효과를 갖는 갈근 추출물**
본 발명에 의한 갈근 추출물은 골다공증 치료제 또는 예방제로서 유용하게 사용될 수 있을 뿐만 아니라 건강식품으로도 응용될 수 있다.
– 등록번호 : 10-0348148, 출원인 : 한국한의학연구원

▶ **갈근 추출물을 함유하는 면역 증강용 조성물**
본 발명은 갈근 추출물을 함유하는 면역 활성 증강을 위한 조성물에 관한 것으로, 세포내 면역 활성 증진 효과 및 면역 증강 효능이 우수하여 면역 저하증의 예방, 억제 및 치료에 우수한 면역 증강 효능을 갖는 식품, 의약품 및 사료 첨가제로서 유용하다.
– 등록번호 : 10-1059280, 출원인 : 원광대학교 산학협력단

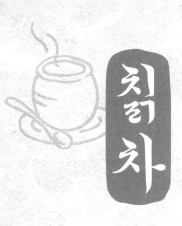

칡차

 효능
술독을 풀어주는 효능, 에탄올성 간 손상에 효과, 골다
공증 개선, 고혈압 치료에 효과, 진경 작용

 **제조
방법**

1. 물 1L에 칡 뿌리 30g을 센불에서 30분 정도 끓인다.
2. 약불에서 2시간 정도 더 우려낸다.
3. 서늘한 날씨에는 기호에 따라 꿀을 넣어 따뜻하게
   마시면 갈근탕이라 하여 초기 감기에 아주 효과가
   뛰어나다.
4. 더운 날씨에는 냉장 보관하여 차게 마신다.

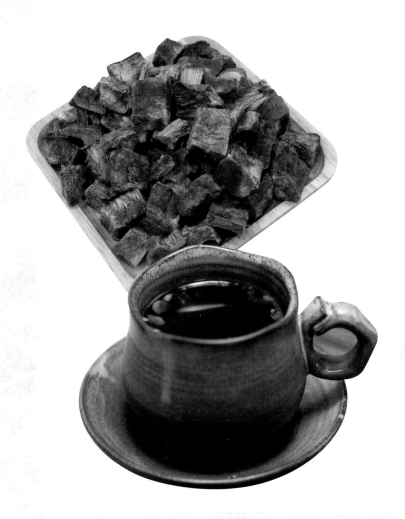

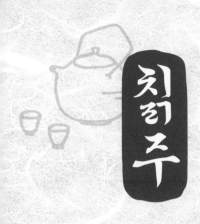

 재료 준비

전국 어디서나 자생하며, 약효는 꽃, 열매, 뿌리 등에 있다. 약간의 방향(芳香)이 있다. 주로 뿌리를 사용하며 이른 봄 잎이 나기 전에 뿌리를 캐어 씻은 다음 잘게 썰어서 사용한다. 생으로 쓰거나 햇볕에 말려두고 사용한다.

 제조 방법

1. 생뿌리는 300g, 말린 뿌리는 230g을 소주 3.6L에 넣고 밀봉한다.
2. 5~6개월 정도 숙성시켜 음용하며, 걸러내지 않고 더 숙성시켜도 무방하다.

 맛

달고 약간 맵다. 황설탕 150g을 가미할 수 있다.

 적용 병증

식중독(食中毒) 음식물 속의 독소나 유독물질이 체내에 유입되어 일어나는 독성 반응이나 감염 질환으로, 복통, 설사, 구토 등의 증상이 나타나며 피부에 발진이 생기기도 한다. 소주잔 1잔을 1회분으로 1일 2~3회 음용한다.

신경쇠약(神經衰弱) 신경이 계속 자극을 받아서 피로가 쌓여 여러 가지 증상을 일으키는 병증이다. 두통, 불면증, 어지럼증, 귀울림, 지각 과민, 주의 산만, 기억력 감퇴 등의 증상이 나타난다. 소주잔 1잔을 1회분으로 1일 1~2회씩, 10~15일 동안 음용한다.

주독(酒毒) 술에 중독이 되어 얼굴에 붉은 반점이 나타나는 경우의 처방이다. 위장 장애나 빈혈 등의 원인이 된다. 소주잔 1잔을 1회분으로 1일 1~2회씩, 10~20일 동안 음용한다.

기타 적응증 혈액 순환 개선, 두통, 불면증, 감기, 구토, 변비, 설사, 주황변, 암내

 주의 사항

• 본 약술을 음용하는 중에 살구씨의 섭취를 금한다.
• 장복하면 유익하다.

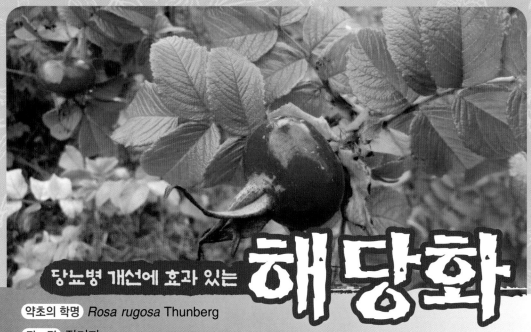

당뇨병 개선에 효과 있는 해당화

약초의 학명 *Rosa rugosa* Thunberg

과 명 장미과

약재명 매괴화(玫瑰花)

라틴생약명 Rosae Rugosae Flos

약용부위 꽃봉오리

약재의 기원 이 약(매괴화)은 해당화 *Rosa rugosa* Thunberg(장미과 Rosaceae)의 꽃봉오리이다.

　중국 시안(西安)을 방문했을 때 북한 상품을 파는 상점에 들른 적이 있다. 여기에서 북한 금성청년출판사에서 펴낸 꽃 전설집인 《해당화》라는 책이 눈에 띄었다. 평소 해당화에 관심이 있어 연구하던 중이라 책 제목이 당연히 필자의 눈길을 끌었던 것이다. 해당화 뿌리는 우리나라에서만 오랫동안 민간약으로서 당뇨병 치료제로 사용하여왔기에 흥미롭게 생각하는 약용 식물이다.

바닷가에서 자라는 해당화

　해당화는 한국, 중국, 일본에 분포하며 바닷가 모래밭이나 산기슭에서 자라는 장미

244

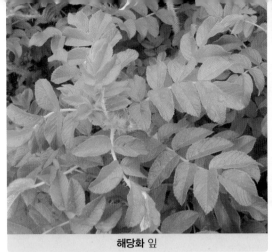

해당화 잎

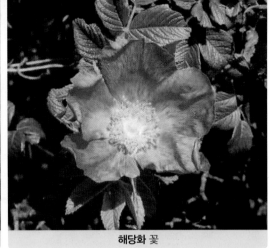

해당화 꽃

과 낙엽활엽관목으로 가시에 털이 있으며 뿌리에서 많은 줄기를 내어 대군집을 형성하여 자란다. 추위와 공해에 잘 견디고 내건성도 강하다. 관상용, 약용 및 염료의 원료로 쓰이며, 꽃은 향수의 원료가 되기도 한다.

비무장지대의 해당화

이전에 강원도 고성군의 동해안 비무장지대 안에서 국내 최대 규모의 해당화 군락이 발견되었다는 보도가 있었다. 이 군락은 1.2km에 이르는 비무장지대의 남북에 걸쳐 해안선을 따라 길게 형성된 것으로 확인되었다.

환경 파괴로 전국 곳곳의 해변 모래밭이 줄면서 해당화 군락지가 사라져가는 가운데, 50년 넘게 생태계를 고이 보존한 비무장지대 덕분이다. 이제는 다시 들어갈 수 없지만 몇 년 전 비무장지대를 넘어 직접 북한 땅, 해금강에서 활짝 핀 해당화를 보았다. 금강산 육로관광으로 남방한계선과 북방한계선을 버스로 통과하여 북한으로 바로 건너간 것이다. 분위기를 압도하는 '보행금지', '주정차금지'의 팻말과 일정한 간격으로 붉은 깃발을 든 인민군이 지켜보는 가운데 긴장된 마음으로 북한으로 들어갔다.

해금강 가는 길

해금강 구역은 숙소인 온정각에서 북한 측 전용도로를 빌려서 버스로 20여 분 달리니 나왔다. 금강산 가는 길과는 달리 해금강행은 북한 도로를 달리다보니 길 옆의 우

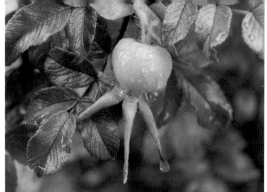

해당화 덜 익은 열매

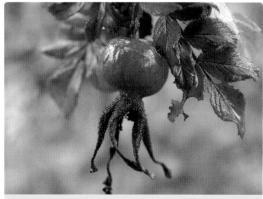

해당화 익은 열매

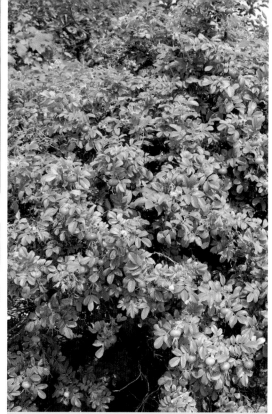

해당화 나무모양

체국과 학교도 볼 수 있었다. 가까이 지나가니 우체국에 설치된 인민일보 게시판이 보이고, 가로수 사이로 봉화초등학교의 교실과 운동장, 자전거도 훔쳐볼 수 있었다. TV를 통해서가 아니라 내 눈으로 직접 이런 광경을 보다니, 고(故) 정주영 명예회장께 감사 인사를 드리고 싶었다. 길목 주변의 이곳저곳 풍경을 열심히 눈에 담았다.

해금강에서 찾은 해당화

필자는 짧은 금강산 여행에서 해당화를 촬영하기 위해 만물상 등산을 포기하고 선택관광인 해금강행 버스에 올랐다. 해금강에서 우리 측 안내원이 건너편 멀리 있는 하얀 건물 같은 모습이 고성의 통일전망대라고 알려주었다. 예전에는 새해 첫날의 신문 1면에는 해금강의 아름다운 풍경이 가끔 등장했다. 날씨 좋은 날, 통일전망대에서 어렵게 촬영했다는 해금강의 기암괴석이었다. 이제는 반대로 해금강에서 고성을 바라보

246

니 꿈인가 생시인가 싶었다.

해금강의 전망대 정자로 가는 바닷가에는 해당화 꽃길이 있었다. 해당화 군락지에 핀 붉은 꽃이 우리 일행을 반겼다. 이 식물을 연구하는 필자는 꽃을 보는 순간 특종기사를 찾은 기자처럼 사진촬영에 몰두했다. 더운 날씨 속에서 실패하지 않기 위해 여러 노출로 이 배경, 저 배경으로 아마 100여 장 정도 사진을 촬영한 것 같다.

해안가의 해당화는 생각보다 많지 않았지만 북한 땅 해금강에서 찾았다는 사실만으로도 대단한 의미를 부여할 수 있겠다. 열심히 촬영하는 필자에게 북한 안내원이 직업이 기록된 명찰을 보더니 해당화를 연구하느냐고 물었다. 해당화 뿌리는 우리나라에서 민간약으로서 당뇨병 치료제로 쓴다고 하니 그녀는 필자에게 해당화를 한 뿌리 캐어드리고 싶지만 그럴 수 없으니 어떻게 하면 좋으냐고 간절히 얘기했다. 그 진솔한 얘기에 필자가 더 미안했다.

중국, 일본에서는 꽃을 사용

꽃은 《본초강목》에서 매괴화(玫瑰花)라고 하여 처음 개화할 때 채집하여 건조한 것을 약용으로 쓰며 위통, 토혈, 월경 과다, 인후궤양 등에 이용한다. 그리고 방향성이 높아서 간위(肝胃) 기능의 감퇴로 인해 흉복부가 그들먹하고 아픈 증상을 치료한다. 또한 여성의 생리가 일정치 않거나 생리 전에 유방이 붓고 아픈 증상에 이용된다.

해당화 열매에는 비타민 C가 풍부하여 서양에서는 잼을 만들어 이용한 기록이 있다. 중국에서는 해당화 열매를 꿀이나 설탕에 재어서 매과당으로 만들어 먹었고, 타박상, 풍비(風痺), 복중냉통(腹中冷痛)의 치료 및 부인의 월경 과다, 하리 등에 사용하였다. 일본에서는 꽃의 색소를 천연착색료로, 꽃잎은 지사제와 지혈제로 이용하기도 한다.

우리나라는 뿌리 사용

우리나라는 오랫동안 해당화 뿌리를 당뇨병 치료의 민간약으로 사용하여 왔다. 유독 한국에서만 뿌리를 약재로 사용하였기에 이에 관한 약리실험 연구는 주로 한국 과

학자들에 의해 많이 이루어졌다. 해당화의 여러 효능 중에서 민간에서 이용된 당뇨병 치료 효과에 대해 우선 살펴본다.

혈당 감소 효능

해당화의 당뇨병에 관한 연구는 연세대학교 의대 연구팀이 처음으로 시작하였다. 즉 당뇨병 치료의 약제로 많은 당뇨병 환자가 그 치료 효과를 본 바 있으나 이에 대한 과학적 성분 분석 및 약리 작용에 대한 연구는 실시되어 있지 않아 해당화 뿌리가 당뇨 치료에 미치는 영향을 규명하기 위한 연구를 실시하여 그 결과를 발표한 것이다.

물을 투여한 대조 그룹(당뇨를 일으키지 않은 쥐)의 정상 쥐에 비해 해당화를 투여한 그룹은 언제나 낮은 혈당치를 보였다. 또한 실험적으로 당뇨를 일으킨 쥐에서는 대조 그룹에 비해 추출액 투여 그룹에서 포도당 주사 후 45분과 60분에서 혈당치는 의의 있게 낮아졌다. 따라서 해당화 뿌리는 실험적으로 당뇨를 일으킨 쥐에서 혈당치를 감소시키는 효과가 있음을 얻은 것이다.

조선대학교 식품영양학과 연구팀도 해당화 뿌리의 성분과 독성을 규명하고 약효의 유의성을 추구하기 위하여 해당화 뿌리가 집토끼의 실험적 고혈당 및 고지혈병에 미치는 영향에 대하여 연구하였다. 해당화 뿌리의 메탄올 추출물과 정제되지 않은 사포닌을 알록산으로 당뇨를 일으킨 집토끼에 투여하였다. 그 결과 해당화 추출물과 사포닌은 대조 그룹에 비하여 혈당 강하 작용을 나타냈다. 또한 추출물과 사포닌을 투여한 쥐에서는 대조 그룹에 비해 혈중 고농도의 총콜레스테롤, 중성지질 양 등도 저하되었다.

중앙대학교에서는 약학 석사 학위 논문을 통해서 해당화 뿌리의 부탄올 분획물이 스트렙토조토신으로 당뇨를 일으킨 쥐에 대하여 고혈당 억제 효과를 나타내었으며 혈청 중성지방 농도가 감소됨을 보고하였다.

전북대학교 연구팀도 고혈당 쥐를 사용하여 실험한 결과 해당화 뿌리의 물 추출물에서 분리한 로자닌(rosanin)이라는 다당류 성분이 뛰어난 항고혈당 효과를 나타내었다고 발표하였다. 이상의 결과로서 해당화 뿌리는 고혈당을 일으킨 실험동물에게서 혈당치를 감소시키는 효과가 있음을 증명한 셈이다.

고지혈증 개선 효능

다음으로 해당화의 고지혈증 개선 효과에 대해 알아본다. 강원대학교 연구팀은 미국에서 발행되는 유명 학술지인 《라이프 사이언스(Life Science)》에 발표한 논문에서 해당화 뿌리 추출물을 흰쥐에 경구투여 시 간장과 혈청 중의 지방을 현저히 감소시키는 효과가 있음을 밝혔다. 이 연구팀은 한국의 생물공학회지에서도 해당화 뿌리의 지방대사에 미치는 효과를 발표했는데, 해당화가 흰쥐의 간장 및 혈청 중성지방 농도를 감소시키고 특히 성숙한 흰쥐에서 혈청 유리지방산 농도를 감소시키는 효과가 있음을 발표하였다. 필자도 약학회지에서 해당화 뿌리에서 분리한 카테킨[(+)-catechin]이란 성분이 흰쥐의 혈청 콜레스테롤 농도 저하 작용이 있음을 발표한 바 있다.

항산화, 간 보호 작용

그 외 해당화 뿌리의 약리 작용으로는 항염 작용, 혈압 강하 작용, 항산화 작용, 간 보호 작용 등도 연구되어 있다. 중앙대학교 연구팀은 해당화의 부탄올 추출물의 카라제닌(carrageenin) 유발 부종에 대해 염증을 감소시키는 작용을 발표했고, 어자번트(adjuvant) 유발 부종에 대한 항염 효과는 예방 효과보다 치료 효과에서 보다 큰 효과를 나타낸다는 사실도 발표하였다. 필자도 독일의 학술지에 해당화 뿌리의 사포닌 성분인 로자멀틴(rosamultin)이 강한 항산화 작용이 있음을 발표하였고, 해당화 뿌리의 혈

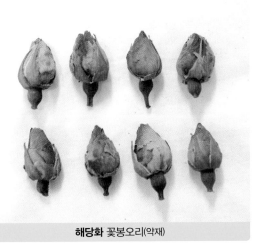

해당화 꽃봉오리(약재)

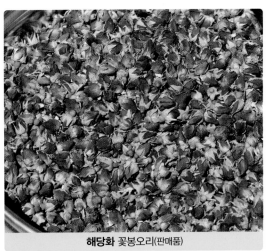

해당화 꽃봉오리(판매품)

압 강하 작용과 해당화 사포닌 성분의 간 보호 작용을 발표한 바 있다. 생명공학연구원 연구팀도 해당화 잎의 항산화 작용과 약리 성분인 베타−글루코갈린(β−glucogallin)의 강력한 항산화 활성을 발표하였다. 강원대학교 연구팀은 해당화 뿌리와 줄기가 잎, 열매보다 항산화 작용이 강하고 잎에는 비타민 C 함량이, 열매에는 베타카로틴 함량이 높다고 발표하였다.

이처럼 국내 과학자들은 해당화의 여러 가지 효능에 대한 연구 결과를 발표하였다. 그러나 아직 해당화의 독성검사에 대한 연구는 많지 않다. 민간약으로 사용하여왔지만 독성검사가 충분히 이루어진다면 과학적으로 입증된 당뇨병 치료 효과 등의 우수한 약효를 이용해서 새로운 의약품이나 기능성 식품의 소재로 유용하게 활용할 수 있으리라 생각된다. 참고로 필자의 해당화 연구 결과가 게재된 전문지 《약사공론》을 다음에 인용한다.

해당화에서 혈압 강하 효과 확인

우리나라 연안에서 자생하는 해당화가 혈청 중 지질성분의 농도 저하 및 혈압 강하 등의 작용이 있는 것으로 밝혀져 학계의 주목을 끌고 있다. '해당화 지하부의 성분에 관한 연구(양한석·박종철)'라는 논문에서 이처럼 밝히고 이 식물의 뿌리에서 추출해낸 메탄올 추출물로 동물 실험을 실시한 결과 혈청콜레스테롤 양의 저하와 혈압 강하 사실을 발견했다고 주장했다.

이 논문은 해당화의 에탄올 분획 중 주성분인 (+)−카테킨을 단독으로 고지혈 흰쥐의 복강 내에 투여했을 때 유의성 있는 혈청콜레스테롤 저하가 있었음을 지적하면서 카테킨이 지질 감소 작용을 지닌 유효 성분일 것으로 추측했다. 이 논문은 특히 해당화가 우리나라에서는 민간요법으로 당뇨병에 광범위하게 사용되고 있다는 실례를 들며 이 식물의 생리활성물질을 체계적으로 시도하기 위해 연구를 실시했다고 밝혔다.

이 논문은 또 콜레스테롤 저하 작용 외에도 나타난 혈압 강하 효과는 부탄올(BuOH) 분획에 있음을 발견했다고 밝히고 민간요법과 같은 혈당 강하 작용은 없었다고 강조했다. 또한 이 논문에서는 연구의 결과로 클로로포름 분획과 에탄올 분획을 통해서 2α, 3α, 19α trihydroxy-urs-12-en-28-oic acid(euscaphic acid) 등 7종의 화물물을 최초로 분리했다고 밝혔다. 한편 해당화는 표고 1,600m 이하의 모래 땅에서 잘 자라고 경북, 충남북, 전남북, 강원, 황해도 지방 등 한반도 전 연안에서 자생하고 있다. 꽃은 매괴화(玫瑰花)라고 불리며 예로부터 토혈(吐血), 풍비(風痹), 월경 과다 등에 사용된 것으로 알려지고 있으나 뿌리의 경우는 전래되어온 민간요법에서 당뇨병 치료제로 통용되어왔다.

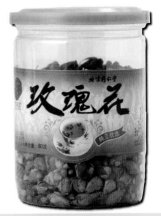

해당화 꽃 제품(중국)

해당화(매괴화)의 한방 특성

- 한방 약미(藥味)와 약성(藥性) : 맛은 달고 약간 쓰며 성질은 따뜻하다.
- 한방 작용부위 : 매괴화는 주로 간장, 비장 질환에 영향을 미친다.
- 한방 효능 : **행기해울(行氣解鬱)** 기운을 잘 소통시켜 울체된 것을 풀어준다. ● **화혈(和血)** 혈액의 병적인 상태를 개선한다. ● **지통(止痛)** 통증을 멎게 한다.
- **약효 해설** : 기가 뭉쳐서 명치 아래쪽이 아픈 증상을 풀어준다. 월경 불순을 치료한다. 토혈, 각혈에 유효하다.
- **임상 응용** : 월경 불순, 류머티즘, 식욕 부진에 쓴다.

해당화의 기능성 및 효능에 관한 특허자료

▶ **항당뇨와 항산화 효능이 있는 해당화 잎차 제조 방법**
해당화의 독성을 현저히 감소시키고 항당뇨, 항산화 및 항지질 효과를 지닌 기능성 성분이 증가되며 해당화 특유의 향과 맛이 어우러진 새로운 형태의 해당화 옥록차를 제공하는 것에 관한 것이다.
– 등록번호 : 10-1006375, 출원인 : 전라남도

▶ **해당화 줄기 추출물을 포함하는 암 예방 또는 치료용 조성물**
본 발명에 따른 해당화 줄기 추출물은 히스톤 아세틸 전이효소의 활성을 억제하는 효과가 우수하여 암, 특히 호르몬 수용체 매개 암, 예를 들어 전립선암의 예방, 개선 또는 치료에 뛰어난 효과가 있다.
– 등록번호 : 10-0927431, 출원인 : 연세대학교 산학협력단

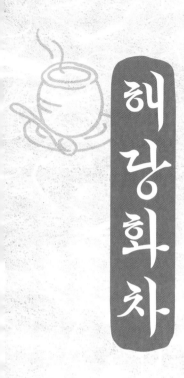

해당화차

 효능 혈당 강하 작용, 고지혈증 개선, 간 보호 작용, 월경 과다 및 하리 개선 효과

 제조 방법
1. 물 500mL에 말린 해당화 꽃 4g을 넣고 중불에서 5분 정도 끓인다.
2. 기호에 따라 꿀이나 설탕을 가미하여 마신다.

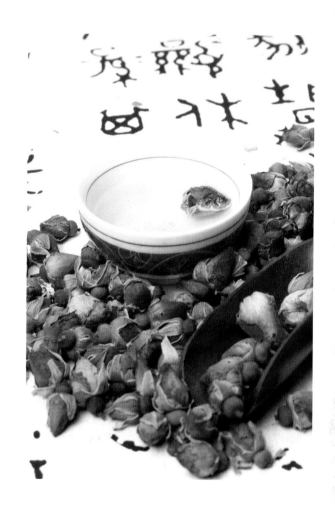

252

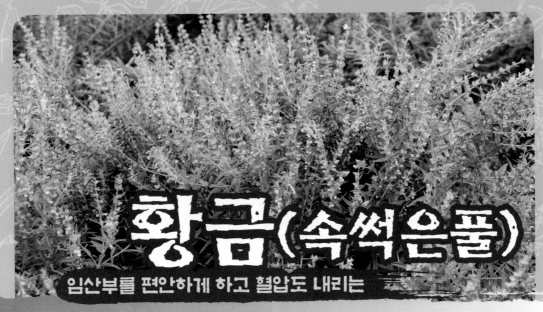

황금(속썩은풀)

임산부를 편안하게 하고 혈압도 내리는

약초의 학명 *Scutellaria baicalensis* Georgi

과 명 꿀풀과

약재명 황금(黃芩)

라틴생약명 Scutellariae Radix

약용부위 뿌리

약재의 기원 이 약(황금)은 속썩은풀 *Scutellaria baicalensis* Georgi(꿀풀과 Labiatae)의 뿌리로서 그대로 또는 주피를 제거한 것이다.

한약 황금을 먹인 '황금닭' 인기

보도에 의하면 '황금닭'을 전남 지역의 대표 토종닭 브랜드로 육성한다고 한다. 황금닭이라고 하면 황금색을 띠거나 황금(黃金)을 먹인 닭쯤으로 생각할 수 있지만 이 닭은 금(金)이 아닌 황금(黃芩)이란 한약을 먹여 키운 닭을 말한다.

항균 작용이 탁월한 한약 황금과 미생물제 등을 원료로 한 사료를 먹여 키우므로 기존 항생제를 전혀 사용하지 않을 뿐 아니라 방목장에서 길렀으므로 일반 닭에 비해 기름기가 적고 육질이 부드럽다는 평가를 얻어 인기가 좋다.

큰 닭 기준으로 마리당 1만 5천 원 이상, 달걀은 개당 300원의 고가로 주문 판매하

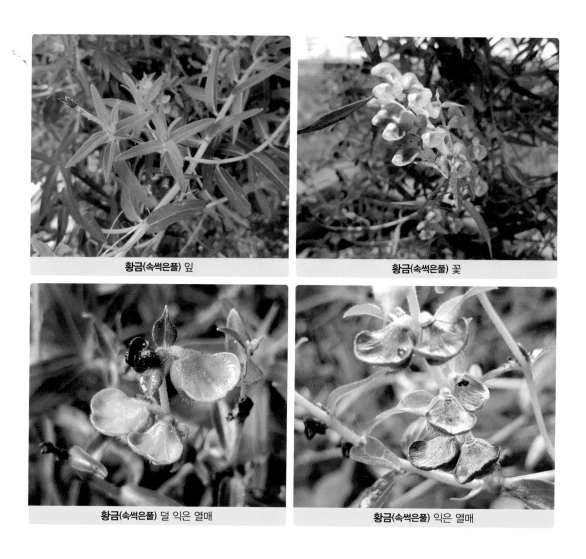

황금(속썩은풀) 잎

황금(속썩은풀) 꽃

황금(속썩은풀) 덜 익은 열매

황금(속썩은풀) 익은 열매

고 있는데도 전국에서 주문이 쇄도해 현재 적기 공급이 달리는 실정이라고 한다.

안태, 항균 효능

항균 효능이 우수한 한약 황금을 먹여 항생제를 사용하지 않아도 되도록 하고, 닭의 브랜드 명칭을 '황금닭'으로 명명함으로써 사람들의 호기심을 유발시키고 황금알을 낳는 성공브랜드로 격상시킨 전남도청 관련 공무원들의 아이디어에 박수를 보낸다.

황금은 식물 '속썩은풀'의 뿌리를 말한다. 속썩은풀은 우리나라 각처의 산지에서 나

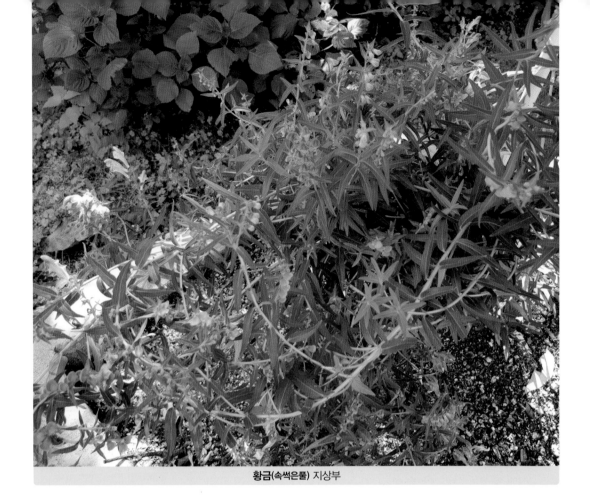

황금(속썩은풀) 지상부

고 흔히 밭에 재배하는 다년초이다. 한방에서 열을 식히고 습을 변화하여 제거하는 청열조습(淸熱燥濕), 열기를 제거하고 독을 없애는 사화해독(瀉火解毒)의 효능이 있다. 그리고 태아가 움직여서 임신부의 배와 허리가 아프고 낙태의 염려가 있는 것을 다스려 편안하게 하는 안태(安胎) 약효가 있고 혈압을 내리는 약리 작용도 있는 한약이다. 황금에 함유된 성분 중 바이칼린(baicalin)은 진정 작용을 하며 모세혈관의 투과성을 저하시키므로 지혈 작용이 있다. 바이칼린 성분은 가수분해하여 바이칼레인(baicalein)과 글루쿠론산(glucuronic acid)이 되는데 바이칼레인은 이뇨 작용, 글루쿠론산은 해독 작용을 나타낸다. 바이칼린과 바이칼레인은 담즙의 분비를 촉진하는 이담 작용도 있다. 황금은 해열, 항염증, 간 세포 보호, 항알레르기, 호흡기 질환 개선, 백내장 개선, 당뇨 개선 작용 등이 연구되어 있다.

배합 금기

산수유, 용골(龍骨, 큰 포유동물의 화석화된 뼈)은 상사(相使, 두 가지 이상의 약성이 다른 약재를 함께 사용하여 하나는 주된 작용을 하고 나머지는 보조 역할을 하여 한 가지 약재만을 쓸 때보다 더 좋은 효과를 내는 것), 총실(葱實, 파의 종자)은 상악(相惡, 두 가지의 약을 배합하여 쓸 때, 한 약물이 다른 약물의 성능을 약화시킴), 단사(丹砂), 목단, 여로(藜蘆)는 상외(相畏, 두 가지의 약을 배합하여 쓸 때, 한 약물이 다른 약물의 독성이나 강렬한 성질을 감소시키거나 없애는 일) 작용을 한다.

황금의 한방 특성

- 한방 약미(藥味)와 약성(藥性) : 맛은 쓰고 성질은 차다.
- 한방 작용부위 : 황금은 주로 폐, 담낭, 비장, 대장, 소장 질환에 영향을 미친다.
- 한방 효능 : **청열조습(淸熱燥濕)** 열기를 식히고 습기를 말린다. **사화해독(瀉火解毒)** 화독(火毒)을 없앤다. **지혈(止血)** 출혈을 멎게 한다. **안태(安胎)** 태아를 안정시킨다.
- 약효 해설 : 심한 열로 인해 가슴이 답답하고 갈증이 나는 증상을 치료한다. 폐열로 기침이 나는 증상을 제거한다. 황달, 설사에 유효하다.
- 임상 응용 : 구토, 복부가 비정상적으로 나온 증상, 기침, 고열, 목구멍이 붓고 아픈 증상에 쓴다.

허준, 《원본 동의보감》, 728쪽, 남산당(2014)
《동의보감》 세갑술술동 내의원 교정 완영중간(歲甲戌仲冬 內醫院校正 完營重刊) 영인본

동의보감 효능

성질이 차고[寒] 맛은 쓰며[苦] 독이 없다. 열독(熱毒), 골증(骨蒸), 추웠다 열이 났다 하는 것을 치료하고 열로 나는 갈증을 멎게 하고 황달, 이질, 설사, 담열(痰熱), 위열(胃熱)을 낮게 한다. 소장을 잘 통하게 하고 유옹, 등창, 악창과 돌림열병[天行

熱疾]을 낮게 한다. ○ 들과 벌판에 나는데 곳곳에서 다 자란다. 음력 3월 초나 2월과 8월에 뿌리를 캐 햇볕에 말린다. 그 속이 전부 썩었기 때문에 일명 부장(腐腸)이라고도 한다. 색이 진하고 속이 비지 않고 단단한 것이 좋다. 둥근 것은 자금(子芩)이라 하고 갈라진 것은 숙금(宿芩)이라 한다 [본초]. ○ 속이 마르고 퍼석퍼석하기[飄] 때문에 폐 속에 화

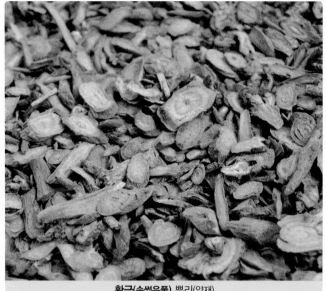

황금(속썩은풀) 뿌리(약재)

(火)를 사(瀉)할 수 있고 담을 삭게 하고 기가 잘 돌게 한다. ○ 수태음경에 들어가며 뿌리가 가늘고 단단하면서 속이 비지 않는 것은 하초의 병을 낫게 하고 대장의 화(火)를 사한다. 물에 넣어서 가라앉는 것을 약에 쓴다. 술로 축여 볶으면 약 기운이 올라가고 동변(童便, 소아의 소변)에 축여 볶으면 내려간다. 보통 때는 생것을 쓴다[입문].

황금(속썩은풀)의 기능성 및 효능에 관한 특허자료

▶ **황금 정제 추출물, 이의 제조 방법 및 이를 유효 성분으로 함유하는 간 보호 및 간경변증 예방 및 치료용 조성물**
본 발명의 제조방법에 의해 제조된 황금 표준화시료용 정제 추출물 또는 이를 함유하는 조성물은 간보호 및 담즙성 간경변증 예방 및 치료용 조성물로 사용될 수 있다.
– 등록번호 : 10-0830186, 출원인 : 원광대학교 산학협력단

▶ **황금 추출물을 포함하는 난청의 예방 또는 치료용 조성물**
본 발명에 따른 조성물에 함유되는 상기 황금 추출물은 소음 등으로 인한 청력 역치의 상승을 효과적으로 억제시킴으로써 난청, 특히 음향 외 상성, 일시적 또는 영구적 소음성 난청을 억제할 수 있다. 따라서 상기 황금 추출물은 난청의 예방 또는 치료에 유용하다.
– 등록번호 : 10-0971374, 출원인 : 히어랩㈜

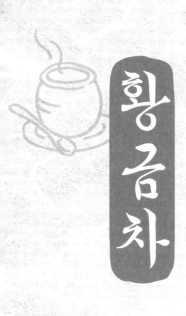

황금차

효능 항균 효능, 혈압 강하 작용, 간 세포 보호, 항알레르기 효능, 당뇨 개선 작용

제조 방법

1. 물 1L에 황금 20g을 넣고 센불에서 30분 정도 끓인다.

2. 중불에서 약 2시간 정도 더 끓인다.

3. 예쁜 황금색으로 변할 때 기호에 따라 꿀이나 설탕을 가미하여 마시면 아주 좋은 약차가 된다.

4. 몸에 좋은 약은 쓰듯, 약간 쓴맛을 내면서 뒷맛은 깔끔하다.

5. 쓴맛을 싫어하는 사람은 감초 3~4조각(약 4~5g)이나 대추 3~4개를 넣어 같이 끓여 마시면 좋은 맛을 낸다.

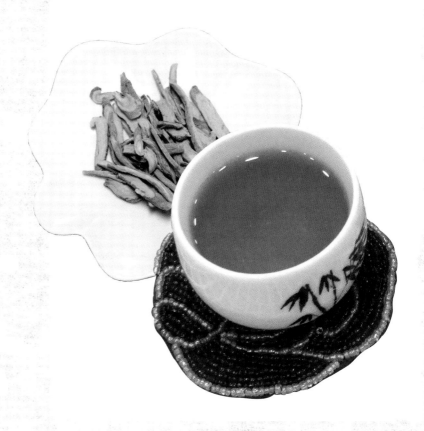

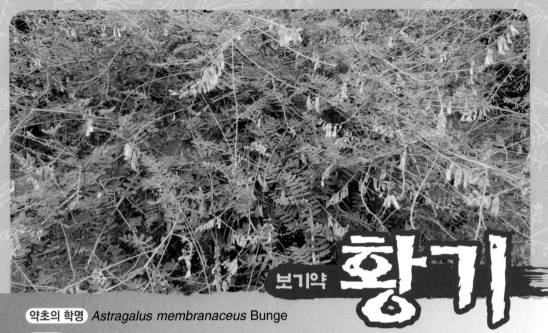

보기약 **황기**

약초의 학명 *Astragalus membranaceus* Bunge

과 명 콩과

약재명 황기(黃芪)

라틴생약명 Astragali Radix

약용부위 뿌리

약재의 기원 이 약(황기)은 황기 *Astragalus membranaceus* Bunge 또는 몽골황기(蒙古黃芪) *Astragalus membranaceus* Bunge var. *mongholicus* Hsiao(콩과 Leguminosae)의 뿌리로서 그대로 또는 주피를 제거한 것이다.

황기가 들어 있는 삼계탕

한여름의 더위를 피해 산이나 계곡, 바다로 향하는 피서객들이 많다. 쉽게 일손을 놓지 못하고 가정이나 일터에서 바삐 살아가는 사람들은 여름철의 건강관리를 위해 특별한 식품을 찾아보기도 한다.

여름철을 다독이는 여러 건강식 중에서도 삼계탕을 선호하는 비율이 높고 회사원들이 찾는 단골 점심 메뉴 또한 삼계탕이 인기이다.

특히 일본인들도 한국 음식 여행에서 즐겨 찾는 요리에 삼계탕이 빠지지 않는다고

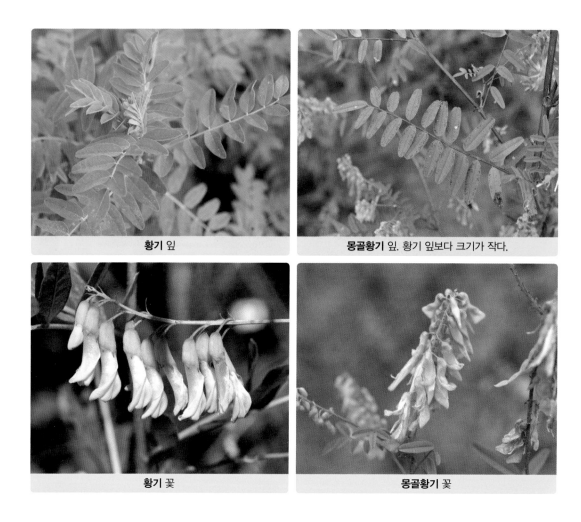

황기 잎

몽골황기 잎. 황기 잎보다 크기가 작다.

황기 꽃

몽골황기 꽃

하니, 김치와 더불어 한국 음식의 맛과 영양적 가치를 알기에 그들도 더욱 가까이 하려는 것 같다.

땀이 많을 때 한의사의 처방을 받아서 복용하는 것이 바르겠지만, 이 경우 황기라는 약으로 식은땀을 다스린다는 것은 보편화된 한방 상식이 되었다. 여름철 건강식의 대표선수 중 하나인 삼계탕에 황기를 넣어 조리하든지, 아니면 황기를 그냥 차처럼 끓여 먹기도 한다. 인삼이 들어간다고 해서 삼계탕이지만 황기도 빠지지 않는 단짝이 되었다. 한방에서 중요한 한약이지만 어느새 일반 식품처럼 되어버렸다. 그만큼 대중화된 약재이자 식품인 셈이다.

기를 보강하는 약, 황기

황기는 한의학에서 기(氣)를 보강하는 보기약(補氣藥)으로서 널리 알려져 있다. 《신농본초경》'상품'에 수재된 이래 여러 문헌에 인용되었으며, 임상적으로 만성 쇠약 등에 사용한다. 《신농본초경》'상품'이란 다량 복용하거나 장기간 복용하여도 사람에게 해를 주지 않고 장수하는 한약이 속해 있는 분야이다. 부작용이 없는 것은 아니지만 안전한 약재인 셈이다. 콩과에 속하는 다년생 초본인 황기는 생것으로 사용하면 강장, 이뇨, 자한(自汗) 치료 등에 사용하지만, 꿀을 녹여서 잘 혼합하여 손에 끈적끈적 들러붙지 않을 정도로 약한 불에 볶은 황기[蜜黃]는 보중익기(補中益氣)에 사용한다. 황기는 기허 쇠약자에게 인삼과 같이 복용하면 효력이 강하며 특히 임상적으로 만성 쇠약, 탈항(脫肛), 자궁 출혈 그리고, 급만성 신염, 소갈 등에 이용된다.

《동의보감》에서는

《동의보감》에서 황기는 성질이 약간 따뜻하고 맛은 달며 독이 없고 허손증으로 몹시 여윈 데 쓴다고 기재되어 있다.

기를 돕고 살찌게 하며 추웠다 열이 났다 하는 것을 멎게 하고, 신이 약해서 귀가 먹은 것을 치료하며, 오래된 헌데에서 고름을 빨아내며 아픈 것을 멎게 한다. 또한 어린

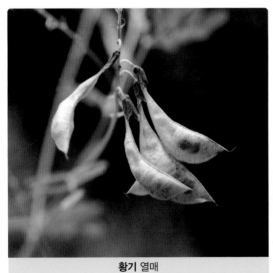

황기 열매

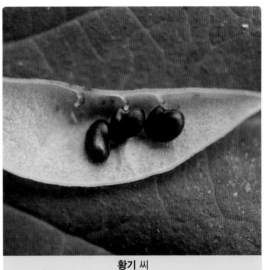

황기 씨

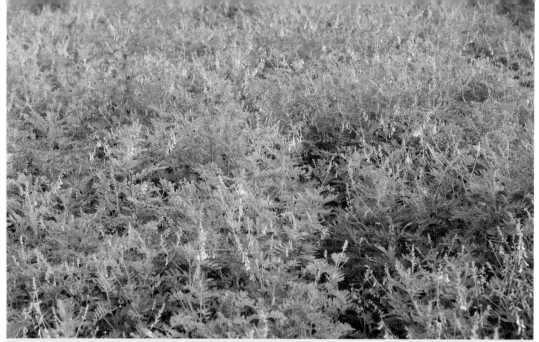
황기 재배지

이의 온갖 병과 여러 가지 부인병을 치료한다. 기가 허하여 나는 식은땀[盜汗]과 저절로 나는 땀[自汗]을 멎게 하는데 이것은 피부 표면에 작용하는 약이다. 희멀쑥하게 살찐 사람이 땀을 많이 흘리는 데 쓰면 효과가 있고 빛이 검푸르면서 기가 실한 사람에게는 쓰지 못한다.

위에서 황기의 맛(味)은 감(甘), 즉 달다고 했다. 한방 이론에서 기미론상 감미(甘味)의 효과가 주로 완화(緩和), 보기(補氣), 보양(補陽), 해독 등의 작용이 있다.

비위장의 기능을 보해주고 백약(百藥)을 완화시키는 작용이 있으므로, 황기의 주효능인 보중익기가 바로 이 감미의 작용으로 간주될 수 있다는 해석도 있다.

땀도 여러 가지

앞에서 언급한 도한(盜汗)과 자한(自汗)에 대해 알아보자. 도한은 한증(汗證)의 하나로 잠잘 때 나는 땀이라 하여 침한(寢汗)이라고도 부른다. 잠잘 때에는 땀이 나다가 잠에서 깨어나면 곧 땀이 멎는 것을 말한다. 오랜 병이나 심한 출혈, 열성 질병으로 음혈(陰血)이 부족해서 생긴다.

그 밖에 《동의보감》에는 비습(脾濕)이 성하거나 간열(肝熱)에 의해서도 생긴다고 하였다. 원인과 증상에 따라 음허도한(陰虛盜汗), 혈허도한(血虛盜汗)으로 나눈다. 그리고 자한은 깨어 있을 때 몸에 부담을 주지 않고 저절로 나는 땀을 말한다. 주로 폐기(肺氣)가 허약하고 혈허(血虛), 담(痰)이 몰릴 때 생긴다. 땀 내는 약을 먹지 않았는데 늘 축축하게 땀이 나며 조금만 움직여도 심해진다. 원인에 따라 기허자한(氣虛自汗), 양허자한(陽虛自汗), 혈허자한(血虛自汗), 상습자한(傷濕自汗) 등으로 나누기도 한다. 이처럼 신선한 황기는 기가 허하여 나는 식은땀과 저절로 나는 땀을 멎게 하는 데 유용하다.

고혈압 예방, 면역 증강 작용

황기의 주요 약리 작용으로는 혈압 강하 작용, 면역 증강 작용, 강심 작용, 간장 보호 작용, 혈당 강하 작용, 이뇨 작용 등이 알려져 있다. 그중 최근 연구를 살펴보면 황기 속에 들어 있는 가바(GABA)라는 아미노산 성분은 황기의 혈압 강하 작용과 이뇨 작용의 약리 성분으로 얻어졌다. 이 GABA 성분은 뇌혈관 장애의 치료에 임상적으로도 사용이 가능하고, 하루 1.5~4g을 1주간 복용하면 혈압 강하 작용 효과가 꽤 있는 것으로 알려져 있다. 혈압 강하 작용은 중추를 통한 교감신경 차단 작용과 말초적인 부교감신경 흥분 작용과 관련되는 것으로 조선대학교에서 발표하기도 했다. 원광대학교 한의대에서도 황기에 대해 많은 연구가 이루어졌다. 황기가 감염성 질환이나 면역 기능의 이상으로 인한 질환의 치료에 활용할 수 있으며, 선천적 및 특이적 면역 기능을 증진시키는 효과도 발견되었고 종양의 치료에도 충분하게 응용될 수 있다는 연구들이다. 한 일본 학자는 실험동물에게 황기를 매일 3주간 투여해보니 이 동물의 수영시간이 연장됨을 발견했다. 이로써 황기의 강장 작용이 입증되었고 그 유효 성분은 사포닌 성분일 것으로 추정했다.

간 독성 예방 효능

경산대학교 한의대 연구팀은 황기 추출물이 아세트아미노펜에 의해 유도된 간 독성에 대한 예방 효과를 가진다고 발표하였다. 아세트아미노펜은 약국에서 판매하는 일

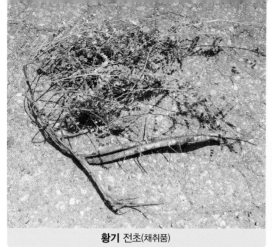

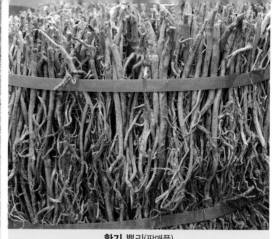

황기 전초(채취품)

황기 뿌리(판매품)

반적인 해열진통제이나 사람과 동물에서 과량 복용하면 치명적인 간 괴사와 심각한 중독현상을 유발하는 것으로 알려져 있다. 이런 간 독성에 대해 황기가 보호 작용이 있다는 것이다.

이화여자대학교 약대 연구팀은 황기에서 분리한 성분인 이소플라본 배당체가 염증의 치료뿐만 아니라 암 예방의 측면에서도 기대되는 COX-2 작용을 강하게 억제함을 발표하였다.

운동 피로 회복에도 효과

황기를 이용한 한방 처방으로 소건중탕에 황기를 가한 황기건중탕과 황기건중탕에 인삼을 가한 가미황기건중탕이 모두 운동 피로 회복에 상당한 효과가 있다는 연구 결과도 흥미롭다. 황기를 군약(君藥, 한약 처방의 조성에서 주증상 치료에 주요한 작용을 하는 약)으로 하는 보중익기탕도 입맛이 없고 피로가 겹칠 때 사용하는 방제이다. 이처럼 황기에는 다양한 약효가 알려져 있으며 과학적인 실험으로 황기의 약리 효과가 증명되고 있다. 뿌리는 굵고 길며, 주름은 적고 단단하면서 부드럽고 맛은 달아야 좋은 황기라고 알려져 있다.

황기의 한방 특성
• 한방 약미(藥味)와 약성(藥性) : 맛은 달고 성질은 약간 따뜻하다.

- **한방 작용부위** : 황기는 주로 폐, 비장 질환에 영향을 미친다.
- **한방 효능** : **보기승양(補氣升陽)** 기(氣)를 보하고 양기(陽氣)를 끌어 올린다. ● **고표지한(固表止汗)** 체표를 튼튼하게 하여 땀을 멎게 한다. ● **이수소종(利水消腫)** 소변을 잘 나오게 하고 부종을 가라앉힌다. ● **생진양혈(生津涼血)** 진액 생성을 촉진하고 혈열(血熱)을 식힌다. ● **행체통비(行滯通痺)** 기운이 잘 소통되도록 하여 저리고 아프거나 마비되는 증상을 풀어준다.
- **약효 해설** : 잠자거나 깨어 있는 상태에서 식은땀이 많이 흐르는 증상에 사용한다. 허약 체질과 급만성 신염에 쓴다. 혈변(血便)과 함께 여성의 성기로부터 비정상적으로 피가 나오는 증상을 치료한다.
- **임상 응용** : 허약 체질, 식욕 부진, 만성 하리, 혈변, 잘 때 땀이 많이 나는 증상, 부종, 다뇨(多尿)에 쓴다.

동의보감 효능

성질이 약간 따뜻하고[微溫] 맛은 달며[甘] 독이 없다. 허손증(虛損症)으로 몹시 여윈 데 쓴다. 기를 돕고 살찌게 하며 추웠다 열이 나는 것을 멎게 하고 신이 약해서 귀가 먹은 것을 치료하며 옹저(癰疽)를 없애고 오래된 헌데에서 고름을 빨아내며 아픈 것을 멎게 한다. 또한 어린이의 온갖 병과 붕루(崩漏), 대하(帶下) 등 부인병을 치료한다. ○ 벌판과 들에서 자라는데 어느 곳에나 다 있다. 음력 2월, 10월에 뿌리를 캐어 그늘에서 말린다[본초]. ○ 기가 허하여 나는 식은땀[盜汗]과 저절로 나는 땀[自汗]을 멎게 하는데 이것은 피부 표면에 작용하는 약이다. 또 각혈(咯血)을 멈추고 비위를 편안하게[柔] 한다는 것은 비위의 약[中州之藥]이라는 것이다. 또 상한에 척맥(尺脈)이 짚이지 않는 것을 치료하고 신기(腎氣)를 보한다는 것은 속을 치료하는 약이라는 것이다. 그러

黄芪는 [더]吟[삼]블寒[불利]性微溫味甘無毒主虛損瘦瀉排膿止痛療耳聾治癰疽久敗瘡排膿止痛婦人崩漏帶下諸疾産前後諸病痘瘡五月十日又治小兒百病婦人崩漏帶下諸疾柔肝胃氣爲是藥中是之也○肥白人多汗者服之佳陽經足太陰經氣分藥也○人手少陰命門手太陰之劑○白水炒鹽水炒者佳○塩水炒蜜水炒下虛者蜜炒足少陰命門之劑治下虛外傷寒表之藥也汗治即傷皮寒表尺之脉不至又治虛癉又有治之小兒百病

허준, 《원본 동의보감》, 723쪽, 남산당(2014)
《동의보감》 세갑술중동 내의원교정 완영중간(歲甲戌仲冬 內醫院校正 完營重刊) 영인본

므로 단너삼은 상, 중, 하, 속과 겉, 삼초의 약으로 되는 것이다. ○ 수소양경과 태음경, 족소음경의 명문에 들어가는 약[命門之劑]이다[탕액]. ○ 희멀쑥하게 살찐 사람이 땀을 많이 흘리는 데 쓰면 효과가 있고 빛이 검푸르면서 기가 실한 사람에게는 쓰지 못한다[정전]. ○ 솜처럼 만문하면서[軟] 화살같이 생긴 것이 좋다. 창양(瘡瘍)에는 생것으로 쓰고 폐가 허한 데는 꿀물을 축여 볶아 쓰며 하초가 허한 데는 소금물을 축여 볶아쓴다[입문].

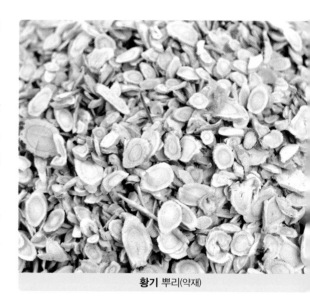

황기 뿌리(약재)

황기의 기능성 및 효능에 관한 특허자료

▶ 황기 추출물을 함유하는 간 기능 개선제

황기의 물 추출물이 간 기능 개선 효과는 황기를 메탄올로 추출한 후 유기용매 분획과 물 분획을 분리하여 간 기능 개선 효과를 시험한 결과물 추출액이 가장 우수한 간 기능 효과를 나타냄을 확인하였다.

– 공개번호 : 10-1996-0021052, 출원인 : 재단법인 한국인삼연초연구원

▶ 황기 추출물을 유효 성분으로 하는 골다공증 치료제

황기를 저급 알코올로 추출하여 물을 가한 다음 다시 헥산으로 부분 정제한 황기 추출물은 골다공증 치료제에 관한 것으로서, 이는 노화 또는 폐경 등의 다양한 원인에 의하여 유발되는 골다공증을 부작용이 없이 예방 및 치료하는 데 효과적으로 사용될 수 있다.

– 등록번호 : 10-0284657, 출원인 : 한국한의학연구원

▶ 황기 추출물을 포함하는 혈관형성 촉진 및 골유합 효과를 갖는 골절의 예방 및 치료용 조성물

본 발명의 황기 추출물은 골절의 예방 및 치료에 유용한 약학조성물 및 건강 기능 식품으로 이용될 수 있다.

– 등록번호 : 10-0760384, 출원인 : 경희대학교 산학협력단

▶ 황기 추출물을 포함하는 뇌허혈성 신경 세포 손상 방지용 조성물

본 발명은 인체에 무해하고 부작용을 발생시키지 않는 뇌허혈성 신경 세포 손상 방지용 조성물을 제공하며, 이를 식품 또는 약제로 활용하여 신경 세포 손상으로 인하여 야기되는 질환을 예방할 수 있다.

– 등록번호 : 10-0526404, 출원인 : 학교법인 한림대학교

▶ 황기 추출물을 함유한 미백용 화장료 조성물

황기 추출물을 함유하는 미백 화장료는 티로시나아제 효소의 활성을 억제하는 작용과 그에 따른 멜라닌 색소의 생성을 억제하는 작용에 의한 미백 효과가 우수할 뿐 아니라, 피부에 자극이 없고 안전하다.

– 공개번호 : 10-2009-0111679, 출원인 : 세명대학교 산학협력단

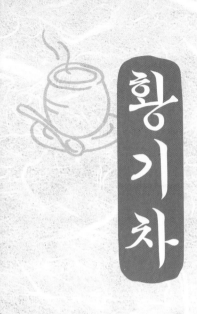

황기차

효능

기(氣)를 보강, 만성 쇠약 개선, 혈압 강하 작용, 면역 증강 작용, 간 독성 예방 효능, 운동 피로 회복 효과

제조 방법

1. 물 1L에 황기 30g을 넣고 센불에서 30분가량 끓인다.
2. 2시간 정도 은근한 불에서 더 달인다.
3. 끓을 때의 맛은 약간 쓴맛이 있지만 다 끓은 후에는 단맛이 있어서 처음 마시는 사람도 마시기 좋다.
4. 기호에 따라 꿀이나 설탕을 가미해도 좋고 또 처음 부터 감초 3~4조각(약 4~5g)을 함께 넣어서 끓여 마 시면 아주 좋은 차가 된다.

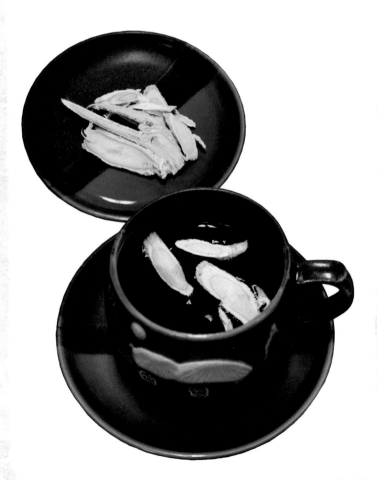

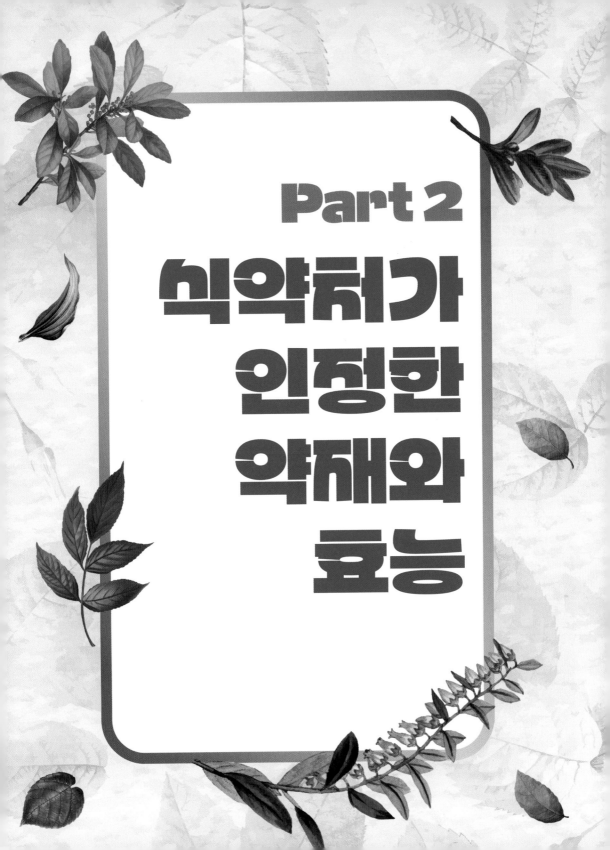

Part 2
식약처가
인정한
약재와
효능

강활 羌活

라틴생약명 Osterici seu Notopterygii Radix et Rhizoma

이명 또는 영명 Ostericum Root

약초명 및 학명 강활 *Ostericum koreanum* Maximowicz

과 명 산형과

약용부위 뿌리줄기 및 뿌리

식약처 공정서 및 조선시대 의서 수재 대한민국약전(KP),《동의보감》탕액편의 풀부,《방약합편》산초(山草)편

- **약재의 기원** : 이 약(강활)은 강활 *Ostericum koreanum* Maximowicz의 뿌리 또는 중국강활(中國羌活) *Notopterygium incisum* Ting 또는 관엽강활(寬葉羌活) *Notopterygium forbesii* Boissier(산형과 Umbelliferae)의 뿌리줄기 및 뿌리이다.

- **한방 약미(藥味)와 약성(藥性)** : 맛은 맵고 쓰며 성질은 따뜻하다.

- **한방 작용부위(귀경, 歸經)** : 강활은 주로 방광, 신장 질환에 영향을 미친다.

- **약효 해설** : 팔다리를 잘 쓰지 못하고 마비되며 아픈 증상에 활용한다. 머리가 아프고 목 뒤가 뻐근한 증상에 사용한다. 어깨와 등이 시큰시큰하면서 아픈 것에 유효하다. 진통, 소염 작용이 있다.

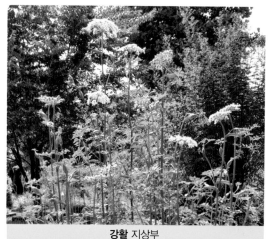

강활 지상부

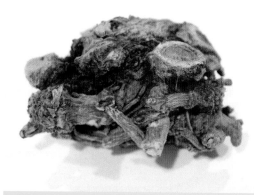

강활 뿌리줄기(약재)

- **동의보감 효능** : 강활(羌活, 강활 뿌리줄기 및 뿌리)은 성질이 약간 따뜻하고[微溫] 맛은 쓰고[苦] 매우며[辛] 독이 없다. 치료하는 것이 독활(獨活)과 거의 같다[본초].
- **약용법** : 뿌리줄기 및 뿌리 3~10g을 물 800mL에 넣고 달여서 반으로 나누어 아침저녁으로 마신다.

검인 芡仁

라틴생약명 Euryales Semen

이명 또는 영명 Euryale Seed

약초명 및 학명 가시연꽃 *Euryale ferox* Salisbury

과 명 수련과

약용부위 잘 익은 씨

식약처 공정서 및 조선시대 의서 수재 대한민국약전(KP), 《동의보감》 탕액편의 과일부, 《방약합편》 수과(水果)편

- **약재의 기원** : 이 약(검인)은 가시연꽃 *Euryale ferox* Salisbury(수련과 Nymphaeaceae)의 잘 익은 씨이다.

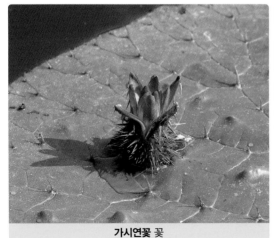

가시연꽃 꽃

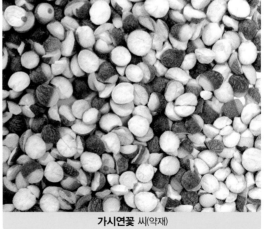

가시연꽃 씨(약재)

- 한방 약미(藥味)와 약성(藥性) : 맛은 달고 떫으며 성질은 보통이다[平].
- 한방 작용부위(귀경, 歸經) : 검인은 주로 비장, 신장 질환에 영향을 미친다.
- 약효 해설 : 무의식중에 정액이 몸 밖으로 나오는 증상에 활용한다. 소변이 나오는 것을 참거나 가누지 못하여 흘리게 되는 증상에 쓴다. 비(脾) 기능의 허약으로 인해 설사가 나는 것에 사용한다. 자궁에서 분비물이 나오는 증상을 낫게 한다.
- 동의보감 효능 : 검인(芡仁, 가시연밥)은 성질이 보통이고[平] 맛은 달며[甘] 독이 없다. 정기(精氣)를 보하고 의지를 강하게 한다. 눈과 귀가 밝아지게 하고 오래 살게 한다.
- 약용법 : 씨 15~30g을 물 800mL에 넣고 달여서 반으로 나누어 아침저녁으로 마시거나 또는 적당량을 죽과 밥으로 해서 먹는다.

골담초근 骨膽草根

라틴생약명	Caraganae Radix
이명 또는 영명	금작근(金雀根)
약초명 및 학명	골담초 *Caragana sinica* (Buchoz) Rehder
과 명	콩과
약용부위	뿌리
식약처 공정서 및 조선시대 의서 수재	대한민국약전외한약(생약)규격집(KHP)

- 약재의 기원 : 이 약(골담초근)은 골담초 *Caragana sinica* (Buchoz) Rehder 또는 기타 동속 근연식물(콩과 Leguminosae)의 뿌리이다.
- 한방 약미(藥味)와 약성(藥性) : 맛은 달고 매우며 약간 쓰고 성질은 보통이다[平].
- 한방 작용부위(귀경, 歸經) : 골담초근은 주로 폐, 비장 질환에 영향을 미친다.
- 약효 해설 : 류머티즘성 관절염을 치료한다. 반신불수에 사용한다. 몸이 쇠약하고 권태해지는 증상에 쓴다. 폐허(肺虛)하여 생기는 오래된 기침을 낫게 한다. 여성의 자궁 출혈과 자궁에서 분비물이 나오는 증상에 쓴다. 혈압 강하 작용이 있다.

가시연꽃주

 열매를 10~11월에 자생하는 늪이나 연못에서 채취한다.

 1. 열매 190g을 소주 3.6L에 넣고 밀봉한다.
2. 열매를 10개월 이상 숙성시켜 음용하며, 15개월 정도 숙성시킨 후에는 찌꺼기를 걸러내고 보관한다.

 달다. 설탕 50g을 첨가하면 술맛을 부드럽게 할 수 있다.

자양강장(滋養強壯) 몸에 영양분을 공급하여 영양불량이나 허약함을 개선하고 오장(五臟)의 기운을 튼튼하게 하는 일로, 특히 병후 쇠약해진 경우에 원기를 북돋우기 위한 처방이다. 소주잔 1잔을 1회분으로 1일 2~3회씩, 20~25일 동안 음용한다.

요통(腰痛) 허리의 연부조직(軟部組織, 힘줄, 혈관 등과 같이 신체에서 단단한 정도가 낮은 특성을 지닌 조직) 병변에 의해 통증이 생긴 경우의 처방이다. 소주잔 1잔을 1회분으로 1일 2~3회씩, 12~15일 동안 음용한다.

배뇨통(排尿痛) 방광 내 요로(尿路)에 세균이 침입하여 염증을 일으킨 경우의 처방이다. 소주잔 1잔을 1회분으로 1일 3~4회씩, 5~6일 동안 음용한다.

기타 적응증 관절통, 갑작스럽게 토하고 설사하는 병, 비장과 위를 튼튼하게 하는 데, 중초를 보하여 기허를 치료하는 데, 소변을 참지 못하여 저절로 나오는 증상, 정액이 무의식중에 몸 밖으로 나오는 증상

 • 본 약술을 음용하는 중에 특별히 가려야 하는 음식은 없다.
• 장복해도 해롭지는 않으나 치유되는 대로 음용을 중단한다.

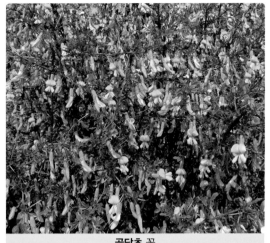

골담초 꽃

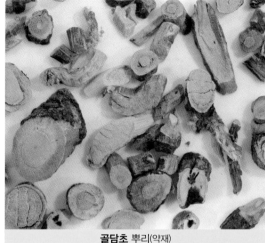

골담초 뿌리(약재)

• 약용법 : 뿌리 15~30g을 물 800mL에 넣고 달여서 반으로 나누어 아침저녁으로 마시거나 외용으로 적당량 사용한다.

구절초 九折草

라틴생약명 Chrysanthemi Zawadskii Herba

약초명 및 학명 구절초 *Chrysanthemum zawadskii* Herbich var. *latilobum* (Maxim.) Kitamura

과 명 국화과

약용부위 전초

식약처 공정서 및 조선시대 의서 수재 대한민국약전외한약(생약)규격집(KHP)

• 약재의 기원 : 이 약(구절초)은 구절초 *Chrysanthemum zawadskii* Herbich var. *latilobum* (Maxim.) Kitamura 또는 산구절초 *Chrysanthemum zawadskii* var. *coreanum* (Nakai)(국화과 Compositae)의 전초이다.

• 한방 약미(藥味)와 약성(藥性) : 맛은 쓰고 성질은 서늘하다.

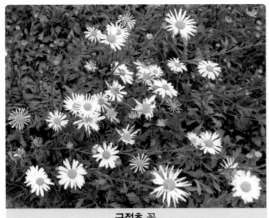

구절초 꽃

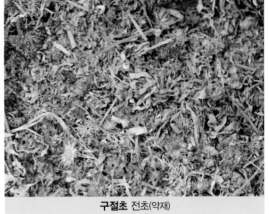

구절초 전초(약재)

• **한방 작용부위**(귀경, 歸經) : 구절초는 주로 심장, 비장, 위장 질환에 영향을 미친다.

• **약효 해설** : 월경 불순, 자궁 냉증, 불임증을 치료한다. 소화 불량에 사용한다. 진정, 간 보호 작용이 있다.

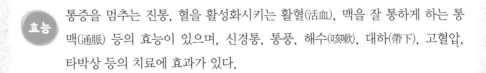

굴담초차

효능
통증을 멈추는 진통, 혈을 활성화시키는 활혈(活血), 맥을 잘 통하게 하는 통맥(通脈) 등의 효능이 있으며, 신경통, 통풍, 해수(咳嗽), 대하(帶下), 고혈압, 타박상 등의 치료에 효과가 있다.

**제조
방법**
1. 물 2L에 건조한 뿌리 15~30g을 센불에서 30분 정도 끓인다.
2. 약불에서 2시간 정도 더 우려낸다.
3. 서늘한 날씨에는 꿀을 넣고 따뜻하게 하여 마시면 좋다.
4. 더운 날씨에는 냉장 보관하여 차게 마신다.

골담초주

재료준비 약재상에서 생뿌리를 구입하여 생으로 사용하거나 말린 것은 잘게 썰어서 쓴다.

제조방법 1. 생뿌리 200g 또는 말린 뿌리 180g을 소주 3.6L에 넣고 밀봉한다.
2. 3~6개월간 숙성시켜 음용하며, 2년 정도 숙성시킨 후에는 찌꺼기를 걸러내고 보관한다.

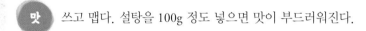

맛 쓰고 맵다. 설탕을 100g 정도 넣으면 맛이 부드러워진다.

적용병증 **유선염(乳腺炎)** 화농균이 침입하여 일어나는 젖샘의 염증에 효과적이다. 소주잔 1잔을 1회분으로 1일 1~2회씩, 15~20일 동안 음용한다.

근육통(筋肉痛) 근육이 쑤시고 아픈 증상에 처방한다. 소주잔 1잔을 1회분으로 1일 1~2회씩, 10~15일 동안 음용한다.

이뇨(利尿) 소변이 잘 나오게 한다. 소주잔 1잔을 1회분으로 1일 1~2회씩, 7~10일 동안 음용한다.

기타 적응증 강심, 거담, 근육이 땅겨서 쑤시고 아픈 데, 뼈마디가 쑤시고 아픈 증상, 신경통, 요통, 타박상, 통풍

주의사항 • 본 약술을 음용하는 중에 특별히 가려야 하는 음식은 없다.
• 장복해도 해롭지는 않으나 치유되는 대로 음용을 중단한다.

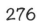

- **약용법** : 전초 30~60g을 물 800mL에 넣고 달여서 반으로 나누어 아침저녁으로 마신다.

노회 蘆薈

라틴생약명	Aloe
이명 또는 영명	Aloe
약초명 및 학명	*Aloe barbadensis* Linné
과 명	백합과
약용부위	잎에서 얻은 액즙(液汁)을 건조한 것
식약처 공정서 및 조선시대 의서 수재	대한민국약전외한약(생약)규격집(KHP), 《동의보감》 탕액편의 풀부, 《방약합편》 향목(香木, 향나무)편

- **약재의 기원** : 이 약(노회)은 *Aloe barbadensis* Linné, *Aloe ferox* Miller, *Aloe africana* Miller 또는 *Aloe spicata* Baker의 잡종(백합과 Lilliaceae)의 잎에서 얻은 액즙(液汁)을 건조한 것이다.
- **한방 약미(藥味)와 약성(藥性)** : 맛은 쓰고 성질은 차다.

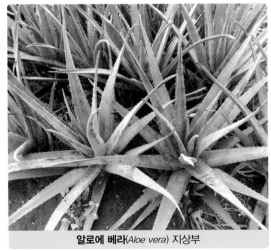

알로에 베라(*Aloe vera*) 지상부

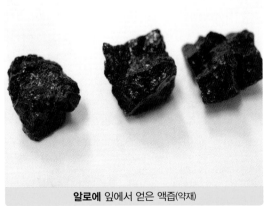

알로에 잎에서 얻은 액즙(약재)

- 한방 작용부위(귀경, 歸經) : 노회는 주로 간장, 위장, 대장 질환에 영향을 미친다.
- 약효 해설 : 변비 치료에 도움이 된다. 상처 치유 작용이 있다. 강장 작용이 있다.
- 동의보감 효능 : 노회(蘆薈, 알로에 건조한 액즙)는 성질이 차고[寒] 맛은 쓰며[苦] 독이 없다. 소아의 오감(五疳)을 낫게 하고 삼충(三蟲)을 죽인다. 항문 주위에 구멍이 생긴 것, 옴과 버짐, 소아가 열이 나면서 놀라는 것을 낫게 한다[본초].
- 약용법 : 건조한 액즙 0.6~1.5g을 가루나 환(丸)으로 만들어 복용한다. 외용할 때는 적당량 사용한다.

녹용 鹿茸

라틴생약명	Cervi Parvum Cornu
약초명 및 학명	매화록(梅花鹿) *Cervus nippon* Temminck
과 명	사슴과
약용부위	숫사슴의 털이 밀생되고 아직 골질화되지 않았거나 약간 골질화된 어린 뿔을 자른 다음 말린 것
식약처 공정서 및 조선시대 의서 수재	대한민국약전외한약(생약)규격집(KHP), 《동의보감》 탕액편의 짐승부, 《방약합편》 수(獸, 산짐승류)편

- 약재의 기원 : 이 약(녹용)은 매화록(梅花鹿) *Cervus nippon* Temminck, 마록(馬鹿) *Cervus elaphus* Linné 또는 대록(大鹿) *Cervus canadensis* Erxleben(사슴과 Cervidae)의 숫사슴의 털이 밀생되고 아직 골질화되지 않았거나 약간 골질화된 어린 뿔을 자른 다음 말린 것이다.
- 한방 약미(藥味)와 약성(藥性) : 맛은 달고 짜며 성질은 따뜻하다.
- 한방 작용부위(귀경, 歸經) : 녹용은 주로 신장, 간장 질환에 영향을 미친다.
- 약효 해설 : 신장 기능 허약으로 인한 정력 감퇴에 쓴다. 조루증 치료에 효과가 있다. 근육과 뼈를 강하고 튼튼하게 한다. 요추 부근에 냉감이 있는 통증을 낫게 한다. 자궁이 차서 임신하지 못하는 증상에 활용한다. 부정기 자궁 출혈과 자궁에서 분비물

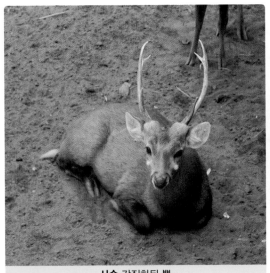

사슴 각질화된 뿔

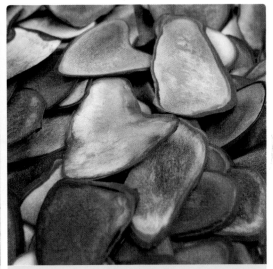

사슴 어린 뿔(약재)

이 나오는 증상을 치료한다. 현기증 치료에 도움이 된다. 청력이 감퇴하거나 귀울림 현상이 있을 때 사용한다.

- **동의보감 효능** : 녹용(鹿茸, 숫사슴 어린 뿔)은 성질이 따뜻하고[溫] 맛은 달고[甘] 시며 [酸](쓰고[苦] 맵다[辛]고도 한다) 독이 없다. 몸과 마음이 허약하고 피로한 것을 낫게 한다. 팔다리, 허리, 등뼈가 쑤시고 아픈 것을 치료한다. 남자의 신(腎)이 허하고 찬 것과 다리와 무릎에 힘이 없는 것을 보한다. 잠잘 때 무의식중에 정액이 나오는 것, 여성의 부정기 자궁 출혈, 자궁에서 나오는 분비물을 멎게 한다. 안태(安胎)시킨다[본초]. 음력 5월에 뿔이 갓 돋았을 때 그 연한 뿔을 잘라 불에 말리며 작은 가지[小茄子]처럼 생긴 것이 가장 좋다. 가지같이 생긴 녹용은 너무 어려서 혈기(血氣)가 아직 갖추어지지 않았기 때문에 말안장 모양으로 갈라진 것이 약효가 더 있다고 한 곳도 있다[본초]. 연유[酥]를 발라 불에 그을려 털을 없애고 약간 구운 후에 약에 넣는다[본초]. 코로 냄새를 맡아보면 안 된다. 녹용 속에 작은 벌레가 있어 코로 들어가 사람을 해치기 때문이다[본초].
- **약용법** : 녹용 1~3g을 분말로 만들어 마신다. 또는 환제(丸劑)에 넣거나 술로 담가 복용하기도 한다.

능소화 凌霄花

라틴생약명 Campsitis Flos

이명 또는 영명 타태화(墮胎花)

약초명 및 학명 능소화 *Campsis grandiflora* Schumann

과 명 능소화과

약용부위 꽃

식약처 공정서 및 조선시대 의서 수재 대한민국약전외한약(생약)규격집(KHP), 《동의보감》 탕액편의 나무부

• **약재의 기원** : 이 약(능소화)은 능소화 *Campsis grandiflora* Schumann 또는 미국능소화 *Campsis radicans* Seemen(능소화과 Bignoniaceae)의 꽃이다.

• **한방 약미(藥味)와 약성(藥性)** : 맛은 달고 시며 성질은 차다.

• **한방 작용부위(귀경, 歸經)** : 능소화는 주로 간장, 심포(心包) 질환에 영향을 미친다.

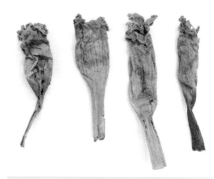

능소화 꽃(약재)

• **약효 해설** : 출산 후에 젖이 붓는 증상을 낫게 한다. 월경 불순 치료에 쓴다. 여성의 부정기 자궁 출혈을 멎게 한다. 코끝이 빨갛게 되는 증상에 유효하다. 피부 가려움증을 없애준다.

• **동의보감 효능** : 자위(紫葳, 능소화 꽃)는 성질이 약간 차며[微寒] 맛이 시고[酸](달다[甘]고도 한다) 독이 없다. 출산 및 수유기의 온갖 질환, 여성의 부정기 자궁 출혈, 배 속에 생긴 덩어리, 월경이 중단된 것을 낫게 한다. 출산 후 어혈이 이리저리 돌아다니는 것, 자궁에서 분비물이 나오는 것에 주로 쓴다. 혈을 보하고 태아를 안정시킨다. 코끝이 빨갛게 되는 것, 열독, 여드름 같은 피부병[風刺]을 치료하며 대소변이 잘 통하게 한다.

• **약용법** : 꽃 5~9g을 물 800mL에 넣고 달여서 반으로 나누어 아침저녁으로 마신다.

당삼 黨參

라틴생약명 Codonopsis Pilosulae Radix

이명 또는 영명 Codonopsis Pilosula Root

약초명 및 학명 만삼 *Codonopsis pilosula* Nannfeldt

과 명 초롱꽃과

약용부위 뿌리

식약처 공정서 및 조선시대 의서 수재 대한민국약전(KP)

- **약재의 기원** : 이 약(당삼)은 만삼 *Codonopsis pilosula* Nannfeldt, 소화당삼(素花黨參) *Codonopsis pilosula* Nannfeldt var. *modesta* L. T. Shen 또는 천당삼(川黨參) *Codonopsis tangshen* Oliver(초롱꽃과 Campanulaceae)의 뿌리이다.

- **한방 약미(藥味)와 약성(藥性)** : 맛은 달고 성질은 보통이다[平].

- **한방 작용부위(귀경, 歸經)** : 당삼은 주로 비장, 폐 질환에 영향을 미친다.

- **약효 해설** : 약해진 비(脾)와 폐(肺)의 기능을 강하게 한다. 몸이 권태롭고 힘이 없는 증상을 치료한다. 팔다리에 힘이 없을 때 쓰면 효과가 있다. 강장약으로 사용한다. 가슴이 두근거리면서 불안하고 호흡이 얕고 힘이 없는 증상에 사용한다. 폐가 허(虛)

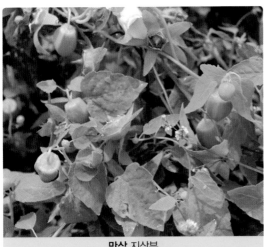

만삼 지상부

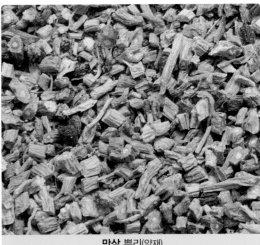

만삼 뿌리(약재)

해서 숨이 차고 기침하는 증상을 낮게 한다. 몸 안의 열기로 인한 소갈증(消渴證) 치료에 효과가 있다.

- **약용법** : 뿌리 9~30g을 물 800mL에 넣고 달여서 반으로 나누어 아침저녁으로 마신다.

독활 獨活

- **라틴생약명** Araliae Continentalis Radix
- **이명 또는 영명** Aralia Continentalis Root
- **약초명 및 학명** 독활 *Aralia continentalis* Kitagawa
- **과 명** 두릅나무과
- **약용부위** 뿌리
- **식약처 공정서 및 조선시대 의서 수재** 대한민국약전(KP), 《동의보감》 탕액편의 풀부, 《방약합편》 산초(山草)편

- **약재의 기원** : 이 약(독활)은 독활 *Aralia continentalis* Kitagawa(두릅나무과 Araliaceae)의 뿌리이다.

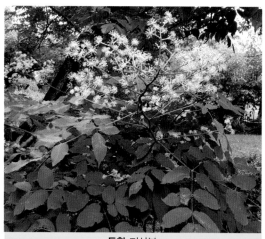

독활 지상부

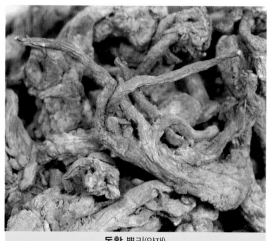

독활 뿌리(약재)

- 한방 약미(藥味)와 약성(藥性) : 맛은 맵고 쓰며 성질은 따뜻하다.
- 약효 해설 : 팔다리를 잘 쓰지 못하고 마비되며 아픈 증상을 치료한다. 허리와 무릎이 시리고 아픈 증상을 낫게 한다. 만성 기관지염에 유효하다. 두통, 치통에 사용한다. 타박상에 효과가 있다.
- 동의보감 효능 : 독활(獨活, 독활 뿌리)은 성질이 보통이고[平](약간 따뜻하다[微溫]고도 한 다) 맛은 달고[甘] 쓰며[苦](맵다[辛]고도 한다) 독이 없다. 온갖 적풍(賊風)과 전신의 관절에 생긴 통풍(痛風)이 금방 생겼거나 오래되었거나 할 것 없이 다 치료한다. 중풍으로 말을 못 하는 것, 구안와사, 반신불수, 온몸에 감각이 없는 것, 근육과 뼈에 경련이 일면서 아픈 것을 치료한다.
- 약용법 : 뿌리 3~10g을 물 800mL에 넣고 달여서 반으로 나누어 아침저녁으로 마시거나 외용으로 적당량 사용한다.

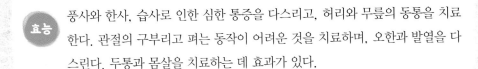

독활차

효능

풍사와 한사, 습사로 인한 심한 통증을 다스리고, 허리와 무릎의 동통을 치료한다. 관절의 구부리고 펴는 동작이 어려운 것을 치료하며, 오한과 발열을 다스린다. 두통과 몸살을 치료하는 데 효과가 있다.

제조 방법

1. 물 2L에 건조한 뿌리 5~10g을 센불에서 30분 정도 끓인다.
2. 약불에서 2시간 정도 더 우려낸다.
3. 서늘한 날씨에는 꿀을 넣고 따뜻하게 하여 마시면 좋다.
4. 더운 날씨에는 냉장 보관하여 차게 마신다.

동과자 冬瓜子

라틴생약명 Benincasae Semen

이명 또는 영명 동과인(冬瓜仁), 백과자(白瓜子)

약초명 및 학명 동아 *Benincasa cerifera* Savi

과 명 박과

약용부위 씨

식약처 공정서 및 조선시대 의서 수재 대한민국약전외한약(생약)규격집(KHP), 《동의보감》 탕액편의 채소부

- **약재의 기원** : 이 약(동과자)은 동아 *Benincasa cerifera* Savi(박과 Cucurbitaceae)의 씨이다.

- **한방 약미(藥味)와 약성(藥性)** : 맛은 달고 성질은 약간 차다.

- **한방 작용부위(귀경, 歸經)** : 동과자는 주로 폐, 대장 질환에 영향을 미친다.

- **약효 해설** : 몸이 붓는 증상에 사용한다. 담열증(痰熱證)으로 기침이 나오는 증상에 쓴다. 폐에 농양이 생긴 병증을 낫게 한다. 자궁에서 분비물이 나오는 것을 치료한다. 임질 치료에 활용한다.

- **동의보감 효능** : 백동과자(白冬瓜子, 동아 씨)는 동과자(冬瓜子)이다. 성질이 보통이고[平] 차며[寒] 맛은 달고[甘] 독이 없다. 피부를 윤기 있게 하고 안색을 좋게 한다[好顏色]. 기미를 없애기에 화장품으로 만들어 쓸 수 있다.

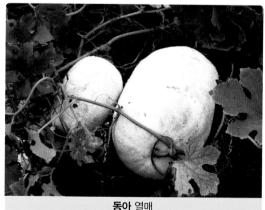

동아 열매

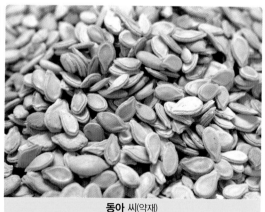

동아 씨(약재)

284

- **약용법** : 씨 10~15g을 물 800mL에 넣고 달여서 반으로 나누어 아침저녁으로 마시거나 외용으로 적당량 사용한다.

동규자 冬葵子

라틴생약명	Malvae Semen
이명 또는 영명	활규자(滑葵子)
약초명 및 학명	아욱 *Malva verticillata* Linné
과 명	아욱과
약용부위	열매
식약처 공정서 및 조선시대 의서 수재	대한민국약전외한약(생약)규격집(KHP), 《동의보감》 탕액편의 채소부, 《방약합편》 유활채(柔滑菜, 부드럽고 매끈한 채소)편

- **약재의 기원** : 이 약(동규자)은 아욱 *Malva verticillata* Linné(아욱과 Malvaceae)의 열매이다.
- **한방 약미(藥味)와 약성(藥性)** : 맛은 달고 떫으며 성질은 서늘하다.
- **한방 작용부위(귀경, 歸經)** : 동규자는 주로 대장, 소장, 방광 질환에 영향을 미친다.

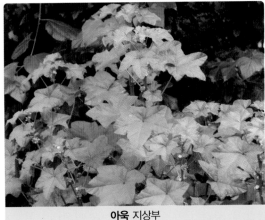

아욱 지상부

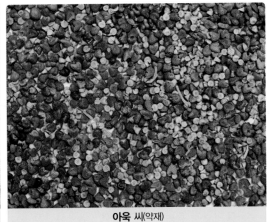

아욱 씨(약재)

- **약효 해설** : 이뇨 작용이 있고 변비 치료에도 도움이 된다. 임산부의 젖이 나오지 않는 증상을 치료한다. 유방이 붓고 아픈 증상을 치료한다.
- **동의보감 효능** : 동규자(冬葵子, 아욱 열매)는 성질이 차고[寒] 맛은 달며[甘] 독이 없다. 5가지 임병(淋病)을 치료하여 소변을 잘 나오게 한다. 오장육부의 한기(寒氣)와 열기(熱氣)가 번갈아 일어나는 병, 그리고 부인이 젖이 막혀 잘 나오지 않는 것을 치료한다.
- **약용법** : 열매 4~12g을 물 800mL에 넣고 달여서 반으로 나누어 아침저녁으로 마신다.

목근피 木槿皮

라틴생약명	Hibisci Cortex
이명 또는 영명	천근피(川槿皮), Hybiscus Bark
약초명 및 학명	무궁화나무 *Hibiscus syriacus* Linné
과 명	아욱과
약용부위	줄기껍질 및 뿌리껍질
식약처 공정서 및 조선시대 의서 수재	대한민국약전외한약(생약)규격집(KHP), 《동의보감》 탕액편의 나무부

- **약재의 기원** : 이 약(목근피)은 무궁화나무 *Hibiscus syriacus* Linné(아욱과 Malvaceae)의 줄기껍질 및 뿌리껍질이다.
- **한방 약미(藥味)와 약성(藥性)** : 맛은 달고 쓰며 성질은 약간 차다.
- **한방 작용부위(귀경, 歸經)** : 목근피는 주로 대장, 간장, 비장 질환에 영향을 미친다.
- **약효 해설** : 가려움증을 없앤다. 탈항(脫肛), 자궁에서 나오는 분비물 치료에 효과가 있다. 치질의 하나로 직장에서 생긴 출혈을 멎게 한다. 열을 내리고 습(濕)을 배출시킨다.
- **동의보감 효능** : 목근(木槿, 무궁화나무 줄기껍질 및 뿌리껍질)은 성질이 보통이고[平] 독

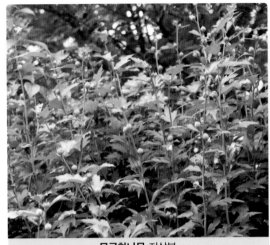

무궁화나무 지상부

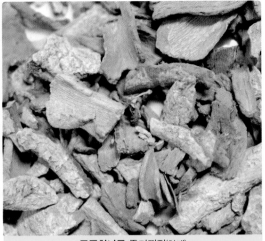

무궁화나무 줄기껍질(약재)

이 없다. 치질[腸風, 장풍]로 피를 쏟는 것과 이질을 앓은 뒤에 목마른 것을 멈춘다.

• **약용법** : 줄기껍질 및 뿌리껍질 적당량을 외용으로 사용한다. 내복으로는 줄기껍질 및 뿌리껍질 3~9g을 물 800mL에 넣고 달여서 반으로 나누어 아침저녁으로 마신다.

목통 木通

라틴생약명	Akebiae Caulis
이명 또는 영명	Akebia Stem
약초명 및 학명	으름덩굴 *Akebia quinata* Decaisne
과 명	으름덩굴과
약용부위	줄기로서 주피를 제거한 것
식약처 공정서 및 조선시대 의서 수재	대한민국약전(KP), 《동의보감》 탕액편의 풀부, 《방약합편》 만초(蔓草, 덩굴풀)편

• **약재의 기원** : 이 약(목통)은 으름덩굴 *Akebia quinata* Decaisne(으름덩굴과 Lardizabalaceae)의 줄기로서 주피를 제거한 것이다.

- **한방 약미(藥味)와 약성(藥性)** : 맛은 쓰고 성질은 차다.

- **한방 작용부위(귀경, 歸經)** : 목통은 주로 심장, 소장, 방광 질환에 영향을 미친다.

- **약효 해설** : 가슴이 답답하면서 열감을 느끼는 증상을 치료한다. 목구멍이 쑤시고 아픈 증상을 낫게 한다. 입안과 혀가 허는 증상에 유효하다. 팔다리를 잘 쓰지 못하고 마비되며 아픈 증상에 사용한다. 산후 유즙 분비가 미흡할 때 쓴다. 열을 내리고 소변을 잘 보게 한다.

- **동의보감 효능** : 통초(通草, 으름덩굴 줄기)는 성질이 보통이고[平](약간 차다[微寒]고도 한다) 맛은 맵고[辛] 달며[甘] 독이 없다. 5가지 임병[五淋]을 낫게 하고 소변을 잘 나오게 한다. 소변이 잘 나오지 않는 것과 구토가 멎지 않는 것이 동시에 나타나는 증상을 낫게 한다. 몸이 붓는 것을 낫게 하며 가슴이 답답하면서 열 나는 증상을 없앤다. 몸에 있는 9개의 구멍을 잘 통하게 한다. 목소리를 잘 나오게 하고 비달(脾疸)로 잠을 많이 자는 것을 낫게 한다. 유산시키고 삼충(三蟲)도 죽인다. 통초는 곧 목통이다. 줄기 가운데가 비어 있고 판이 있는데, 가볍고 희며 귀엽다. 껍질과 마디를 제거하고 생것으로 쓴다. 12경맥을 통하게 하기 때문에 통초(通草)라고 한다[입문].

- **약용법** : 줄기 3~6g을 물 800mL에 넣고 달여서 반으로 나누어 아침저녁으로 마시거나 또는 가루나 환(丸)으로 만들어 복용한다.

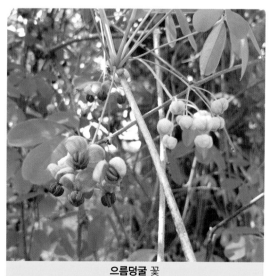

으름덩굴 꽃   으름덩굴 줄기(약재)

으름덩굴주

**재료
준비**
특별히 취급하는 곳은 없으므로, 산지(産地)에서 채취하여 사용한다. 황해도 이남에 분포하며 산기슭, 들, 숲속에서 자생한다. 약효는 줄기나 익은 열매에 있다. 줄기나 열매를 채취하여 물로 깨끗이 씻고 줄기는 말린 다음, 열매는 생으로 사용한다.

**제조
방법**
1. 말린 줄기는 200g, 익은 열매는 250g을 소주 3.6L에 넣고 밀봉한다.
2. 줄기는 8개월, 익은 열매는 4개월 이상 숙성시켜 음용하며, 줄기는 18개월, 열매는 12개월 정도 숙성시킨 후에는 찌꺼기를 걸러내고 보관한다.

맛
줄기는 쓰고 열매는 달다. 열매에 황설탕 100g을 가미하여 사용할 수 있다.

**적용
병증**
당뇨(糖尿) 소변에 당분이 많이 섞여 나오는 병증으로, 소변량과 소변보는 횟수가 늘어나고, 갈증이 나서 물을 많이 마시게 된다. 소주잔 1잔을 1회분으로 1일 2~3회씩, 90~180일 동안 음용한다.
번열(煩熱) 몸에 열이 몹시 나고 가슴이 답답하며 괴로운 증세로, 팔다리가 병적으로 달아오른다. 소주잔 1잔을 1회분으로 1일 3~4회씩, 3~4일 동안 음용한다.
이명증(耳鳴症) 귓속에서 잡음이 들리는 병적인 상태로, 귓병, 알코올 의존증, 고혈압 등이 그 원인이다. 소주잔 1잔을 1회분으로 1일 2~3회씩, 15~20일 동안 음용한다.
기타 적응증 혈액 순환 개선, 인후통증, 신경통, 관절염, 방광염, 부종, 통풍

**주의
사항**
• 본 약술을 음용하는 중에 가려야 하는 음식은 없다.
• 임산부는 음용을 금한다. 기준량 이상을 음용하면 유산할 수도 있다.
• 장복해도 해롭지는 않으나 치유되는 대로 음용을 중단한다.

박하 薄荷

라틴생약명 Menthae Herba

약초명 및 학명 박하 *Mentha arvensis* Linné var. *piperascens* Malinvaud ex Holmes

과 명 꿀풀과

약용부위 지상부

식약처 공정서 및 조선시대 의서 수재 대한민국약전(KP), 《동의보감》 탕액편의 채소부, 《방약합편》 방초(芳草, 향기가 좋은 풀)편

- **약재의 기원** : 이 약(박하)은 박하 *Mentha arvensis* Linné var. *piperascens* Malinvaud ex Holmes(꿀풀과 Labiatae)의 지상부이다.

- **한방 약미(藥味)와 약성(藥性)** : 맛은 맵고 성질은 서늘하다.

- **한방 작용부위(귀경, 歸經)** : 박하는 주로 폐, 간장 질환에 영향을 미친다.

- **약효 해설** : 머리와 눈을 맑게 해준다. 목 안이 붓고 아픈 증상에 도움이 된다. 인후(咽喉)를 편하게 한다. 열이 나고 기침하는 증상의 초기에 사용한다. 눈의 충혈 제거에 좋다.

- **동의보감 효능** : 박하(薄荷, 박하 지상부)는 성질이 따뜻하고[溫](보통이다[平]고도 한다)

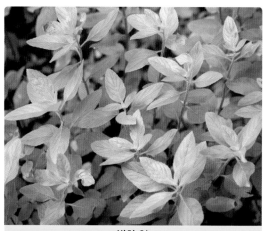

박하 잎

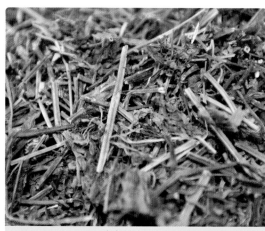

박하 지상부(약재)

박하주

재료준비 오염되지 않은 곳에서 자생하는 것을 채취하거나, 많은 양은 재배지에서 구입하여 사용한다. 약효는 전초나 뿌리에 있으며, 방향성(芳香性)이 있다. 채취하거나 구입한 후 씻어서 말려두었다가 사용한다.

제조방법
1. 생것은 210g, 말린 것은 180g을 소주 3.6L에 넣고 밀봉한다.
2. 6~9개월간 숙성시켜 음용하며, 15개월 정도 숙성시킨 후에는 찌꺼기를 걸러내고 보관한다.

맛 맵다. 설탕을 100g 정도 가미할 수 있다.

적용병증 **소화불량(消化不良)** 섭취한 음식물을 소화기 내에서 분해, 흡수하도록 하는 물리적·화학적 작용이 잘 이루어지지 않아 설사나 변비 등이 잦은 경우의 처방이다. 소주잔 1잔을 1회분으로 1일 1~2회씩, 7~10일 동안 음용한다.
풍(風) 풍사로 인하여 생긴 병증으로, 중풍, 구안괘사, 전신 마비, 언어 곤란 등의 증상을 일으킨다. 소주잔 1잔을 1회분으로 1일 1~2회씩 10~20일, 심하면 1개월 동안 음용한다.
편두통(偏頭痛) 머리 한쪽에서만 일어나는 발작성 두통으로, 왼쪽 앞이마에 많이 발생한다. 소주잔 1잔을 1회분으로 1일 1~2회씩, 10~15일 동안 음용한다.
기타 적응증 두통, 현기증, 구토, 위경련, 건위, 인후통증, 타박상, 폐결핵

주의사항
• 본 약술을 음용하는 중에 가려야 하는 음식은 없다.
• 장복해도 해롭지는 않으나 치유되는 대로 음용을 중단한다.

맛은 맵고[辛] 쓰며[苦] 독이 없다. 여러 약들을 영위(榮衛)로 끌고 가서 땀을 내고 독을 내보낼 수 있어 상한두통(傷寒頭痛)을 치료한다. 중풍(中風), 적풍(賊風), 두풍(頭風)도 치료한다. 관절을 잘 통하게 하고 몹시 피로한 것을 풀리게 한다.

• 약용법 : 지상부 3~6g을 물 800mL에 넣고 달여서 아침저녁으로 마신다. 오래 끓이지 않는다. 가루 또는 환(丸)으로 만들어 복용하거나 외용으로 적당량 사용한다.

백과 白果

라틴생약명	Ginkgonis Semen
이명 또는 영명	은행(銀杏)
약초명 및 학명	은행나무 *Ginkgo biloba* Linné
과 명	은행나무과
약용부위	열매의 속씨
식약처 공정서 및 조선시대 의서 수재	대한민국약전외한약(생약)규격집(KHP), 《동의보감》 탕액편의 과일부, 《방약합편》 산과(山果)편

• 약재의 기원 : 이 약(백과)은 은행나무 *Ginkgo biloba* Linné(은행나무과 Ginkgoaceae)의 열매의 속씨이다.

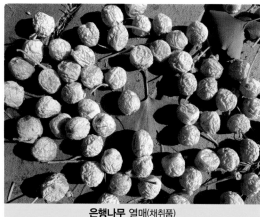
은행나무 열매(채취품)

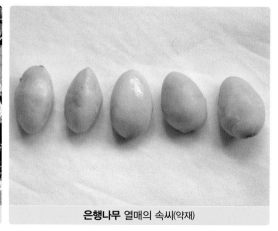
은행나무 열매의 속씨(약재)

- 한방 약미(藥味)와 약성(藥性) : 맛은 달고 쓰며 떫고 성질은 보통이며[平] 독이 있다.
- 한방 작용부위(귀경, 歸經) : 백과는 주로 폐, 신장 질환에 영향을 미친다.
- 약효 해설 : 폐(肺)의 기운을 수렴하여 기침과 가래를 멎게 한다. 가래가 많고 숨이 차며 기침하는 증상을 낮게 한다. 무의식중에 정액이 나오는 증상을 치료한다. 소변 횟수가 매우 잦은 증상에 사용한다.
- 동의보감 효능 : 은행(銀杏, 은행나무 열매의 속씨)은 성질이 차고[寒] 맛은 달며[甘] 독이 있다. 폐(肺)와 위(胃)의 탁한 기를 맑게 하며 천식과 기침을 멎게 한다[입문].
- 약용법 : 열매의 속씨 5~10g을 물 800mL에 넣고 달여서 반으로 나누어 아침저녁으로 마신다.

백급 白芨

라틴생약명 Bletillae Rhizoma
약초명 및 학명 자란 *Bletilla striata* (Thunberg) Reichenbach fil.
과 명 난초과
약용부위 덩이줄기
식약처 공정서 및 조선시대 의서 수재 대한민국약전외한약(생약)규격집(KHP), 《동의보감》 탕액편의 풀부, 《방약합편》 산초(山草)편

- 약재의 기원 : 이 약(백급)은 자란 *Bletilla striata* (Thunberg) Reichenbach fil. (난초과 Orchidaceae)의 덩이줄기이다.
- 한방 약미(藥味)와 약성(藥性) : 맛이 쓰고 달며 떫고 성질은 약간 차다.
- 한방 작용부위(귀경, 歸經) : 백급은 주로 폐, 간장, 위장 질환에 영향을 미친다.
- 약효 해설 : 새로운 피부 조직의 재생을 촉진시킨다. 각혈, 토혈, 혈변(血便), 외상 출혈을 멎게 한다. 궤양으로 인한 동통을 치료한다.
- 동의보감 효능 : 백급(白芨, 자란 덩이줄기)은 성질이 보통이고[平] (약간 차다[微寒]고도 한

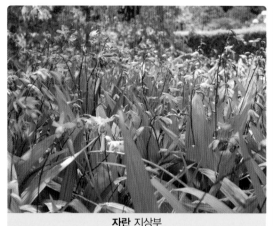

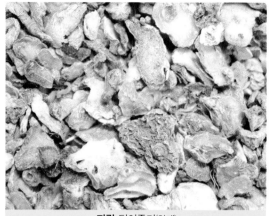

| 자란 지상부 | 자란 덩이줄기(약재) |

다) 맛은 쓰고[苦] 매우며[辛] 독이 없다. 옹종(癰腫), 피부가 헐어 아프고 가려우며 벌겋게 부어 곪는 것을 낫게 한다. 썩어 들어가는 부스럼, 등에 난 종기, 나력(瘰癧)을 치료한다. 치질[腸風], 항문 주위에 구멍이 생긴 병증, 칼이나 화살에 다친 것, 넘어져서 다친 것, 뜨거운 물이나 불에 덴 것을 낫게 한다.

• 약용법 : 덩이줄기 3~10g을 물 800mL에 넣고 달여서 반으로 나누어 아침저녁으로 마시거나 또는 가루로 만들어 복용한다. 외용할 때는 분말로 만들어 환부에 바른다.

백자인 柏子仁

라틴생약명	Thujae Semen
이명 또는 영명	Thuja Seed
약초명 및 학명	측백나무 *Thuja orientalis* Linné
과 명	측백나무과
약용부위	씨로서 씨껍질을 제거한 것
식약처 공정서 및 조선시대 의서 수재	대한민국약전(KP), 《동의보감》 탕액편의 나무부, 《방약합편》 향목(香木, 향나무)편

• 약재의 기원 : 이 약(백자인)은 측백나무 *Thuja orientalis* Linné(측백나무과 Cupressaceae)

의 씨로서 씨껍질을 제거한 것이다.

- **한방 약미(藥味)와 약성(藥性)** : 맛은 달고 떫으며 성질은 보통이다[平].
- **한방 작용부위(귀경, 歸經)** : 백자인은 주로 심장, 신장, 대장 질환에 영향을 미친다.
- **약효 해설** : 마음이 불안하여 잠을 못 이루는 병증을 낫게 한다. 가슴이 몹시 두근거리고 불안해하는 증상 치료에 도움이 된다. 장(腸)의 진액이

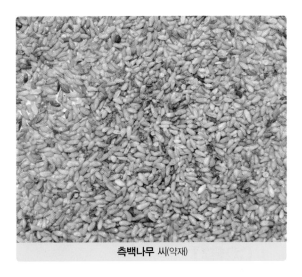

측백나무 씨(약재)

부족하여 대변을 보기 어려운 증상을 낫게 한다. 허열(虛熱)이 생겨 밤에 자면서 땀이 나는 증상을 치료한다. 자양, 강장 작용이 있다.

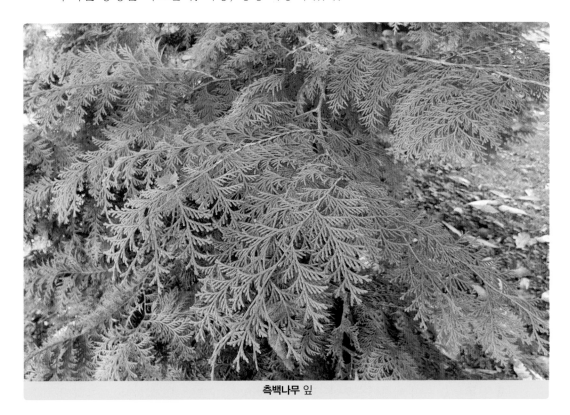

측백나무 잎

- **동의보감 효능** : 백실(栢實, 측백나무 씨)은 성질이 보통이고[平] 맛은 달며[甘] 독이 없다. 놀라서 가슴이 두근거리는 데 주로 쓴다. 오장(五藏)을 편안하게 하고 기운을 돕는다. 풍증[風]을 낮게 하고 피부를 윤기 있게 한다. 팔다리를 잘 쓰지 못하고 마비되며 아픈 것, 몸과 마음이 허약하고 피로하여 숨을 겨우 쉬는 것을 낮게 한다. 발기를 돕고 오래 살게 한다.
- **약용법** : 씨 6~12g을 물 800mL에 넣고 달여서 반으로 나누어 아침저녁으로 마시거나 외용으로 적당량을 사용한다.

복령 茯苓

라틴생약명	Poria Sclerotium
이명 또는 영명	적복령, 백복령, Poria
약초명 및 학명	복령 *Poria cocos* Wolf
과 명	구멍장이버섯과
약용부위	균핵
식약처 공정서 및 조선시대 의서 수재	대한민국약전(KP), 《동의보감》 탕액편의 나무부, 《방약합편》 우목(寓木, 기생목)편

- **약재의 기원** : 이 약(복령)은 복령(茯苓) *Poria cocos* Wolf(구멍장이버섯과 Polyporaceae)의 균핵이다.
- **한방 약미(藥味)와 약성(藥性)** : 맛은 달고 싱거우며 성질은 보통이다[平].
- **한방 작용부위(귀경, 歸經)** : 복령은 주로 심장, 폐, 비장, 신장 질환에 영향을 미친다.
- **약효 해설** : 잘 놀라고 가슴이 두근거리는 증상과 건망증을 치료한다. 불안 증상을 가라앉히고 편안하게 한다. 소변이 잘 나오지 않는 증상에 유효하다. 무의식중에 정액이 나오는 증상을 낮게 한다. 대변이 묽고 횟수가 많은 증상에 사용한다.
- **동의보감 효능** : 복령(茯苓, 복령 균핵)은 성질이 보통이고[平] 맛은 달며[甘] 독이 없다. 식욕을 돋우고 속이 메슥메슥하여 토하려는 것[嘔逆, 구역]을 멎게 한다. 마음과 정신

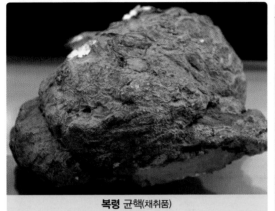

복령 균핵(채취품)

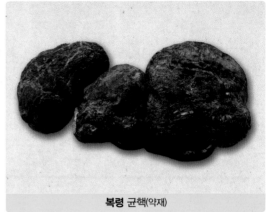

복령 균핵(약재)

을 안정하게 한다. 폐열(肺熱)로 진액이 소모되어 기침하고 숨 차는 것, 담(痰)이 막힌 것을 낫게 한다. 신(腎)에 있는 사기를 내쫓고 소변을 잘 나오게 한다. 몸이 붓는 것을 가라앉히고 임병(淋病)으로 소변이 막힌 것을 잘 나가게 한다. 소갈(消渴)을 멎게 하며 건망증을 낫게 한다.

• 약용법 : 복령 10~15g을 물 800mL에 넣고 달여서 반으로 나누어 아침저녁으로 마신다.

사향초 麝香草

라틴생약명 Thymi Herba

이명 또는 영명 백리향(百里香), Thyme

약초명 및 학명 백리향 *Thymus quinquecostatus* Celakovski

과 명 꿀풀과

약용부위 전초

식약처 공정서 및 조선시대 의서 수재 대한민국약전외한약(생약)규격집(KHP)

• 약재의 기원 : 이 약(사향초)은 백리향 *Thymus quinquecostatus* Celakovski 또는 타임 *Thymus vulgaris* Linne(꿀풀과 Labiatae)의 전초이다.

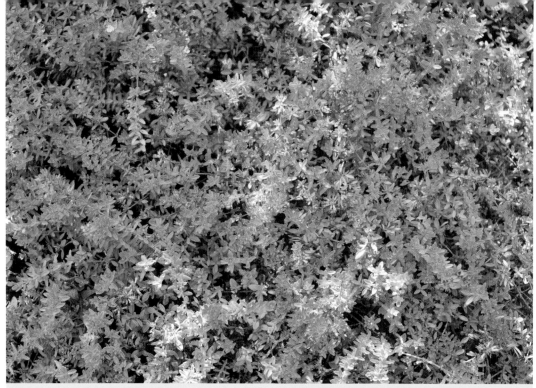

백리향 지상부

- **한방 약미(藥味)와 약성(藥性)**: 맛은 맵고 성질은 보통이며[平] 독이 약간 있다.

- **약효 해설**: 소화 불량에 사용한다. 감기 두통, 치통, 복부의 동통에 유효하다. 기침, 가래 제거에 좋다. 소변이 잘 나오지 않고 아픈 병증에 효과가 있다. 강장, 발한 작용이 있다. 강한 향이 있어 생선, 고기 요리와 샐러드, 수프에 향신료로 넣어 먹기도

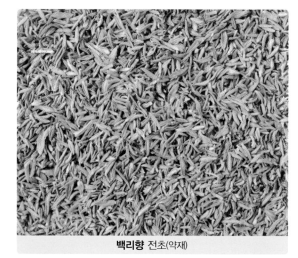

백리향 전초(약재)

한다. 향신료 이름은 '타임'으로 불린다.

- **약용법**: 전초 9~12g을 물 800mL에 넣고 달여서 아침저녁으로 마시거나 적당량 외용한다.

상심자 桑椹子

라틴생약명 Mori Fructus

이명 또는 영명 상심(桑椹)

약초명 및 학명 뽕나무 *Morus alba* Linné

과 명 뽕나무과

약용부위 완전히 익기 전의 열매

식약처 공정서 및 조선시대 의서 수재 대한민국약전외한약(생약)규격집(KHP), 《동의보감》 탕액편의 나무부, 《방약합편》 관목(灌木)편

- **약재의 기원** : 이 약(상심자)은 뽕나무 *Morus alba* Linné 또는 기타 동속 근연식물(뽕나무과 Moraceae)의 완전히 익기 전의 열매이다.

- **한방 약미(藥味)와 약성(藥性)** : 맛은 달고 시며 성질은 차다.

- **한방 작용부위(귀경, 歸經)** : 상심자는 주로 심장, 간장, 신장 질환에 영향을 미친다.

- **약효 해설** : 어지럼증과 이명 치료에 유효하다. 가슴이 두근거리면서 불안하고 잠이 오지 않는 증상에 쓴다. 수염과 머리카락이 일찍 희게 되는 것을 막는다. 장(腸)의 진액이 부족하여 대변을 보기 어려운 증상에 사용한다. 관절 부위가 잘 움직이지 않는 증상을 치료한다. 당뇨병 치료에 도움이 된다.

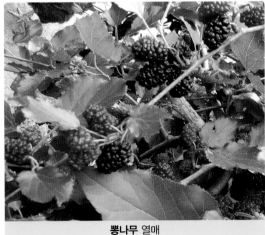

뽕나무 열매

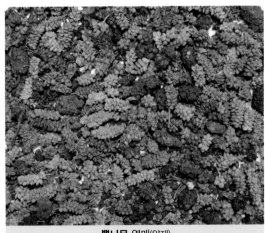

뽕나무 열매(약재)

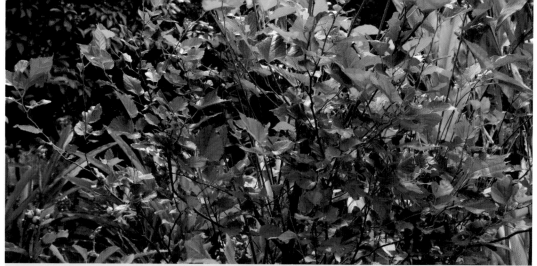

뽕나무 나무모양

- **동의보감 효능** : 상심(桑椹, 오디)은 성질이 차고[寒] 맛은 달며[甘] 독이 없다. 소갈증
  을 낮게 하고 오장(五藏)을 편안하게 한다. 오래 먹으면 배가 고프지 않게 된다.
- **약용법** : 열매 9~15g을 물 800mL에 넣고 달여서 반으로 나누어 아침저녁으로 마신다.

뽕나무차

 효능
어지러움과 귀울음, 불면증, 머리카락이 빨리 희어지는 증상, 진액이 손상되
어 입이 마르는 증상의 치료에 효과가 있다.

 제조방법
1. 열매는 말리기 전에 그대로 생식하기도 한다.
2. 물 2L에 건조한 열매 12~20g을 센불에서 30분 정도 끓인다.
3. 약불에서 2시간 정도 더 우려낸다.
4. 소금물(약재 무게의 약 2% 정도의 소금을 물에 풀어서 사용)에 담갔다가 말려
   서 사용하기도 한다.

생강 生薑

라틴생약명 Zingiberis Rhizoma Recens

이명 또는 영명 Raw Ginger

약초명 및 학명 생강 *Zingiber officinale* Roscoe

과 명 생강과

약용부위 신선한 뿌리줄기

식약처 공정서 및 조선시대 의서 수재 대한민국약전외한약(생약)규격집(KHP), 《동의보감》 탕액편의 채소부, 《방약합편》 훈신채(葷辛菜, 매운맛이 나는 채소)편

- **약재의 기원** : 이 약(생강)은 생강 *Zingiber officinale* Roscoe(생강과 Zingiberaceae)의 신선한 뿌리줄기이다.

- **한방 약미(藥味)와 약성(藥性)** : 맛은 맵고 성질은 약간 따뜻하다.

- **한방 작용부위(귀경, 歸經)** : 생강은 주로 폐, 비장, 위장 질환에 영향을 미친다.

- **약효 해설** : 소화가 안 되고 구토가 일어날 때 사용한다. 한담(寒痰)이 폐(肺)에 침범하여 기침하는 병증에 유효하다.

- **동의보감 효능** : 생강(生薑, 생강 뿌리줄기)은 성질이 약간 따뜻하고[微溫] 맛은 매우며

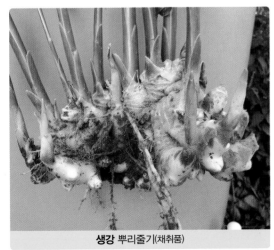

생강 뿌리줄기(채취품)

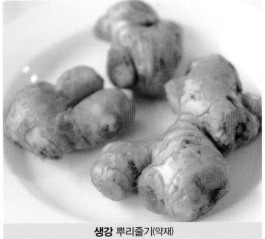

생강 뿌리줄기(약재)

[辛] 독이 없다. 오장(五藏)에 들어가며 담(痰)을 삭이고 기를 내린다. 구토를 멎게 하며 풍한습기(風寒濕氣)를 제거한다. 딸꾹질하며 기운이 치미는 것과 숨이 차고 기침하는 것을 치료한다.

• **약용법** : 뿌리줄기 3~10g을 물 800mL에 넣고 달여서 반으로 나누어 아침저녁으로 마신다.

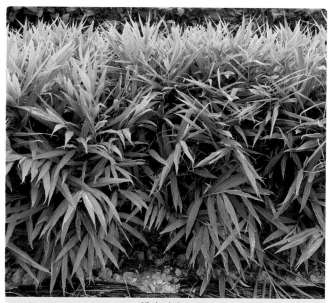
생강 지상부

생강차

효능
위를 튼튼하게 하고, 구토를 멈추게 하는 효능이 있다. 폐를 따뜻하게 하여 기침을 멎게 하고, 몸을 따뜻하게 하여 땀이 나게 한다. 생강즙은 해독 작용을 하고, 가래를 삭이며, 식욕을 촉진한다. 구토증, 가래가 있는 증상, 감기로 인한 열이 나며 코가 막히고, 머리가 아픈 증상의 치료에 효과가 있다.

제조 방법
1. 물 2L에 건조한 뿌리 5~10g을 센불에서 30분 정도 끓인다.
2. 약불에서 2시간 정도 더 우려낸다.
3. 서늘한 날씨에는 꿀을 넣고 따뜻하게 하여 마시면 좋다.

석류 石榴

라틴생약명 Granati Fructus

약초명 및 학명 석류나무 *Punica granatum* Linné

과 명 석류나무과

약용부위 열매

식약처 공정서 및 조선시대 의서 수재 대한민국약전외한약(생약)규격집(KHP), 《동의보감》
탕액편의 나무부, 《방약합편》 산과(山果)편

- **약재의 기원** : 이 약(석류)은 석류나무 *Punica granatum* Linné(석류나무과 Punicaceae)의
열매이다.

- **한방 약미(藥味)와 약성(藥性)** : 맛은 시고 성질은 따뜻하다.

- **약효 해설** : 부정기 자궁 출혈, 자궁에서 분비물이 나오는 증상을 치료한다. 오랜 설사
를 멎게 한다. 진액(津液)을 생기게 하고 갈증을 없애는 효능이 있다. 살충 효능이 있다.

- **동의보감 효능** : 석류(石榴, 석류나무 열매)는 성질이 따뜻하고[溫] 맛은 달고[甘] 시며
[酸] 독이 없다. 목 안이 마르는 것과 갈증을 치료한다. 폐(肺)를 손상시키니 많이 먹
지 말아야 한다.

- **약용법** : 열매 6~9g을 물 800mL에 넣고 달여서 반으로 나누어 아침저녁으로 마신다.

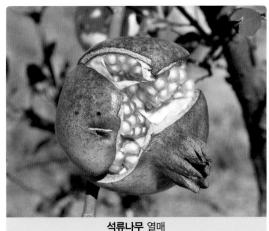

석류나무 열매

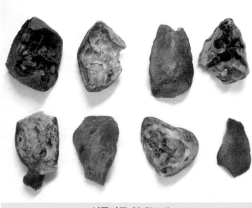

석류나무 열매(약재)

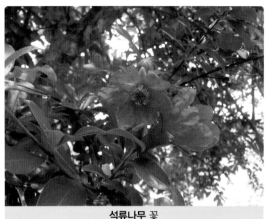

석류나무 꽃

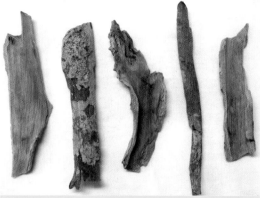

석류나무 줄기껍질(약재)

석류피 石榴皮

라틴생약명 Granati Cortex

이명 또는 영명 Granate Bark

약초명 및 학명 석류나무 *Punica granatum* Linné

과 명 석류나무과

약용부위 줄기, 가지 및 뿌리의 껍질로 될 수 있는 대로 신선한 것

식약처 공정서 및 조선시대 의서 수재 대한민국약전외한약(생약)규격집(KHP), 《동의보감》
탕액편의 과일부

- 약재의 기원 : 이 약(석류피)은 석류나무 *Punica granatum* Linné(석류나무과 Punicaceae)
  의 줄기, 가지 및 뿌리의 껍질로 될 수 있는 대로 신선한 것을 쓴다.

- 한방 약미(藥味)와 약성(藥性) : 맛은 시고 떫으며 성질은 따뜻하다.

- 약효 해설 : 자궁에서 분비물이 나오는 증상을 치료한다. 오랜 설사를 멎게 한다. 살
  충 작용이 있다.

- 동의보감 효능 : 동행근피(東行根皮, 석류나무 뿌리껍질)는 회충과 촌백충을 없앤다[본초].

- 약용법 : 뿌리껍질 6~12g을 물 800mL에 넣고 달여서 반으로 나누어 아침저녁으로
  마신다.

석류주

재료준비 약재상에서 구입하거나 재배지에서 직접 구입한다. 뿌리나 열매껍질은 달여서 사용하고, 꽃이나 과육은 주침한다. 방향성(芳香性)이 있다. 열매를 9~10월에 구입하여 4쪽으로 쪼개서 말린다.

제조방법
1. 꽃이나 열매살 160g을 소주 3.6L에 넣고 밀봉한다.
2. 4~5개월간 숙성시켜 음용하며, 15개월 정도 숙성시킨 후에는 찌꺼기를 걸러내고 보관한다.

맛 매우 시고 떫다. 황설탕 100g을 가미하여 사용할 수 있다.

적용병증 **천식(喘息)** 발작적으로 호흡곤란이 일어나는 병증으로, 기관지성, 신경성, 심장성, 요독성, 자궁성 등으로 구분된다. 심한 기침으로 인하여 고통스럽고 숨을 쉴 때에 힘이 든다. 1개월 이상 증세가 지속되기도 한다. 소주잔 1잔을 1회분으로 1일 1~2회씩, 7~15일 동안 음용한다.
치통(齒痛) 충치, 풍치 등의 원인으로 이가 쑤시거나 몹시 아픈 증상이다. 소주잔 1잔을 1회분으로 1일 1~2회씩, 10~15일 동안 음용한다.
편도염(扁桃炎) 편도에 염증이 생기는 병증으로, 감기에 걸리거나 환절기가 되었을 때에, 과로 등의 원인으로 발병한다. 편도가 벌겋게 붓고 음식물을 넘기기 힘들게 된다. 소주잔 1잔을 1회분으로 1일 1~2회씩, 5~10일 동안 음용한다.
기타 적응증 복통, 곽란, 숙취, 인후통증, 혈변, 장출혈, 탈항

주의사항
• 본 약술을 음용하는 중에 가려야 하는 음식은 없다.
• 20일 이상 장복을 금한다.

선복화 旋覆花

- **라틴생약명** Inulae Flos
- **이명 또는 영명** 금불초(金佛草)
- **약초명 및 학명** 금불초 *Inula japonica* Thunberg
- **과 명** 국화과
- **약용부위** 꽃
- **식약처 공정서 및 조선시대 의서 수재** 대한민국약전외한약(생약)규격집(KHP), 《동의보감》 탕액편의 풀부, 《방약합편》 습초(濕草)편

- **약재의 기원** : 이 약(선복화)은 금불초 *Inula japonica* Thunberg 또는 구아선복화(歐亞旋覆花) *Inula britannica* Linné(국화과 Compositae)의 꽃이다.
- **한방 약미(藥味)와 약성(藥性)** : 맛은 쓰고 매우며 짜고 성질은 약간 따뜻하다.
- **한방 작용부위(귀경, 歸經)** : 선복화는 주로 폐, 비장, 위장, 대장 질환에 영향을 미친다.
- **약효 해설** : 숨이 차면서 기침을 하고 담(痰)이 많이 나오는 병증을 치료한다. 명치 밑이 그득하고 단단한 증상을 낮게 한다. 감기로 생긴 기침에 쓴다. 기(氣)를 내려주고 구토를 가라앉힌다. 이뇨 작용이 있다.
- **동의보감 효능** : 선복화(旋復花, 금불초 꽃)는 성질이 약간 따뜻하고[微溫] 맛은 짜며[鹹]

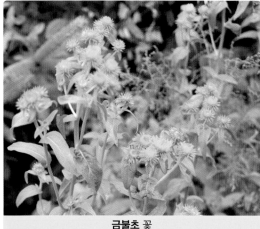

금불초 꽃

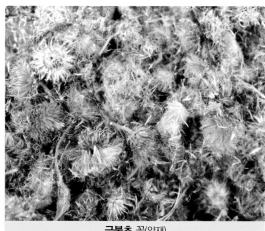

금불초 꽃(약재)

조금 독이 있다. 가슴에 잘 떨어지지 않는 가래와 침이 있고, 가슴과 옆구리에 담수(痰水)가 찬 것, 양 옆구리가 창만한 것을 낫게 한다. 식욕을 돋우고 속이 메슥메슥하여 토하려는 것을 멎게 한다. 방광에 쌓인 물을 내보내고 눈을 밝게 한다.

• 약용법 : 꽃 3~9g을 거즈에 싸서 물 800mL에 넣고 달여서 반으로 나누어 아침저녁으로 마신다.

시라자 蒔蘿子

라틴생약명 Anethi Fructus

약초명 및 학명 시라(蒔蘿) *Anethum graveolens* Linné

과 명 산형과

약용부위 열매

식약처 공정서 및 조선시대 의서 수재 대한민국약전외한약(생약)규격집(KHP), 《방약합편》
방초(芳草, 향기가 좋은 풀)편

• 약재의 기원 : 이 약(시라자)은 시라(蒔蘿) *Anethum graveolens* Linné(산형과 Umbelliferae)의 열매이다.

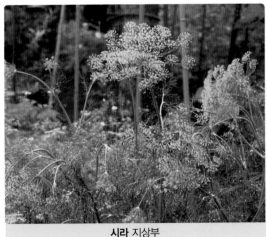

시라 지상부

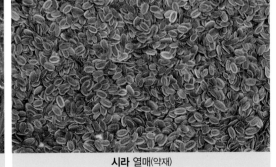

시라 열매(약재)

식약처가 인정한 **약재**와 효능 ··· **307**

- 한방 약미(藥味)와 약성(藥性) : 맛은 맵고 성질은 따뜻하다.
- 한방 작용부위(귀경, 歸經) : 시라자는 주로 비장, 위장, 간장, 신장 질환에 영향을 미친다.
- 약효 해설 : 위액 분비를 촉진하여 소화를 돕는다. 장염, 복통에 효과가 있다. 음낭이 차고 아픈 병증에 효과가 있다.
- 약용법 : 열매 1~5g을 물 800mL에 넣고 달여서 반으로 나누어 아침저녁으로 마시거나 또는 가루나 환(丸)으로 만들어 복용한다.

아마인 亞麻仁

라틴생약명	Lini Semen
이명 또는 영명	Linseed
약초명 및 학명	아마 *Linum usitatissimum* Linné
과 명	아마과
약용부위	잘 익은 씨
식약처 공정서 및 조선시대 의서 수재	대한민국약전(KP)

- 약재의 기원 : 이 약(아마인)은 아마 *Linum usitatissimum* Linné(아마과 Linaceae)의 잘 익은 씨이다.

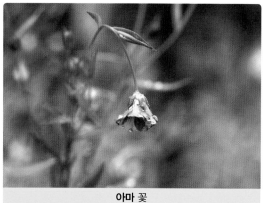

아마 꽃

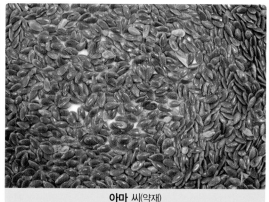

아마 씨(약재)

- 한방 약미(藥味)와 약성(藥性) : 맛은 달고 성질은 보통이다[平].
- 한방 작용부위(귀경, 歸經) : 아마인은 주로 폐, 간장, 대장 질환에 영향을 미친다.
- 약효 해설 : 장(腸)의 진액이 부족하여 대변을 보기 어려운 증상에 사용한다. 탈모를 치료한다. 피부 건조, 가려움증에 쓴다.
- 약용법 : 씨 9~15g을 물 800mL에 넣고 달여서 반으로 나누어 아침저녁으로 마신다.

오수유 吳茱萸

라틴생약명	Evodiae Fructus
이명 또는 영명	Evodia Fruit
약초명 및 학명	오수유 *Evodia rutaecarpa* Bentham
과 명	운향과
약용부위	열매
식약처 공정서 및 조선시대 의서 수재	대한민국약전(KP), 《동의보감》 탕액편의 나무부, 《방약합편》 향목(香木, 향나무)편

- 약재의 기원 : 이 약(오수유)은 오수유(吳茱萸) *Evodia rutaecarpa* Bentham, 석호(石虎) *Evodia rutaecarpa* Bentham var. *officinalis* Huang 또는 소모오수유(疎毛吳茱萸) *Evodia rutaecarpa* Bentham var. *bodinieri* Huang(운향과 Rutaceae)의 열매로서 거의 익어 벌어지기 전에 채취한다.
- 한방 약미(藥味)와 약성(藥性) : 맛은 맵고 쓰며 성질은 뜨겁고 독이 약간 있다.
- 한방 작용부위(귀경, 歸經) : 오수유는 주로 간장, 비장, 위장, 신장 질환에 영향을 미친다.
- 약효 해설 : 복부가 차고 아픈 증상에 유효하다. 갑자기 심하게 일어나는 간헐적 복통을 치료한다. 치통, 두통, 각기, 습진에 사용한다.
- 동의보감 효능 : 오수유(吳茱萸, 오수유 열매)는 성질이 뜨겁고[熱] 맛은 맵고[辛] 조금 독이 있다. 속을 따뜻하게 하고 기를 내리게 하며 통증을 멎게 한다. 명치에 찬 기운이 쌓여 쥐어짜듯 아픈 것, 여러 가지 찬 기운이 뭉쳐 없어지지 않는 것, 중악(中惡,

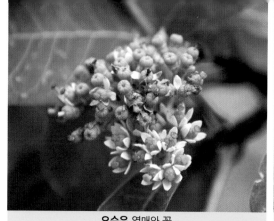

오수유 열매와 꽃

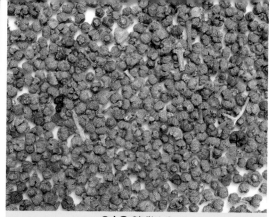

오수유 열매(약재)

중풍의 일종)으로 명치가 아픈 것을 낫게 한다. 곽란(霍亂)으로 토하고 설사하며 근
(筋)이 뒤틀리는 것을 치료한다. 담을 삭이고 배 속에 생긴 덩어리와 옆구리 부위에
생긴 덩어리를 깨뜨린다. 습(濕)이나 혈(血)로 감각이 둔하고 저린 것[痲痹, 군비]을
없앤다. 신기(腎氣) 허약으로 인한 각기(脚氣), 위(胃) 속의 찬 기운을 낫게 한다.

• 약용법 : 열매 1.5~5g을 물 800mL에 넣고 달여서 반으로 나누어 아침저녁으로 마시
거나 또는 가루나 환(丸)으로 만들어 복용한다. 외용할 때는 적당량을 가루 내어 환
부에 붙인다.

와송 瓦松

라틴생약명 Orostachys Herba
약초명 및 학명 바위솔 *Orostachys japonicus* A. Berger
과 명 돌나물과
약용부위 전초
식약처 공정서 및 조선시대 의서 수재 대한민국약전외한약(생약)규격집(KHP), 《동의보감》
탕액편의 풀부

• 약재의 기원 : 이 약(와송)은 바위솔 *Orostachys japonicus* A. Berger 또는 기타 동속식물
(돌나물과 Crassulaceae)의 전초이다.

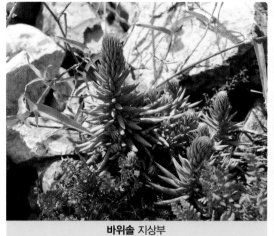

바위솔 지상부

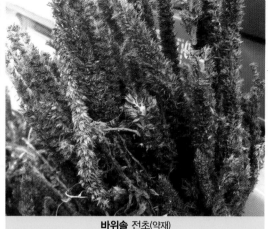

바위솔 전초(약재)

- **한방 약미(藥味)와 약성(藥性)** : 맛은 시고 쓰며 성질은 서늘하고 독이 있다.
- **한방 작용부위(귀경, 歸經)** : 와송은 주로 간장, 폐 질환에 영향을 미친다.
- **약효 해설** : 간염, 폐렴, 말라리아를 치료한다. 월경 불순을 낫게 한다. 소변이 우유

바위솔차

효능　간염, 습진, 치창(痔瘡, 치액, 치질), 말라리아, 옹종(피부나 근육에 국부적으로 생기는 종기), 코피, 혈리(대변에 피가 섞여 나오는 이질), 화상 등의 치료에 효과가 있다.

**제조
방법**　1. 물 1L에 건조한 전초 15~30g을 센불에서 30분 정도 끓인다.
2. 약불에서 2시간 정도 더 우려낸다.
3. 서늘한 날씨에는 꿀을 넣고 따뜻하게 하여 마시면 좋다.
4. 더운 날씨에는 냉장 보관하여 차게 마신다.

와 같이 백탁(白濁)한 증상에 효과가 있다. 코피, 토혈, 혈변(血便)에 유효하다. 치질, 습진, 화상에 외용(外用)한다. 간 독성 보호, 알콜 해독의 약리 작용이 있다.

- **동의보감 효능** : 작엽하초(昨葉荷草, 바위솔 전초)는 성질이 보통이고[平] 맛은 시며[酸] 독이 없다. 음식이 소화되지 않고 점액과 함께 나오는 설사병[水穀痢, 수곡리]과 대변에 피가 섞여 나오는 것을 낫게 한다. 오랜 기와 지붕 위에서 자란다. 멀리서 바라보면 소나무 비슷하기 때문에 일명 와송(瓦松)이라고도 한다. 음력 6월, 7월에 캐서 햇볕에 말린다[본초].

- **약용법** : 전초 5~15g을 물 800mL에 넣고 달여서 반으로 나누어 아침저녁으로 마시거나 또는 가루나 환(丸)으로 만들어 복용한다. 외용할 때는 적당량을 짓찧거나 가루를 내어 환부에 붙인다.

용규 龍葵

라틴생약명	Solani Nigri Herba
약초명 및 학명	까마중 *Solanum nigrum* Linné
과 명	가지과
약용부위	지상부
식약처 공정서 및 조선시대 의서 수재	대한민국약전외한약(생약)규격집(KHP), 《동의보감》 탕액편의 채소부, 《방약합편》 습초(濕草)편

- **약재의 기원** : 이 약(용규)은 까마중 *Solanum nigrum* Linné(가지과 Solanaceae)의 지상부이다.

- **한방 약미(藥味)와 약성(藥性)** : 맛은 쓰고 성질은 차다.

- **약효 해설** : 만성 기관지염과 신염(腎炎)으로 몸이 붓는 증상을 치료한다. 혈압강하 약리 작용이 있다. 열을 내리고 해독한다.

- **동의보감 효능** : 용규(龍葵, 까마중 지상부)는 성질이 차고[寒] 맛은 쓰며[苦] 독이 없다.

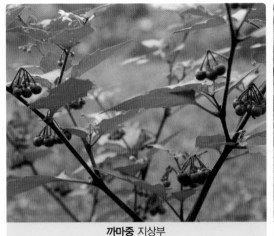

까마중 지상부

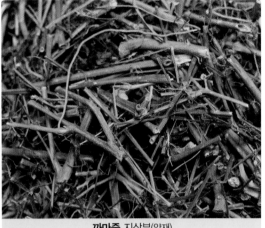

까마중 지상부(약재)

피로를 풀어주고 잠을 적게 자게 하며 열로 부은 것[熱腫]을 없앤다.

• 약용법 : 지상부 15~30g을 물 800mL에 넣고 달여서 반으로 나누어 아침저녁으로 마신다. 외용할 때는 적당량을 짓찧어서 환부에 붙인다.

용담 龍膽

라틴생약명 Gentianae Scabrae Radix et Rhizoma

이명 또는 영명 초용담(草龍膽), Gentian Root and Rhizome

약초명 및 학명 용담 *Gentiana scabra* Bunge

과 명 용담과

약용부위 뿌리 및 뿌리줄기

식약처 공정서 및 조선시대 의서 수재 대한민국약전(KP), 《동의보감》 탕액편의 풀부, 《방약합편》 산초(山草)편

• 약재의 기원 : 이 약(용담)은 용담 *Gentiana scabra* Bunge, 과남풀 *Gentiana triflora* Pallas 또는 조엽용담(條葉龍膽) *Gentiana manshurica* Kitagawa(용담과 Gentianaceae)의 뿌리 및

까마중주

 재료 준비 약재상에서 구입하거나 전국의 야산, 길가, 밭둑에서 자생하는 것을 채취한다. 6~11월에 채취할 수 있다. 구입하거나 채취한 전초를 깨끗이 씻어 말린 후 사용한다.

 제조 방법 1. 말린 전초 180g을 소주 3.6L에 넣고 밀봉한다.
2. 4~5개월간 숙성시켜 음용하며, 1년 정도 숙성시킨 후에는 찌꺼기를 걸러내고 보관한다.

 맛 쓰다. 맛을 부드럽게 하려면 황설탕 100g을 가미한다.

 적용 병증 **식체(食滯)** 음식을 먹고 체한 경우의 처방이다. 소주잔 1잔을 1회분으로 1일 2~3회씩, 2~3일 동안 음용한다.

황달(黃疸) 차고 습한 기운과 내열의 작용으로 혈액이 소모됨으로써 나타난다. 소주잔 1잔을 1회분으로 1일 3~4회씩, 12~15일 동안 음용한다.

안구건조증(眼球乾燥症) 간이나 심장이 피곤해지면 안구건조증이 나타난다. 소주잔 1잔을 1회분으로 1일 2~3회씩, 3~7일 동안 음용한다.

기타 적응증 기관지염, 부종, 설사, 신경통, 신장병, 유종, 좌골 신경통, 타박상, 혈액 순환 개선

 주의 사항 • 본 약술을 음용하는 중에 특별히 가려야 하는 음식은 없다.
• 장복해도 해롭지는 않으나 치유되는 대로 음용을 중단한다.

뿌리줄기이다.

- 한방 약미(藥味)와 약성(藥性) : 맛은 쓰며 성질은 차다.
- 한방 작용부위(귀경, 歸經) : 용담은 주로 간장, 담낭 질환에 영향을 미친다.
- 약효 해설 : 음낭이 붓거나 음부가 가려운 증상을 치료한다. 자궁에서 분비물이 나오는 증상에 유효하다. 황달, 습진 치료에 효과가 있다. 두통, 인후통에 사용한다.
- 동의보감 효능 : 용담(龍膽, 용담 뿌리 및 뿌리줄기)은 성질이 매우 차고[大寒] 맛은 쓰며[苦] 독이 없다. 위(胃) 속에 있는 열과 유행하는 급성 전염병, 열성 설사(熱泄), 이질을 치료한다. 간(肝)과 담(膽)의 기를 더해주고 놀라서 가슴이 두근거리는 것을 멎게 한다. 뼛속이 화끈거리며 사지(四肢)가 풀리거나 몹시 기운이 없는 것을 치료한다. 장(腸) 속의 작은 충을 제거하며 눈을 밝게 한다.
- 약용법 : 뿌리 및 뿌리줄기 3~6g을 물 800mL에 넣고 달여서 반으로 나누어 아침저녁으로 마신다.

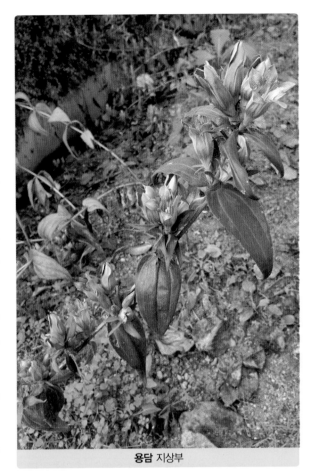

용담 지상부

용담 뿌리줄기(약재)

용담주

 재료 준비 약령시장에서 구입하거나 산지(産地)에서 채취하여 사용한다. 전국에 분포하며 산과 들에서 자생한다. 약효는 뿌리에 있으므로, 뿌리를 구입하여 물에 씻어 말린 다음 사용한다.

 제조 방법
1. 말린 뿌리 130g을 소주 3.6L에 넣고 밀봉한다.
2. 6개월 이상 숙성시켜 음용하며, 2년 정도 숙성시킨 후에는 찌꺼기를 걸러내고 보관한다.

 맛 몹시 쓰다. 황설탕 150g을 가미할 수 있다.

 적용 병증 **위산과다(胃酸過多)** 위액의 산도가 비정상적으로 높거나 위에서 분비되는 염산의 양이 많아 염증을 일으키는 상태로, 가슴이 쓰리고 위통이 있거나 구역질이 나기도 한다. 소주잔 1잔을 1회분으로 1일 1~2회씩, 7~10일 동안 음용한다.
식욕부진(食慾不振) 식욕이 줄어들거나 없는 상태를 말한다. 소주잔 1잔을 1회분으로 1일 1~2회씩, 3~4일 동안 음용한다.
요도염(尿道炎) 임균, 포도상 구균, 대장균 등의 감염으로 인하여 요도에 염증이 생기는 병증이다. 요도에 가려움증과 통증이 느껴지고 심하면 요도에서 고름이나 점액이 나온다. 소주잔 1잔을 1회분으로 1일 2~3회씩, 10~12일 동안 음용한다.
기타 적응증 보간, 간염, 황달, 담낭염, 방광염, 오한, 하초습열

 주의 사항
• 본 약술을 음용하는 중에 지황, 쇠붙이를 멀리하고, 더운 음식을 금한다.
• 치유되는 대로 음용을 중단한다.

우황 牛黃

라틴생약명 Bovis Calculus

이명 또는 영명 Cattle Gallstone

약초명 및 학명 소 *Bos taurus* Linné var. *domesticus* Gmelin

과 명 소과

약용부위 담낭 중에 생긴 결석

식약처 공정서 및 조선시대 의서 수재 대한민국약전(KP),《동의보감》탕액편의 짐승부,《방약합편》축(畜, 가축류)편

- 약재의 기원 : 이 약(우황)은 소 *Bos taurus* Linné var. *domesticus* Gmelin(소과 Bovidae)의 담낭 중에 생긴 결석이다.

- 한방 약미(藥味)와 약성(藥性) : 맛은 달고 성질은 서늘하다.

- 한방 작용부위(귀경, 歸經) : 우황은 주로 심장, 간장 질환에 영향을 미친다.

- 약효 해설 : 열병(熱病)으로 정신이 혼미한 병증에 사용한다. 목 안이 붓고 아픈 증상에 유효하다. 강심, 진경, 진정 작용이 있다.

- 동의보감 효능 : 우황(牛黃, 소 담낭에 생긴 결석)은 성질이 보통이고[平](서늘하다[凉]고도 한다) 맛은 쓰며[苦](달다[甘]고도 한다) 독이 조금 있다(독이 없다고도 한다). 정신을

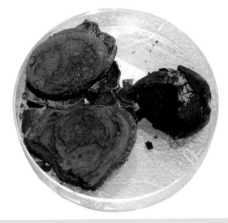

소 담낭에 생긴 결석(채취품)

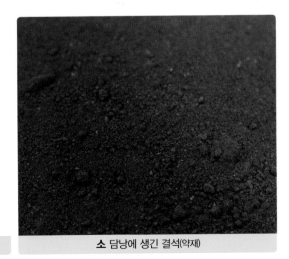

소 담낭에 생긴 결석(약재)

안정시키고 사기(邪氣)와 헛것[鬼]을 쫓아낸다. 미쳐 날뛰면서 두통과 현기증이 있는 증상을 낫게 한다. 놀라서 가슴이 두근거리는 것과 중악(中惡, 중풍의 일종)에 주로 사용한다. 소아의 온갖 병을 치료한다[본초]. 소에서 얻어 100일 동안 그늘에서 말리고 햇빛과 달빛을 쬐지 않도록 한다[본초]. 우황의 기운은 간(肝)에 들어가서 근(筋)을 치료한다[강목]. 우황은 가짜가 많다. 손톱에 문질러보아 손톱 속까지 누렇게 물드는 것이 진짜이다[본초]. 큰 소리로 울부짖다가 토한 것을 생황(生黃)이라고 하는데 가장 얻기 어렵다. 요즘에는 다 도살장에서 나오는데 소의 담낭[牛肝膽] 속에서 얻어낸다 [본초].

• **약용법** : 우황을 분말로 만들어 1회 1.5~3g을 산제(散劑)나 환제(丸劑)로 복용한다. 외용할 때는 적당량을 사용한다.

욱리인 郁李仁

라틴생약명	Pruni Japonicae Semen
약초명 및 학명	이스라지 *Prunus japonica* Thunb.
과 명	장미과
약용부위	씨
식약처 공정서 및 조선시대 의서 수재	대한민국약전외한약(생약)규격집(KHP), 《동의보감》 탕액편의 나무부, 《방약합편》 관목(灌木)편

• **약재의 기원** : 이 약(욱리인)은 이스라지 *Prunus japonica* Thunb. 또는 양이스라지나무 *Prunus humillis* Bunge(장미과 Rosaceae)의 씨이다.

• **한방 약미(藥味)와 약성(藥性)** : 맛은 맵고 쓰며 달고 성질은 보통이다[平].

• **한방 작용부위(귀경, 歸經)** : 욱리인은 주로 비장, 대장, 소장 질환에 영향을 미친다.

• **약효 해설** : 장(腸)을 부드럽게 하여 대변이 잘 나오게 한다. 음식이 소화되지 않고 오랫동안 정체되는 증상에 유효하다. 소변이 잘 나오지 않거나 몸이 붓는 증상을 치료

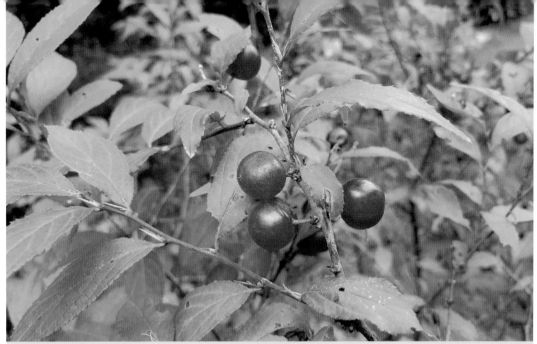

이스라지 열매

한다.

• **동의보감 효능** : 욱리인(郁李仁, 이 스라지 씨)은 성질이 보통이고[平] 맛은 쓰고[苦] 매우며[辛] 독이 없 다. 전신이 붓는 데 주로 쓴다. 소 변을 잘 나오게 한다. 장(腸)에 기 가 맺힌 것을 낮게 한다. 소변이 잘 나오지 않는 것, 구토가 멎지 않는 것이 동시에 나타나는 것을 치료한다. 방광을 잘 통하게 하며 오장(五藏)이 갑자기 아픈 것을 치

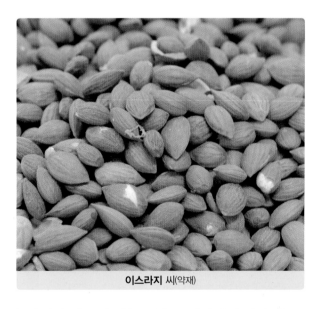

이스라지 씨(약재)

료한다. 허리와 다리의 차가운 고름을 빠지게 하고 숙식(宿食)을 소화시키며 기를 내 린다.

• **약용법** : 씨 6~10g을 물 800mL에 넣고 달여서 반으로 나누어 아침저녁으로 마신다.

육계 肉桂

라틴생약명 Cinnamomi Cortex

이명 또는 영명 Cinnamon Bark

약초명 및 학명 육계 *Cinnamomum cassia* Presl

과 명 녹나무과

약용부위 줄기껍질로서 그대로 또는 주피를 약간 제거한 것

식약처 공정서 및 조선시대 의서 수재 대한민국약전(KP), 《동의보감》 탕액편의 나무부, 《방약합편》 향목(香木, 향나무)편

- **약재의 기원** : 이 약(육계)은 육계(肉桂) *Cinnamomum cassia* Presl(녹나무과 Lauraceae)의 줄기껍질로서 그대로 또는 주피를 약간 제거한 것이다.
- **한방 약미(藥味)와 약성(藥性)** : 맛은 맵고 달며 성질은 매우 뜨겁다.
- **한방 작용부위(귀경, 歸經)** : 육계는 주로 신장, 비장, 심장, 간장 질환에 영향을 미친다.
- **약효 해설** : 양기 부족에 사용한다. 허리, 무릎이 차고 아픈 증상을 치료한다. 가슴과 배가 차면서 아픈 증상을 낫게 한다. 정신이 아찔아찔하여 어지러운 증상에 유효하다. 눈의 충혈 제거에 효과가 있다.

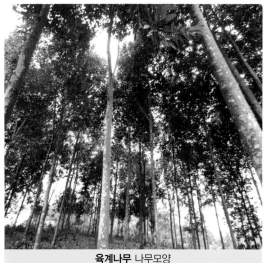

육계나무 나무모양

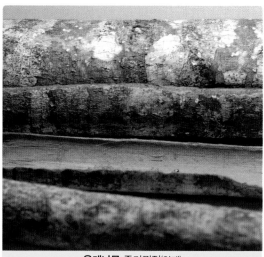

육계나무 줄기껍질(약재)

- **동의보감 효능** : 육계(肉桂, 육계나무 줄기껍질)는 신(腎)을 잘 보하므로 장(藏)이나 하초(下焦)를 치료하는 약으로 쓴다. 수족소음경에 들어간다. 자주색이면서 두꺼운 것이 좋다. 거친 껍질을 긁어버리고 쓴다[입문].
- **약용법** : 줄기껍질 1~5g을 물 800mL에 넣고 달여서 반으로 나누어 아침저녁으로 마신다.

저백피 樗白皮

<table>
<tr><td>라틴생약명</td><td>Ailanthi Radicis Cortex</td></tr>
<tr><td>이명 또는 영명</td><td>저근백피(樗根白皮)</td></tr>
<tr><td>약초명 및 학명</td><td>가죽나무 Ailanthus altissima Swingle</td></tr>
<tr><td>과 명</td><td>소태나무과</td></tr>
<tr><td>약용부위</td><td>주피를 제거한 수피 또는 근피</td></tr>
<tr><td>식약처 공정서 및 조선시대 의서 수재</td><td>대한민국약전외한약(생약)규격집(KHP), 《동의보감》 탕액편의 나무부, 《방약합편》 교목(喬木, 줄기가 곧고 굵으며 높이 자라는 나무)편</td></tr>
</table>

- **약재의 기원** : 이 약(저백피)은 가죽나무 *Ailanthus altissima* Swingle(소태나무과

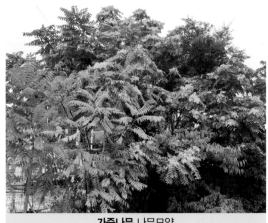

가죽나무 나무모양

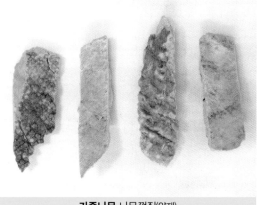

가죽나무 나무껍질(약재)

Simarubaceae)의 주피를 제거한 수피 또는 근피이다.

- **한방 약미(藥味)와 약성(藥性)** : 맛은 쓰고 떫으며 성질은 차다.

- **한방 작용부위(귀경, 歸經)** : 저백피는 주로 대장, 위장, 간장 질환에 영향을 미친다.

- **약효 해설** : 만성 설사, 이질을 치료한다. 혈변(血便), 여성의 부정기 자궁 출혈, 자궁에서 분비물이 나오는 증상에 유효하다. 항바이러스, 항결핵균 작용이 있다.

- **동의보감 효능** : 저근백피(樗根白皮, 가죽나무 뿌리껍질)는 성질이 서늘하며[凉] 맛은 쓰고[苦] 조금 독이 있다. 적리(赤痢), 백리(白痢), 만성 이질, 설사, 치질과 장풍(腸風)으로 피가 계속해서 나오는 데 주로 쓴다. 코와 입 속의 감충을 죽이고 옴, 감닉창을 제거한다. 귀주(鬼疰), 폐결핵[傳尸, 전시], 고독(蠱毒)으로 하혈(下血)하는 데 쓰고 소변을 줄일 수 있다.

- **약용법** : 나무껍질 또는 뿌리껍질 6~9g을 물 800mL에 넣고 달여서 반으로 나누어 아침저녁으로 마신다.

지실 枳實

라틴생약명	Ponciri Fructus Immaturus
이명 또는 영명	Poncirus Immature Fruit
약초명 및 학명	탱자나무 *Poncirus trifoliata* Rafinesque
과 명	운향과
약용부위	익지 않은 열매
식약처 공정서 및 조선시대 의서 수재	대한민국약전(KP), 《동의보감》 탕액편의 나무부, 《방약합편》 관목(灌木)편

- **약재의 기원** : 이 약(지실)은 탱자나무 *Poncirus trifoliata* Rafinesque(운향과 Rutaceae)의 익지 않은 열매이다.

- **한방 약미(藥味)와 약성(藥性)** : 맛은 쓰고 매우며 성질은 차다.

- **한방 작용부위(귀경, 歸經)** : 지실은 주로 비장, 위장, 대장 질환에 영향을 미친다.

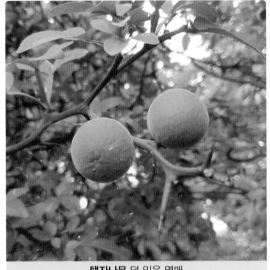

탱자나무 덜 익은 열매

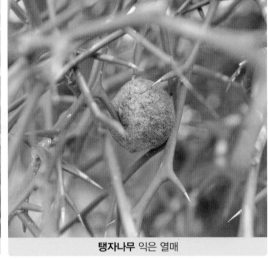

탱자나무 익은 열매

- 약효 해설 : 방향성 고미건위제로 소
  화 불량에 쓴다. 가슴이 막히는 듯하
  면서 아픈 증상에 유효하다. 위(胃)
  하수, 자궁 하수, 탈항(脫肛)을 치료
  한다. 변비, 몸이 붓는 증상에 유효
  하다.
- 동의보감 효능 : 지실(枳實, 탱자나무 어
  린 열매)은 성질이 차며[寒](약간 차다
  [微寒]고도 한다) 맛은 쓰고[苦] 시며
  [酸](쓰고[苦] 맵다[辛]고도 한다) 독이

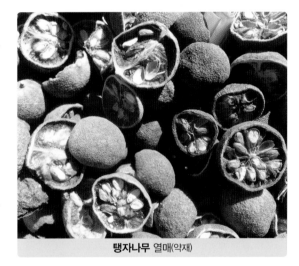

탱자나무 열매(약재)

없다. 피부가 심하게 가려운 데 주로 쓴다. 담(痰)이 옆구리로 가서 옆구리가 아픈
것을 치료한다. 배가 몹시 부르며 속이 그득한 감을 주는 것, 명치가 답답하고 아픈
것을 낮게 하고 오랜 식체를 삭인다.

- 약용법 : 열매 3~10g을 물 800mL에 넣고 달여서 반으로 나누어 아침저녁으로 마시
  거나 또는 가루나 환(丸)으로 만들어 복용한다. 외용할 때는 적당량 사용한다.

진피 陳皮

라틴생약명 Citri Unshius Pericarpium

이명 또는 영명 Citrus Unshiu Peel

약초명 및 학명 귤나무 *Citrus unshiu* Markovich

과 명 운향과

약용부위 잘 익은 열매껍질

식약처 공정서 및 조선시대 의서 수재 대한민국약전(KP), 《동의보감》 탕액편의 과일부, 《방약합편》 산과(山果)편

• **약재의 기원** : 이 약(진피)은 귤나무 *Citrus unshiu* Markovich 또는 *Citrus reticulata* Blanco(운향과 Rutaceae)의 잘 익은 열매껍질이다.

• **한방 약미(藥味)와 약성(藥性)** : 맛은 쓰고 매우며 성질은 따뜻하다.

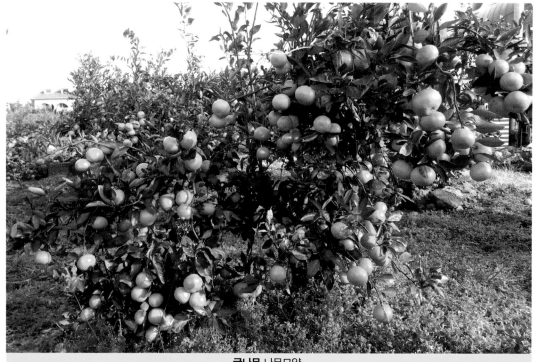

귤나무 나무모양

귤주

재료 준비 제주도 산지에서 농약을 사용하지 않은 열매껍질을 구하여 깨끗이 씻어 말린 다음 사용한다.

제조 방법
1. 말린 열매껍질 180g을 소주 3.6L에 넣고 밀봉한다.
2. 4~5개월간 숙성시켜 음용하며, 1년 이상 숙성시킨 후에는 찌꺼기를 걸러 내고 보관한다.

맛 쓰고 시다. 맛을 부드럽게 하려면 황설탕을 100g 정도 가미한다.

적용 병증 **생선체(生鮮滯)** 민물고기나 바닷물고기를 먹고 체한 경우의 처방이다. 소주잔 1잔을 1회분으로 1일 1~2회씩, 3~5일 동안 음용한다.

위팽만(胃膨滿) 위가 부풀어 오르는 증세로, 배를 두드리면 북소리가 나고 심하면 온몸이 붓는다. 소주잔 1잔을 1회분으로 1일 1~2회씩, 3~10일 동안 음용한다.

흉협팽만(胸脇膨滿) 음식물을 많이 섭취하여 가슴과 옆구리가 그득하게 부풀어 오르는 경우의 처방이다. 소주잔 1잔을 1회분으로 1일 1~2회씩, 1~2일 음용한다.

기타 적응증 진해, 거담, 구토, 위산 과다, 소화 불량, 식욕 부진, 유즙 결핍, 산후 부종

주의 사항
• 본 약술을 음용하는 중에 특별히 가려야 하는 음식은 없다.
• 신체 허약자나 다한증이 있는 사람은 음용을 금한다.

- 한방 작용부위(귀경, 歸經) : 진피는 주로 폐, 비장 질환에 영향을 미친다.
- 약효 해설 : 가래가 많은 기침을 치료한다. 비위(脾胃)가 허하여 음식을 조금밖에 먹지 못하고 토하며 설사하는 증상에 유효하다.
- 동의보감 효능 : 귤피(橘皮, 귤껍질)는 성질이 따뜻하고[溫] 맛은 쓰고[苦] 매우며[辛] 독이 없다. 가슴에 기가 뭉친 것을 치료한다. 식욕을 돋우며 이질을

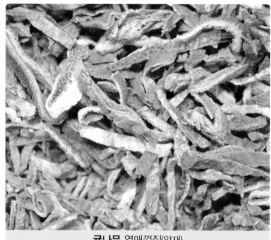

귤나무 열매껍질(약재)

멎게 하고 가래침을 없앤다. 기운이 위로 치미는 것과 기침에 주로 쓴다. 속이 메슥메슥하여 토하려는 것을 멎게 한다. 대소변을 잘 나오게 한다.
- 약용법 : 열매껍질 3~10g을 물 800mL에 넣고 달여서 반으로 나누어 아침저녁으로 마신다.

천련자 川楝子

라틴생약명	Meliae Fructus
이명 또는 영명	금령자(金鈴子)
약초명 및 학명	멀구슬나무 *Melia azedarach* Linné
과 명	멀구슬나무과
약용부위	열매
식약처 공정서 및 조선시대 의서 수재	대한민국약전외한약(생약)규격집(KHP), 《동의보감》 탕액편의 나무부, 《방약합편》 교목(喬木, 줄기가 곧고 굵으며 높이 자라는 나무)편

- 약재의 기원 : 이 약(천련자)은 천련(川楝) *Melia toosendan* Siebold et Zuccarini 또는 멀

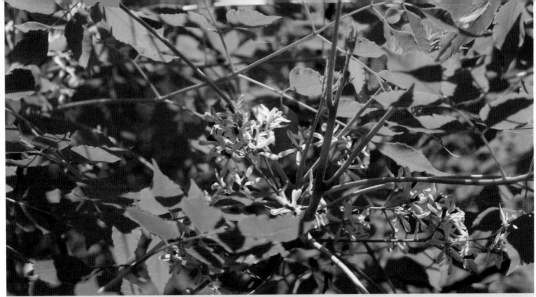

멀구슬나무 꽃과 잎

구슬나무 *Melia azedarach* Linné(멀구슬나무과 Meliaceae)의 열매이다.

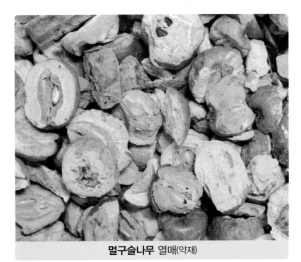

멀구슬나무 열매(약재)

- **한방 약미(藥味)와 약성(藥性)** : 맛은 쓰고 성질은 차며 독이 약간 있다.
- **한방 작용부위(귀경, 歸經)** : 천련자는 주로 간장, 소장, 방광 질환에 영향을 미친다.
- **약효 해설** : 복부 부위가 부르고 그득하며 통증이 있는 증상에 사용한다. 고환이나 음낭이 커지면서 아랫배가 아픈 증상에 유효하다. 회충으로 인한 복통을 치료한다.
- **동의보감 효능** : 연실(練實, 멀구슬나무 열매)은 성질이 차고[寒] 맛은 쓰며[苦] 독이 없다. 온병(溫病), 상한(傷寒)으로 열이 심하고 답답해 미칠 것 같은 데 주로 쓴다. 소변을 잘 나오게 하고 삼충(三蟲)을 죽이며 옴과 헌데를 치료한다.
- **약용법** : 열매 5~10g을 물 800mL에 넣고 달여서 반으로 나누어 아침저녁으로 마시거나 외용으로 적당량 사용한다.

천마 天麻

라틴생약명 Gastrodiae Rhizoma

이명 또는 영명 Gastrodia Rhizome

약초명 및 학명 천마 *Gastrodia elata* Blume

과 명 난초과

약용부위 덩이줄기를 쪄서 건조한 것

식약처 공정서 및 조선시대 의서 수재 대한민국약전(KP),《동의보감》탕액편의 풀부,《방약
합편》산초(山草)편

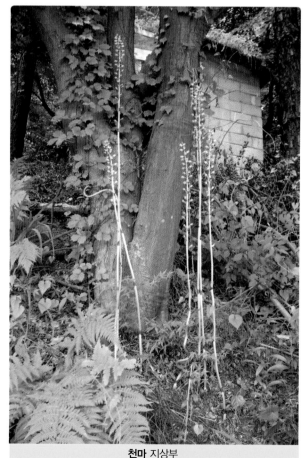

천마 지상부

- **약재의 기원** : 이 약(천마)은 천
마 *Gastrodia elata* Blume(난초과
Orchidaceae)의 덩이줄기를 쪄서
건조한 것이다.

- **한방 약미(藥味)와 약성(藥性)** : 맛은
달고 성질은 보통이다[平].

- **한방 작용부위(귀경, 歸經)** : 천마는
주로 간장 질환에 영향을 미친다.

- **약효 해설** : 반신불수 치료에 효과
가 있다. 머리가 아프고 정신이
아찔아찔하여 어지러운 증상을
치료한다. 팔다리가 저리고 아프
며 잘 쓰지 못하는 증상에 사용한
다. 어린아이가 깜짝깜짝 놀라고
경련이 일어나는 병에 유효하다.

- **동의보감 효능** : 천마(天麻, 천마 덩
이줄기)는 성질이 보통이고[平](차

다[寒]고도 한다) 맛은 쓰며[苦](달다[甘]고도
한다) 독이 없다. 팔다리를 잘 쓰지 못하
고 마비되며 아픈 것, 사지에 경련이 이
는 것, 소아 풍간(風癎)과 경풍(驚風)을 낫
게 한다. 어지럼증, 풍간으로 말을 잘 하
지 못하는 것, 잘 놀라며 정신이 온전치
못한 것을 치료한다. 근육과 뼈를 강하게
하며 허리와 무릎을 부드럽게 한다.

- 약용법 : 덩이줄기 3~10g을 물 800mL에
넣고 달여서 반으로 나누어 아침저녁으
로 마신다. 또는 가루나 환(丸)으로 만들
어 매회 1~1.5g을 복용한다.

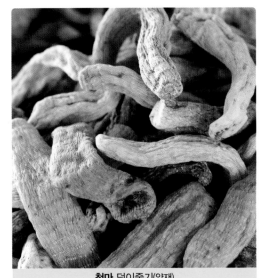
천마 덩이줄기(약재)

천마차

효능 두통과 어지럼증을 치료하며, 팔다리가 마비되는 증상, 어린이들이 경풍(驚風), 간질, 파상풍 등의 치료에 효과가 있다.

제조방법 1. 물 2L에 건조한 덩이줄기 5~10g을 센불에서 30분 정도 끓인다.
2. 약불에서 2시간 정도 더 우려낸다.
3. 서늘한 날씨에는 꿀을 넣고 따뜻하게 하여 마시면 좋다.
4. 더운 날씨에는 냉장 보관하여 차게 마신다.

천마주

재료준비 자연산이 효과가 높으나 요즘은 재배한 것이 많다. 산지(産地)에서 직접 구입하는 것이 좋다. 약효는 덩이줄기에 있다. 구입한 후 말리거나 물로 깨끗이 씻어 물기를 없애고 그대로 사용한다.

제조방법
1. 말린 것은 210g, 생것은 350g을 소주 2.4~3.6L에 넣고 밀봉한다.
2. 말린 것은 1년, 생것은 8개월 이상 숙성시켜 음용하며, 2~3년 정도 숙성시킨 후에는 찌꺼기를 걸러내고 보관한다.

맛 달다. 황설탕 150g을 가미할 수 있다.

적용병증 **사지구련(四肢拘攣)** 팔다리의 근육이 오그라드는 증상을 말한다. 소주잔 1잔을 1회분으로 1일 3~4회씩, 12~15일 동안 음용한다.

현기증(眩氣症) 눈앞이 아찔아찔하면서 어지러운 증세를 말한다. 소주잔 1잔을 1회분으로 1일 2~3회씩, 10~15일 동안 음용한다.

마비증세(痲痺症勢) 신경이나 근육이 형태의 변화 없이 기능을 잃어, 감각이 없어지고 힘을 제대로 쓰지 못하게 된 경우의 처방이다. 소주잔 1잔을 1회분으로 1일 3~4회씩, 12~15일 동안 음용한다.

기타 적응증 언어장애, 중풍, 뇌졸증, 발저림, 척추 질환

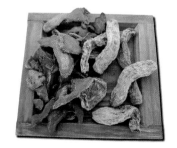

주의사항
• 본 약술을 음용하는 중에 가려야 하는 음식은 없다.
• 여러 날(20일 이상) 장복하여도 무방하다.

촉규화 蜀葵花

라틴생약명 Althaeae Flos

이명 또는 영명 백촉규화(白蜀葵花), Althaea Flower

약초명 및 학명 접시꽃 *Althaea rosea* Cavanil

과 명 아욱과

약용부위 꽃

식약처 공정서 및 조선시대 의서 수재 대한민국약전외한약(생약)규격집(KHP), 《동의보감》 탕액편의 채소부, 《방약합편》 습초(濕草)편

- **약재의 기원 :** 이 약(촉규화)은 접시꽃 *Althaea rosea* Cavanil(아욱과 Malvaceae)의 꽃이다.

- **한방 약미(藥味)와 약성(藥性) :** 맛은 달고 짜며 성질은 서늘하다.

- **약효 해설 :** 월경 과다, 자궁에서 분비물이 나오는 증상을 치료한다. 토혈, 코피, 대소변 불통을 낫게 한다. 말라리아 치료에 도움이 된다.

- **동의보감 효능 :** 홍촉규화(紅蜀葵花, 접시꽃 꽃)는 붉은 꽃과 흰 꽃이 있다. 붉은 꽃은 적대하[赤帶]를 치료하고 흰 꽃은 백대하[白帶]를 치료한다. 붉은 꽃은 혈병[血]을 치료하고 흰 꽃은 기병[氣]을 치료한다[본초].

- **약용법 :** 꽃 3~9g을 물 800mL에 넣고 달여서 반으로 나누어 아침저녁으로 마시거나

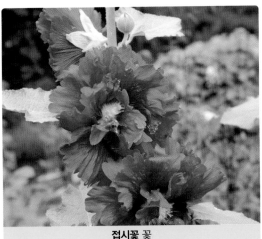

접시꽃 꽃

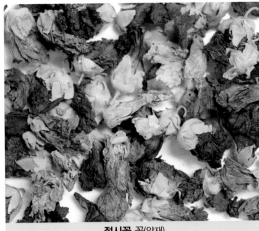

접시꽃 꽃(약재)

또는 1~3g을 분말로 만들어 복용한다. 외용할 때는 적당량을 가루로 만들어 환부에 뿌리며 신선한 재료는 짓찧어서 상처 부위에 붙인다.

총백 葱白

라틴생약명	Allii Fistulosi Bulbus
이명 또는 영명	파뿌리, Ciboule Root, Fistular Onion Stalk
약초명 및 학명	파 *Allium fistulosum* Linné
과 명	백합과
약용부위	신선한 비늘줄기
식약처 공정서 및 조선시대 의서 수재	대한민국약전외한약(생약)규격집(KHP), 《동의보감》 탕액편의 채소부, 《방약합편》 훈신채(葷辛菜, 매운맛 이 나는 채소)편

• 약재의 기원 : 이 약(총백)은 파 *Allium fistulosum* Linné(백합과 Liliaceae)의 신선한 비늘 줄기이다.

• 한방 약미(藥味)와 약성(藥性) : 맛은 맵고 성질은 따뜻하다.

• 한방 작용부위(귀경, 歸經) : 총백은 주로 폐, 위장 질환에 영향을 미친다.

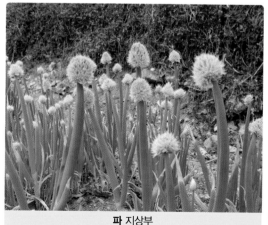

파 지상부

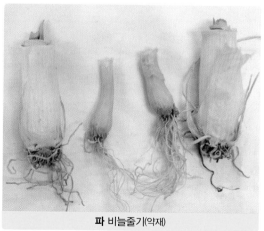

파 비늘줄기(약재)

- **약효 해설** : 열이 나고 추운 증상에 쓴다. 소화 불량, 사지 냉증에 효과가 있다. 두통, 대소변 불통, 이질, 부스럼을 치료한다.

- **동의보감 효능** : 총백(葱白, 파 비늘줄기)은 성질이 서늘하고[凉](보통이다[平]고도 한다) 맛은 매우며[辛] 독이 없다. 상한(傷寒)으로 추웠다 열이 나는 것, 중풍으로 얼굴과 눈이 붓는 것에 쓴다. 목 안이 벌겋게 붓고 아프며 막힌 감이 있는 증상을 치료한다. 태아를 편안하게 하며 눈을 밝게 한다. 간에 있는 나쁜 기운을 없애며 오장(五藏)을 고르게 한다. 온갖 약독(藥毒)을 없애고 대소변을 잘 나오게 한다. 아랫배에서 생긴 통증이 명치까지 치밀어 오르는 증상을 낮게 한다. 각기를 치료한다.

- **약용법** : 비늘줄기 9~15g을 물 800mL에 넣고 달여서 반으로 나누어 아침저녁으로 마시거나 술에 담가 복용한다. 외용할 때는 적당량을 짓찧어서 환부에 붙인다.

토사자 菟絲子

라틴생약명	Cuscutae Semen
이명 또는 영명	금사초(金絲草)
약초명 및 학명	갯실새삼 *Cuscuta chinensis* Lamark
과 명	메꽃과
약용부위	씨
식약처 공정서 및 조선시대 의서 수재	대한민국약전외한약(생약)규격집(KHP), 《동의보감》 탕액편의 풀부, 《방약합편》 만초(蔓草, 덩굴풀)편

- **약재의 기원** : 이 약(토사자)은 갯실새삼 *Cuscuta chinensis* Lamark(메꽃과 Convolvulaceae) 의 씨이다.

- **한방 약미(藥味)와 약성(藥性)** : 맛은 맵고 달며 성질은 보통이다[平].

- **한방 작용부위(귀경, 歸經)** : 토사자는 주로 간장, 신장, 비장 질환에 영향을 미친다.

- **약효 해설** : 발기 부전과 무의식중에 정액이 나오는 증상에 유효하다. 소변이 저절로 나와 자주 소변을 보는 증상을 치료한다. 눈이 어두워 잘 보이지 않는 병증에 사용

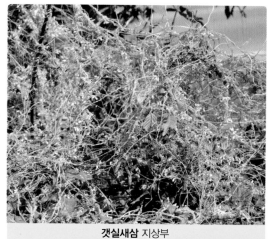

갯실새삼 지상부

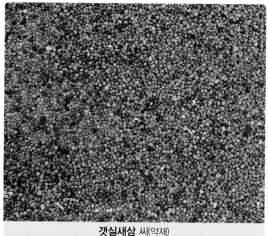

갯실새삼 씨(약재)

한다. 임신 중에 태아가 안정하지 못하고 움직이는 증상에 쓴다.

- **동의보감 효능** : 토사자(菟絲子, 갯실새삼 씨)는 성질이 보통이고[平] 맛은 맵고[辛] 달며 [甘] 독이 없다. 주로 음경 속이 차가워서 정액이 저절로 나오는 것, 소변이 찔끔찔 끔 나오는 것을 치료한다. 입이 쓰고 마르며 갈증이 나는 데 쓴다. 정액을 돕고 골수 를 채워주며[添精益髓] 허리가 아프고 무릎이 찬 것을 낫게 한다.

- **약용법** : 씨 6~12g을 물 800mL에 넣고 달여서 반으로 나누어 아침저녁으로 마시거 나 외용으로 적당량 사용한다.

패란 佩蘭

라틴생약명	Eupatorii Herba
약초명 및 학명	벌등골나물 *Eupatorium fortunei* Turcz.
과 명	국화과
약용부위	지상부
식약처 공정서 및 조선시대 의서 수재	대한민국약전외한약(생약)규격집(KHP)

- **약재의 기원** : 이 약(패란)은 벌등골나물 *Eupatorium fortunei* Turcz.(국화과 Compositae)

갯실새삼주

재료준비 전국의 밭둑이나 풀밭에 자생하는 것을 직접 채취하여 사용한다. 새삼의 종자는 약령시장에서 많이 취급한다. 약효는 전초나 종자(토사자)에 있다. 전초나 종자를 물로 깨끗이 씻어 말린 다음 사용한다.

제조방법
1. 말린 전초 210g 또는 종자 190g을 소주 3.6L에 넣고 밀봉한다.
2. 8개월 이상 숙성시켜 음용하며, 18개월 정도 숙성시킨 후에는 찌꺼기를 걸러내고 보관한다.

맛 전초나 종자 모두 맵고 달다. 당류를 가미하지 않는다.

적용병증 **유정증(遺精症)** 자신도 모르게 정액이 몸 밖으로 흘러나오는 증세로, 주로 잠자는 동안에 정액이 유출되는 경우의 처방이다. 소주잔 1잔을 1회분으로 1일 2~3회씩, 6~7일 동안 음용한다.

요빈삭(尿頻數) 하루의 배뇨량에는 거의 변화가 없으나, 소변보는 횟수가 많아지는 증상이다. 소주잔 1잔을 1회분으로 1일 2~3회씩, 7~10일 동안 음용한다.

요슬산통(腰膝酸痛) 허리와 무릎이 쑤시고 저리며 걷거나 앉아 있을 때에도 매우 심한 통증이 일어나는 증세이다. 소주잔 1잔을 1회분으로 1일 2~3회씩, 15~20일 동안 음용한다.

기타 적응증 명목, 허약 체질 개선, 당뇨병, 빈뇨, 요통, 음위

주의사항
• 본 약술을 음용하는 중에 모란의 섭취를 금한다.
• 여러 날 장복하여도 무방하다.

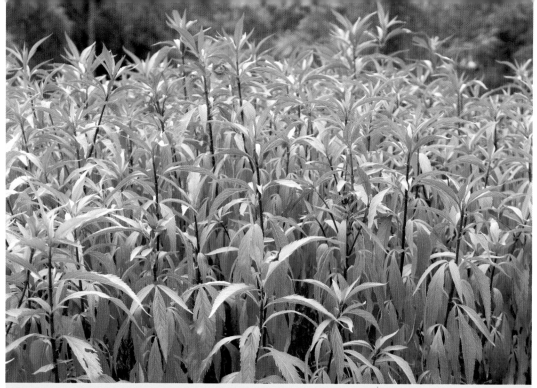

벌등골나물 지상부

의 지상부이다.

- 한방 약미(藥味)와 약성(藥性) : 맛은 맵고 성질은 보통이다[平].

- 한방 작용부위(귀경, 歸經) : 패란은 주로 비장, 위장, 폐 질환에 영향을 미친다.

- 약효 해설 : 입 냄새 제거에 효과가 있다. 침을 많이 흘리는 증상에 유효하다. 열이 나고 권태감을 느끼는 증상에 사용한다. 소화 불량, 월경 불순을 치료한다.

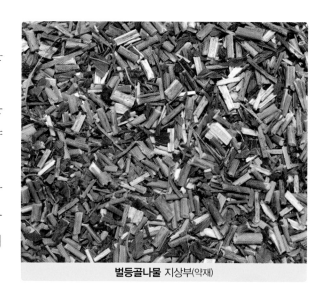

벌등골나물 지상부(약재)

- 약용법 : 지상부 3~10g을 물 800mL에 넣고 달여서 반으로 나누어 아침저녁으로 마신다.

포황 蒲黄

라틴생약명 Typhae Pollen

이명 또는 영명 향포(香蒲)

약초명 및 학명 부들 *Typha orientalis* Presl

과 명 부들과

약용부위 꽃가루

식약처 공정서 및 조선시대 의서 수재 대한민국약전외한약(생약)규격집(KHP), 《동의보감》 탕액편의 풀부, 《방약합편》 수초(水草)편

- **약재의 기원** : 이 약(포황)은 부들 *Typha orientalis* Presl 또는 기타 동속식물(부들과 Typhaceae)의 꽃가루이다.

- **한방 약미(藥味)와 약성(藥性)** : 맛은 달고 성질은 보통이다[平].

- **한방 작용부위(귀경, 歸經)** : 포황은 주로 간장, 심포(心包) 질환에 영향을 미친다.

- **약효 해설** : 소변이 껄끄럽고 아프면서 피가 섞어 나오는 증상에 유효하다. 여성의 부정기 자궁 출혈을 멎게 한다. 토혈, 각혈, 외상 출혈에 활용한다. 외상으로 붓고 통증이 생기는 증상을 치료한다.

- **동의보감 효능** : 포황(蒲黃, 부들 꽃가루)은 성질이 보통이고[平] 맛은 달며[甘] 독이 없

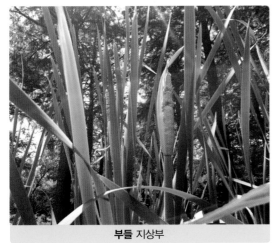

부들 지상부

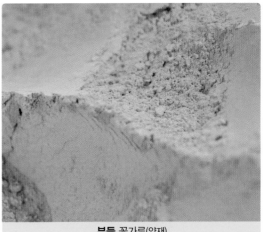

부들 꽃가루(약재)

다. 몸에 있는 9개의 구멍에서 피가 나오는 것을 멎게 하고 어혈을 없앤다. 대변에 피가 섞여 나오는 것, 여성의 부정기 자궁 출혈, 자궁에서 분비물이 나오는 것, 아침통[兒枕急痛], 하혈(下血), 유산을 치료한다.

- **약용법** : 꽃가루 9~15g을 거즈에 넣고 물 800mL로 달여서 반으로 나누어 아침저녁으로 마시거나 또는 가루나 환(丸)으로 복용한다. 외용할 때는 적당량의 가루를 환부에 붙인다.

해송자 海松子

라틴생약명	Pini Koraiensis Semen
이명 또는 영명	송자인(松子仁)
약초명 및 학명	잣나무 *Pinus koraiensis* Siebold et Zuccarini
과 명	소나무과
약용부위	씨
식약처 공정서 및 조선시대 의서 수재	대한민국약전외한약(생약)규격집(KHP), 《동의보감》탕액편의 과일부, 《방약합편》이과(夷果)편

- **약재의 기원** : 이 약(해송자)은 잣나무 *Pinus koraiensis* Siebold et Zuccarini(소나무과

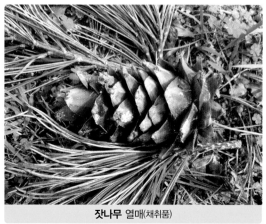

잣나무 열매(채취품)

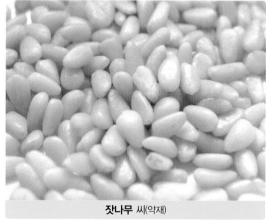

잣나무 씨(약재)

Pinaceae)의 씨이다.

- **한방 약미(藥味)와 약성(藥性)** : 맛은 달고 성질은 약간 따뜻하다.
- **한방 작용부위(귀경, 歸經)** : 해송자는 주로 간장, 폐, 대장 질환에 영향을 미친다.
- **약효 해설** : 산후(産後) 뼈마디에 바람이 들어오는 것 같고 시린 감이 있는 증상에 유효하다. 팔다리를 잘 쓰지 못하고 마비되며 아픈 증상에 효과가 있다. 폐가 건조하여 생기는 마른기침에 사용한다. 관절염, 변비, 토혈을 치료한다. 현기증 치료에 도움이 된다.
- **동의보감 효능** : 해송자(海松子, 잣나무 씨)는 성질이 조금 따뜻하고[小溫] 맛은 달며[甘] 독이 없다. 산후(産後)에 뼈마디에 바람이 들어오는 것 같고 시린 감이 있는 증상, 몸과 팔다리가 마비되고 감각과 동작이 자유롭지 못한 증상, 어지럼증을 치료한다. 피부를 윤기 있게 하고 오장(五藏)을 살찌우며 야위고 기운이 없는 것을 보한다[본초].
- **약용법** : 씨 10~15g을 물 800mL에 넣고 달여서 반으로 나누어 아침저녁으로 마시거나 또는 환(丸)으로 만들어 복용한다.

현삼 玄參

라틴생약명	Scrophulariae Radix
이명 또는 영명	Scrophularia Root
약초명 및 학명	현삼 *Scrophularia buergeriana* Miquel
과 명	현삼과
약용부위	뿌리
식약처 공정서 및 조선시대 의서 수재	대한민국약전(KP), 《동의보감》 탕액편의 풀부, 《방약합편》 산초(山草)편

- **약재의 기원** : 이 약(현삼)은 현삼 *Scrophularia buergeriana* Miquel 또는 중국현삼(中國玄參) *Scrophularia ningpoensis* Hemsley(현삼과 Scrophulariaceae)의 뿌리이다.
- **한방 약미(藥味)와 약성(藥性)** : 맛은 달고 쓰며 짜고 성질은 약간 차다.

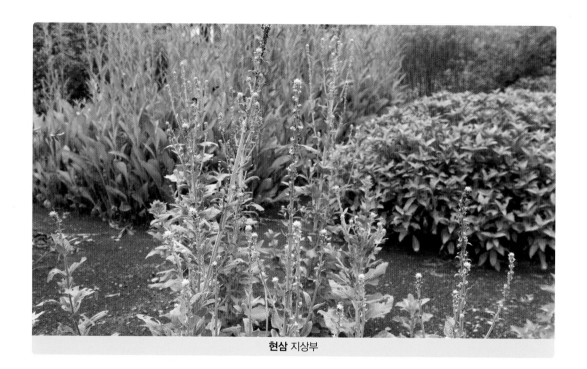

현삼 지상부

- **한방 작용부위(귀경, 歸經)** : 현삼은 주로 폐, 위장, 신장 질환에 영향을 미친다.
- **약효 해설** : 심신이 피로하고 허약하고 뼛속이 후끈후끈 달아오르는 증세에 활용한다. 눈이 충혈되는 증상을 낫게 한다. 목 안이 붓고 아픈 병증에 사용한다. 잠잘 때 또는 깨어 있을 때 저절로 땀이 많이 흐르는 증상에 유효하다. 불면증을 치료한다. 열성(熱性) 질병으로 생긴 발진을 낫게 한다.

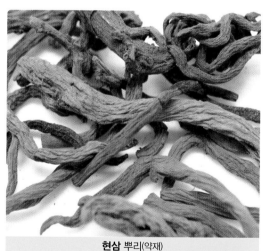

현삼 뿌리(약재)

- **동의보감 효능** : 현삼(玄蔘, 현삼 뿌리)은 성질이 약간 차고[微寒] 맛은 쓰고[苦] 짜며[鹹] 독이 없다. 열독과 얼굴이 붓는 증상을 낫게 한다. 몸과 마음이 허약하고 피로한 것을 치료한다. 몸이 허약하여 뼛속이 후끈후끈 달아오르는 증상과 전시사기(傳尸邪氣)

340

를 없앤다. 독성이 있는 종기를 삭이고 영류(癭瘤), 나력(瘰癧)을 흩으며 신(腎)의 기운을 돕고 눈을 밝게 한다.

- 약용법 : 뿌리 9~15g을 물 800mL에 넣고 달여서 반으로 나누어 아침저녁으로 마신다.

호도 胡桃

라틴생약명 Juglandis Semen

이명 또는 영명 핵도(核桃)

약초명 및 학명 호두나무 *Juglans regia* Linné

과 명 가래나무과

약용부위 씨

식약처 공정서 및 조선시대 의서 수재 대한민국약전외한약(생약)규격집(KHP), 《동의보감》 탕액편의 과일부, 《방약합편》 산과(山果)편

- 약재의 기원 : 이 약(호도)은 호두나무 *Juglans regia* Linné(가래나무과 Juglandaceae)의 씨이다.

- 한방 약미(藥味)와 약성(藥性) : 맛은 달고 성질은 따뜻하다.

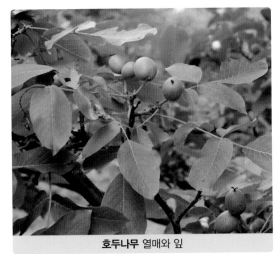

호두나무 열매와 잎

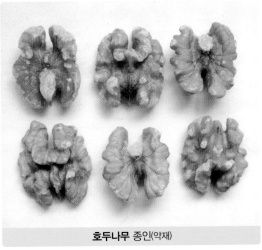

호두나무 종인(약재)

- 한방 작용부위(귀경, 歸經) : 호도는 주로 신장, 폐, 대장 질환에 영향을 미친다.
- 약효 해설 : 요통(腰痛)과 다리가 약해지는 증상을 치료한다. 발기 부전, 유정, 유뇨(遺尿)에 유효하다. 대장의 진액이 줄어들어 대변이 굳어지는 증상에 사용한다. 기침, 천식을 낫게 한다.
- 동의보감 효능 : 호도(胡桃, 호두나무 씨)는 성질이 보통이고[平](뜨겁다[熱]고도 한다) 맛은 달고[甘] 독이 없다. 경맥(經脈)을 통하게 하고 혈맥(血脈)을 윤활하게 한다. 귀밑머리[鬢髮, 빈발]를 검게 하고 몸을 살찌게 하고 튼튼하게 한다.
- 약용법 : 씨 9~15g을 물 800mL에 넣고 달여서 반으로 나누어 아침저녁으로 마시거나 또는 가루나 환(丸)으로 만들어 복용한다. 외용할 때는 적당량을 분말로 만들어 환부에 붙인다.

호장근 虎杖根

라틴생약명 Polygoni Cuspidati Rhizoma et Radix

이명 또는 영명 고장(苦杖)

약초명 및 학명 호장근 *Polygonum cuspidatum* Siebold et Zuccarinii

과 명 마디풀과

약용부위 뿌리줄기 및 뿌리

식약처 공정서 및 조선시대 의서 수재 대한민국약전외한약(생약)규격집(KHP), 《동의보감》 탕액편의 풀부, 《방약합편》 습초(濕草)편

- 약재의 기원 : 이 약(호장근)은 호장근 *Polygonum cuspidatum* Siebold et Zuccarinii(마디풀과 Polygonaceae)의 뿌리줄기 및 뿌리이다.
- 한방 약미(藥味)와 약성(藥性) : 맛은 약간 쓰고 성질은 차다.
- 한방 작용부위(귀경, 歸經) : 호장근은 주로 간장, 담낭, 폐 질환에 영향을 미친다.
- 약효 해설 : 팔다리를 잘 쓰지 못하고 마비되며 아픈 증세에 사용한다. 폐열로 기침이 나는 증상을 없애준다. 황달과 자궁에서 분비물이 나오는 증상을 낫게 한다. 소변을

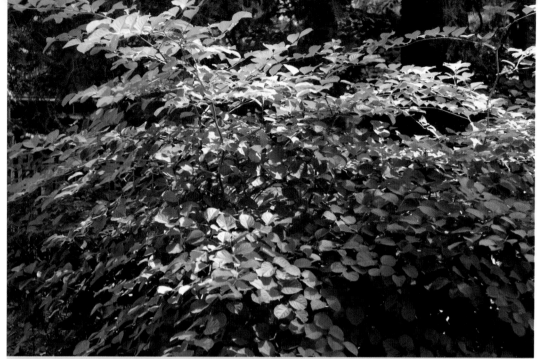

호장근 지상부

볼 때 아프고 멀건 고름 같은 것이 나오는 증상에 유효하다.

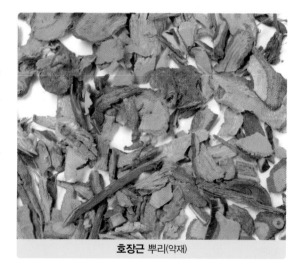

호장근 뿌리(약재)

- **동의보감 효능** : 호장근(虎杖根, 호장근 뿌리줄기 및 뿌리)은 성질이 약간 따뜻하고[微溫](보통이다[平]고도 한다) 맛은 쓰며[苦] 독이 없다. 몰려 있는 피와 배 속에 생긴 덩어리를 깨뜨린다. 월경을 통하도록 하며 산후의 어혈을 없애고 고름을 내보낸다. 피부에 얇게 생긴 헌데, 옹독(癰毒), 다쳐서 생긴 어혈에 주로 쓴다. 소변을 잘 나오게 하고 오림(五淋)을 낫게 한다.

- **약용법** : 뿌리줄기 및 뿌리 10~15g을 물 800mL에 넣고 달여서 반으로 나누어 아침저녁으로 마신다. 또는 가루, 환(丸)이나 술로 담가 복용한다. 외용할 때는 적당량을 분말로 만들어 환부에 붙인다.

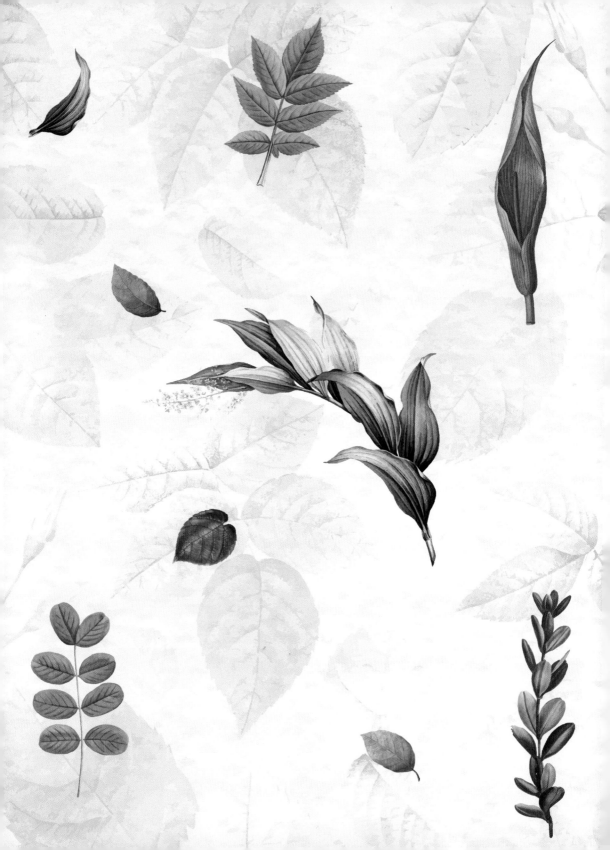

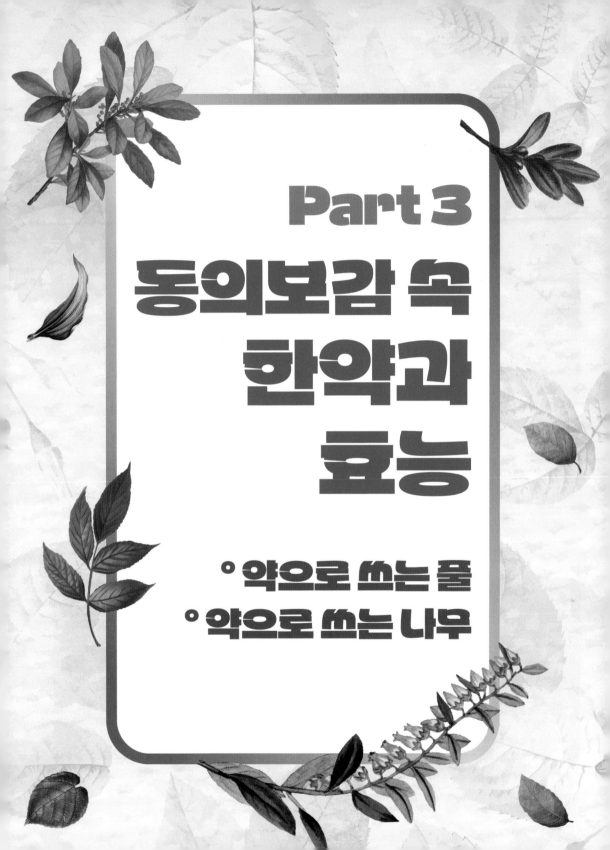

Part 3

동의보감 속 한약과 효능

∘ 약으로 쓰는 풀
∘ 약으로 쓰는 나무

황정 黃精 | 층층갈고리둥굴레 또는 진황정의 뿌리줄기

성질이 보통이고[平] 맛은 달며[甘] 독이 없다. 중초를 보하고 기를 도우며 오장을 편안하게 하고 오로칠상(五勞七傷)도 보하며 힘줄과 뼈를 튼튼하게 하고 비위를 보하며 심폐를 눅여준다[潤].

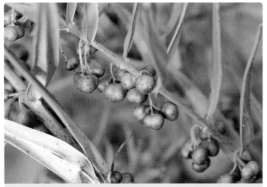

층층갈고리둥굴레 열매와 잎

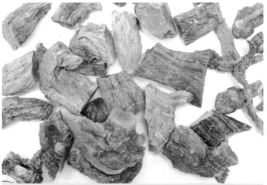

층층갈고리둥굴레 뿌리줄기(약재)

창포 菖蒲 | 석창포의 뿌리줄기

성질이 따뜻하고[溫](보통이다[平]고도 한다) 맛은 매우며[辛] 독이 없다. 심규[心孔]를 열어주고 오장을 보하며 구규를 잘 통하게 하고 귀와 눈을 밝게 하며 목청을 좋게 하고 풍습으로 감각이 둔해진 것을 치료하며 배 속의 벌레를 죽인다. 이와 벼룩 등을 없애며 건망증을 치료하고 지혜를 나게 하며 명치 밑이 아픈 것을 낫게 한다.

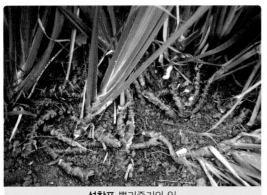

석창포 뿌리줄기와 잎

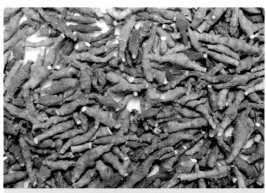

석창포 뿌리줄기(약재)

감국화 甘菊花 | 감국의 꽃

성질이 보통이고[주] 맛은 달며[甘] 독이 없다. 장위를 편안하게 하고 오맥을 좋게 하며 팔다리를 잘 놀리게 하고 풍으로 어지러운 것과 두통에 쓴다. 또 눈의 정혈을 돕고 눈물이 나는 것을 멈추며 머리와 눈을 시원하게 하고 풍습비(風濕痺)를 치료한다.

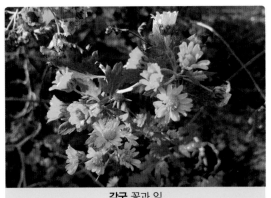

감국 꽃과 잎

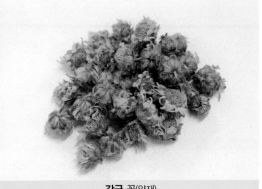

감국 꽃(약재)

백국화 白菊花 | 국화의 꽃

잎과 줄기가 다 감국화와 비슷한데 오직 꽃만 희다. 역시 풍으로 어지러운 데 주로 쓴다. 그리고 머리카락을 희어지지 않게 한다.

고의 苦薏 | 감국의 쓴맛이 나는 꽃

맛은 쓰다[苦]. 어혈을 헤치며 부인의 배 속에 있는 어혈을 치료한다[본초].

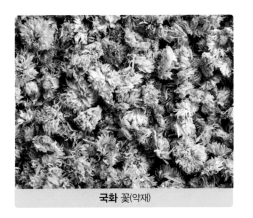

국화 꽃(약재)

인삼 人參 | 인삼의 뿌리

성질이 약간 따뜻하고[微溫] 맛은 달며[甘](약간 쓰다[苦]고도 한다) 독이 없다. 주로 오장의 기가 부족한 데 쓰며 정신을 안정시키고 눈을 밝게 하며 심규를 열어주고 기억력을 좋게 한다. 허손된 것을 보하며 곽란으로 토하고 딸꾹질하는 것을 멎게 하며 폐위(肺痿)로 고름을 뱉는 것을 치료하며 담을 삭인다. 여름철에는 심현(心痃)이 생기기 때문에 적게 써야 한다[본초].

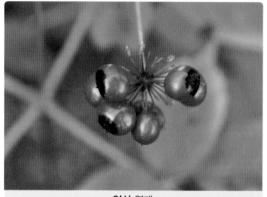
인삼 열매

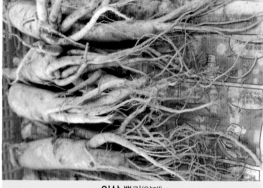
인삼 뿌리(약재)

천문동 天門冬 | 천문동의 덩이뿌리

성질이 차고[寒] 맛은 쓰고[苦] 달며[甘] 독이 없다. 폐에 기가 차서 숨이 차고 기침하는 것을 치료한다. 또는 담을 삭이고 피를 토하는 것을 멎게 하며 폐위를 낫게 한다. 뿐만 아니라 신기(腎氣)를 통하게 하고 마음을 진정시키며 오줌이 잘 나가게 한다. 성질이 차나 보하고 삼충을 죽이며 얼굴빛을 좋게 하고 소갈증을 멎게 하며 오장을 눅여준다[潤].

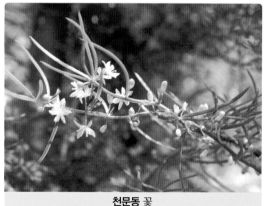
천문동 꽃

천문동 덩이뿌리(약재)

감초 甘草 | 감초의 뿌리와 뿌리줄기

성질이 보통이고[平] 맛은 달며[甘] 독이 없다. 온갖 약의 독을 풀어준다. 9가지 흙의 기운을 받아 72가지의 광물성 약재와 1,200가지의 초약(草藥) 등 모든 약을 조화시키는 효과가 있으므로 국로(國老)라고 한다. 토하거나 속이 그득하거나 술을 즐기는 사람은 오랫동안 먹거나 많이 먹는 것은 좋지 않다[정전].

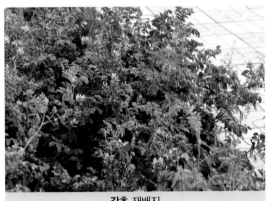
감초 재배지

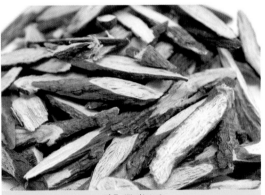
감초 뿌리(약재)

감초초 甘草梢 | 감초의 잔뿌리

감초의 잔뿌리이다. 가늘고 단맛은 없으며 심심하다. 오줌이 잘 나가지 않으면서 요도[尿管]가 아픈 것과 음경이 아픈 것을 치료한다[입문].

감초절 甘草節 | 감초 마디

옹종(癰腫)을 삭게 한다.

생지황 生地黃 | 지황의 신선한 뿌리

성질이 차고[寒] 맛은 달며[甘](쓰다[苦]고도 한다) 독이 없다. 모든 열을 내리며 뭉친 피를 헤치고 어혈을 삭게 한다. 또한 월경을 잘 통하게 한다. 부인이 붕루증으로 피가 멎지 않는 것과 태동(胎動)으로 하혈하는 것과 코피, 피를 토하는 것 등에 쓴다.

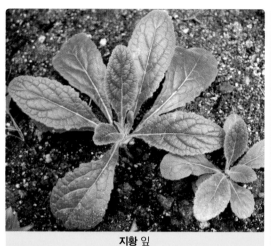

지황 잎

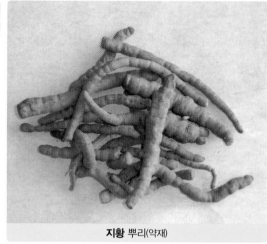

지황 뿌리(약재)

숙지황 熟地黃 | 지황의 뿌리를 포제, 가공한 것

성질이 따뜻하고[溫] 맛은 달고[甘] 약간 쓰며[微苦] 독이 없다. 부족한 혈을 크게 보하고 수염과 머리털을 검게 하며 골수를 보충해주고 살찌게 하며 힘줄과 뼈를 튼튼하게 한다. 뿐만 아니라 허손증(虛損證)을 보하고 혈맥을 통하게 하며 기운을 더 나게 하고 귀와 눈을 밝게 한다.

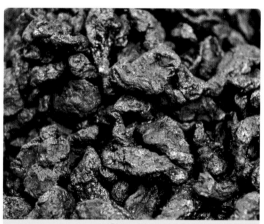

지황 뿌리(약재)

백출 白朮 | 삽주 또는 백출의 뿌리줄기

성질이 따뜻하고[溫] 맛은 쓰고[苦] 달며[甘] 독이 없다. 비위를 튼튼하게 하고 설사를 멎게 하며 습을 없앤다. 또한 소화를 시키고 땀을 걷으며 명치 밑이 몹시 그득한 것과 곽란으로 토하고 설사하는 것이 멎지 않는 것을 치료한다. 허리와 배꼽 사이의 혈을 잘 돌게 하며 위(胃)가 허랭(虛冷)하여 생긴 이질을 낫게 한다.

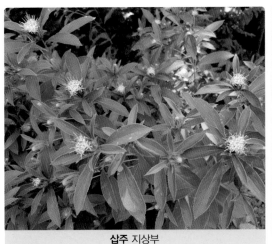

삽주 지상부

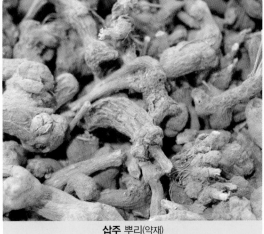

삽주 뿌리(약재)

창출 蒼朮 | 모창출 또는 북창출의 뿌리줄기

성질이 따뜻하고[溫] 맛은 쓰고[苦] 매우며[辛] 독이 없다. 윗도리, 중간, 아랫도리의 습을 치료하며 속을 시원하게 하고 땀이 나게 하며 고여 있는 담음(痰飮), 현벽(痃癖), 기괴(氣塊), 산람장기(山嵐瘴氣) 등을 헤치며 풍, 한, 습으로 생긴 비증(痺證)과 곽란으로 토하고 설사하는 것이 멎지 않는 것을 낫게 하며 수종과 창만(脹滿)을 없앤다. 삽주는 웅장하여 올라가는 힘이 세고 습을 잘 없애며 비를 안정시킨다[역로].

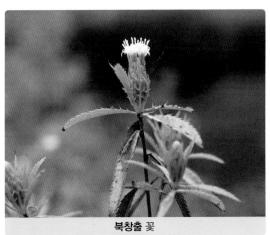

북창출 꽃

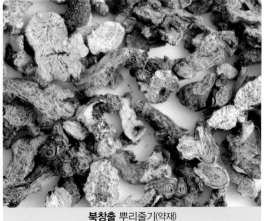

북창출 뿌리줄기(약재)

토사자 兎絲子 | 갯실새삼의 씨

성질이 보통이고[平] 맛은 맵고[辛] 달며[甘] 독이 없다. 주로 음경이 찬 것, 정액이 절로 나오는 것, 오줌을 누고 난 다음에 방울방울 떨어지는 것을 치료한다. 입맛이 쓰고 입이 마르며 갈증이 나는 데도 쓴다. 정액을 돕고 골수를 불려주며 허리가 아프고 무릎이 찬 것을 낫게 한다.

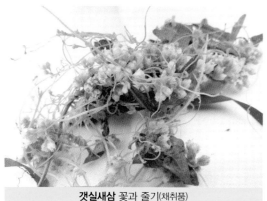

갯실새삼 꽃과 줄기(채취품)

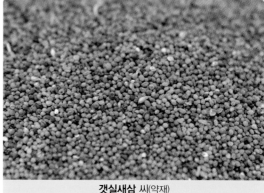

갯실새삼 씨(약재)

우슬 牛膝 | 쇠무릎의 뿌리

성질이 보통이고[平] 맛은 쓰고[苦] 시며[酸] 독이 없다. 주로 한습으로 위증(痿證)과 비증(痺證)이 생겨 무릎이 아파서 굽혔다 폈다 하지 못하는 것과 남자의 음소(陰消)증과 늙은이가 오줌이 나오는 것을 참지 못하는 것 등을 치료한다. 골수를 보충하고 음기

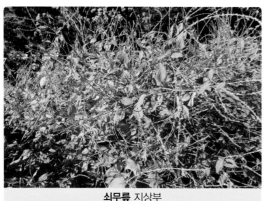

쇠무릎 지상부

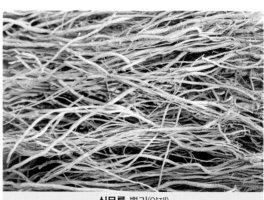

쇠무릎 뿌리(약재)

(陰氣)를 잘 통하게 하며 머리털이 희지 않게 하고 음위증(陰痿證)과 허리와 등뼈가 아픈 것을 낫게 한다. 유산시키고 월경을 통하게 한다. 십이경맥을 도와주며 피를 잘 돌게 하고 피를 생기게 하는 약[生血之劑]이다. 모든 약 기운을 이끌어 허리와 넓적다리로 내려가게 한다. 술로 씻어서 쓴다[입문].

충위자 茺蔚子 | 익모초의 씨

성질이 약간 따뜻하고[微溫](약간 차다[微寒]고도 한다) 맛은 맵고[辛] 달며[甘] 독이 없다. 주로 눈을 밝게 하고 정(精)을 보하며 부종을 내린다.

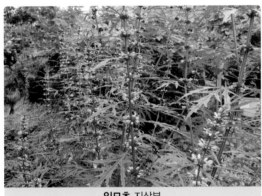
익모초 지상부

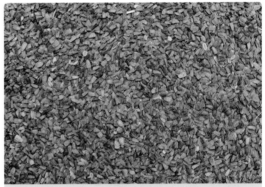
익모초 씨(약재)

충위경엽 茺蔚莖葉 | 익모초의 지상부

임신과 산후의 여러 가지 병을 잘 낫게 하므로 이름을 익모(益母)라 하며 임신이 되게 하고 월경을 고르게 한다. 모두 효력이 있으므로 부인들에게 좋은 약이다[입문].

시호 柴胡 | 시호의 뿌리

성질이 약간 차고[微寒](보통이다[平]고도

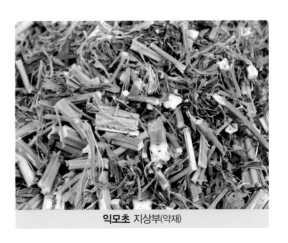
익모초 지상부(약재)

한다) 맛은 약간 쓰며[微苦](달다[甘]고도 한다) 독이 없다. 주로 상한에 추웠다 열이 났다 하는 것, 유행성 열병 때 안팎의 열이 풀리지 않을 때에 쓰며 열과 관련된 허로(虛勞)로 뼈마디가 달며[熱] 아픈 것과 허로로 추웠다 열이 났다 하는 것을 치료한다. 살에 열이 있는 것과 이른 새벽에 나는 조열(潮熱)을 없앤다. 간화(肝火)를 잘 내리고 추웠다 열이 났다 하는 학질과 가슴과 옆구리가 그득하면서 아픈 것을 낫게 한다.

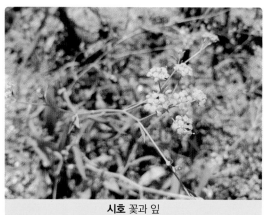

시호 꽃과 잎

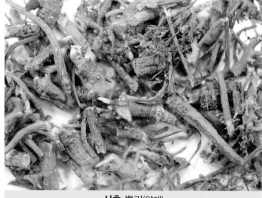

시호 뿌리(약재)

맥문동 麥門冬 | 맥문동 뿌리의 팽대부

성질이 약간 차고[微寒](보통이다[平]고도 한다) 맛은 달며[甘] 독이 없다. 허로에 열이 나고 입이 마르며 갈증이 나는 것과 폐위로 피고름을 뱉는 것, 열독으로 몸이 검고 눈이

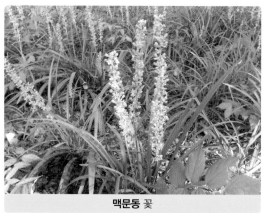

맥문동 꽃

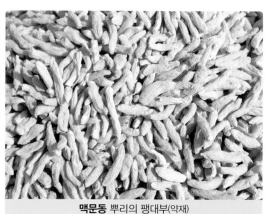

맥문동 뿌리의 팽대부(약재)

누른 것을 치료하며 심을 보하고 폐를 시원하게 하며 정신을 진정시키고 맥기(脈氣)를
안정케 한다.

독활 獨活 | 독활의 뿌리

성질이 보통이고[平](약간 따뜻하다[微溫]고도 한다) 맛은 달고[甘] 쓰며[苦](맵다[辛]고도 한
다) 독이 없다. 온갖 적풍(賊風)과 모든 뼈마디가 아픈 풍증(風證)이 금방 생겼거나 오래
되었거나 할 것 없이 다 치료한다. 중풍으로 목이 쉬고 입과 눈이 비뚤어지고 팔다리를
쓰지 못하며 온몸에 전혀 감각이 없고 힘줄과 뼈가 저리면서 아픈 것을 치료한다.

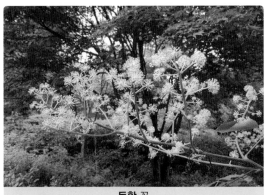

독활 꽃

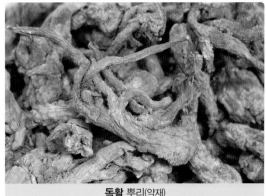

독활 뿌리(약재)

강활 羌活 | 강활 또는 중국강활의 뿌리줄기와 뿌리

성질이 약간 따뜻하고[微溫] 맛은 쓰고
[苦] 매우며[辛] 독이 없다. 치료하는
것이 독활(獨活)과 거의 같다[본초].

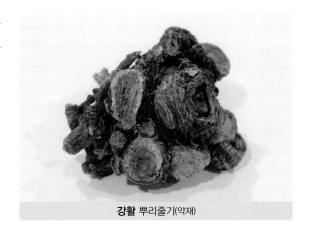

강활 뿌리줄기(약재)

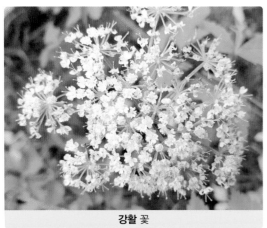
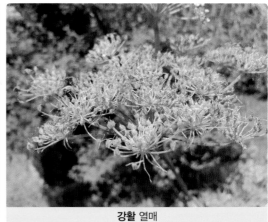

강활 꽃   강활 열매

「승마 升麻 | 승마의 뿌리줄기

성질이 보통이고[平](약간 차다[微寒]고
도 한다) 맛은 달고[甘] 쓰며[苦] 독이
없다. 모든 독을 풀어주고 온갖 헛것
에 들린 것을 없애며 온역(瘟疫)과 장
기(瘴氣)를 물리친다. 그리고 고독(蠱
毒)과 풍으로 붓는 것[風腫], 여러 가지
독으로 목 안이 아픈 것, 입이 허는 것
등을 치료한다[본초].

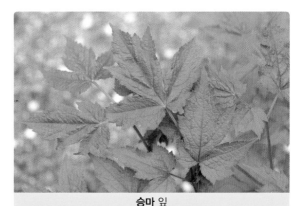

승마 잎

「차전자 車前子 | 질경이의 씨

성질이 차고[寒](보통이다[平]고도 한다)
맛은 달고[甘] 짜며[鹹] 독이 없다. 주
로 기륭(氣癃)에 쓰며 오림(五淋)을 통
하게 하고 오줌을 잘 나가게 하며 눈
을 밝게 하고 간의 풍열(風熱)과 풍독

승마 뿌리줄기(약재)

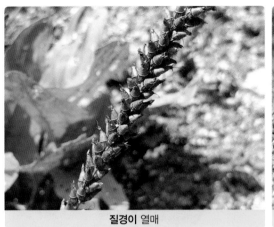

질경이 열매

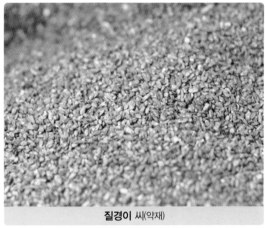

질경이 씨(약재)

(風毒)이 위로 치밀어서 눈이 피지고 아프며 장예(障瞖)가 생긴 것을 치료한다.

차전엽과 차전근 車前葉, 根 | 질경이 잎과 뿌리

주로 코피, 피오줌[尿血], 혈림(血淋)에 쓰는데 즙을 내어 먹는다[본초].

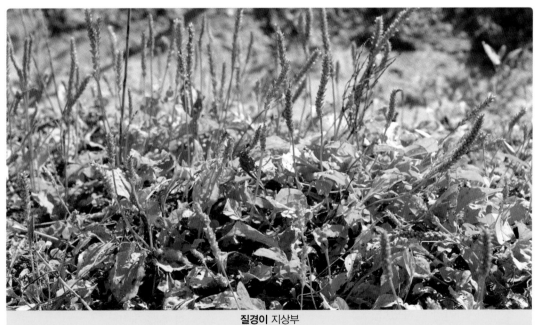

질경이 지상부

목향 木香 | 목향의 뿌리

성질이 따뜻하고[溫] 맛은 매우며[辛] 독이 없다. 가슴과 배가 온갖 기로 아픈 것, 아홉 가지 심통(心痛), 여러 해 된 냉기로 불러오르면서 아픈 것, 현벽(痃癖), 징괴(癥塊) 등을 치료한다. 또한 설사, 곽란, 이질 등을 멈추며 독을 풀어주고 헛것에 들린 것을 낫게 하며 온역을 방지하고 약의 정기[藥之精]가 목적한 곳으로 잘 가게 한다.

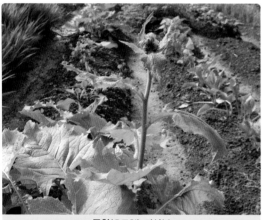

목향(운목향) 지상부

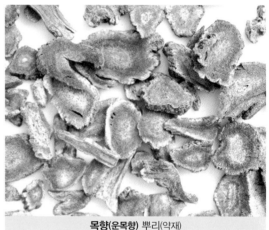

목향(운목향) 뿌리(약재)

서여 薯蕷 | 마의 뿌리줄기

성질이 따뜻하고[溫](보통이다[平]고도 한다) 맛은 달며[甘] 독이 없다. 허로로 여윈 것을 보하며 오장을 충실하게 하고 기력을 도와주며 살찌게 하고 힘줄과 뼈를 튼튼하게 한다. 심규[心孔]를 잘 통하게 하고 정신을 안정시키며 의지를 강하게 한다. 송(宋)나라 때 임금의 이름과 음이 같으므로 이것을 피하기 위하여 산약(山藥)이라고 하였다.

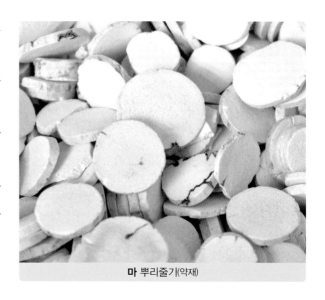

마 뿌리줄기(약재)

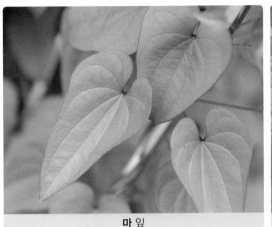

마 잎

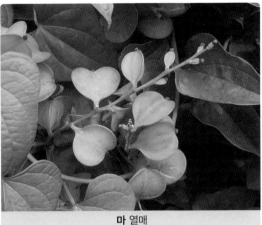

마 열매

택사 澤瀉 | 질경이택사의 덩이줄기

성질이 차고[寒] 맛은 달고[甘] 짜며[鹹] 독이 없
다. 방광에 몰린 오줌을 잘 나가게 하며 오림을
치료하고 방광의 열을 없애며 오줌길과 소장을
잘 통하게 하며 오줌이 방울방울 떨어지는 것을
멎게 한다. 습을 없애는 데 아주 좋은 약[聖藥]이
다. 그러나 신기(腎氣)를 사하므로 많이 먹거나
오랫동안 먹을 수 없다. 《신농본초경》에는 많이
먹으면 눈병이 생기게 된다고 하였다[탕액].

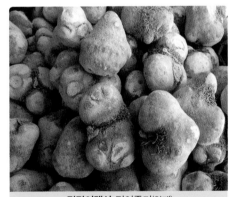

질경이택사 덩이줄기(약재)

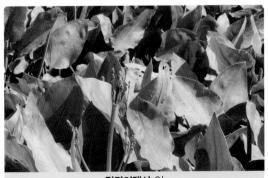

질경이택사 잎

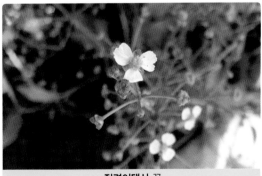

질경이택사 꽃

원지 遠志 | 원지의 뿌리

성질이 따뜻하고[溫] 맛은 쓰며[苦] 독이 없다. 지혜를 돕고 귀와 눈을 밝게 하며 건망증을 없애고 의지를 강하게 한다. 또는 심기(心氣)를 진정시키고 가슴이 두근거리는 증[驚悸]을 멎게 하며 건망증을 치료하고 정신을 안정시킬 뿐 아니라 정신을 흐리지 않게 한다.

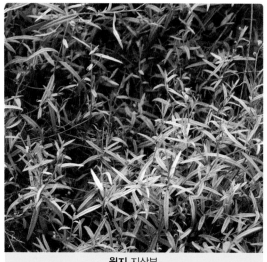

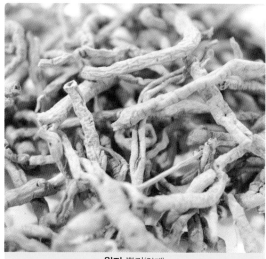

원지 지상부

원지 뿌리(약재)

원지엽 遠志葉 | 원지의 잎

소초(小草)라고도 하는데 정(精)을 돕고 허손으로 몽설(夢泄)이 있는 것을 멎게 한다[본초].

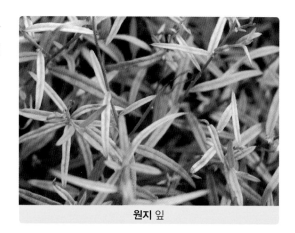

원지 잎

용담 龍膽 | 용담의 뿌리와 뿌리줄기

성질이 매우 차고[大寒] 맛은 쓰며[苦] 독이 없다. 위(胃) 속에 있는 열과 돌림온병[時氣 溫]과 열병, 열설(熱泄), 이질 등을 치료한다. 간과 담의 기를 돕고 놀라서 가슴이 두근 거리는 것을 멎게 하며 골증열[骨熱]을 없애고 창자의 작은 벌레를 죽이며 눈을 밝게 한다. 반드시 눈병에 쓰는 약이다. 술에 담그면 약 기운이 위[上]로 가는데 허약한 사 람은 술로 축여 까맣게 볶아 써야 한다[탕액].

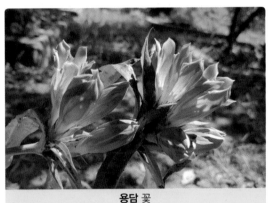

용담 꽃

용담 뿌리줄기(약재)

세신 細辛 | 민족도리풀 또는 서울족도리풀의 뿌리와 뿌리줄기

성질이 따뜻하고[溫] 맛은 매우 매우며[大辛](쓰고[苦] 맵다[辛]고도 한다) 독이 없다. 풍 습으로 저리고 아픈 데 쓰며 속을 따뜻하게 하고 기를 내린다. 후비(喉痺)와 코가 막힌

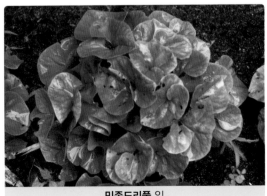

민족도리풀 잎

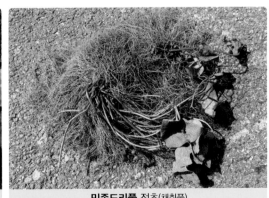

민족도리풀 전초(채취품)

깃[齆鼻]을 치료하며 담기를 세게[添] 한다. 두풍(頭風)을 없애고 눈을 밝게 하며 이가 아픈 것을 멎게 하고 담을 삭이며 땀이 나게 한다. 산이나 들에서 자라는데 뿌리는 아주 가늘고 맛이 몹시 매우므로 이름을 '세신'이라고 한다.

석곡 石斛 | 금채석곡 또는 환초석곡의 줄기

성질이 보통이고[平] 맛은 달며[甘] 독이 없다. 허리와 다리가 연약한 것을 낫게 하고 허손증을 보하며 힘줄과 뼈를 튼튼하게 하고 신장[水藏]을 덥게 하며 신(腎)을 보하고 정(精)을 보충하며 신기(腎氣)를 보하고 허리 아픈 것을 멎게 한다.

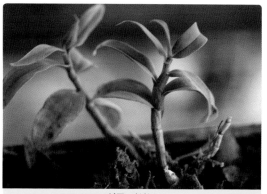
석곡 지상부

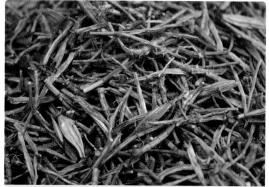
석곡 줄기(약재)

파극천 巴戟天 | 파극천의 뿌리

성질이 약간 따뜻하고[微溫] 맛은 맵고 [辛] 달며[甘] 독이 없다. 몽설이 있는 데 쓴다. 또한 음위증(陰痿證)을 치료하고 정 (精)을 돕기 때문에 남자에게 좋다. 음력 2월, 8월에 뿌리를 캐어 그늘에서 말린 다. 구슬을 많이 꿰놓은 것 같고 살이 두 터운 것이 좋다. 약으로 쓸 때는 소금물 에 잠깐 달여 심을 빼버리고 쓴다[본초].

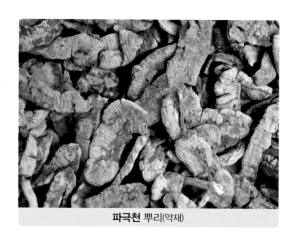
파극천 뿌리(약재)

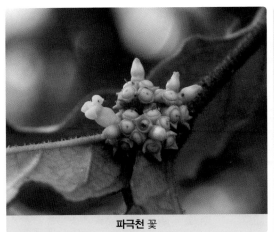

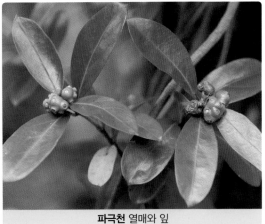

파극천 꽃 | 파극천 열매와 잎

적전 赤箭 | 천마의 싹

성질이 따뜻하고[溫] 맛은 매우며[辛] 독이 없다. 헛것에 들린 것과 고독(蠱毒)과 나쁜 기운[惡氣]을 없애며 옹종(癰腫)을 삭이고 산증(疝證)을 치료한다. 천마(天麻)는 풍을 치료하는데 싹은 적전이라 하며 약효는 겉에서부터 속으로 들어가고, 뿌리는 천마라 하는데 약효가 속에서부터 밖으로 나온다[단심].

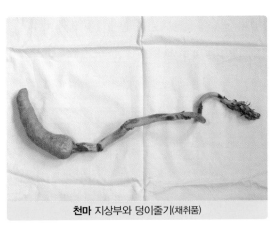

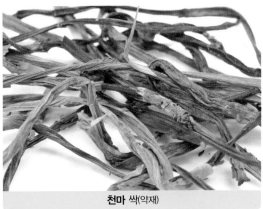

천마 지상부와 덩이줄기(채취품) | 천마 싹(약재)

암려자 菴䕡子 | 맑은대쑥의 씨

성질이 약간 차고[微寒] 맛은 쓰고[苦] 매우며[辛] 독이 없다. 오장의 어혈과 배 속의 수기(水氣)와 온몸의 여러 가지 아픔에 쓴다. 명치 밑이 창만(脹滿)한 것을 낫게 하며 어혈을 풀리게 하고 월경이 없는 것을 치료한다.

석명자 菥蓂子 | 말냉이의 씨

성질이 약간 따뜻하고[微溫] 맛은 매우며[辛] 독이 없다. 눈을 밝게 하고 눈이 아프며 눈물이 흐르는 데 쓴다. 간에 쌓인 열로 눈이 충혈되고[赤] 아픈 것을 치료하며 눈정기가 나게 한다.

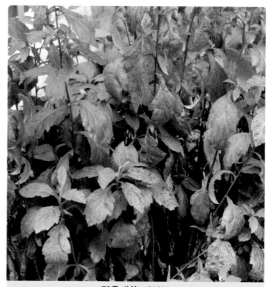

맑은대쑥 지상부

권백 卷栢 | 부처손의 전초

성질이 따뜻하고[溫] 보통이며[平](약간 차다[微寒]고도 한다) 맛은 맵고[辛] 달며[甘] 독이 없다. 여자의 음부 속이 차거나 달면서 아픈 것, 월경이 없으면서 임신하지 못하는 것, 월경이 통하지 않는 것 등을 치료한다. 여러 가지 헛것에 들린 것[百邪鬼魅]을 없애며 마음을 진정시키고 헛것에 들려 우는 것과 탈항증(脫肛證)과 위벽증(痿躄證)을 치료하고 신[水藏]을 덥게[煖] 한다. 생것으로 쓰면 어혈을 헤치고[破] 볶아 쓰면 피를 멎게 한다.

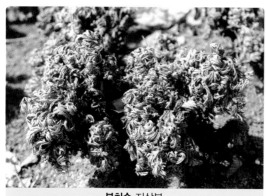

부처손 지상부

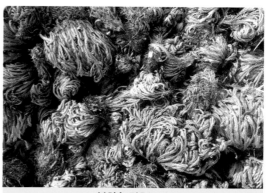

부처손 전초(약재)

남등근 藍藤根 | 석남등의 뿌리

성질이 따뜻하고[溫](약간 차다[微寒]고도 한다) 맛은 매우며[辛] 독이 없다. 기가 치밀어 오르고 냉으로 기침하는 것을 치료하는 데 달여 먹는다. 혹 가루를 내어 꿀에 섞어서 볶아 먹기도[煎服] 한다.

남실 藍實 | 쪽의 열매

성질이 차고[寒](서늘하다[冷]고도 한다) 맛은 쓰며[苦](달다[甘]고도 한다) 독이 없다. 여러 가지 독을 풀어주며 고독(蠱毒), 시주, 귀독, 벌레에 쏘인 독을 없애며 경락 속에 몰린 기를 풀리게 하고 건강하게 하며 잠을 적게 한다.

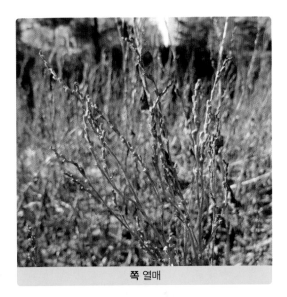

쪽 열매

남엽즙 藍葉汁 | 쪽 잎의 즙

여러 가지 약독을 없애고 낭독(狼毒)의 독, 사망독(射罔毒), 독약의 독[毒藥毒], 화

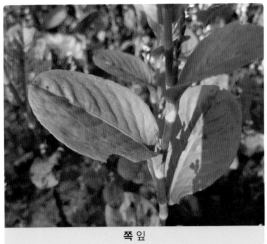

쪽 잎

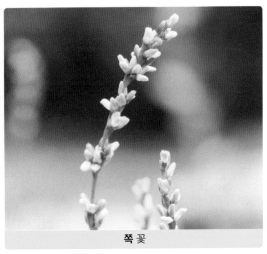

쪽 꽃

살독, 광물성 약재들의 독을 풀어주며 돌림병으로 발광하는 것, 유풍(遊風), 열독(熱毒)과 종독(腫毒), 코피를 흘리는 것, 피를 토하는 것[吐血], 쇠붙이에 상하여 피를 흘려 정신이 아찔해지는 것 등을 치료한다. 번갈을 멎게 하고 벌레와 뱀에 물린 독, 산후의 혈훈(血暈)과 어린이에게 나는 높은 열과 열감(熱疳)을 낮게 한다.

청대 靑黛 | 쪽 잎을 발효시켜 얻은 가루

성질이 차고[寒] 맛은 짜며[鹹] 독이 없다. 여러 가지 약독, 돌림병으로 머리가 아프고 추웠다 열이 나는 것, 또는 열창(熱瘡), 악종(惡腫), 쇠붙이에 다쳐서 피를 쏟는 것, 뱀과 개 등에 물린 독을 치료한다. 어린이가 감열(疳熱)로 여윈 것을 낫게 하고 벌레를 죽인다.

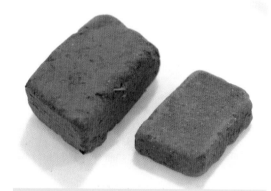

쪽 잎을 발효시켜 얻은 가루(약재)

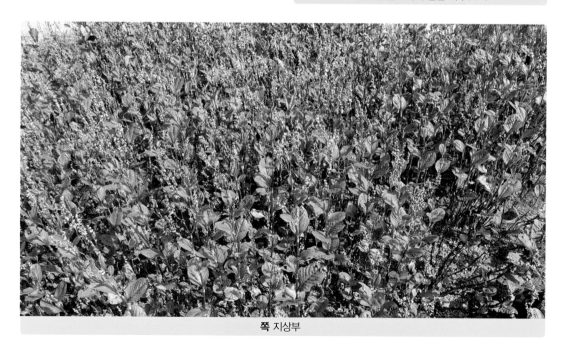

쪽 지상부

남전 藍澱 | 쪽물을 담은 그릇 밑에 앉은 앙금

열이 나는 악창에 붙이며 독사에게 물려 독이 오르는 데 붙인다. 또한 여러 가지 독과 어린이의 단독열[丹熱]을 풀어준다. 이것은 쪽물을 담은 그릇 밑에 앉은 앙금인데 자줏빛을 띤 푸른빛이 나는 것이다. 그 효능은 청대와 같다[본초].

청포 靑布 | 쪽물 들인 천

성질이 차고[寒] 맛은 짜며[鹹] 독이 없다. 여러 가지 독, 돌림병의 열독, 어린이의 단독(丹毒) 등을 푸는 데 물에 담가 우린 물을 마신다.

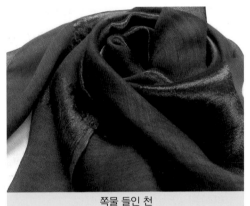

쪽물 들인 천

궁궁 芎藭 | 천궁의 뿌리줄기

성질이 따뜻하고[溫] 맛은 매우며[辛] 독이 없다. 모든 풍병, 기병, 노손(勞損), 혈병 등을 치료한다. 오래된 어혈을 헤치며 피를 생겨나게 하고 피를 토하는 것, 코피, 피오줌, 피똥 등을 멎게 한다. 풍한사가 뇌에 들어가 머리가 아프고 눈물이 나는 것을 낫게 하며 명치 밑과 옆구리가 냉으로 아픈 것을 치료한다.

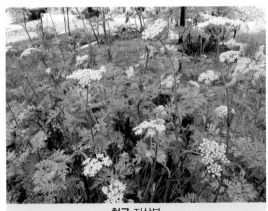

천궁 지상부

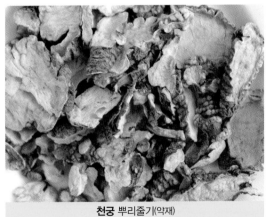

천궁 뿌리줄기(약재)

미무 蘼蕪 | 천궁의 싹

일명 강리(江籬)라고도 하는데, 즉 궁궁이 싹이다. 풍사, 두풍, 눈이 아찔한 것[目眩] 등을 치료하며 사기(邪氣), 악기(惡氣)를 물리치고 고독을 없애며 삼충을 죽인다. 음력 4월, 5월에 잎을 따서 볕에 말린다[본초].

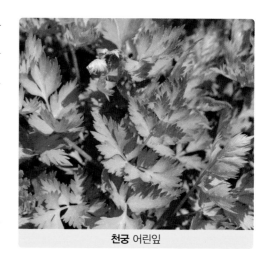

천궁 어린잎

황련 黃連 | 황련의 뿌리줄기

성질이 차고[寒] 맛은 쓰며[苦] 독이 없다. 눈을 밝게 하고 눈물이 흐르는 것을 멎게 하며 간기를 진정시키고 열독을 없애며 눈이 충혈되어 잘 보이지 않고 아픈 데 넣으며 이질로 피고름이 섞여 나오는 것을 치료한다. 소갈을 멎게 하고 놀라서 가슴이 두근거리는 것, 번조증이 나는 것 등을 낫게 하며 담을 이롭게 한다. 입안이 헌 것을 낫게 하며 어린이의 감충(疳蟲)을 죽인다.

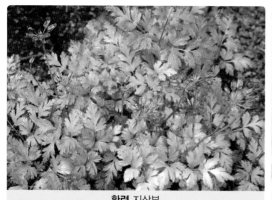

황련 지상부

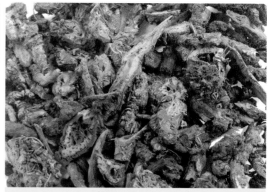

황련 뿌리줄기(약재)

낙석 絡石 | 마삭줄 또는 털마삭줄의 덩굴성 줄기

성질이 약간 차고[微寒](따뜻하다[溫]고도 한다) 맛은 쓰며[苦] 독이 없다. 옹종이 잘 삭아

지지 않는 데와 목 안과 혀가 부은 것, 쇠붙이에 상한 것 등에 쓰며 뱀독으로 가슴이
답답한 것을 없애고 옹저, 외상과 입안이 마르고 혀가 타는 것[舌焦] 등을 치료한다.

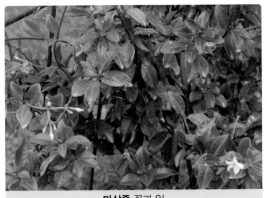
마삭줄 꽃과 잎

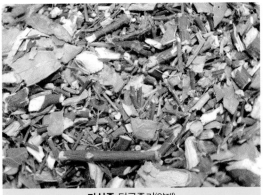
마삭줄 덩굴줄기(약재)

벽려 薜荔 | 줄사철나무의 잎, 줄기, 가지

낙석과 아주 비슷한데 등에 난 옹종을 치료한다[본초].

백질려 白蒺藜 | 꽃이 흰 남가새의 열매

성질이 따뜻하고[溫] 맛은 쓰고[苦] 매우며[辛] 독이 없다. 여러 가지 풍증, 몸이 풍으로
가려운 것, 두통, 폐위로 고름을 뱉는 것, 신[水藏]이 차서 오줌을 많이 누는 분돈(奔
豚), 신기(腎氣)와 퇴산[陰㿉] 등을 치료한다.

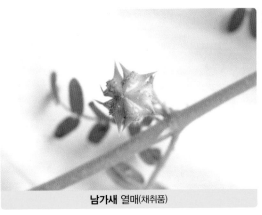
남가새 열매(채취품)

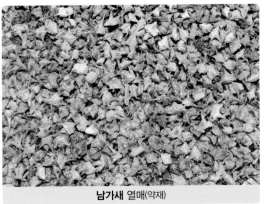
남가새 열매(약재)

황기 黃芪 | 황기의 뿌리

성질이 약간 따뜻하고[微溫] 맛은 달며[甘] 독이 없다. 허손증으로 몹시 여윈 데 쓴다. 기를 돕고 살찌게 하며 추웠다 열이 나는 것을 멎게 하고 신이 약해서 귀가 먹은 것을 치료하며 옹저를 없애고 오래된 헌데에서 고름을 빨아내며 아픈 것을 멎게 한다. 또한 어린이의 온갖 병과 붕루, 대하 등 여러 가지 부인병을 치료한다. 기가 허하여 나는 식은땀[盜汗]과 저절로 나

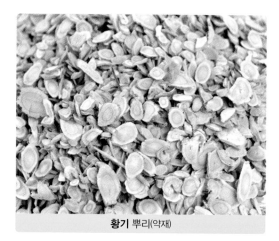

황기 뿌리(약재)

는 땀[自汗]을 멎게 하는데 이것은 피부 표면에 작용하는 약이다. 또 각혈(咯血)을 멈추고 비위를 편안하게[柔] 한다는 것은 비위의 약[中州之藥]이라는 것이다. 상한에 척맥(尺脈)이 짚이지 않는 것을 치료하고 신기(腎氣)를 보한다는 것은 속을 치료하는 약이라는 것이다. 그러므로 단너삼은 상, 중, 하, 속과 겉, 삼초의 약이 되는 것이다.

황기경엽 黃芪莖葉 | 황기의 줄기와 잎

갈증, 힘줄이 오그라드는 것[筋攣], 옹종과 저창(疽瘡)에 쓴다[본초].

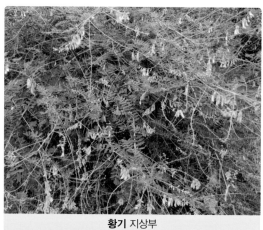

황기 지상부

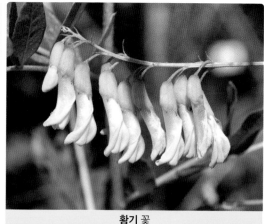

황기 꽃

육종용 [肉蓯蓉] | 육종용의 육질경

성질이 약간 따뜻하고[微溫] 맛은 달고[甘] 시며[酸] 짜고[鹹] 독이 없다. 오로칠상(五勞七傷)을 치료하며 음경 속이 찼다 더웠다 하면서 아픈 것을 낫게 하며 양기를 세게 하고 정기를 불려 아이를 많이 낳게 한다. 남자의 양기가 끊어져서 음위증이 된 것과 여자의 음기가 끊어져서 임신하지 못하는 것을 치료한다. 오장을 눅여주고 살찌게 하며 허리와 무릎을 덥게 하고 남자의 몽설과 유정, 피오줌이 나오는 것, 오줌이 방울방울 떨어지는 것, 여자의 대하와 음부가 아픈 데 쓴다.

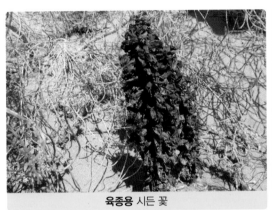
육종용 시든 꽃

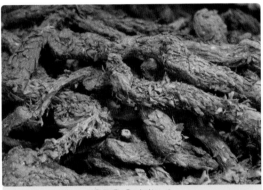
육종용 육질경(약재)

쇄양 瑣陽 | 쇄양의 육질경

성질이 따뜻하고[溫] 맛은 달고[甘] 차며[寒] 독이 없다. 유정, 몽설을 멎게 하며 음을

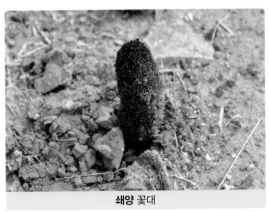
쇄양 꽃대

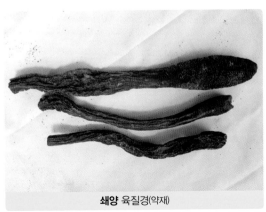
쇄양 육질경(약재)

보한다. 기가 허하여 대변이 굳은 사람은 쇄양죽을 쑤어 먹인다. 이것은 육종용의 뿌리이다.

방풍 防風 | 방풍의 뿌리

성질이 따뜻하고[溫] 맛은 달고[甘] 매우며[辛] 독이 없다. 36가지 풍증을 치료하며 오장을 좋게 하고 맥풍(脈風)을 몰아내며 어지럼증, 통풍(痛風), 눈이 충혈되고 눈물이 나는 것, 온몸의 뼈마디가 아프고 저린 것 등을 치료한다. 식은땀을 멈추고 정신을 안정시킨다.

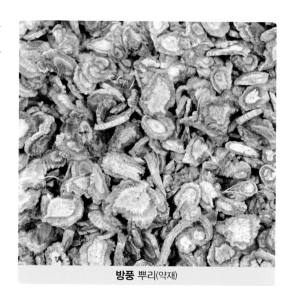

방풍 뿌리(약재)

방풍엽 防風葉 | 방풍의 잎

중풍과 열로 땀이 나는 데 쓴다[본초].

방풍화 防風花 | 방풍의 꽃

명치 밑이 아프고 팔다리가 오그라들며 경맥이 허하여 몸이 여윈 데 쓴다[본초].

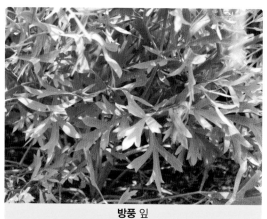

방풍 잎

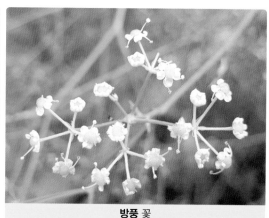

방풍 꽃

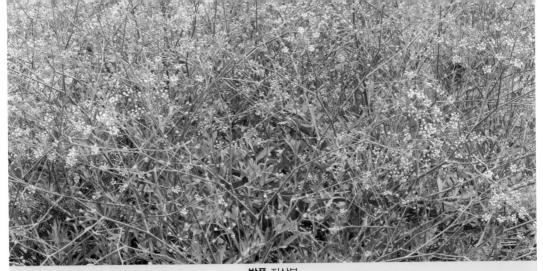

방풍 지상부

방풍자 防風子 | 방풍의 씨

고수 씨[胡]와 비슷하면서 크다. 양념으로 쓰면 향기롭고 풍을 치료하는 데 더욱 좋다

[본초].

포황 蒲黃 | 부들의 꽃가루

성질이 보통이고[平] 맛은 달며[甘] 독이 없다. 구규(九竅)에서 피가 나오는 것을 멎게

하고 어혈을 삭인다. 혈리(血痢), 붕루, 대하, 후배앓이[兒枕急痛], 하혈, 유산 등을 치

료한다.

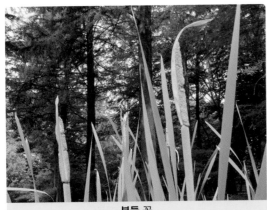

부들 꽃

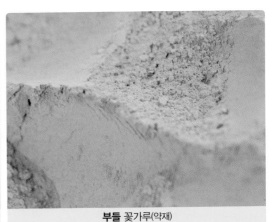

부들 꽃가루(약재)

향포 香蒲 | 애기부들

부들의 싹[蒲黃苗]이다. 오장의 사기로 입안이 헤어지면서[爛] 냄새 나는 것을 치료하며 이를 튼튼하게[堅] 하고 눈과 귀를 밝게 한다.

패포석 敗蒲席 | 부들로 짠 자리가 오래되어 닳은 것

떨어져서 상한 어혈로 쑤시면서 아픈 데 달여 먹는다. 오래 깔고 누워 있던 것으로 사람의 냄새가 밴 것이 좋다[본초].

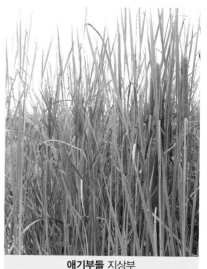

애기부들 지상부

속단 續斷 | 천속단의 뿌리

성질이 약간 따뜻하고[微溫] 맛은 쓰고[苦] 매우며[辛] 독이 없다. 경맥을 잘 통하게 하고 힘줄과 뼈를 이어주며 기를 도와주고 혈맥을 고르게 하며 해산 후의 모든 병에 쓴다. 아픈 것을 잘 멎게 하고 살이 살아나오게 하며 힘줄과 뼈를 이어주므로 속단이라고 한다. 붕루, 대하, 피오줌을 누는 것들에 매우 좋다.

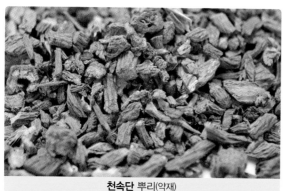

천속단 뿌리(약재)

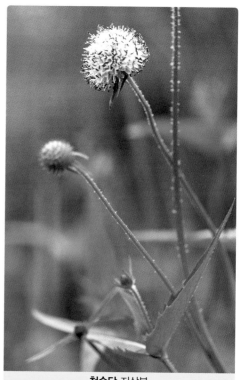

천속단 지상부

▌누로 漏蘆 | 절굿대 또는 뻐꾹채의 뿌리

성질이 차고[寒] 맛은 쓰고[苦] 짜며[鹹] 독이
없다. 열독풍(熱毒風)으로 몸에 악창이 생긴
것, 피부가 가려운 것, 두드러기, 등창[發
背], 유옹(乳癰), 나력(瘰癧) 등을 치료한다.
고름을 잘 빨아내고 혈을 보하며 쇠붙이에
다친 데 붙이면 피가 멎는다. 헌데와 옴을
낫게 한다.

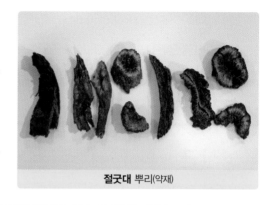

절굿대 뿌리(약재)

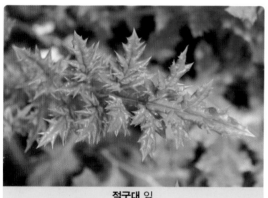

절굿대 잎

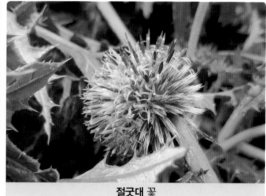

절굿대 꽃

▌누로경엽 漏蘆莖葉 | 절굿대의 줄기와 잎

감충이 파먹는 것[蟲蝕]을 치료하며 벌레를 죽이는 데 효과가 있다[본초].

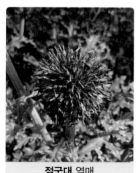

절굿대 열매

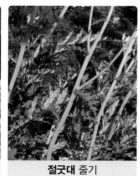

절굿대 줄기

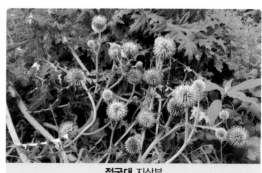

절굿대 지상부

영실 營實 | 찔레꽃의 열매

성질이 따뜻하고[溫](약간 차다[微寒]고도 한다) 맛은 시며[酸](쓰다[苦]고도 한다) 독이 없다. 옹저, 악창, 패창(敗瘡), 음식창이 낫지 않는 것과 두창(頭瘡), 백독창(白禿瘡) 등에 쓴다.

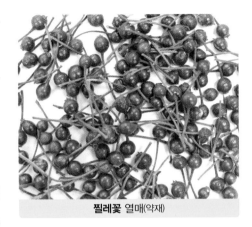

찔레꽃 열매(약재)

영실근 營實根 | 찔레꽃의 뿌리

성질이 차고[寒] 맛은 쓰고[苦] 떫으며[澁] 독이 없다. 열독풍으로 옹저, 악창이 생긴 것을 치료한다. 또한 적백이질과 장풍(腸風)으로 피를 쏟는 것을 멎게 하고 어린이가 감충으로 배가 아파하는 것을 낫게 한다[본초].

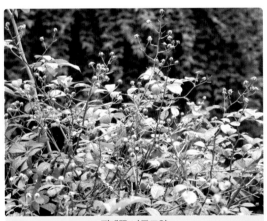

찔레꽃 나무모양

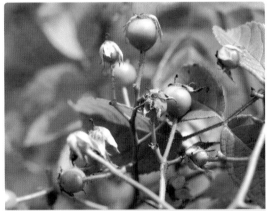

찔레꽃 열매

결명자 決明子 | 결명자의 씨

성질이 보통이고[平](약간 차다[微寒]고도 한다) 맛은 짜고[鹹] 쓰며[苦] 독이 없다. 청맹(靑盲)과 눈에 피가 지면서 아프고 눈물이 흐르는 것, 살에 붉고 흰 막이 있는 데 쓴다. 간기를 돕고 정수(精水)를 보태어준다. 머리가 아프고 코피가 나는 것을 치료하며 입술이 푸른 것을 낮게 한다. 베개를 만들어 베면 두풍증을 없애고 눈을 밝게 한다[본초].

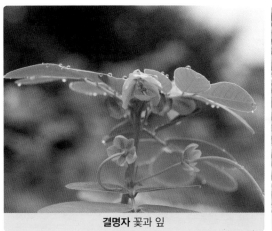

결명자 꽃과 잎

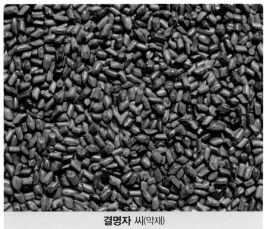

결명자 씨(약재)

결명엽 決明葉 | 결명자의 잎

눈을 밝게 하고 오장을 좋게 한다. 나물을 해 먹으면 아주 좋다[본초].

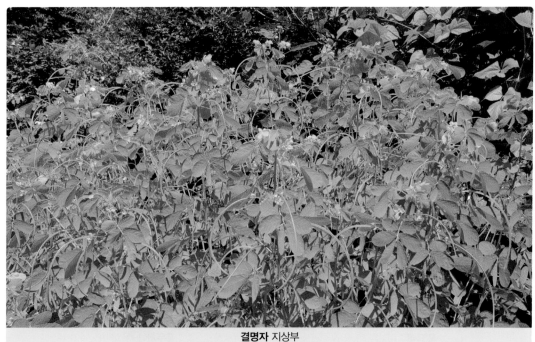

결명자 지상부

단삼 丹參 | 단삼의 뿌리

성질이 약간 차고[微寒](보통이다[平]고도 한다) 맛은 쓰며[苦] 독이 없다. 다리가 약하면서 저리고 아픈 것과 팔다리를 쓰지 못하는 것을 치료한다. 또는 고름을 빨아내고 아픈 것을 멈추며 살찌게 하고 오래된 어혈을 헤치며 새로운 피를 보하여주고 안태시키며 죽은 태아를 나오게 한다. 또 월경을 고르게 하고 붕루와 대하를 멎게 한다.

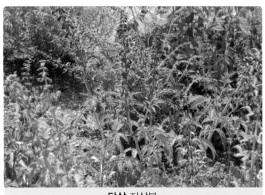
단삼 지상부

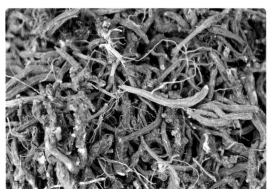
단삼 뿌리(약재)

천근 茜根 | 꼭두서니의 뿌리

성질이 차고[寒] 맛은 달며[甘] 독이 없다. 육극(六極)으로 심폐를 상하여 피를 토하거나 뒤로 피를 쏟는 데 쓴다. 코피, 대변에 피가 섞여 나오는 것, 피오줌, 붕루, 하혈 등을 멎게 하고 창절(瘡癤)을 치료하며 고독(蠱毒)을 없앤다.

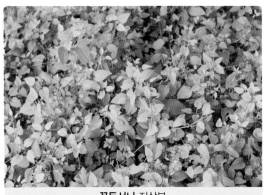
꼭두서니 지상부

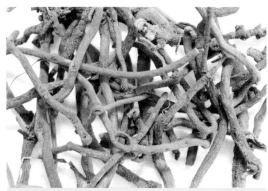
꼭두서니 뿌리(약재)

오미자 五味子 | 오미자의 열매

성질이 따뜻하고[溫] 맛은 시며[酸](약간 쓰다[苦]고도 한다) 독이 없다. 허로(虛勞)로 몹시 여윈 것을 보하며 눈을 밝게 하고 신[水藏]을 덥히며 양기를 세게 한다. 남자의 정을 돕고 음경을 커지게 한다. 소갈증을 멈추고 번열을 없애며 술독을 풀고 기침이 나면서 숨이 찬 것을 치료한다. 손진인(孫眞人)이 "여름철에 오미자를 늘 먹어 오장의 기운을 보해야 한다."고 한 것은 위로는 폐를 보하고 아래로는 신을 보하기 때문이다.

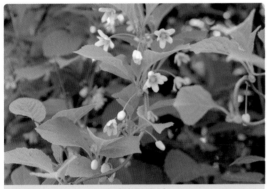

오미자 꽃과 잎

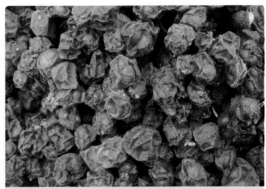

오미자 열매(약재)

선화 旋花 | 큰메꽃의 꽃

성질이 따뜻하고[溫] 맛은 달며[甘] 독이 없다. 기를 보하고 얼굴의 주근깨를 없애며 얼굴빛을 좋게 한다.

선화근 旋花根 | 큰메꽃의 뿌리

맛은 달다[甘]. 배가 찼다 더웠다 하는 데 쓰며 오줌을 잘 나가게 한다. 오랫동안 먹으면 배고프지 않다. 또 힘줄과 뼈를 이어주며 쇠붙이에 상한 것을 아물게 한다. 일명 미초(美草) 또는 돈장초(豚腸草)라고도 한다[본초].

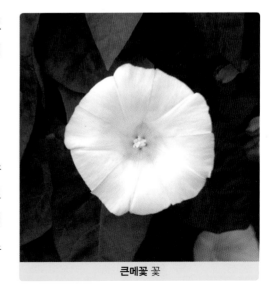

큰메꽃 꽃

난초 蘭草 | 보춘화(춘란)의 지상부

성질이 보통이고[平] 맛은 매우며[辛] 독이 없다. 고독을 죽이고 좋지 못한 기운을 막으며 오줌을 잘 나가게 하고 가슴 속의 담벽(痰癖)을 없앤다.

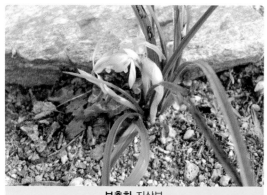

보춘화 지상부

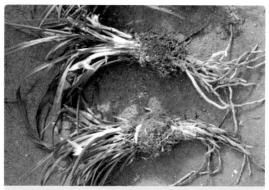

보춘화 전초(채취품)

인동 忍冬 | 인동덩굴의 잎과 덩굴성 줄기

성질이 약간 차고[微寒] 맛은 달며[甘] 독이 없다. 추웠다 열이 나면서 몸이 붓는 것과 열독, 혈리 등에 쓰며 오시(五尸)를 치료한다. 겨울에도 잘 시들지 않기 때문에 인동초(忍冬草)라고도 한다. 꽃은 누른 것과 흰 것의 두 가지가 있으므로 또한 금은화(金銀花)라고도 한다[입문].

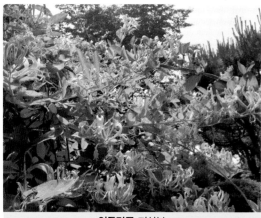

인동덩굴 지상부

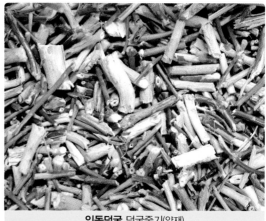

인동덩굴 덩굴줄기(약재)

사상자 蛇床子 | 사상자 또는 벌사상자의 열매

성질이 보통이고[平](따뜻하다[溫]고도 한
다) 맛은 쓰고[苦] 매우며[辛] 달고[甘] 독
이 없다(독이 조금 있다고도 한다). 부인의
음부가 부어서 아픈 것과 남자의 음위증
(陰痿證), 사타구니가 축축하고 가려운 데
쓴다. 속을 덥히고 기를 내린다. 자궁을
덥게 하고 양기를 세게 한다. 남녀의 생
식기를 씻으면 풍랭(風冷)을 없앤다. 성욕
을 세게 하며 허리가 아픈 것, 사타구니
에 땀이 나는 것, 진버짐이 생긴 것 등을
낫게 한다. 오줌이 많은 것을 줄이며 적
백대하를 치료한다.

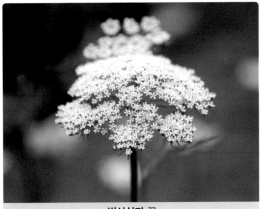

벌사상자 꽃

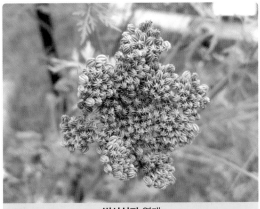

벌사상자 열매

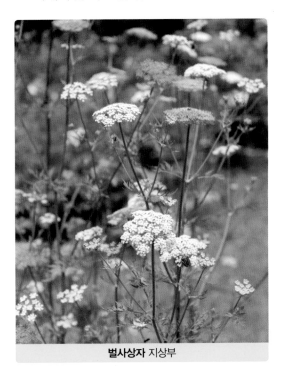

벌사상자 지상부

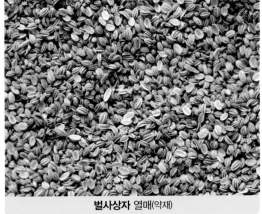

벌사상자 열매(약재)

지부자 地膚子 | 댑싸리의 열매

성질이 차고[寒] 맛은 쓰며[苦] 독이 없다.
방광에 열이 있을 때에 쓰며 오줌을 잘
나가게 하고 퇴산(㿉疝)과 열이 있는 단독
(丹毒)으로 부은 것을 치료한다.

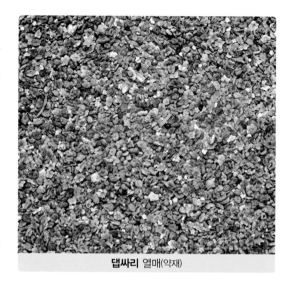

지부엽 地膚葉 | 댑싸리의 잎

적백이질을 멎게 하고 장위(腸胃)를 수렴
하여 설사를 멈추며 악창의 독을 풀어준
다. 눈을 씻으면 눈에 열이 있으면서 잘
보지 못하는 것과 밤눈증[雀盲]이 있으면

댑싸리 열매(약재)

서 깔깔하고[澁] 아픈 것을 낫게 한다. 음력 4월과 5월에 뜯어 쓴다[본초].

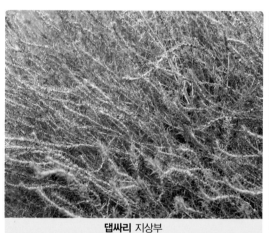

댑싸리 지상부

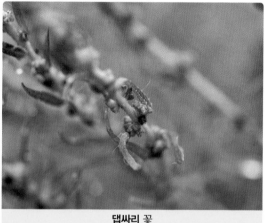

댑싸리 꽃

경천 景天 | 꿩의비름의 지상부

성질이 보통이고[平](서늘하다[冷]고도 한다) 맛은 쓰고[苦] 시며[酸] 독이 없다(독이 조금
있다고도 한다). 가슴에 번열이 있어서 발광하는 것과 눈에 피가 지고 머리가 아픈 것,

382

유풍(遊風)으로 벌겋게 부은 것과 센 불에 덴 것, 부인의 대하, 어린이의 단독(丹毒) 등을 치료한다.

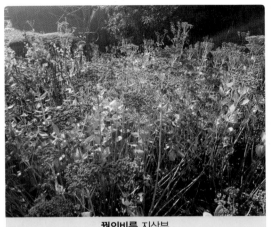

꿩의비름 지상부

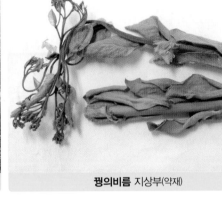

꿩의비름 지상부(약재)

「인진호 茵蔯蒿 | 사철쑥의 지상부

성질이 약간 차고[微寒](서늘하다[涼]고도 한다) 맛은 쓰고[苦] 매우며[辛] 독이 없다(독이 조금 있다고도 한다). 열이 몰려 황달이 생겨 온몸이 노랗게 되고 오줌이 잘 나가지 않는 것을 낫게 한다. 돌림병으로 열이 몹시 나면서 발광하는 것, 머리가 아픈 것과 장학(瘴瘧)을 낫게 한다. 가을이 지나면 잎이 마르지만 줄기는 겨울이 지나도 죽지 않는다. 다시 묵은 줄기에서 싹이 돋기 때문에 인진호라고 한다.

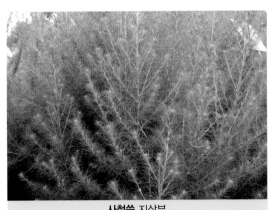

사철쑥 지상부

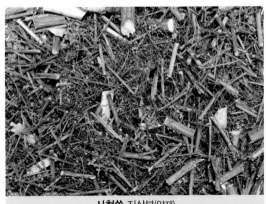

사철쑥 지상부(약재)

왕불류행 王不留行 | 장구채의 지상부

성질이 보통이고[平] 맛은 쓰고[苦] 달며[甘] 독이 없다. 쇠붙이에 상한 데 쓰며 지혈(止血)하게 하고 아픈 것을 멈추며 가시를 나오게 한다. 코피, 옹저(癰疽), 악창(惡瘡)을 낫게 하며 풍독(風毒)을 몰아내고 혈맥(血脈)을 통하게 하며 월경이 고르지 못한 것과 난산을 치료한다.

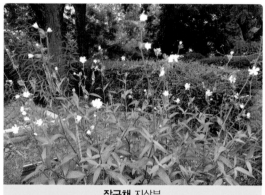

장구채 지상부

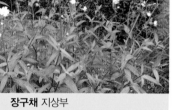

장구채 지상부(약재)

백호 白蒿 | 산흰쑥의 전초

성질이 보통이고[平] 맛은 달며[甘] 독이 없다. 오장의 사기와 풍, 한, 습으로 생긴 비증(痺證)을 낫게 한다. 차게 하면 명치 밑이 아프면서 적게 먹고 늘 배고파 하는 것을 낫게 한다.

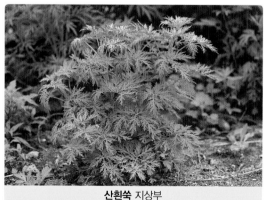

산흰쑥 지상부

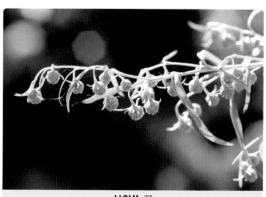

산흰쑥 꽃

시이 莫耳 | 도꼬마리의 전초

성질이 약간 차고[微寒] 맛은 쓰고
[苦] 매우며[辛] 독이 조금 있다.
풍으로 머리가 차면서 아픈 것과
풍습(風濕)으로 전신이 저린 것,
팔다리에 경련이 일면서 아픈 것,
살이 굳은 것에 주로 쓰며 일체의
풍을 없앤다. 골수(骨髓)를 보충
해주고 허리와 무릎을 덥게 하며
나력, 옴, 버짐, 가려움증을 치료
한다.

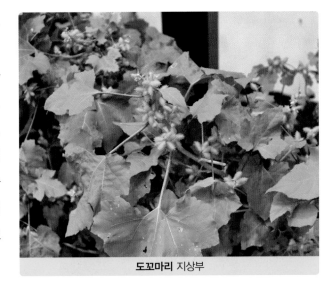
도꼬마리 지상부

시이실 莫耳實 | 도꼬마리의 열매

성질이 따뜻하고[溫] 맛은 쓰고[苦] 달며[甘] 독이 없다. 간(肝)의 열을 없애며 눈을 밝
게 한다. 약에 넣을 때는 절구에 찧어서 가시를 없애고 약간 볶아서[略炒] 쓴다. 일명
도인두(道人頭)라고도 한다[본초].

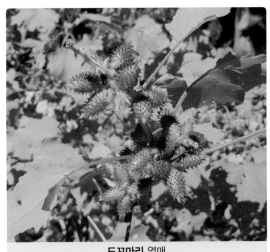
도꼬마리 열매

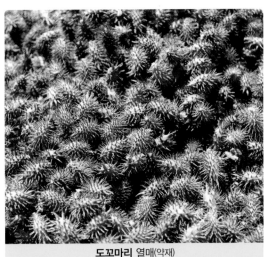
도꼬마리 열매(약재)

갈근 葛根 | 칡의 뿌리

성질이 보통이고[平](서늘하다[冷]고도 한다) 맛은 달며[甘] 독이 없다. 풍한으로 머리가 아픈 것을 낫게 하며 땀이 나게 하여 표(表)를 풀어주고 땀구멍을 열어주며 술독을 풀어준다. 번갈을 멈추며 음식 맛을 나게 하고 소화가 잘 되게 하며 가슴에 열을 없애고 소장을 잘 통하게 하며 쇠붙이에 다친 것을 낫게 한다.

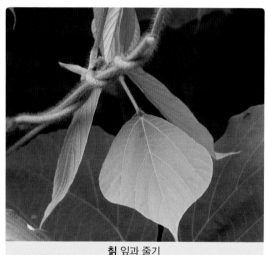

칡 잎과 줄기

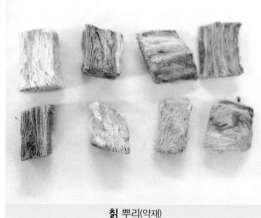

칡 뿌리(약재)

갈생근 葛生根 | 생칡의 뿌리

어혈을 헤치며 헌데를 아물게 하고 유산을 시키며[墮胎解] 술독으로 열이 나는 것과 술로 황달이 생겨 오줌이 붉고 잘 나가지 않는 것을 낫게 한다.

갈곡 葛穀 | 칡의 열매

10년 이상 된 설사를 멎게 한다[본초].

갈엽 葛葉 | 칡의 잎

쇠붙이에 상한 것을 낫게 하며 피를 멎게 한다. 짓찧어서 붙인다[본초].

갈화 葛花 | 칡의 꽃

술독을 없앤다. 칡꽃(갈화)과 팥꽃(소두
화)을 같은 양으로 가루를 내어 먹으면
술을 마셔도 취하는 줄 모른다[본초].

갈분 葛粉 | 칡의 가루

성질이 몹시 서늘하고[大寒] 맛은 달며
[甘] 독이 없다. 번갈을 멎게 하고 대소
변을 잘 나가게 한다. 어린이가 열이
나면서 명치 밑이 트적지근해지는 데
쓴다[본초]. 생칡 뿌리를 캐어 푹 짓찧

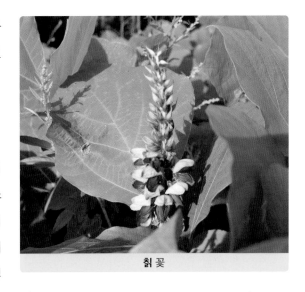

칡 꽃

어 물에 담갔다가 주물러 앙금을 앉히면 넓적한 덩어리가 된다. 이것을 끓는 물에 풀
고 꿀을 타서 먹으면 술 마신 사람의 갈증이 아주 잘 풀린다[입문].

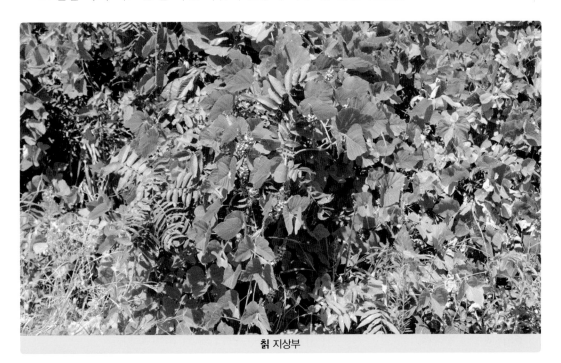

칡 지상부

과루근 瓜蔞根 | 하늘타리의 뿌리

성질이 서늘하고[冷] 맛은 쓰며[苦] 독이 없다. 소갈로 열이 나고 가슴이 답답하면서 그득한 것을 낫게 하며 장위 속에 오래된 열과 여덟 가지 황달로 몸과 얼굴이 누렇고 입술과 입안이 마르는 것을 낫게 한다. 소장을 잘 통하게 하며 고름을 빨아내고 종독(腫毒)을 삭게 하며 유옹(乳癰), 등창[發背], 치루(痔瘻), 창절(瘡癤)을 치료한다. 월경을 잘하게 하며 다쳐서 생

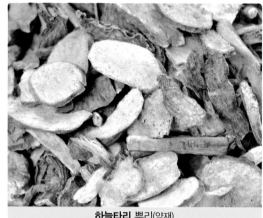

하늘타리 뿌리(약재)

긴 어혈(瘀血)을 삭인다. 천화분은 소갈을 낫게 하는 데 매우 좋은 약이다[단심].

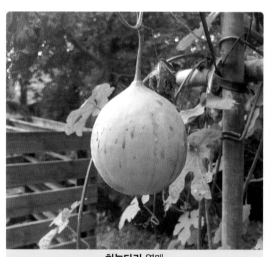

하늘타리 열매

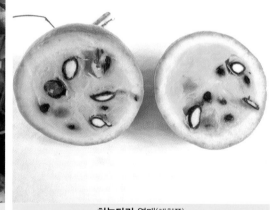

하늘타리 열매(채취품)

과루실 瓜蔞實 | 하늘타리의 열매

성질이 서늘하고[冷] 맛은 쓰며[苦] 독이 없다. 흉비(胸痺)를 낫게 하며 심(心)과 폐를 눅여주고[潤] 손과 얼굴에 주름이 진 것을 없게 한다. 피를 토하는 것, 뒤로 피를 쏟는 것[瀉血], 장풍(腸風), 적리(赤痢), 백리(白痢)를 치료하는 데 다 닦아 쓴다.

과루인 瓜蔞仁 | 하늘타리의 씨

하늘타리 열매의 속에 있는 씨다. 성질이 축
축하고[潤] 맛은 달다[甘]. 폐를 보하고 눅여
주며[潤] 기를 내린다. 가슴에 담화(痰火)가
있을 때에 달고 완화한[緩] 약으로 눅여주고
내려보내는 것을 도와주는 약으로, 담은 저
절로 삭는다. 그러므로 이 약은 기침을 낫게
하는 데 주요한 약이다[단심].

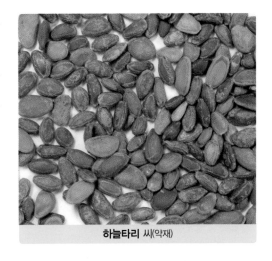

하늘타리 씨(약재)

과루분 瓜蔞粉 | 하늘타리 뿌리의 가루

하늘타리 뿌리를 캐어서 가루를 만드는 것은 칡뿌리 가루[葛粉]를 만드는 법과 같다.
허열(虛熱)이 있는 사람이 먹으면 아주 좋다. 갈증을 멈추고 진액을 생기게 한다[본초].

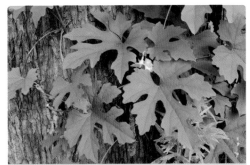

하늘타리 잎

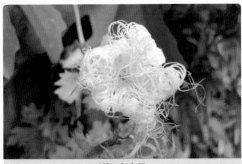

하늘타리 꽃

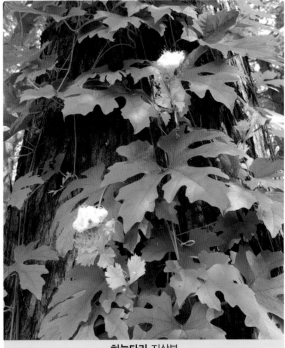

하늘타리 지상부

고삼 苦參 | 고삼의 뿌리

성질이 차고[寒] 맛은 쓰며[苦] 독이 없다. 열독풍(熱毒風)으로 피부와 살에 헌데가 생기고 적라(赤癩)로 눈썹이 빠지는 것을 치료한다. 심한 열을 내리고 잠만 자려는 것을 낫게 하며 눈을 밝게 하고 눈물을 멎게 한다. 간담의 기를 보하고 잠복된 열로 생긴 이질과 오줌이 황색이면서 적색인 것을 낫게 한다. 치통(齒痛)과 악창(惡瘡)과 음부에 생긴 익창(䘌瘡)을 낫게 한다.

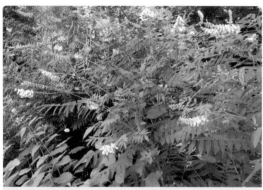
고삼 지상부

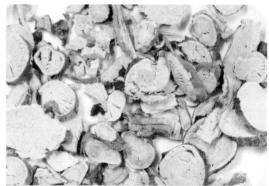
고삼 뿌리(약재)

고삼실 苦參實 | 고삼의 열매

음력 10월에 씨를 받아 홰나무 씨 먹는 법대로 먹는다. 오래 먹으면 몸이 가벼워지고 늙지 않으며 눈이 밝아지는 것을 경험한다[본초].

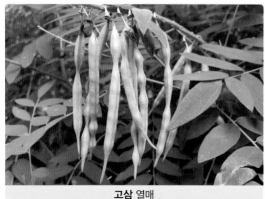
고삼 열매

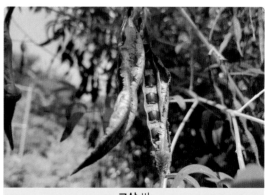
고삼 씨

당귀 當歸 | 참당귀의 뿌리

성질이 따뜻하고[溫] 맛은 달고[甘] 매우며[辛] 독이 없다. 모든 풍병(風病), 혈병(血病), 허로(虛勞)를 낫게 하며 굳은 피를 헤치고[破惡血] 새 피를 생겨나게 한다. 징벽(癥癖)과 부인의 붕루(崩漏)와 임신 못하는 것에 주로 쓰며 여러 가지 나쁜 창양(瘡瘍)과 쇠붙이에 다쳐서 어혈이 속에 뭉친 것을 낫게 한다. 이질로 배가 아픈 것을 멎게 하며 온학(溫瘧)을 낫게 하고 오장을 보(補)하며 살이 살아나게 한다. 기혈(氣血)이 혼란된 때에 먹으면 곧 안정된다. 그것을 각기 해당한 곳으로 가게 하는 효과가 있기 때문에 상체의 병을 낫게 하려면 술에 담갔다 쓰고 겉의 병을 낫게 하려면 술로 씻어서 쓰며 혈병에 쓸 때에는 술에 축여 쪄서[蒸] 담이 있을 때에는 생강즙에 축여 볶아서[炒] 쓴다[입문].

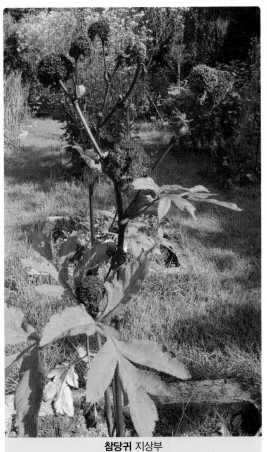

참당귀 지상부

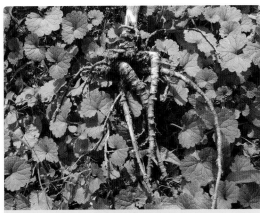

참당귀 뿌리(채취품)

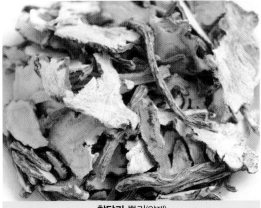

참당귀 뿌리(약재)

마황 麻黃 | 초마황의 초질경

성질이 따뜻하고[溫](보통이다[平]고도 한다) 맛은 쓰며[苦](달다[甘]고도 한다) 독이 없다. 중풍이나 상한으로 머리가 아픈 것과 온학(溫瘧)을 낫게 하며 발표(發表)시켜 땀을 내며 사열(邪熱)을 없앤다. 한열(寒熱)과 오장의 사기(邪氣)도 없애고 땀구멍을 통하게 하며 온역(溫疫)을 낫게 하고 산람장기(山嵐瘴氣)를 미리 막는다.

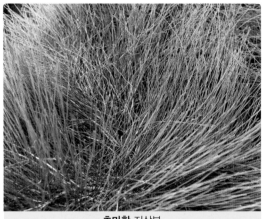

초마황 지상부

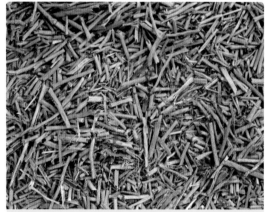

초마황 초질경(약재)

통초 通草 | 통탈목 줄기의 수 그리고 으름덩굴의 줄기

성질이 보통이고[平](약간 차다[微寒]고도 한다) 맛은 맵고[辛] 달며[甘] 독이 없다. 다섯 가지 임병을 낫게 하고 오줌을 잘 나가게 하며 관격(關格)된 것을 풀어주고 수종(水腫)을 낫게 하며 번열(煩熱)을 멎게 하고 구규(九竅)를 잘 통하게 한다. 말소리를 잘 나오게 하고 비달(脾疸)로 늘 자려고만 하는 것을 낫게 한다. 유산시키고 삼충(三蟲)도 죽인다. 목통(木通)이라고도 한다.

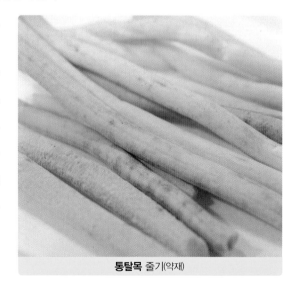

통탈목 줄기(약재)

통초자 通草子 | 으름덩굴의 열매

연복자(鷰覆子)라고 하는데 으름덩굴의 열매이다. 줄기는 으름덩굴 또는 통초라고 한다. 음력 7~8月에 따는데 성질은 차고[寒] 맛은 달다[甘]. 위열(胃熱)과 반위증(反胃證)을 낫게 하며 삼초(三焦)의 열을 내리고 대소변을 잘 나가게 하며 속을 시원하게 하고 갈증을 멎게 한다[본초].

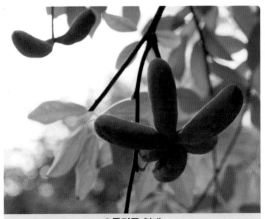

으름덩굴 열매

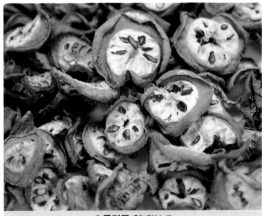

으름덩굴 열매(약재)

통초근 通草根 | 으름덩굴의 뿌리

으름덩굴의 뿌리이다. 목 아래의 영류(癭瘤)를 치료한다.

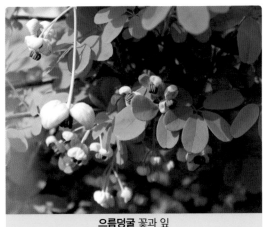

으름덩굴 꽃과 잎

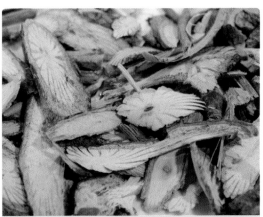

으름덩굴 뿌리(약재)

작약 芍藥 | 작약의 뿌리

성질이 보통이고[平] 약간 차며[微寒] 맛은 쓰고[苦] 시며[酸] 독이 조금 있다. 혈비(血痺)를 낫게 하고 혈맥을 잘 통하게 하며 속을 완화시키고 굳은 피를 헤치며[散惡血] 옹종(癰腫)을 삭게 한다. 복통(腹痛)을 멈추고 어혈을 삭게[消] 하며 고름을 없어지게 한다. 여자의 모든 병과 산전산후의 여러 가지 병에 쓰며 월경을 통하게 한다. 장풍(腸風)으로 피를 쏟는 것, 치루(痔瘻), 등창[發背], 눈이 충혈되고 군살이 살아나는[目赤努肉] 데 쓰며 눈을 밝게 한다. 일명 해창(解倉)이라고도 하는데 두 가지 종류가 있다. 적작약은 오줌을 잘 나가게 하고 기를 내리며, 백작약은 아픈 것을 멈추고 어혈을 헤친다. 또한 백작약은 보(補)하고 적작약은 사(瀉)한다고도 한다[본초].

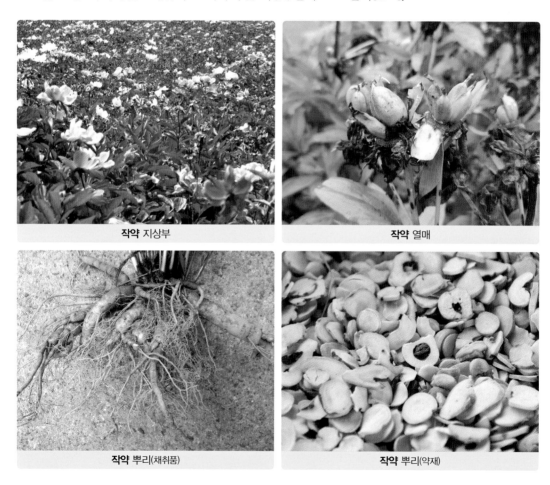

작약 지상부

작약 열매

작약 뿌리(채취품)

작약 뿌리(약재)

여실 蠡實 | 타래붓꽃의 씨

성질이 보통이고[平] 따뜻하며[溫](차다[寒]고
도 한다) 맛은 달며[甘] 독이 없다. 위열(胃熱)
을 내리며 가슴이 답답한 것을 멎게 하고 오
줌을 잘 나가게 한다. 부인의 혈훈(血暈)과
붕루(崩漏), 대하(帶下)를 치료하고 창절(瘡
癤)과 종독을 삭게 하며 술독을 풀어주고 황
달을 낫게 한다. 마린자(馬藺子)라고도 한다.

여화엽 蠡花葉 | 타래붓꽃의 꽃과 잎

촌백충을 죽이고 후비(喉痺)를 낫게 한다. 많
이 먹으면 설사한다[본초].

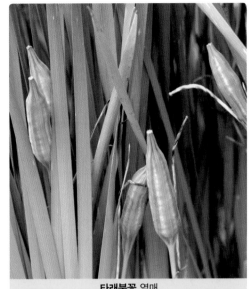

타래붓꽃 열매

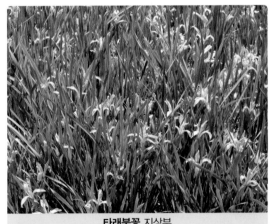

타래붓꽃 지상부

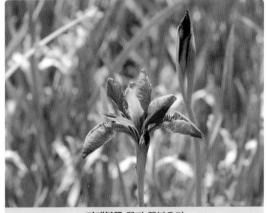

타래붓꽃 꽃과 꽃봉오리

구맥 瞿麥 | 패랭이꽃 또는 술패랭이꽃의 지상부

성질이 차고[寒] 맛은 쓰고[苦] 매우며[辛](달다[甘]고도 한다) 독이 없다. 관격(關格)된 것
을 낫게 하며 여러 가지 융폐[癃結]와 오줌이 나가지 않는 데 쓰고 가시를 나오게 한

다. 옹종을 삭이고 눈을 밝게 하며 예막[瞖]을 없애고 유산시킨다. 심경(心經)을 통하게 하며 소장(小腸)을 순조롭게 하는 데 매우 좋다.

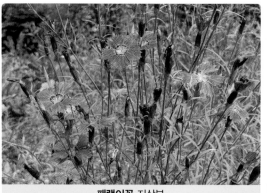

패랭이꽃 지상부

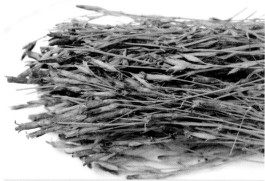

패랭이꽃 지상부(약재)

구맥자 瞿麥子 | 패랭이꽃 또는 술패랭이꽃의 씨

월경을 하지 않는 것을 치료하며 혈괴(血塊)를 치고 고름을 빨아낸다[排][본초].

구맥엽 瞿麥葉 | 패랭이꽃의 잎

회충을 죽이고 치질, 눈이 붓고 아픈 것, 침음창(浸淫瘡), 부인의 음부에 헌데가 생긴 것을 낫게 한다[본초].

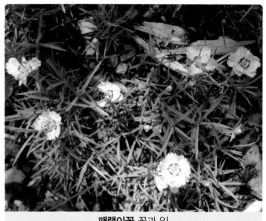

패랭이꽃 꽃과 잎

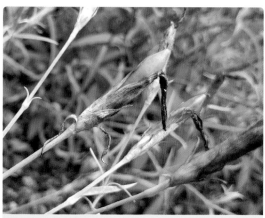

패랭이꽃 열매

현삼 玄參 | 현삼의 뿌리

성질이 약간 차고[微寒] 맛은 쓰고[苦] 짜며[鹹] 독이 없다. 열독과 유풍(遊風)을 낫게 하고 허로증(虛勞證)을 보하며 골증(骨蒸), 전시사기(傳尸邪氣)를 없애고 종독을 삭인다. 영류(瘿瘤)와 나력(瘰癧)을 삭여 없애며 신기(腎氣)를 보하고 눈을 밝게 한다. 현삼은 매우 중요한 약으로서 모든 기를 통솔하여 위아래[上下]로 다니면서 시원하고 깨끗하게 하여 흐리지 않게 한다. 그러므로 허한 가운데서 발동하는 기와 무근지화(無根之火)를 낫게 하는 데는 현삼이 제일 좋은 약이다[탕액].

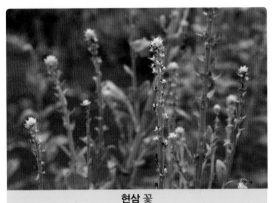

현삼 꽃

현삼 뿌리(약재)

진교 秦艽 | 큰잎용담 또는 소진교의 뿌리

성질이 보통이고[平] 약간 따뜻하며[微溫](서늘하다[冷]고도 한다) 맛은 쓰고[苦] 매우며

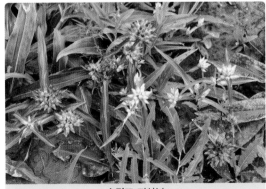

소진교 지상부

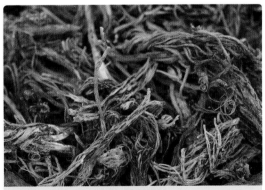

소진교 뿌리(약재)

[辛] 독이 없다. 풍(風), 한(寒), 습(濕)으로 생긴 비증(痺證)에 주로 쓴다. 풍으로 온몸이 오그라들면서 팔다리 뼈마디가 아픈 것이 오래되었거나 갓 생겼거나를 막론하고 다 낫게 한다. 주황(酒黃), 황달(黃疸), 골증(骨蒸)을 낫게 하고 오줌을 잘 나가게 한다.

백합 百合 | 참나리 또는 백합의 비늘줄기

성질이 보통이고[平] 맛은 달며 [甘] 독이 없다(독이 있다고도 한 다). 상한의 백합병(百合病)을 낫 게 하고 대소변을 잘 나가게 하며 모든 사기와 헛것에 들려[百邪鬼 魅] 울고 미친 소리로 떠드는 것 을 낫게 한다. 고독(蠱毒)을 죽이 며 유옹(乳癰), 등창[發背], 창종 (瘡腫)을 낫게 한다.

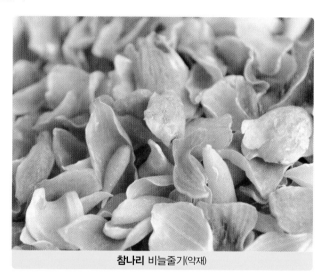

참나리 비늘줄기(약재)

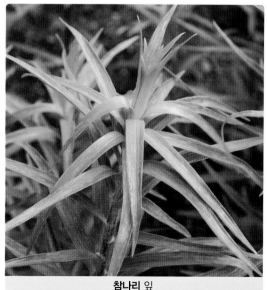

참나리 잎

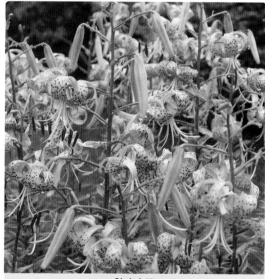

참나리 꽃

지모 知母 | 지모의 뿌리줄기

성질이 차고[寒](보통이다[平]고도 한다) 맛은 쓰며[苦](달다[甘]고도 한다) 독이 없다. 골증노열(骨蒸勞熱)과 신기(腎氣)가 허손된 데 주로 쓰며 소갈을 멎게 하고 오랜 학질과 황달을 낫게 한다. 소장을 통하게 하며 담을 삭이고 기침을 멎게 하며 심과 폐를 눅여주고 몸 푼 뒤의 욕로(蓐勞)를 치료한다.

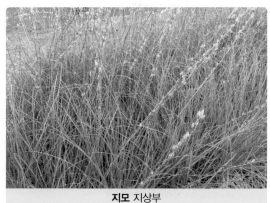

지모 지상부

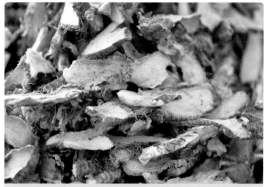

지모 뿌리줄기(약재)

패모 貝母 | 중국패모의 비늘줄기

성질이 보통이고[平](약간 차다[微寒]고도 한다) 맛은 맵고[辛] 쓰며[苦] 독이 없다. 담을 삭게 하고 심과 폐를 눅여준다. 폐위(肺痿)로 기침하고 폐옹(肺癰)으로 피고름 뱉는 것

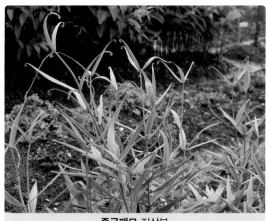

중국패모 지상부

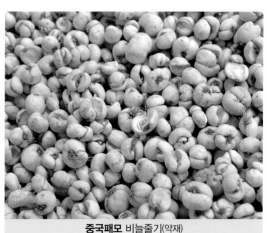

중국패모 비늘줄기(약재)

을 낮게 하며 속이 답답한 것[煩]을 없애고 갈증을 멎게 하며 쇠붙이에 다친 것과 악창을 낮게 한다. 연교와 같이 쓰면 목에 생긴 영류(瘿瘤)를 낮게 한다.

백지 白芷 | 구릿대의 뿌리

성질이 따뜻하고[溫] 맛은 매우며[辛] 독이 없다. 풍사(風邪)로 머리가 아프고 눈앞이 아찔하며 눈물이 나오는 것을 멎게 한다. 부인의 적백대하[赤白漏下], 월경을 하지 못하는 것, 음부가 부은 것에 쓰며 오래된 어혈을 헤치고 피를 생겨 나게 하며 임신 하혈로 유산되려는 것을 안정시킨다. 유옹(乳癰), 등창[發背], 나력(瘰癧), 장풍(腸風), 치루(痔瘻), 창이(瘡痍), 옴[疥]과 버짐[癬]을

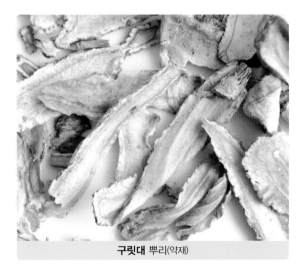

구릿대 뿌리(약재)

낮게 한다. 통증을 멎게 하고 새살이 나게 하며 고름을 빨아내거나 삭이며 얼굴에 바르는 기름을 만들어 쓰면 얼굴빛을 부드럽게 하며 기미와 주근깨, 흉터를 없앤다.

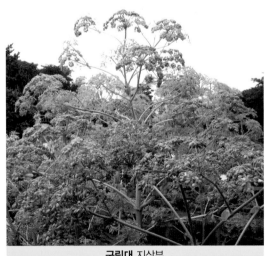

구릿대 지상부

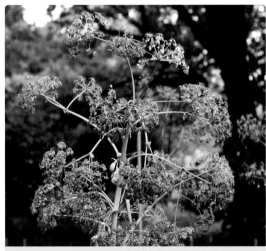

구릿대 열매

백지엽 白芷葉 | 구릿대의 잎

이름을 역마(蒻麻)라고 하며 물에 두고 끓여서 목욕한다. 도가(道家)들은 이 잎을 달인 물로 목욕하면 시충(尸蟲)이 없어진다고 하였다. 또 향을 만드는 데 넣기도 한다[본초].

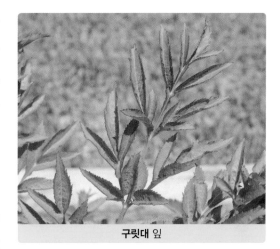

구릿대 잎

음양곽 淫羊藿 | 삼지구엽초의 지상부

성질이 따뜻하고[溫](보통이다[平]고도 한다) 독이 없다. 모든 풍랭증(風冷證)과 허로(虛勞)를 낫게 하며 허리와 무릎을 보한다. 남자의 양기(陽氣)가 끊어져 음경이 일어나지 않는 데와 여자의 음기가 소모되어 아이를 낳지 못하는 데 쓴다. 늙은이가 정신없고 기력이 없는 것, 중년에 건망증이 있는데 음위증(陰痿證)과 음경 속이 아픈 것을 낫게 한다. 기력을 돋워주고 근골(筋骨)을 튼튼하게 한다. 남자가 오래 먹으면 자식을 낳게 할 수 있고 나력(瘰癧)을 삭게 하며 음부에 생긴 헌데를 씻으면 벌레가 나온다. 이것을 먹으면 성욕이 강해진다. 양(羊)이 하루에 여러 번 교미하는 것은 이 풀을 먹기 때문이므로 음양곽이라고 하였다. 술에 씻어 잘게 썰어 약한 불기운에 말려 쓴다[본초].

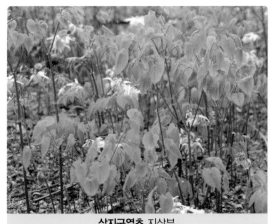

삼지구엽초 지상부

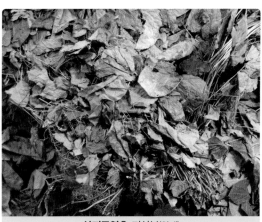

삼지구엽초 지상부(약재)

황금 黃芩 | 황금(속썩은풀)의 뿌리

성질이 차고[寒] 맛은 쓰며[苦] 독이 없다. 열독(熱毒), 골증(骨蒸), 추웠다 열이 났다 하는 것을 치료하고 열로 나는 갈증을 멎게 하고 황달, 이질, 설사, 담열(痰熱), 위열(胃熱)을 낮게 한다. 소장을 잘 통하게 하고 유옹, 등창, 악창과 돌림열병[天行熱疾]을 낮게 한다.

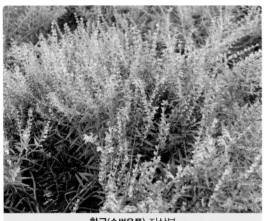
황금(속썩은풀) 지상부

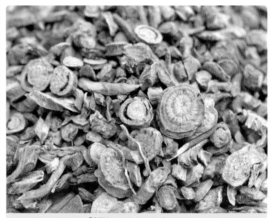
황금(속썩은풀) 뿌리(약재)

황금자 黃芩子 | 황금(속썩은풀)의 씨

이질로 피고름을 누는 것을 멎게 한다 [본초].

구척 狗脊 | 금모구척의 뿌리줄기

성질이 보통이고[平](약간 따뜻하다[微溫]고도 한다) 맛은 쓰고[苦] 달며[甘](맵다[辛]고도 한다) 독이 없다. 독풍(毒風)으로 다리에 힘이 없는 것과 풍, 한, 습으로 생긴 비증(痺證)과 신기(腎氣)가

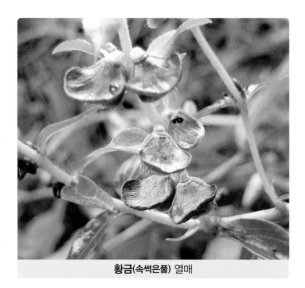
황금(속썩은풀) 열매

허약하여 허리와 무릎이 뻣뻣하면서 아픈 것을 낫게 한다. 늙은이에게 아주 좋은데 오줌을 참지 못하거나 조절하지 못하는 것을 낫게 한다.

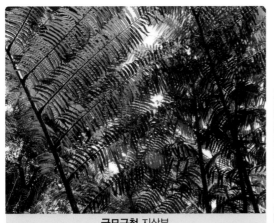

금모구척 지상부

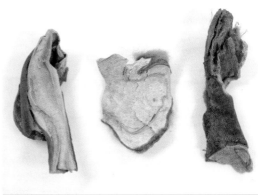

금모구척 뿌리줄기(약재)

모근 茅根 | 띠의 뿌리줄기

성질이 차고[寒](약간 서늘하다[凉]고도 한다) 맛은 달며[甘] 독이 없다. 어혈로 월경이 막히고 추웠다 열이 났다 하는 것을 없애고 오줌을 잘 나가게 하며 다섯 가지 임병을 낫게 한다. 외감열[客熱]을 없애고 소갈(消渴)과 피를 토하는 것, 코피가 나는 것을 멎게 한다. 백모근(白茅根)은 곳곳에서 자라는데 음력 6월에 뿌리를 캐 햇볕에 말린다[본초].

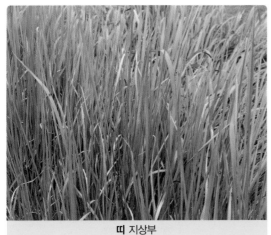

띠 지상부

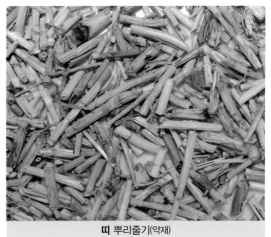

띠 뿌리줄기(약재)

모화 茅花 | 띠 꽃차례

피를 토하는 것, 코피, 구창과 쇠붙이에 다쳤을 때 주로 쓰며 출혈과 통증을 멎게 한다
[본초].

모침 茅鍼 | 띠의 여린 잎

모(茅)의 싹이다. 악창이 부어서 터지지 않은 것을 터뜨려 고름이 나오게 한다[본초].

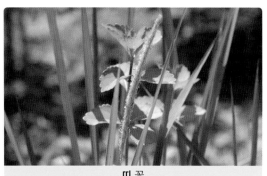

띠 꽃

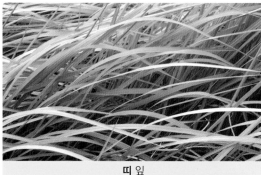

띠 잎

자완 紫菀 | 개미취의 뿌리

성질이 따뜻하고[溫](보통이다[平]고도 한다) 맛은 쓰고[苦] 매우며[辛] 독이 없다. 폐위(肺
痿)로 피를 토하는 것을 낫게 하고 담을 삭이며 갈증을 멎게 하고 기침하면서 기가 치
미는 것, 기침할 때 피고름을 뱉는 것, 추웠다 열이 났다 하는 것, 기가 몰리는 것을 낫

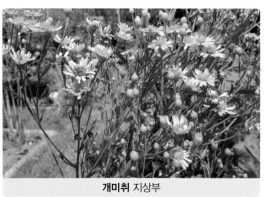

개미취 지상부

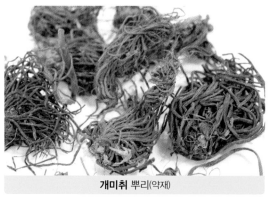

개미취 뿌리(약재)

게 한다. 피부를 윤택하게 하며 골수(骨髓)를 보태어주고 위벽증(痿躄證)을 낫게 한다.

자초 紫草 | 지치의 뿌리

성질이 차고[寒](보통이다[平]고도 한다) 맛은 쓰며[苦](달다[甘]고도 한다) 독이 없다. 다섯 가지 황달을 낫게 하며 오줌을 잘 나가게 하고 배가 붓거나 불러 올라 그득한 것을 내리며 악창(惡瘡), 과창(瘑瘡), 버짐[白癬], 주사비[面皶], 어린이의 홍역과 마마를 낫게 한다.

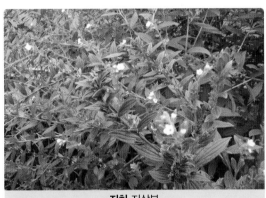
지치 지상부

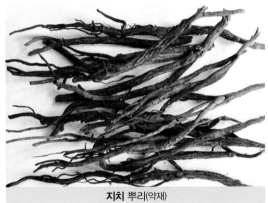
지치 뿌리(약재)

전호 前胡 | 바디나물의 뿌리

성질이 약간 차며[微寒] 맛은 달고[甘] 매우며[辛] 독이 없다. 여러 가지 허로(虛勞)로 오

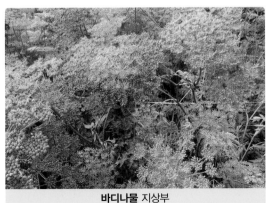
바디나물 지상부

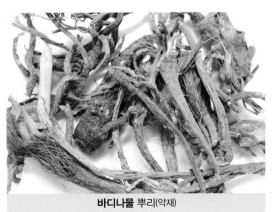
바디나물 뿌리(약재)

는 설사를 멎게 하며 모든 기병(氣病)을 치료하고 가슴과 옆구리에 담이 있어 그득한 것과 속이 트적지근한 것, 명치 밑에 기가 몰린 것을 낫게 한다. 담이 실한 것을 없애고 기를 내리며 기침을 멈추고 음식 맛을 나게 하며 소화를 잘 시킨다.

패장 敗醬 | 마타리 또는 뚝갈의 뿌리

성질이 보통이고[平](약간 차다[微寒]고도 한다) 맛은 쓰고[苦] 짜며[鹹] 독이 없다. 어혈이 여러 해 된 것을 헤치고[破] 고름을 삭혀 물이 되게 하며 또 몸 푼 뒤의 여러 가지 병을 낫게 하고 쉽게 몸을 풀게 하며 유산하게 한다. 몹시 뜨거운 열과 불에 덴 것, 창양(瘡瘍), 옴과 버짐, 단독을 낫게 하고 눈에 피가 진 것, 예장[眼障]과 예막[眼膜]이 생긴 것, 눈에 군살이 돋아난 것, 귀를 앓아 듣지 못하는 것을 낫게 한다. 또 고름을 빨아내며[排] 누공[瘻]을 아물게 한다.

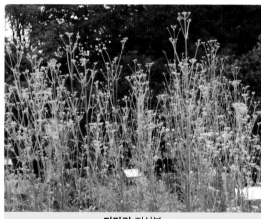

마타리 지상부

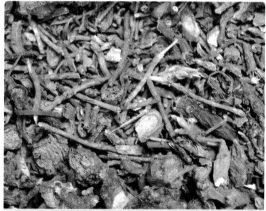

마타리 뿌리(약재)

백선 白鮮 | 백선의 뿌리껍질

성질이 차고[寒] 맛은 쓰고[苦] 짜며[鹹] 독이 없다. 모든 열독풍(熱毒風), 악풍(惡風)과 풍창(風瘡), 옴과 버짐이 벌겋게 헤어지는 것[爛], 눈썹과 머리털이 빠지며 피부가 당기는 것을 낫게 한다. 열황(熱黃), 주황(酒黃), 급황(急黃), 곡황(穀黃), 노황(勞黃)을 낫게 한다. 모든 풍비(風痺)로 힘줄과 뼈가 약해져서 굽혔다 폈다 하지 못하는 것을 낫게 한다.

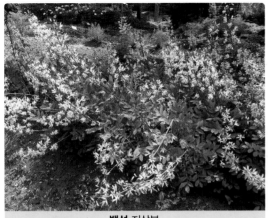

백선 지상부

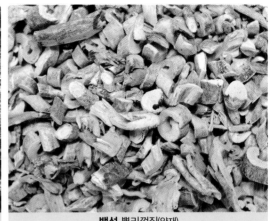

백선 뿌리껍질(약재)

산장 酸漿 | 꽈리의 묵은 꽃받침이 달린 열매

성질이 보통이고[平] 차며[寒] 맛은 시고
[酸] 독이 없다. 열로 가슴이 답답하고
[煩] 그득한 것을 낫게 하고 오줌을 잘 나
가게 한다. 난산에 쓰고 후비(喉痺)를 낫
게 한다.

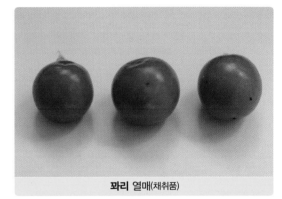

꽈리 열매(채취품)

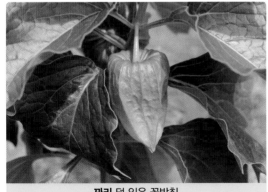

꽈리 덜 익은 꽃받침

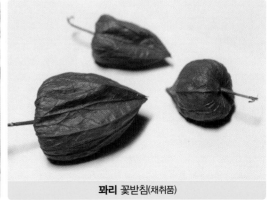

꽈리 꽃받침(채취품)

고본 藁本 | 고본의 뿌리줄기와 뿌리

성질이 약간 따뜻하고[微溫](약간 차다[微寒]고도 한다) 맛은 맵고[辛] 쓰며[苦] 독이 없다. 잎은 구릿대(백지)와 비슷하며 또 궁궁이(천궁)와도 비슷하나 고본의 잎은 가늘다. 그 뿌리 위에선 싹이 돋아나지만 밑으로는 마른 것 같기 때문에 고본이라 한다.

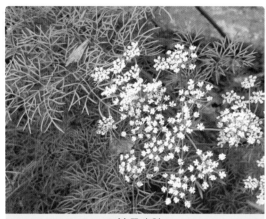

고본 꽃과 잎

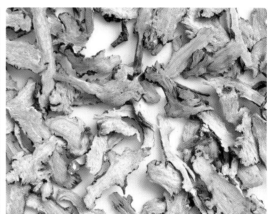

고본 뿌리(약재)

석위 石韋 | 석위의 잎

성질이 보통이고[平](약간 차다[微寒]고도 한다) 맛은 쓰고[苦] 달며[甘] 독이 없다. 오림(五淋)과 오줌보에 열이 몰려 소변이 잘 나오지 않는 것, 방광에 열이 차서 소변이 찔

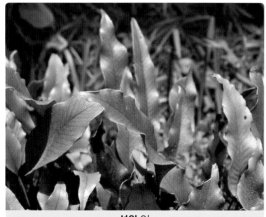

석위 잎

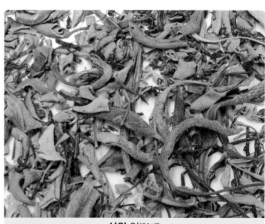

석위 잎(약재)

끔찔끔 나오는 것, 소변이 저절로 나오는 것을 치료한다. 소변을 잘 나오게 한다. 무더기로 바위 위에서 자라는데 잎이 가죽과 비슷하기 때문에 석위라고 한다. 또 잎에 얼룩 점이 있는 것이 가죽과 같기 때문에 석위라고 한다.

와위 瓦韋 | 일엽초의 전초

오랜 기와집 지붕에서 자란다. 임병을 낫게 하는 데 또한 좋다[본초].

비해 萆薢 | 도코로마의 뿌리줄기

성질이 보통이고[平] 맛은 쓰고[苦] 달며[甘] 독이 없다. 풍, 습으로 생긴 주비(周痺)와 악창이 낫지 않는 것, 냉풍으로 손발이 저리고 허리와 다리를 쓰지 못하는 것, 갑자기 허리가 아픈 것, 냉이 오랫동안 신(腎)에 있어서 방광에 물이 쌓여 있는 것을 낫게 한다. 양위증(陽痿證)과 오줌이 나가는 줄 모르는 것을 낫게 한다.

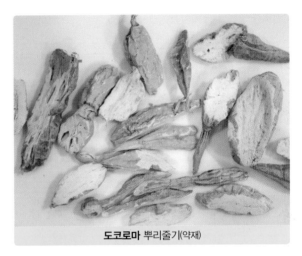

도코로마 뿌리줄기(약재)

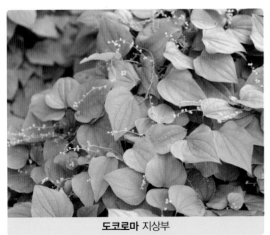

도코로마 지상부

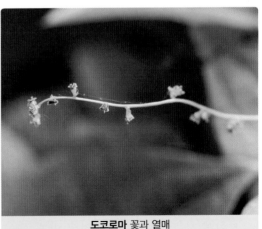

도코로마 꽃과 열매

백미 白薇 | 백미꽃의 뿌리와 뿌리줄기

성질이 보통이고[平](차다[寒]고도 한다)
맛은 쓰고[苦] 짜며[鹹] 독이 없다. 온
갖 사기와 헛것에 들려[百邪鬼魅] 깜박
깜박 잠들거나 사람을 알아보지 못하
거나 미친 짓을 하는 것과 추웠다 열
이 났다 하는 온학(溫瘧)을 낫게 한다.

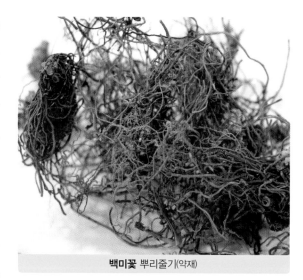

백미꽃 뿌리줄기(약재)

대청 大靑 | 숭람 또는 요람의 잎

성질이 몹시 차고[大寒] 맛은 쓰며[苦]
독이 없다. 돌림열병[天行熱疾]과 높은
열, 입안이 헌 것, 열독풍(熱毒風)과 가슴이 안타깝게 답답하고 갈증이 나는 것[心煩悶
渴], 광물성 약중독[金石藥毒]을 낫게 하며 겸하여 종독(腫毒)에 바른다.

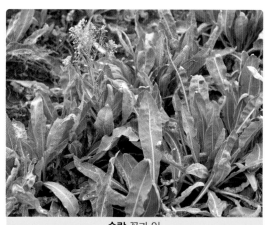

숭람 꽃과 잎

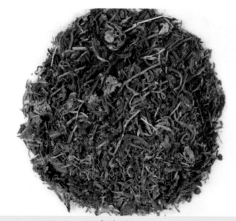

숭람 잎(약재)

애엽 艾葉 | 쑥 또는 황해쑥의 잎과 어린줄기

성질이 따뜻하고[溫](뜨겁다[熱]고도 한다) 맛은 쓰며[苦] 독이 없다. 오랜 여러 가지 병과
부인의 붕루(崩漏)를 낫게 하여 안태(安胎)시키고 복통을 멎게 하며 적리(赤痢)와 백리

(白痢)를 낫게 한다. 오장치루(五藏痔瘻)로 피를 쏟는 것[瀉血]과 하부의 익창(䘌瘡)을 낫게 하며 살을 살아나게 하고 풍한을 헤치며 임신하게 한다.

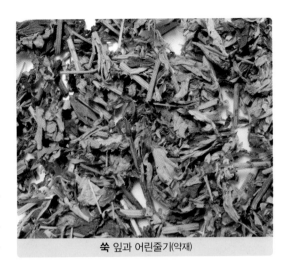
쑥 잎과 어린줄기(약재)

애실 艾實 | 쑥 또는 황해쑥의 씨

눈을 밝게 하고 모든 헛것에 들린 것을 낫게 하며 양기(陽氣)를 세게 하고 신[水藏]과 허리와 무릎을 튼튼하게 하고 자궁을 따뜻하게 한다[본초].

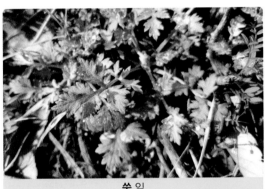
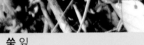
쑥 잎

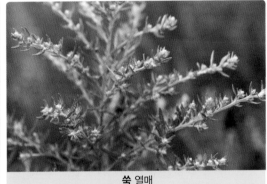
쑥 열매

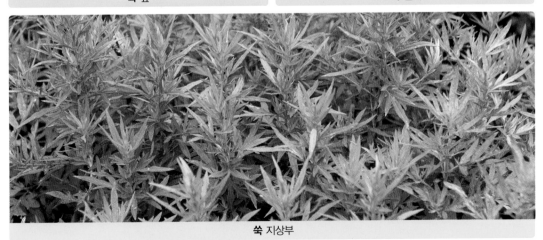
쑥 지상부

악실 惡實 | 우엉의 씨

성질이 보통이고[平](따뜻하다[溫]고도 한다) 맛은 매우며[辛](달다[甘]고도 한다) 독이 없다. 눈을 밝게 하고 풍에 상한 것을 낫게 한다[본초].

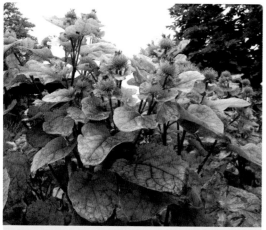

우엉 지상부

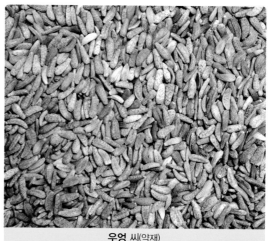

우엉 씨(약재)

악실근경 惡實根莖 | 우엉의 뿌리와 줄기

상한이나 중풍으로 얼굴이 부은 것과 소갈(消渴)과 중열(中熱)을 낫게 한다[본초].

수평 水萍 | 개구리밥의 전초

성질이 차고[寒] 맛은 맵고[辛] 시며[酸] 독이 없다. 열독, 풍열병, 열로 미친 것, 화기로 붓고 독이 뻗치는 것[腫毒], 끓는 물이나 불에 덴 것, 풍진(風疹), 갑자기 나는 열, 몸이 가려운 것을 낫게 한다. 수기(水氣)를 내리며 술에 취하지 않게 하고 수염과 머리털을 자라게 하며 소갈을 낫게 한다.

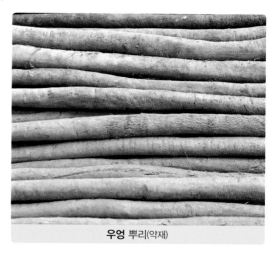

우엉 뿌리(약재)

부평 浮萍 | 개구리밥의 전초

불에 덴 것을 낫게 하고 얼굴의 주근깨를 없애며 부종을 내리고 오줌을 잘 나가게 한다. 이것은 개천에 있는 작은 수평이다. 열병을 낫게 하는데 역시 땀을 낼 수 있으며 효과가 아주 좋다[본초].

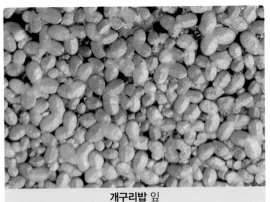

개구리밥 잎

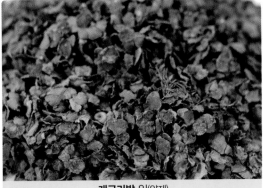

개구리밥 잎(약재)

왕과 王瓜 | 왕과의 뿌리

성질이 차고[寒](보통이다[平]고도 한다) 맛은 쓰며[苦] 독이 없다. 혈맥을 잘 통하게 하며 돌림열병[天行熱疾], 주황병(酒黃病)에 몹시 열이 나고 가슴이 답답한 것을 낫게 한다. 소갈을 멎게 하고 어혈을 삭게 하며 옹종(癰腫)을 삭게 하고 유산시키며 젖이 나게 한다.

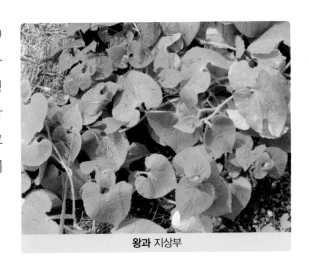

왕과 지상부

왕과자 王瓜子 | 왕과의 씨

심폐(心肺)를 눅여주고[潤] 황달을 낫게 하는 데는 생것을 쓰고 폐위(肺痿)로 피를 토하며 장풍으로 피를 쏟는 것과 적백이질을 낫게 하는 데는 볶아[炒] 쓴다.

지유 地楡 | 오이풀의 뿌리

성질이 약간 차며[微寒](보통이다[平]고도 한다) 맛은 쓰고[苦] 달며[甘] 시고[酸] 독이 없다. 부인의 칠상(七傷), 대하, 몸 푼 뒤에 어혈로 아픈 것을 낫게 한다. 혈리(血痢)를 멈추고 고름을 빨아내며[排] 쇠붙이에 다친 것을 낫게 한다.

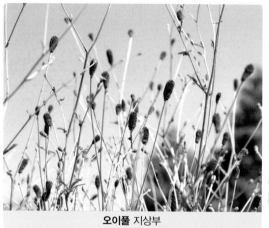
오이풀 지상부

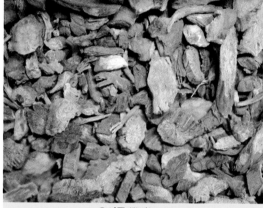
오이풀 뿌리(약재)

대계 大薊 | 엉겅퀴의 전초

성질이 보통이고[平] 맛은 쓰며[苦] 독이 없다. 어혈이 풀리게 하고 피를 토하는 것, 코피를 흘리는 것을 멎게 하며 옹종과 옴과 버짐을 낫게 한다. 여자의 적백대하를 낫게 하고 정(精)을 보태 주며 혈을 보한다.

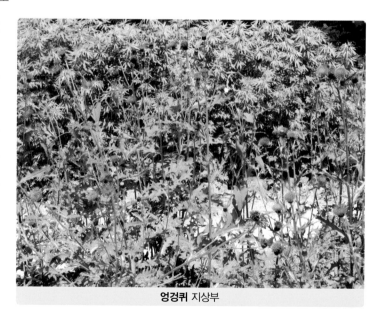
엉겅퀴 지상부

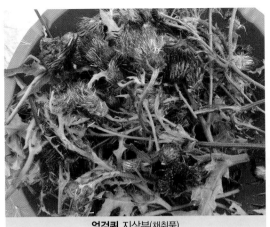

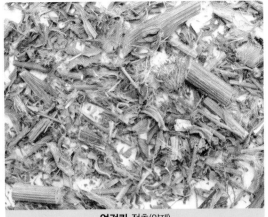

엉겅퀴 지상부(채취품)

엉겅퀴 전초(약재)

소계 小薊 | 조뱅이의 전초

성질이 서늘하고[凉] 독이 없다. 열독풍을 낮게 하고 오래된 어혈을 헤치며[破] 출혈을 멎게 하고 갑자기 피를 쏟거나 혈붕(血崩), 쇠붙이에 다쳐 피가 나오는 것을 멈춘다. 거미, 뱀, 전갈의 독을 풀어준다.

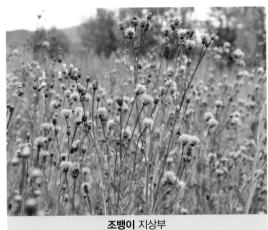

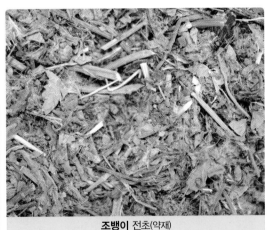

조뱅이 지상부

조뱅이 전초(약재)

택란 澤蘭 | 쉽싸리의 지상부

성질이 약간 따뜻하고[微溫] 맛은 쓰고[苦] 달며[甘](맵다[辛]고도 한다) 독이 없다. 산전

산후의 여러 가지 병과 몸 푼 뒤의 복통과 아이를 자주 낳아서 혈기가 쇠약하고 차서 허로병이 생겨 바짝 여윈 것, 쇠붙이에 다친 것, 옹종을 낫게 하며 타박상으로 생긴 어혈을 삭게 한다.

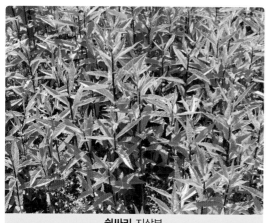
쉽싸리 지상부

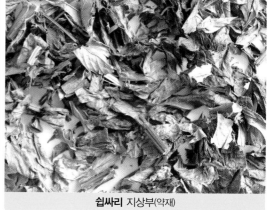
쉽싸리 지상부(약재)

방기 防己 | 방기의 덩굴성 줄기와 뿌리줄기

성질이 보통이고[平] 따뜻하며[溫] 맛은 맵고[辛] 쓰며[苦] 독이 없다. 풍, 습으로 입과 얼굴이 비뚤어진 것, 손발이 아픈 것, 온학과 열기를 낫게 하며 대소변을 잘 나가게 하고 수종(水腫), 풍종(風腫), 각기(脚氣)를 낫게 한다. 방광열을 없애며 옹종에 심하게 멍울이 진 것을 삭이고 여러 가지 과창(瘑瘡), 옴과 버짐, 충창(蟲瘡)에 쓴다.

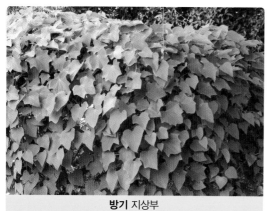
방기 지상부

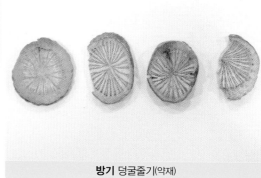
방기 덩굴줄기(약재)

천마 天麻 | 천마의 덩이줄기

성질이 보통이고[平](차다[寒]고도 한다) 맛은 쓰며[苦](달다[甘]고도 한다) 독이 없다. 여러 가지 풍습비(風濕痺)와 팔다리가 오그라드는 것[攣], 어린이 풍간(風癇)과 경풍(驚風)을 낫게 하며 어지럼증과 풍간으로 말이 잘 되지 않는 것과 잘 놀라고 온전한 정신이 없는 것을 치료한다. 힘줄과 뼈를 튼튼하게 하며 허리와 무릎을 잘 쓰게 한다.

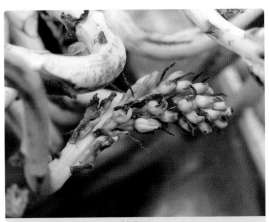
천마 꽃

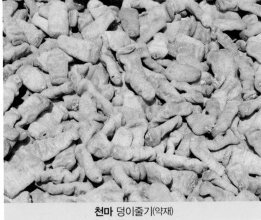
천마 덩이줄기(약재)

아위 阿魏 | 아위의 줄기를 자른 부위에서 삼출된 수지

성질이 따뜻하고[溫](뜨겁다[熱]고도 한다) 맛은 매우며[辛] 독이 없다. 노채[傳尸]를 낫게 하며 사귀(邪鬼)를 없앤다. 징가[癥瘕]와 적취[積]를 삭이며 학질[瘧疾]을 낫게 하고 여

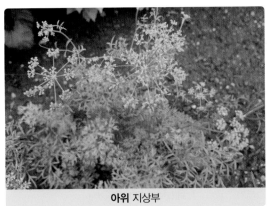
아위 지상부

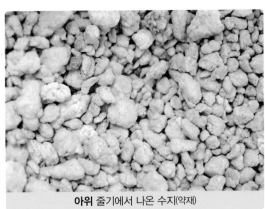
아위 줄기에서 나온 수지(약재)

러 가지 잔 벌레를 죽인다. 아위 자체에서 냄새가 몹시 나면서 나쁜 냄새를 없애는 묘한 약이다.

고량강 高良薑 | 고량강의 뿌리줄기

성질이 약간 뜨겁고[微熱] 맛은 맵고[辛] 쓰며[苦] 독이 없다. 위(胃) 속에서 냉기가 치미는 것과 곽란으로 토하고 설사하는 것을 낫게 한다. 복통을 멎게 하고 설사, 이질[痢]을 낫게 하며 묵은 식체[宿食]를 내려가게 하고 술독을 풀어준다.

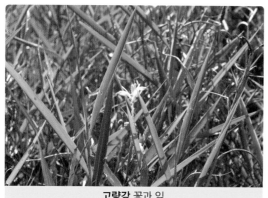

고량강 꽃과 잎

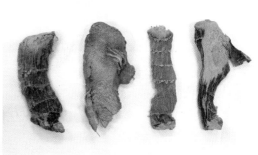

고량강 뿌리줄기(약재)

백부근 百部根 | 만생백부, 직립백부 또는 대엽백부의 덩이뿌리

성질이 약간 따뜻하고[微溫] 맛은 달며[甘] 독이 없다(조금 독이 있다고도 한다). 폐열로

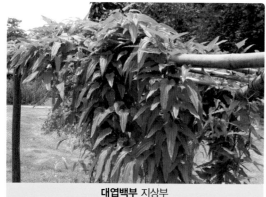

대엽백부 지상부

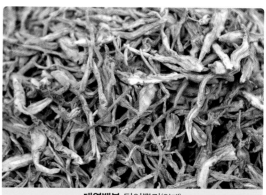

대엽백부 덩이뿌리(약재)

기침하고 숨이 가쁜 것을 낫게 한다. 폐를 눅여주고 보하며 노채[傳尸]와 골증로(骨蒸勞)를 치료한다. 회충, 촌백충, 요충을 죽이고 파리와 하루살이도 죽인다.

회향 茴香 | 회향의 열매

성질이 보통이고[平] 맛은 매우며[辛] 독이 없다. 음식을 잘 먹게 하며 소화를 잘 시키고 곽란과 메스껍고 배 속이 편안치 못한 것을 낫게 한다. 신로(腎勞)와 퇴산(㿉疝), 방광이 아픈 것, 음부가 아픈 것을 낫게 한다. 또 중초(中焦)를 고르게 하고 위(胃)를 덥게[煖] 한다. 또 한 가지 종류는 팔각회향(八角茴香)인데 성질과 맛이 조열(燥熱)하며 주로 요통에 쓴다[입문].

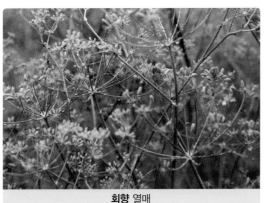

회향 열매

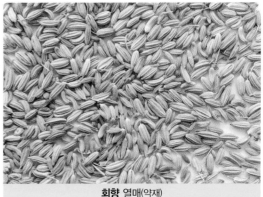

회향 열매(약재)

관동화 款冬花 | 관동의 꽃봉오리

성질이 따뜻하고[溫] 맛은 맵고[辛] 달며[甘] 독이 없다. 폐를 눅여주고 담을 삭이며 기침을 멎게 하고 폐위(肺痿)와 폐옹(肺癰)으로 피고름을 뱉는 것을 낫게 하고 번열을 없애며 허로를 보한다.

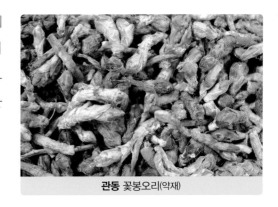

관동 꽃봉오리(약재)

홍람화 紅藍花 | 잇꽃의 관상화

성질이 따뜻하고[溫] 맛은 매우며[辛] 독이 없다. 몸 푼 뒤의 혈훈(血暈)과 배 속에 굳은 피[惡血]가 다 나가지 못하여 쥐어 트는 듯이 아픈 데와 태아가 배 속에서 죽은 데 쓴다. 지금의 홍화(紅花)이다.

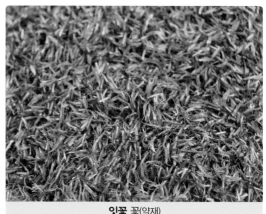

잇꽃 꽃(약재)

홍람묘 紅藍苗 | 잇꽃의 싹

짓찧어서 유종(遊腫)에 붙인다.

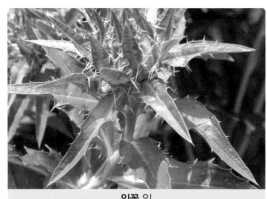

잇꽃 잎

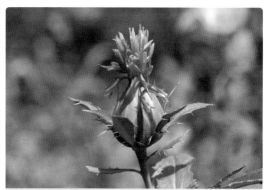

잇꽃 꽃

홍람자 紅藍子 | 잇꽃의 씨

마마와 홍역 때 구슬과 꽃이 시원히 돋지 않는 것을 나오게 한다.

연지 臙脂 | 잇꽃으로 만든 염료

어린이의 귀앓이[聤耳]를 낫게 한다.

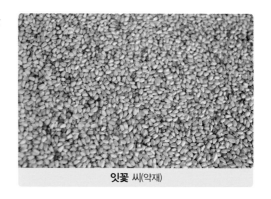

잇꽃 씨(약재)

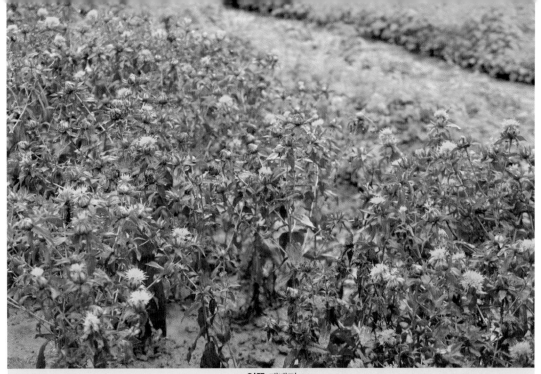

잇꽃 재배지

목단 牧丹 | 모란의 뿌리껍질

성질이 약간 차고[微寒] 맛은 쓰고[苦] 매우며[辛] 독이 없다. 딴딴한 징가(癥瘕)와 어혈
(瘀血)을 없애고 여자의 월경이 없는 것과 피가 몰린 것[血瀝], 요통을 낫게 하며 유산
시키고 태반을 나오게 하며 몸 푼 뒤의 모든 혈병(血病), 기병(氣病), 옹창(癰瘡)을 낫게
한다. 고름을 빨아내고 타박상의 어혈을 삭게 한다.

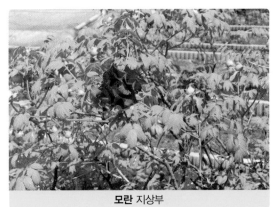

모란 지상부

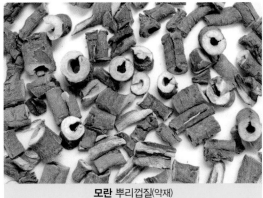

모란 뿌리껍질(약재)

삼릉 三稜 | 흑삼릉의 덩이줄기

징가와 덩이진 것을 헤치고 부인의 혈적(血積)을 낮게 하며 유산을 시키고 월경을 잘하게 하며 굳은 피[惡血]를 삭게[消] 한다. 몸 푼 뒤의 혈훈(血暈), 복통과 굳은 피가 내려가지 않는 데 쓰며 다쳐서 생긴 어혈을 삭게 한다.

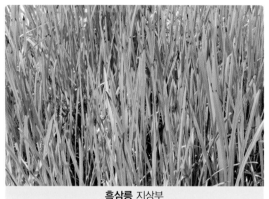

흑삼릉 지상부

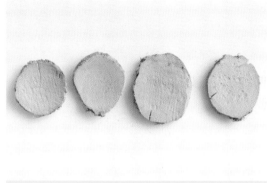

흑삼릉 덩이줄기(약재)

강황 薑黃 | 강황의 뿌리줄기

성질이 뜨겁고[熱] 맛은 맵고[辛] 쓰며[苦] 독이 없다. 징가(癥瘕)와 혈괴(血塊), 옹종(癰腫)을 낮게 하며 월경을 잘하게 한다. 다쳐서 어혈이 진 것을 삭게 한다. 냉기를 헤치고 풍을 없애며 기창(氣脹)을 삭게 한다. 효과가 울금(鬱金)보다 센데 썰어서 식초에 축여 볶아 쓴다[단심].

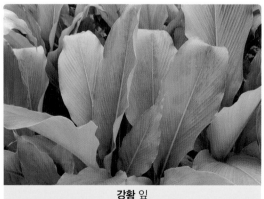

강황 잎

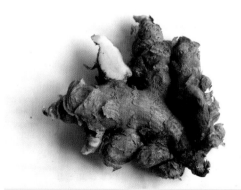

강황 뿌리줄기(채취품)

필발 華撥 | 필발의 열매

성질이 매우 따뜻하며[大溫] 맛은 매우며[辛] 독이 없다. 위(胃)가 찬 것을 없애고 음산(陰疝)과 현벽(痃癖)을 낫게 한다. 곽란(霍亂), 냉기(冷氣)와 혈기(血氣)로 가슴이 아픈 것을 낫게 하고 음식을 삭게 하며 비린 냄새를 없앤다.

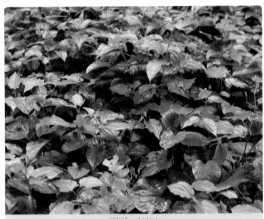

필발 지상부

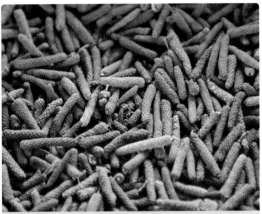

필발 열매(약재)

나마자 羅摩子 | 박주가리의 열매

성질이 따뜻하고[溫] 맛은 달고[甘] 매우며[辛] 독이 없다. 허로를 치료하는 데 잘 보한다.

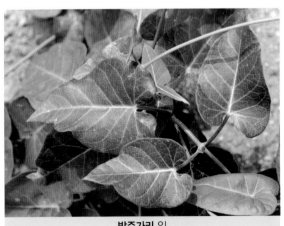

박주가리 잎

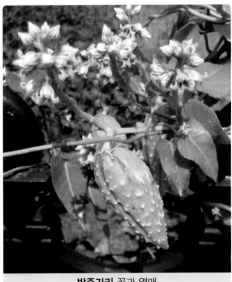

박주가리 꽃과 열매

울금 鬱金 | 강황, 온울금의 덩이뿌리

성질이 차고[寒] 맛은 맵고[辛] 쓰며[苦] 독이 없
다. 혈적(血積)을 낮게 하며 기를 내리고 혈림
과 피오줌을 낮게 하며 쇠붙이에 다친 것과 혈
기로 가슴이 아픈 것[心痛]을 낮게 한다[본초].
울금은 몹시 향기롭지 않으나 그 기운이 가볍
고 날쌔어[揚] 술 기운을 높은 데로 올라가게
하고 신(神)을 내려오게 한다. 옛사람들은 몰리
고 막혀서 잘 헤쳐지지 않는 데 울금을 썼다.

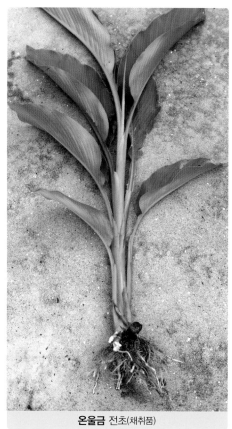

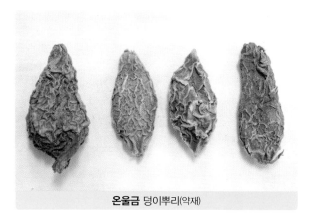

온울금 덩이뿌리(약재)

온울금 전초(채취품)

노회 盧薈 | 알로에의 액즙을 건조한 것

성질이 차고[寒] 맛은 쓰며[苦] 독
이 없다. 어린이의 오감(五疳)을
낮게 하고 삼충(三蟲)을 죽이며 치
루(痔瘻)와 옴과 버짐, 어린이가
열이 나면서 놀라는 것을 낮게 한
다[본초].

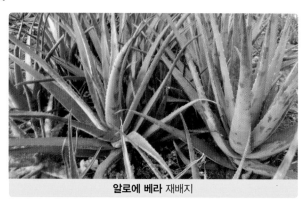

알로에 베라 재배지

현호색 玄胡索 | 들현호색의 덩이줄기

성질이 따뜻하고[溫] 맛은 매우며[辛](쓰다[苦]고도 한다) 독이 없다. 몸 푼 뒤에 어혈로 생긴 여러 가지 병을 낫게 한다. 월경이 고르지 못한 것, 배 속에 있는 결괴(結塊), 붕루, 몸 푼 뒤 혈훈(血暈)을 낫게 한다. 다쳐서 생긴 어혈을 삭게 하고 유산시키며 징벽(癥癖)을 삭이고 어혈을 헤친다. 기병(氣病)과 가슴앓이와 아랫배가 아픈 것을 낫게 하는 데 효과가 좋다.

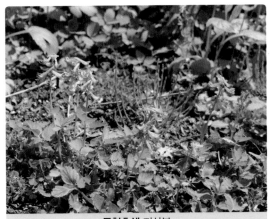

들현호색 지상부

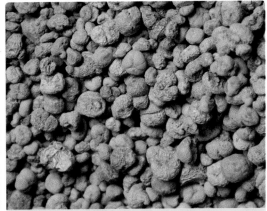

들현호색 덩이줄기(약재)

육두구 肉豆蔲 | 육두구의 씨

성질이 따뜻하고[溫] 맛은 매우며[辛](쓰다[苦]고도 한다) 독이 없다. 중초를 고르게 하고

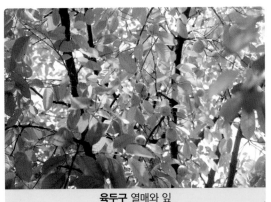

육두구 열매와 잎

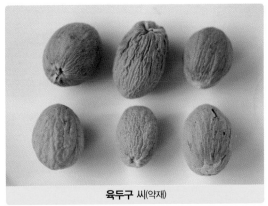

육두구 씨(약재)

기를 내리며 설사와 이질을 멈추게 하고 음식 맛이 나게 하며 소화도 잘 시킨다. 또 어린이가 젖을 토하는 것을 낫게 한다.

보골지 補骨脂 | 보골지의 씨

성질이 매우 따뜻하고[大溫] 맛은 매우며[辛](쓰다[苦]고도 한다) 독이 없다. 허로(虛勞), 손상(損傷)으로 골수(骨髓)가 줄어들고 신(腎)이 차서 정액이 저절로 나오고 허리가 아프며 무릎이 차고 음낭이 축축한 것을 낫게 한다. 오줌이 많이 나오는 것을 좋게 하고 배 속이 찬 것을 낫게 하며 음경이 잘 일어나게 한다. 일명 파고지(破故紙)라고도 하는데 씨가 삼씨[麻子]같이 둥글고 납작하면서 검다.

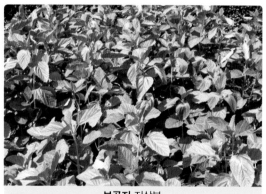

보골지 지상부

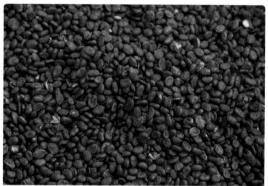

보골지 씨(약재)

영릉향 零陵香 | 영향풀의 전초

성질이 보통이고[平] 따뜻하며[溫] 맛은 달고[甘](맵다[辛]고도 한다) 독이 없다. 악기(惡氣)와 시주[疰]로 명치 아래와 복통을 낫게 하며 몸에서 향기를 풍기게 한다.

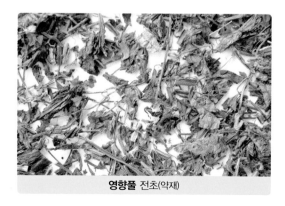

영향풀 전초(약재)

426

축사밀 縮砂蜜 | 녹각사 또는 양춘사의 열매

성질이 따뜻하고[溫] 맛은 매우며[辛] 독이 없다. 모든 기병[氣]과 명치 아래와 배가 아프며 음식에 체하여 소화되지 않는 것과 설사와 적백이질을 낫게 한다. 비위(脾胃)를 덥게[煖] 하며 태동[胎]으로 통증을 멈추고 곽란을 낫게 한다. 모양은 백두구와 비슷한데 약간 검은 것은 익지인과 비슷하다. 음력 7~8월에 받는다[본초]. 또한 사인(砂仁)이라고도 한다. 약한 불에 고소하게 볶아 손으로 비벼 껍질을 버리고 속씨만 받아 짓찧어서 쓴다[입문].

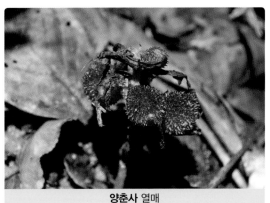

양춘사 열매

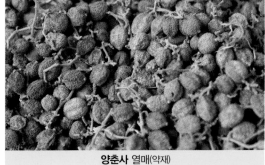

양춘사 열매(약재)

봉아술 蓬莪茂 | 봉아출, 광서아출의 뿌리줄기

성질이 따뜻하고[溫] 맛은 쓰고[苦] 매우며[辛] 독이 없다. 모든 기를 잘 돌게 하고 월경

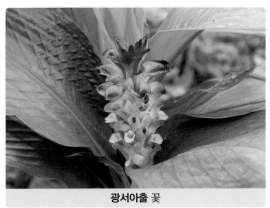

광서아출 꽃

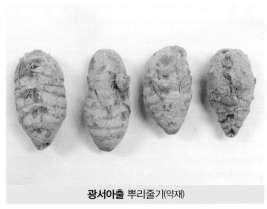

광서아출 뿌리줄기(약재)

을 잘하게 하며 어혈을 풀리게 하고 명치 아래와 복통을 멎게 한다. 현벽(痃癖)을 삭이고 분돈(奔豚)을 낫게 한다.

홍초 紅草 | 털여뀌의 잎과 줄기
성질이 약간 차고[微寒] 맛은 짜며[鹹] 독이 없다. 소갈(消渴)과 각기(脚氣)를 낫게 한다.

사초근 莎草根 | 향부자의 뿌리줄기
성질이 약간 차고[微寒] 맛은 달며[甘] 독이 없다. 기를 세게 내리고 가슴 속의 열을 없앤다. 오래 먹으면 기를 보하고 기분을 좋게 하며 속이 답답한 것을 풀어준다. 통증을 멈추며 월경을 고르게 하고 오랜 식체를 삭게 한다. 사초의 뿌리에 달린 대추 씨 같은 것을 향부자라 하고 또한 작두향(雀頭香)이라고 한다. 음력 2월, 8월에 캔다[본초].

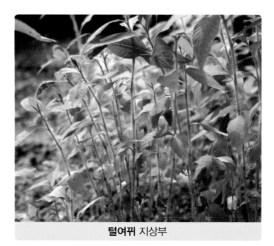
털여뀌 지상부

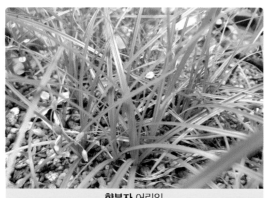
향부자 어린잎

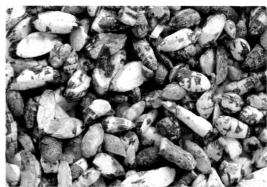
향부자 뿌리줄기(약재)

호황련 胡黃連 | 호황련의 뿌리줄기
성질이 차고[寒] 맛은 쓰며[苦] 독이 없다. 골증(骨蒸)과 허로열(虛勞熱)을 낫게 하고 간

담(肝膽)을 보하며 눈을 밝게 하고 어린이가 오랜 이질로 감질(疳疾)이 된 것과 경간(驚癎), 부인의 임신중 열과 남자의 번열(煩熱)을 낫게 한다.

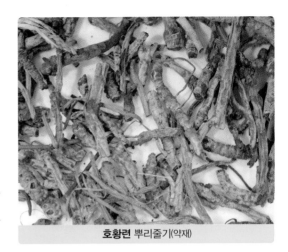
호황련 뿌리줄기(약재)

홍두구 紅豆蔲 | 대고량강의 열매

성질이 따뜻하고[溫] 맛은 매우며[辛](쓰다[苦]고도 한다) 독이 없다. 물 같은 설사를 하며 복통과 곽란으로 신물을 토하는 것을 낫게 하고 술독을 풀어주며 산람장기 독을 없앤다.

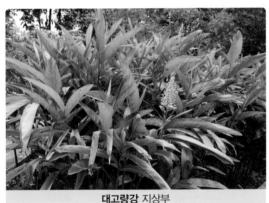
대고량강 지상부

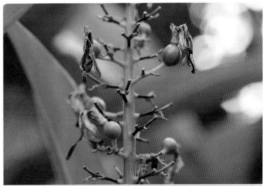
대고량강 열매

감송향 甘松香 | 감송의 뿌리와 뿌리줄기

성질이 따뜻하고[溫] 맛은 달며[甘] 독이 없다. 명치 아래와 복통을 낫게 하며 기를 내린다.

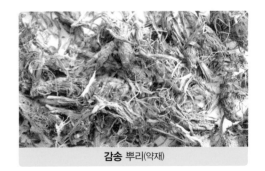
감송 뿌리(약재)

원의 垣衣 | 담에 자란 이끼

성질이 서늘하고[冷] 맛은 시며[酸] 독이 없다. 황달과 속이 답답한 것과 장위(腸胃)에 갑자기 센 열이 있는 것을 낫게 한다. 오래된 담장의 북쪽 그늘진 곳에 있는 푸른 이끼이다[본초].

지의 地衣 | 땅에 낀 이끼

성질이 서늘하고[冷] 약간 독이 있다. 갑자기 가슴앓이가 생긴 것과 중악(中惡)을 낫게 한다. 이는 음습한 땅에 햇볕이 쪼여 생기는 이끼이다.

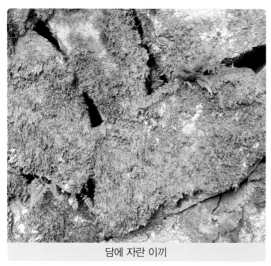

담에 자란 이끼

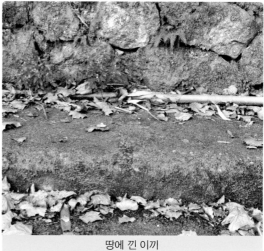

땅에 낀 이끼

정중태 井中苔 | 우물 안에 자란 이끼

성질이 매우 차며[大寒] 열창(熱瘡), 칠창(漆瘡), 수종(水腫)을 낫게 한다[본초].

옥유 屋遊 | 오래된 기와 지붕의 북쪽 응달에 자라는 푸른 이끼

갈증을 멎게 하고 소장과 방광의 기를 잘 돌게 한다. 성질은 차고[寒] 맛은 달다[甘]. 오래된 지붕의 북쪽 그늘 쪽에 생긴 푸른 이끼이다[본초].

예장 鱧腸 | 한련초의 전초

성질이 보통이고[平] 맛은 달고[甘] 시며[酸] 독이 없다. 혈리나 침자리나 뜸자리가 헌 것이 터져서 피가 계속 나오는 것을 낫게 한다. 수염과 머리털을 자라게 하고 모든 헌 데에 붙인다.

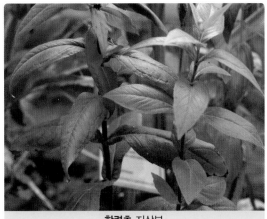

한련초 지상부

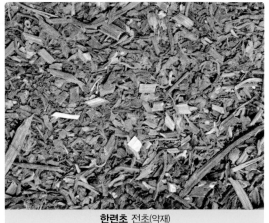

한련초 전초(약재)

모향화 茅香花 | 띠 그리고 향모(레몬그라스)의 꽃

성질이 따뜻하고[溫] 맛은 쓰며[苦] 독이 없다. 피를 토하는 것, 코피가 나는 것을 멎게 하고 구창(灸瘡)과 쇠붙이에 다친 데 붙이면 피와 통증이 멎는다.

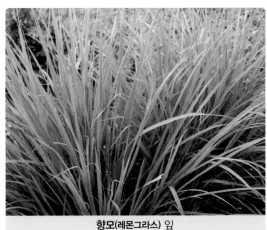

향모(레몬그라스) 잎

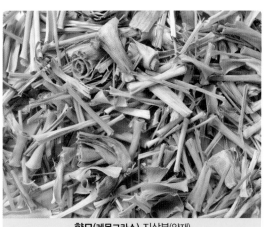

향모(레몬그라스) 지상부(약재)

사군자 使君子 | 사군자의 열매

성질이 따뜻하고[溫] 맛은 달며[甘] 독이 없다. 어린이의 오감(疳)을 낫게 하며 벌레를 죽이고 설사와 이질을 멎게 한다. 처음에 곽사군(郭使君)이 어린이병을 낫게 하는 데 흔히 썼다 하여 이름을 사군자라고 한 것이다.

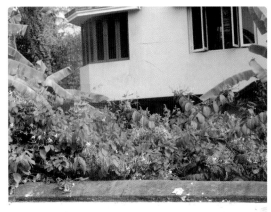

사군자 지상부

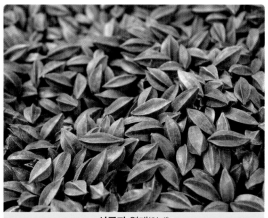

사군자 열매(약재)

백두구 白豆蔻 | 백두구의 열매

성질이 매우 따뜻하고[大溫] 맛은 매우며[辛] 독이 없다. 냉적(冷積)을 낫게 하고 구토와 반위증(反胃證)을 멎게 하며 음식을 삭게 하고 기를 내리게 한다.

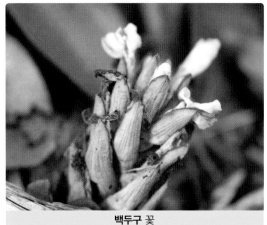

백두구 꽃

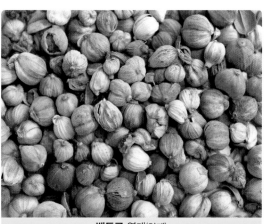

백두구 열매(약재)

부자 附子 | 오두의 어린뿌리

성질이 매우 뜨겁고[大熱] 맛은 맵고[辛] 달며
[甘] 독이 많다. 삼초를 보하고 궐역(厥逆)과
육부(府)에 있는 한랭과 한습으로 위벽증(痿躄
證)이 생긴 것을 낫게 한다. 유산시키는 데는
모든 약 가운데서 가장 좋다. 오두(烏頭), 오훼
(烏喙), 천웅(天雄), 부자(附子), 측자(側子)가 다
한가지 식물이다. 모양이 까마귀 대가리 같은
것을 오두라 하고 두 가닥 진 것은 오훼라 한

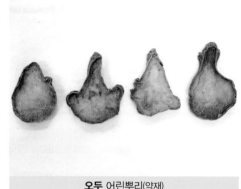

오두 어린뿌리(약재)

다. 가늘고 길이가 3~4치 되는 것을 천웅이라 하며 뿌리 겉에 토란과 같이 붙어 있는
것을 부자라 한다. 겉에 연달아 난 것을 측자라고 한다. 이 다섯 가지 약은 같은 데 생
기는데 이름만 다르다[본초]. 감초, 인삼, 생강을 배합하면 그 독이 없어진다[입문].

오두 烏頭 | 오두의 모근 덩이뿌리

성질이 매우 뜨겁고[大熱] 맛은 맵고[辛] 달며[甘] 독이 없다. 풍, 한, 습으로 생긴 비증
(痺證)을 낫게 하고 가슴에 있는 냉담(冷痰)을 삭게 하며 명치 아래가 몹시 아픈 것을
멎게 하고 적취(積聚)를 헤치며 유산시킨다.

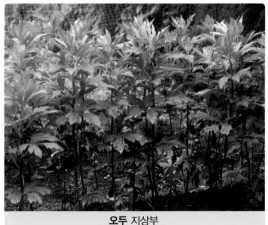

오두 지상부

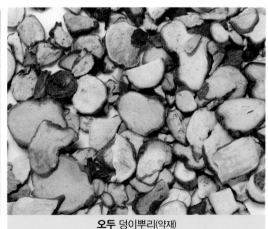

오두 덩이뿌리(약재)

천웅 天雄 | 오두의 가늘고 길다란 덩이뿌리

성질이 매우 뜨겁고[大熱] 맛은 맵고[辛] 달며[甘] 독이 많다. 풍, 한, 습으로 생긴 비증과 역절통(歷節痛)을 낫게 하며 힘줄과 뼈를 튼튼하게 한다. 또 몸을 가볍게 하며 걸음을 잘 걷게 하고 뼈가 아픈 것[骨間痛]을 없애고 적취를 헤친다. 또한 유산시킨다.

반하 半夏 | 반하의 덩이줄기

성질이 보통이고[平](생것은 약간 차고[微寒] 익히면 따뜻하다[溫]) 맛은 매우며[辛] 독이 있다. 상한(傷寒)에 추웠다 열이 났다 하는 것을 낫게 하고 명치 아래에 담열(痰熱)이 그득하게 몰린 것과 기침하고 숨이 찬 것을 낫게 하며 담연(痰涎)을 삭이며 음식을 잘 먹게 한다. 비(脾)를 튼튼하게 하고 토하는 것을 멎게 하며 가슴 속의 담연을 없앤다. 또 학질을 낫게 하며 유산시킨다.

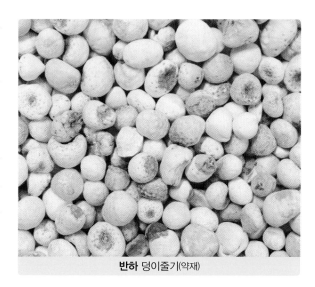

반하 덩이줄기(약재)

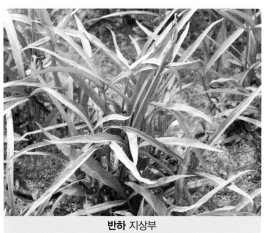

반하 지상부

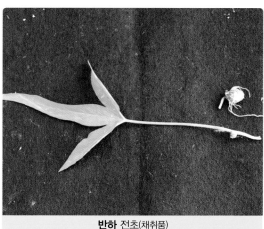

반하 전초(채취품)

대황 大黃 | 장엽대황, 약용대황 또는 탕구트대황의 뿌리와 뿌리줄기

성질이 매우 차고[大寒] 맛은 쓰며[苦] 독이 없다(독이 있다고도 한다). 어혈과 월경이 막힌 것을 나가게 하며 징가와 적취를 삭이고 대소변을 잘 통하게 한다. 온장(溫瘴)과 열병을 치료하고 옹저(癰疽)와 창절(瘡癤)과 종독[腫毒]을 낫게 한다. 장군풀[將軍]이라고 한다.

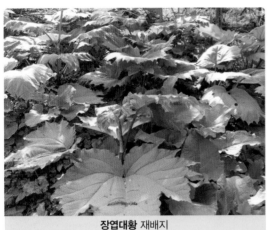

장엽대황 재배지

장엽대황 뿌리(약재)

정력자 葶藶子 | 다닥냉이의 씨

성질이 차고[寒] 맛은 맵고[辛] 쓰며[苦] 독이 없다. 폐에 고름이 차서 숨이 가빠지고 기

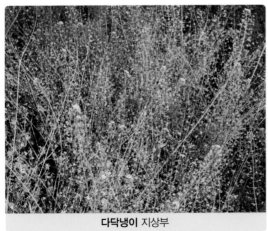

다닥냉이 지상부

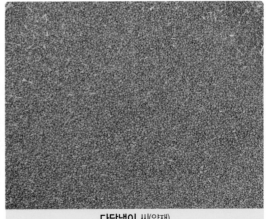

다닥냉이 씨(약재)

침하는 것을 낫게 한다. 숨이 찬 것을 진정시키고 가슴 속에 담음을 없앤다. 피부 사이에 있던 좋지 못한 물이 위로[上] 넘쳐나서 얼굴과 눈이 부은 것을 낫게 하고 오줌을 잘 나가게 한다.

낭탕자 莨菪子 | 사리풀의 씨

성질이 차고[寒] 맛은 쓰고[苦] 달며[甘] 독이 많다. 치통을 멎게 하며 거기에서 벌레가 나오게 한다. 많이 먹으면 미쳐서 돌아다니며 헛것이 보인다고 한다.

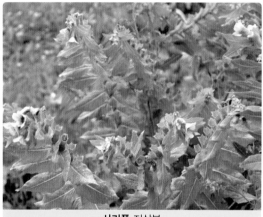

사리풀 지상부

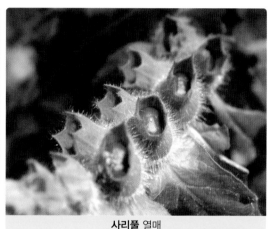

사리풀 열매

초호 草蒿 | 개똥쑥 또는 개사철쑥의 지상부

허로를 낫게 하고 식은땀[盜汗]을 멎게 하며 뼈마디에 있는 열매를 없애고 눈을 밝게 한다. 중초를 보하고 기를 도와주며 얼굴색을 좋게 하고 흰 머리칼을 검게 하며 열황(熱黃)을 낫게 하고 사기(邪氣)와 귀독(鬼毒)을 없앤다.

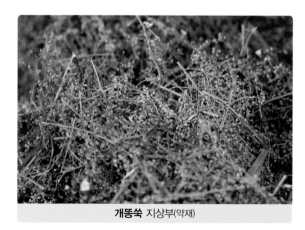

개똥쑥 지상부(약재)

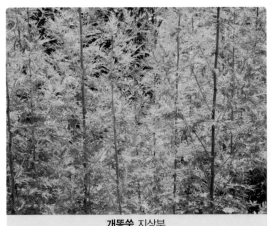

개똥쑥 지상부

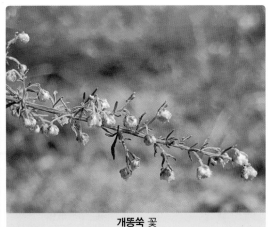

개똥쑥 꽃

선복화 旋復花 | 금불초의 꽃

성질이 약간 따뜻하고[微溫] 맛은 짜며[鹹] 조금 독이 있다. 가슴에 잘 떨어지지 않는 담연이 있고 가슴과 옆구리에 담과 물이 있어 양 옆구리가 창만한 것을 낫게 한다. 음식 맛을 나게 하며 구역을 멎게 하고 방광에 쌓인 물을 내보내고 눈을 밝게 한다. 일명 금비초(金沸草)라고도 하는데 잎은 큰 국화와 비슷하다.

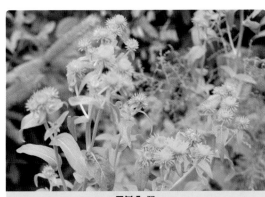

금불초 꽃

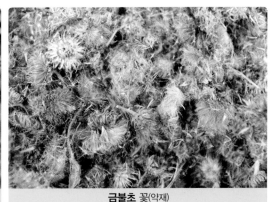

금불초 꽃(약재)

여로 藜蘆 | 박새 또는 참여로의 뿌리줄기와 뿌리

성질이 차고[寒] 맛은 맵고[辛] 쓰며[苦] 독이 많다. 머리에 난 부스럼, 옴으로 가려운 것, 악창과 버짐을 낮게 한다. 굳은 살[死肌]을 없애며 여러 가지 벌레를 죽이고 가름막 위의 풍담(風痰)을 토하게 한다.

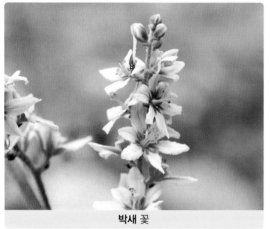

박새 꽃

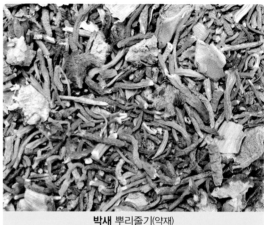

박새 뿌리줄기(약재)

사간 射干 | 범부채의 뿌리줄기

성질이 보통이고[平] 맛은 쓰며[苦] 조금 독이 있다. 후비(喉痺)와 목 안이 아파 물이나 죽물을 넘기지 못하는 것을 낮게 한다. 오랜 어혈이 심비(心脾)에 있어서 기침하거나 침을 뱉거나 말을 할 때 냄새가 나는 것을 낮게 하고 뭉친 담을 없애며 멍울이 진 것을 삭게 한다.

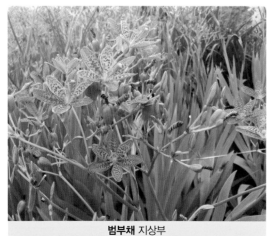

범부채 지상부

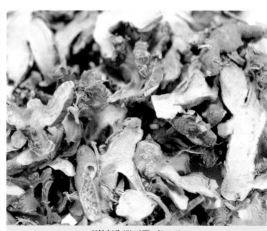

범부채 뿌리줄기(약재)

사함 蛇含 | 가락지나물의 전초

성질이 약간 차고[微寒] 맛은 쓰며[苦] 독이 없다. 쇠붙이에 다친 데[金瘡], 옹저, 치질, 서루(鼠瘻), 악창(惡瘡)과 머리에 난 부스럼을 낫게 한다. 뱀, 벌, 독사에게 물린 독을 없애고 풍진(風疹)과 옹종(癰腫)을 낫게 한다. 옛사람이 보니 뱀이 상처를 입었는데 다른 뱀이 이 풀을 물어다가 상처에 붙여준 후 상해 있던 뱀이 이어 기어갔다고 한다. 그래서 이것을 상처에 써보았더니 효과가 있었다고 한다. 그리하여 사함초라 하였다[입문].

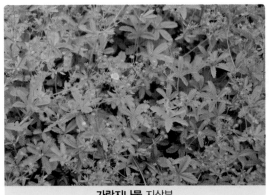
가락지나물 지상부

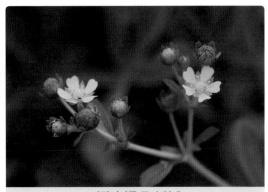
가락지나물 꽃과 열매

상산 常山 | 상산의 뿌리

성질이 차고[寒] 맛은 쓰고[苦] 매우며[辛] 독이 있다. 여러 가지 학질을 낫게 하고 담연을 토하게 하며 추웠다 열이 났다 하는 것을 낫게 한다. 생것을 쓰면 몹시 토하게 되므

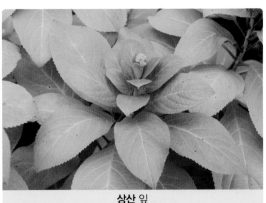
상산 잎

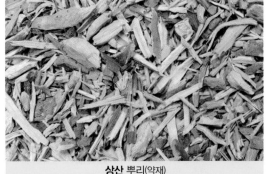
상산 뿌리(약재)

약으로 쓰는 **풀** … 439

로 술에 하룻밤 담갔다가 찌거나 혹은 볶거나 식초에 담갔다가 달여서 쓰면 가슴이 답답한 것이 없어지면서 토하지 않는다[입문].

촉칠 蜀漆 | 상산의 싹

상산의 싹[常山苗]이다. 음력 5월에 잎을 뜯어 햇볕에 말린다. 장학, 귀학(鬼瘧)을 낫게 하며 토하게 한다. 감초 물에 두 번 쪄서 햇볕에 말려 쓴다[입문].

감수 甘遂 | 감수의 덩이뿌리

성질이 차고[寒] 맛은 쓰고[苦] 달며[甘] 독이 있다. 열두 가지 수종을 내리고 얼굴이 부은 것과 명치 밑과 배가 창만한 것을 낫게 하며 대소변을 잘 나가게 한다.

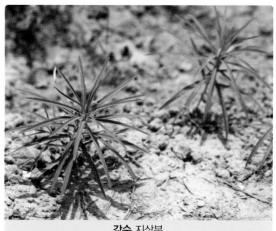

감수 지상부

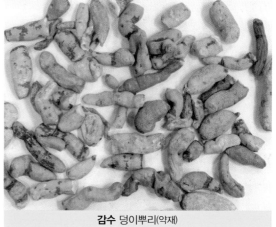

감수 덩이뿌리(약재)

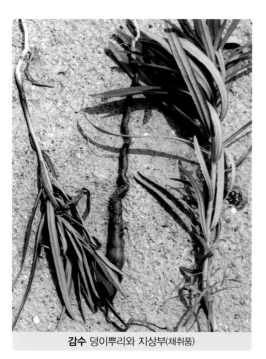

감수 덩이뿌리와 지상부(채취품)

440

백렴 白斂 | 가회톱의 덩이뿌리

성질이 보통이고[平](약간 차다[微寒]고도 한다) 맛은 쓰고[苦] 달며[甘] 독이 없다. 옹저, 창종(瘡腫), 등창[發背], 나력(瘰癧), 장풍(腸風), 치루(痔瘻)와 얼굴이 부르터서 허는 것, 다쳐서 상한 것, 칼이나 화살에 상한 것 등을 낫게 한다. 새살이 살아나게 하고 통증을 멎게 하며 종독과 끓는 물이나 불에 덴 데 바른다.

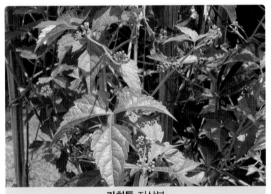

가회톱 지상부

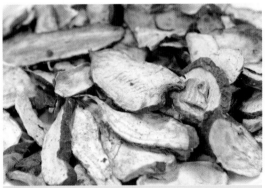

가회톱 덩이뿌리(약재)

적렴 赤斂 | 가회톱 덩이뿌리의 내부가 붉은 것

약의 효능과 모양은 가회톱과 같은데 다만 겉과 속이 다 붉을 뿐이다[입문].

백급 白芨 | 자란의 덩이줄기

성질이 보통이고[平](약간 차다[微寒]고 도 한다) 맛은 쓰고[苦] 매우며[辛] 독이 없다. 옹종, 악창, 패저(敗疽), 등창, 나 력, 장풍, 치루와 칼이나 화살에 상한 것, 다쳐서 상한 것, 끓는 물이나 불에 덴 것 등을 낫게 한다.

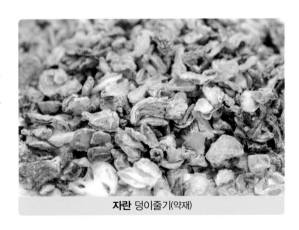

자란 덩이줄기(약재)

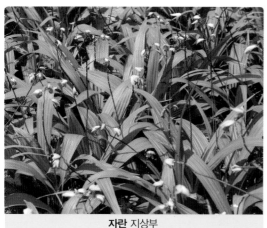

자란 지상부

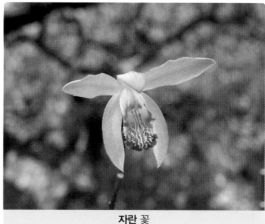

자란 꽃

대극 大戟 | 대극의 뿌리

성질이 차고[寒] 맛은 쓰고[苦] 달며[甘] 조금 독이 있다. 고독(蠱毒)과 열두 가지 수종, 창만을 낫게 하고 대소장을 잘 통하게 한다. 약독을 내려보내고 돌임황달[天行黃疸]과 온학(溫瘧)을 낫게 하며 징결(癥結)을 헤치고 유산시킨다.

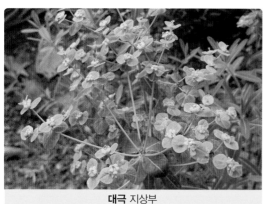

대극 지상부

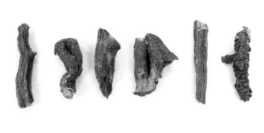

대극 뿌리(약재)

택칠 澤漆 | 등대풀의 전초

부종을 낫게 하며 대소장을 잘 통하게 하고 학질을 낫게 한다. 이는 대극의 싹이다. 음력 4~5월에 뜯는다[본초].

관중 貫衆 | 관중의 뿌리줄기

성질이 약간 차고[微寒] 맛은 쓰며[苦] 독이 있다. 모든 독을 풀리게 하며 삼충을 죽이고 촌백충(寸白蟲)을 없애며 징가를 삭인다.

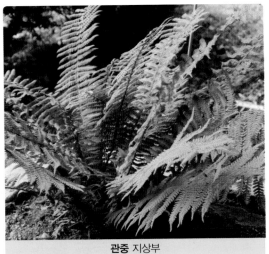

관중 지상부

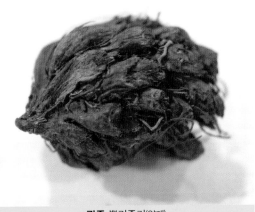

관중 뿌리줄기(약재)

낭아 狼牙 | 짚신나물의 전초

성질이 차고[寒] 맛은 쓰고[苦] 시며[酸] 독이 있다. 옴으로 가려운 것과 악창, 치질을 낫게 하고 촌백충 및 배 속의 모든 충을 죽인다.

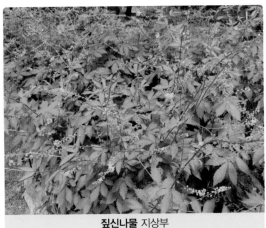

짚신나물 지상부

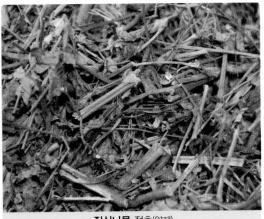

짚신나물 전초(약재)

양척촉 羊躑躅 | 양척촉의 꽃

성질이 따뜻하고[溫] 맛은 매우며[辛] 독이 많다. 온학, 귀주(鬼疰), 고독을 낫게 한다.

상륙 商陸 | 자리공의 뿌리

성질이 보통이고[平](서늘하다[冷]고도 한다) 맛은 맵고[辛] 시며[酸] 독이 많다. 열 가지 수종과 후비로 목이 막힌 것을 낫게 하고 고독을 없애며 유산되게 하고 옹종을 낫게 한다. 헛것에 들린 것을 없애고 악창에 붙이며 대소변을 잘 통하게 한다.

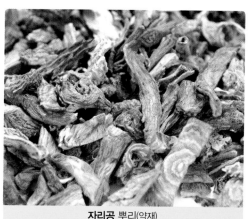

자리공 뿌리(약재)

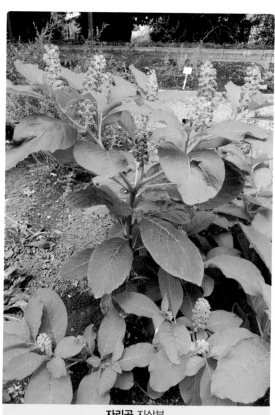

자리공 지상부

청상자 靑箱子 | 개맨드라미의 씨

성질이 약간 차고[微寒] 맛은 쓰며[苦] 독이 없다. 간의 열독(熱毒)이 눈으로 치밀어 눈에 피가 지고 예장이 생겼거나 청맹(靑盲)이 되거나 예막이 생기고 부은 것을 낫게 한다. 풍으로 몸이 가려운 것을 낫게 하고 삼충을 죽이고 악창과 음부의 익창(䘌瘡)을 낫게 한다. 귀와 눈을 밝게 하고 간기를 진정시킨다.

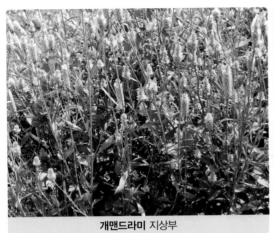

개맨드라미 지상부

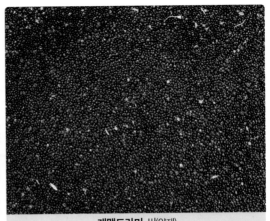

개맨드라미 씨(약재)

계관화 鷄冠花 | 맨드라미의 꽃

성질이 서늘하고[凉] 독이 없다. 장풍(腸風)으로 피를 쏟는 것과 적백이질, 부인의 붕루, 대하를 멎게 한다. 꽃이 닭의 볏과 비슷하기 때문에 계관화라고 한 것이다. 약에 넣을 때는 볶아[炒] 쓴다[본초].

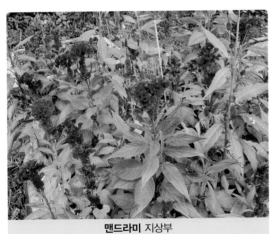

맨드라미 지상부

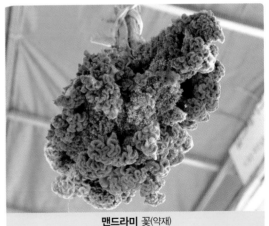

맨드라미 꽃(약재)

위령선 威靈仙 | 으아리의 뿌리와 뿌리줄기

여러 가지 풍을 없애고 오장의 작용을 잘하게 하며 배 속에 냉으로 생긴 체기, 가슴에

있는 담수(痰水), 징가, 현벽(痃癖), 방광에 고인 고름과 나쁜 물[惡水], 허리와 무릎이
시리고 아픈 것을 낫게 한다. 오래 먹으면 온역과 학질에 걸리지 않는다.

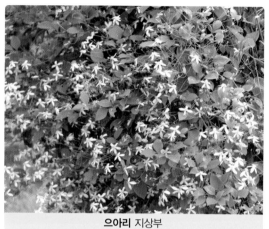
으아리 지상부

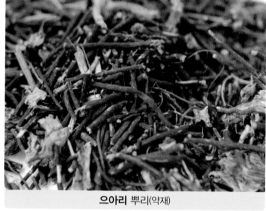
으아리 뿌리(약재)

견우자 牽牛子 | 나팔꽃의 씨

성질이 차고[寒] 맛은 쓰며[苦] 독이 있다. 기를 잘 내리며 수종(水腫)을 낫게 하고 풍독을
없애며 대소변을 잘 나가게 하고 찬 고름을 밀어내고 고독(蠱毒)을 없애며 유산시킨다.

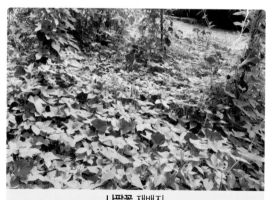
나팔꽃 재배지

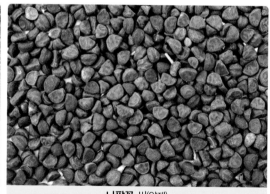
나팔꽃 씨(약재)

비마자 萆麻子 | 피마자의 씨

성질이 보통이고[平] 맛은 달고[甘] 매우며[辛] 조금 독이 있다. 수(水), 창(脹)으로 배가

그득한 것을 낮게 하고 해산을 쉽게 하며 헌데와 상한 데, 옴, 문둥병을 낫게 하며 수징(水癥), 부종(浮腫), 시주(尸疰), 악기(惡氣)를 없앤다.

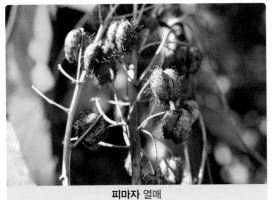
피마자 열매

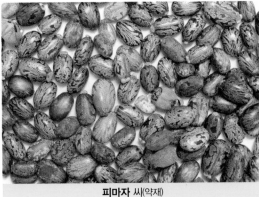
피마자 씨(약재)

삭조 蒴藋 | 딱총나무의 줄기와 가지

성질이 따뜻하고[溫](서늘하다[凉]고도 한다) 맛은 시며[酸] 독이 있다. 풍으로 가려운 것, 두드러기가 돋으면서 몸이 가려운 것, 와창, 문둥병, 풍비를 낫게 한다.

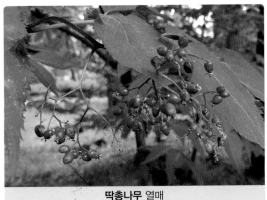
딱총나무 열매

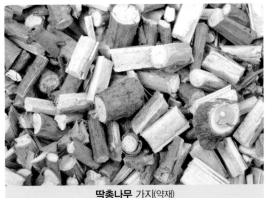
딱총나무 가지(약재)

천남성 天南星 | 천남성의 덩이뿌리

성질이 보통이고[平] 맛은 쓰고[苦] 매우며[辛] 독이 있다. 중풍을 낫게 하고 담을 삭이며 가슴을 편안하게 하고 옹종을 삭게 하며 유산시키고 또 파상풍(破傷風)을 낫게 한다.

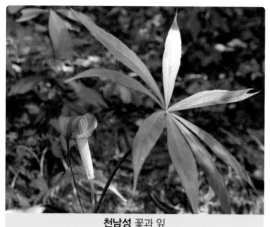

천남성 꽃과 잎

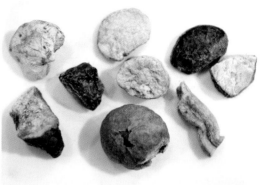

천남성 덩이뿌리(약재)

귀구 鬼臼 | 팔각련 또는 육각련의 뿌리줄기와 뿌리

전체가 천남성과 비슷하여 판단하기 어렵다. 다만 천남성의 뿌리는 작고 연약하며 살이 많고 결이 작아서 구우면 잘 터지고 귀구의 뿌리는 큰 것으로 구별한다[본초].

양제근 羊蹄根 | 참소리쟁이의 뿌리

성질이 차고[寒] 맛은 쓰고[苦] 매우며[辛] 독이 없다(독이 조금 있다고도 한다). 머리털이 빠지는 것, 옴, 버짐, 옹저, 치질, 여자의 음식창(陰蝕瘡), 침음창(浸淫瘡)을 낫게 하고 여러 가지 충을 죽이며 고독을 낫게 하고 종독에 붙인다.

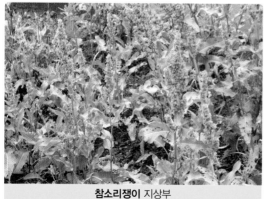

참소리쟁이 지상부

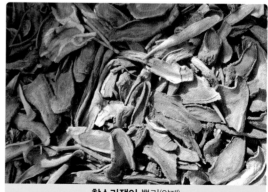

참소리쟁이 뿌리(약재)

양제실 羊蹄實 | 참소리쟁이의 씨

성질이 보통이고[平] 맛은 쓰고[苦] 떫으며[澁] 독이 없다. 적리와 백리[赤白痢]를 낫게 한다[본초].

양제엽 羊蹄葉 | 참소리쟁이의 잎

어린이의 감충(疳蟲)을 없앤다. 나물을 만들어 먹는다[본초].

산모 酸摸 | 수영의 뿌리

성질이 서늘하고[凉] 맛은 시며[酸] 독이 없다. 어린이가 열이 세게 나는 것을 내린다. 그 순을 꺾어서 생것을 먹거나 즙을 내어 먹는다. 소리쟁이 뿌리와 비슷한데 가늘며 맛은 시다. 먹을 수 있다[본초].

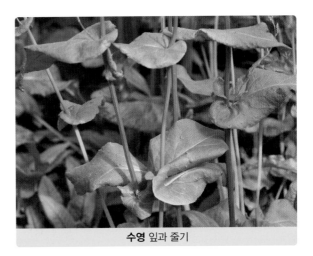
수영 잎과 줄기

고근 菰根 | 줄의 뿌리와 뿌리줄기

성질이 매우 차고[大寒] 맛은 달며 [甘] 독이 없다. 장위(腸胃)에 고질이 된 열을 내리고 소갈을 멎게 한다. 눈이 노란 것을 낫게 하고 대소변을 잘 나가게 하며 열리(熱痢)를 멎게 하고 주사비[面皶]와 낯이 붉은 것을 낫게 한다. 그러나 속을 훑어 내리므로 많이 먹지 말아야 한다.

편축 萹蓄 | 마디풀의 전초

성질이 보통이고[平] 맛은 쓰며[苦](달다[甘]고도 한다) 독이 없다. 가려운 종기, 치질을 낫게 한다. 삼충(三蟲)을 죽이며 회충으로 인한 통증을 없앤다. 열로 생긴 임증(淋證)을 낫게 하며 소변을 잘 나오게 한다.

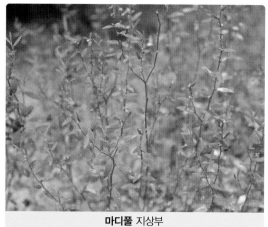

마디풀 지상부

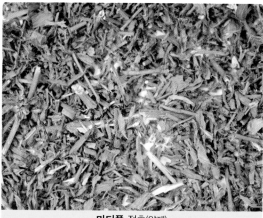

마디풀 전초(약재)

낭독 狼毒 | 피뿌리풀의 뿌리

성질이 보통이고[平] 맛은 매우며[辛](쓰다[苦]고도 한다) 독이 많다. 적취(積聚), 징벽(癥癖), 담음을 삭이고 귀정(鬼精) 및 고독과 새와 짐승의 독을 없앤다.

희렴 稀薟 | 진득찰 또는 털진득찰의 지상부

성질이 차고[寒] 맛은 쓰며[苦] 조금 독이 있다. 열닉(熱䘌)으로 속이 답답하고[煩] 그득한[滿] 것을 낫게 하고 풍비(風痹)를 낫게 한다. 먹는 법은《신농본초경》에 자세히 쓰여 있다.

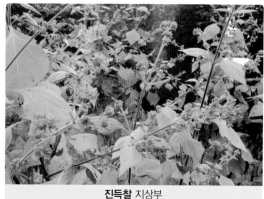

진득찰 지상부

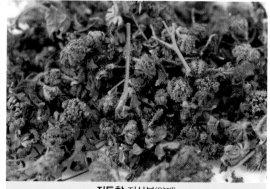

진득찰 지상부(약재)

저근 苧根 | 모시풀의 뿌리

성질이 차고[寒](보통이다[平]고도 한다) 맛은 달며[甘] 독이 없다. 어린이의 적단(赤丹)과
독종(毒腫), 부인의 태루[漏胎]로 하혈하는 것, 산전산후에 속에 열이 있어서 안타깝게
답답한 것[煩悶]을 낫게 한다. 오림(五淋)과 돌림열병[天行熱疾]으로 몹시 갈증이 나고
미쳐 날뛰는 것을 낫게 한다. 독약을 묻힌 화살, 뱀, 벌레에게 상한 데 붙인다[본초].

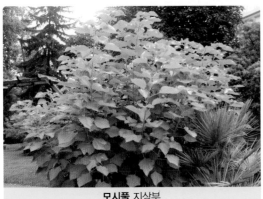
모시풀 지상부

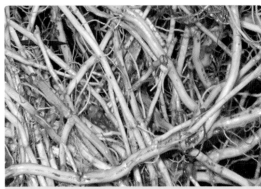
모시풀 뿌리(채취품)

지저즙 漬苧汁 | 모시풀을 담근 즙

소갈과 열림을 낫게 하는데 물에 풀어 마신다[본초].

마편초 馬鞭草 | 마편초의 지상부

성질이 서늘하고[凉] 맛은 매우며[辛](쓰
다[苦]고도 한다) 독이 없다(독이 있다고도
한다). 징벽(癥癖)과 혈가(血瘕), 오랜 학
질을 낫게 하고 어혈을 헤치며 월경을
잘하게 한다. 충을 죽이며 하부의 익창
을 잘 낫게 한다[본초].

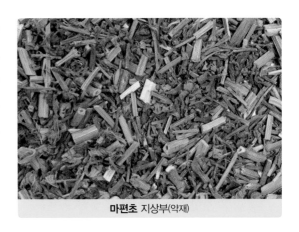
마편초 지상부(약재)

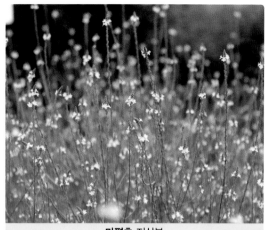

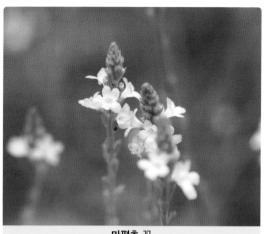

마편초 지상부

마편초 꽃

하수오 何首烏 | 큰조롱 또는 하수오의 덩이뿌리

강원도에서는 은조롱이라고 하고 황해도에서는 새박뿌리라 하는데 성질이 보통이고 [平] 따뜻하며[溫] 맛은 쓰고[苦] 떫으며[澁](달다[甘]고도 한다) 독이 없다. 나력, 옹종과 다섯 가지 치질을 낫게 하며 여러 해 된 허로로 여윈 것, 담벽, 풍허(風虛)로 몸이 몹시 상한 것을 낫게 한다. 부인이 몸 푼 뒤에 생긴 여러 가지 병과 적백대하를 멎게 한다. 혈기를 보하며 힘줄과 뼈를 튼튼하게 하고 정수(精髓)를 보충하며 머리털을 검게 한다. 또 얼굴빛을 좋게 하고 늙지 않게 하며 오래 살게 한다. 원래 이름은 야교등(夜交藤)인데 하수오(何首烏)라는 사람이 먹고 큰 효과를 본 데서 하수오라는 이름을 붙이게 되었다. 이 사람은 본래 몸이 약하였고 늙어서는 아내도 자식들도 없었다. 하루는 취해서 밭에 누워 있었는데 한 덩굴에 두 줄기가 따로 난 풀의 잎과 줄기가 서너 번 서로 감겼다 풀렸다 하는 것이 보였다. 이상하게 생각되어 마침내 그 뿌리를 캐어 햇볕에 말려 짓찧은 다음 가루 내어 술에 타서 7일 동안 먹었더니 그리운 사람이 있었고 백 일이 지나서는 오랜 병들이 다 나았다. 10년 후에는 여러 명의 아들을 낳았고 130세까지 살았다.

우리나라 공정서인 《대한민국약전외한약(생약)규격집》에서 백수오(白首烏)는 은조롱 *Cynanchum wilfordii*(박주가리과)의 덩이뿌리로 규정하고 있다. 덩이뿌리인 백수오는 원뿔 모양으로 바깥면은 회황색 또는 황갈색이며 꺾인 면은 백색이다. *Polygonum*

452

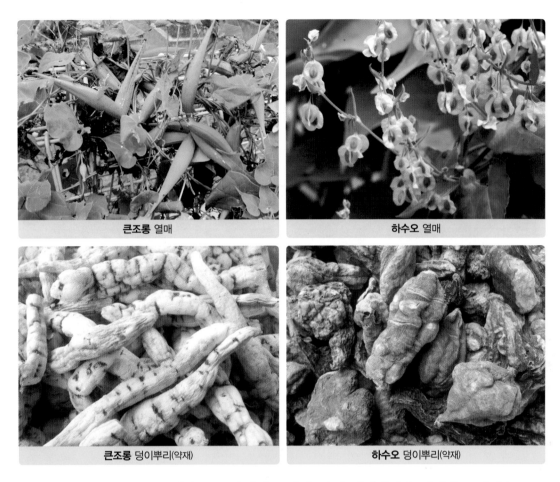

| 큰조롱 열매 | 하수오 열매 |
| 큰조롱 덩이뿌리(약재) | 하수오 덩이뿌리(약재) |

multiflorum(마디풀과)은 하수오로 불리기도 하며 이의 덩이뿌리를 이전에는 적하수오로 불렀다. 모양은 방추형이며 바깥면은 적갈색 또는 흑갈색, 횡단면은 연한 유황색 또는 연한 갈색이다.

백두옹 白頭翁 | 할미꽃의 뿌리

성질이 차고[寒] 맛은 쓰며[苦] 조금 독이 있다. 적독리(赤毒痢)와 혈리(血痢)에 많이 쓰며 목에 생긴 영류, 나력을 낮게 하며 사마귀를 없애고 머리에 생긴 피부병[癩頭瘡, 나두창]을 낮게 한다. 줄기 끝에 1치 남짓한 희고 가는 털이 있어 흩어져 드리운 것이 마치 할아버지의 흰 머리털과 비슷하기 때문에 백두옹이라 한 것이다. 음력 8월에 뿌리를 캐 햇볕에 말린다[본초].

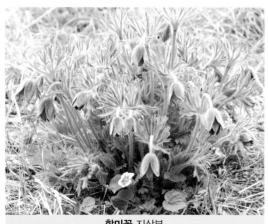

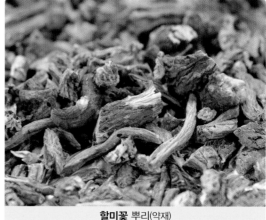

할미꽃 지상부

할미꽃 뿌리(약재)

파초근 芭蕉根 | 파초의 뿌리줄기

성질이 차고[寒] 맛은 달며[甘] 독이
없다. 돌림열병으로 미쳐 날뛰고 안
타깝게 답답해하는 것[煩悶]과 소갈
을 낫게 한다. 즙을 내어 마신다. 종
독에 붙이고 겸하여 머리털이 빠진
데 바른다[본초].

파초유 芭蕉油 | 파초의 기름

두풍으로 머리털이 빠지는 것과 끓는
물이나 불에 덴 것을 낫게 한다. 또 풍
간(風癎)으로 거품을 물면서 아찔해서
넘어지려고 하는 데 마시면 곧 토하고
이내 낫는다.

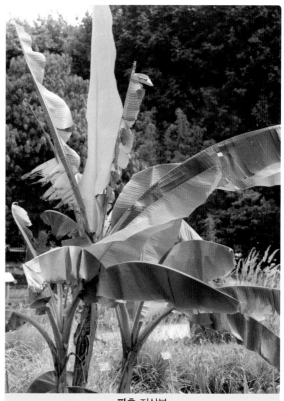

파초 지상부

노근 蘆根 | 갈대의 뿌리줄기

성질이 차고[寒] 맛은 달며[甘] 독이 없다. 소갈과 외감열[客熱]을 낫게 하고 음식맛이 나게 하며 목이 메는 것, 딸꾹질하는 것을 멎게 한다. 임신부의 심열과 이질, 갈증을 낫게 한다.

노화 蘆花 | 갈대의 꽃

이름을 봉농(蓬蕽)이라고 한다. 곽란을 잘 낫게 한다. 달여서 물을 먹는다[본초].

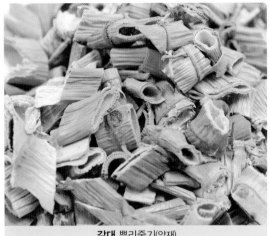

갈대 뿌리줄기(약재)

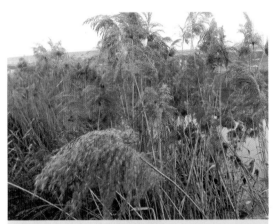

갈대 지상부

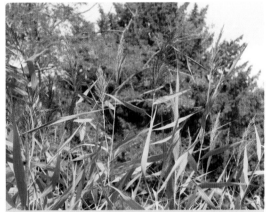

갈대 꽃과 잎

마두령 馬兜鈴 | 쥐방울덩굴의 열매

성질이 차고[寒](보통이다[平]고도 한다) 맛은 쓰며[苦] 독이 없다. 폐에 열이 있어서 기침하고 숨찬 것을 낫게 하고 폐를 시원하게 하며 기를 내린다. 곳곳에 있는데 덩굴이 나무에 감겨 뻗어 나가며 씨의 생김새는 방울 같다. 4~5쪽으로 갈라졌고 잎이 떨어진 다음에도 방울은 드리워 말의 목에 단 방울과 같기 때문에 마두령이라 한다.

마두령근 馬兜鈴根 | 쥐방울덩굴의 뿌리

혈치(血痔)와 누창(瘻瘡)을 낫게 한다. 생김새가 목향과 비슷하며 새끼손가락만큼 크고 붉고 누른색이다. 이름을 토청목향(土靑木香)이라고 하며 또 독행근(獨行根)이라고도 한다. 음력 3월에 뿌리를 캐 구워 쓴다[본초].

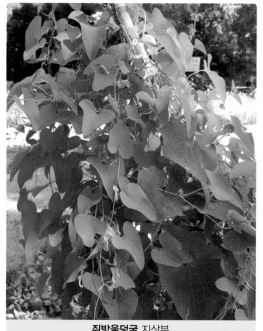

쥐방울덩굴 지상부

유기노초 劉寄奴草 | 기호의 전초

성질이 따뜻하고[溫] 맛은 쓰며[苦] 독이 없다. 어혈을 헤치고 창만을 내리며 월경을 잘하게 하고 징결(癥結)을 풀리게 한다. 송(宋)나라 고조(高祖) 유유(劉裕)가 어릴 때 이름이 기노(寄奴)였는데 그가 쇠붙이에 다쳤던 출혈을 이 풀로 치료하여 신기하게 나았기 때문에 유기노라 한 것이다[입문].

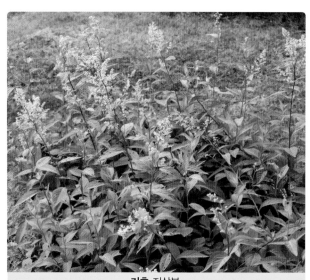

기호 지상부

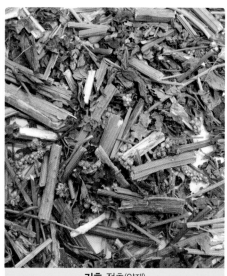

기호 전초(약재)

골쇄보 骨碎補 | 곡궐의 뿌리줄기

성질이 따뜻하고[溫](보통이다[平]고도 한다) 맛은 쓰며[苦] 독이 없다. 어혈을 헤치고 피를 멈추며 부러진 것을 이어지게 하고 악창이 썩어 들어가는 것을 낫게 하고 충을 죽인다.

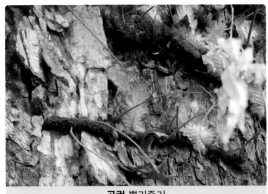

곡궐 뿌리줄기

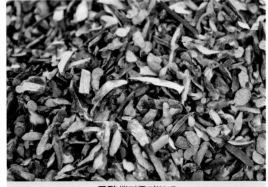

곡궐 뿌리줄기(약재)

연교 連翹 | 의성개나리의 열매

성질이 보통이고[平] 맛은 쓰며[苦] 독이 없다. 나력, 옹종, 악창, 영류(癭瘤)와 열이 뭉친 것, 고독을 낫게 하며 고름을 빨아내고[排] 창절(瘡癤)을 낫게 하며 통증을 멎게 한다. 오림과 오줌이 막힌 것을 낫게 하고 심에 열이 있는 것을 없앤다.

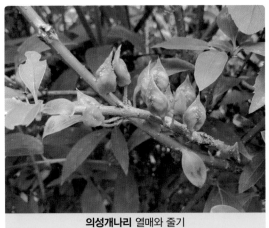

의성개나리 열매와 줄기

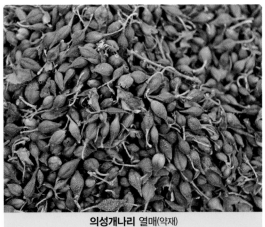

의성개나리 열매(약재)

속수자 續隨子 | 속수자의 씨

성질이 따뜻하고[溫] 맛은 쓰며[苦] 독이 있다. 징가(癥瘕), 현벽(痃癖), 어혈, 고독과 명치 밑이 아픈 것을 낫게 하고 대소장을 잘 통하게 한다. 오래된 체기를 내리고 적취를 헤친다[破積聚].

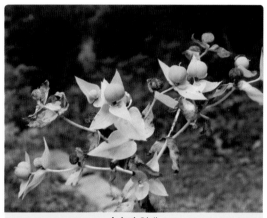

속수자 열매

속수자 씨(약재)

여여 藺茹 | 낭독 또는 풍도대극의 뿌리

성질이 차고[寒] 맛은 맵고[辛] 시며[酸] 조금 독이 있다. 궂은 살[惡肉]을 없애며 옴벌레를 죽이고 고름을 빨아내며 굳은 피[惡血]를 없앤다.

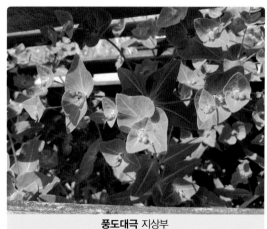

풍도대극 지상부

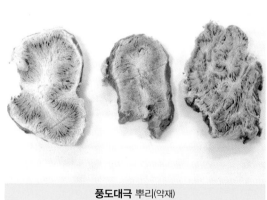

풍도대극 뿌리(약재)

사매 蛇莓 | 뱀딸기의 전초

성질이 매우 차고[大寒](서늘하다[凉]고도 한다) 맛은 달고[甘] 시며[酸] 독이 있다. 가슴과 배가 몹시 뜨거운 것을 낫게 하고 월경을 잘하게 하며 옆구리에 생긴 창종을 삭게 한다. 뱀이나 벌레한테 물린 데 붙인다.

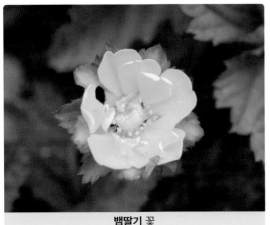

뱀딸기 꽃

뱀딸기 열매와 잎

율초 葎草 | 한삼덩굴의 지상부

성질이 차고[寒] 맛은 달며[甘] 독이 없다. 오림을 낫게 하며 수리(水痢)를 멈추고 학질을 낫게 하며 문둥병을 낫게 한다.

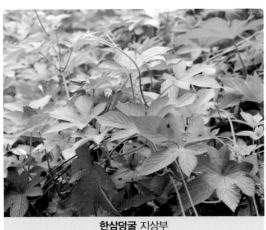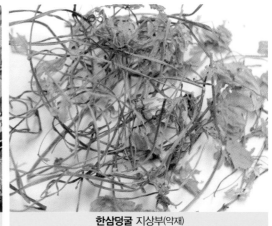

한삼덩굴 지상부

한삼덩굴 지상부(약재)

학슬 鶴虱 | 담배풀의 열매

성질이 보통이고[平](서늘하다[凉]고도 한다) 맛은 쓰며[苦] 조금 독이 있다. 오장에 있는 충과 회충을 죽이며 학질을 낫게 한다. 겸하여 악창에 붙이기도 한다.

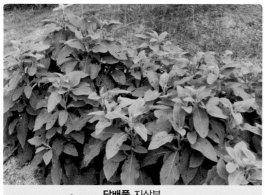

담배풀 지상부

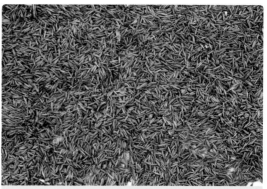

담배풀 열매(약재)

작맥 雀麥 | 참새귀리의 전초

성질이 보통이고[平] 맛은 달며[甘] 독이 없다. 몸풀이[産]를 힘들게 하는 데 달여서 물을 마신다.

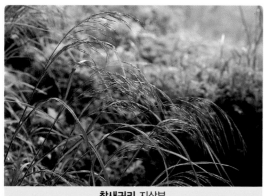

참새귀리 지상부

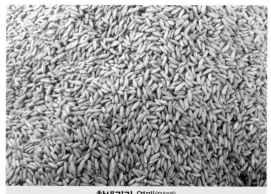

참새귀리 열매(약재)

백부자 白附子 | 백부자의 덩이뿌리

성질이 따뜻하고[溫] 맛은 달고[甘] 매우며[辛] 독이 조금 있다. 중풍으로 목이 쉰 것,

모든 냉(冷)과 풍기(風氣)를 낮게 하고 가슴앓이를 멈춘다. 음낭 밑이 축축한 것을 없애고 얼굴에 난 모든 병을 낮게 하며 흠집을 없앤다.

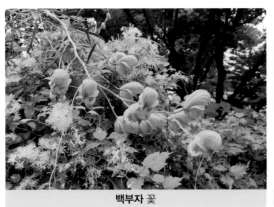
백부자 꽃

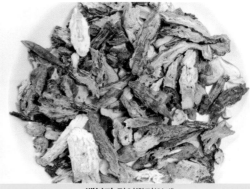
백부자 덩이뿌리(약재)

호로파 葫蘆巴 | 호로파의 씨

성질이 따뜻하고[溫] 맛은 쓰며[苦] 독이 없다. 신이 허랭하여 배와 옆구리가 창만한 것, 얼굴빛이 검푸른 것을 낮게 한다. 신(腎)이 허랭한 것을 낮게 하는 데 가장 요긴한 약이라고 한 데도 있다.

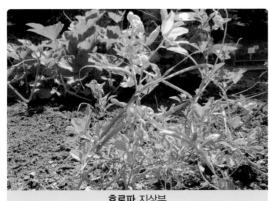
호로파 지상부

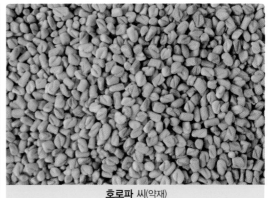
호로파 씨(약재)

목적 木賊 | 속새의 지상부

성질이 보통이고[平] 맛은 달고[甘] 약간 쓰며[微苦] 독이 없다. 간, 담을 보하고 눈을 밝게 하며 예막(瞖膜)을 없애고 장풍(腸風)으로 피를 쏟는 것[下血]을 낫게 하며 혈리를 멎게 한다. 그리고 풍을 몰아내며 월경이 멎지 않는 것과 붕루, 적백대하를 낫게 한다.

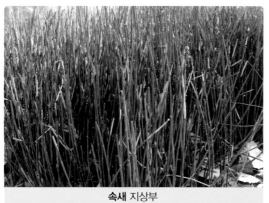

속새 지상부

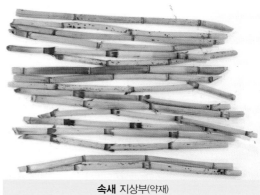

속새 지상부(약재)

포공초 蒲公草 | 민들레의 전초

성질이 보통이고[平] 맛은 달며[甘] 독이 없다. 부인의 유옹(乳癰)과 유종(乳腫)을 낫게 한다.

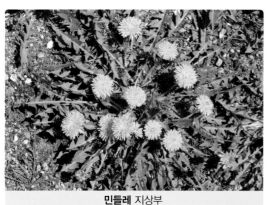

민들레 지상부

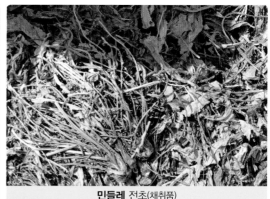

민들레 전초(채취품)

곡정초 穀精草 | 곡정초의 두상화서

성질이 따뜻하고[溫] 맛은 매우며[辛] 독이 없다. 눈병과 후비, 치아가 풍으로 아픈 것, 여러 가지 헌데와 옴을 낫게 한다.

462

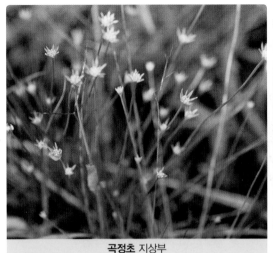

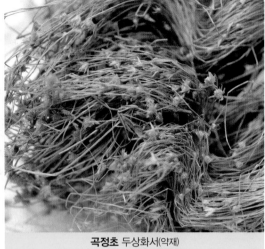

곡정초 지상부

곡정초 두상화서(약재)

┌**초장초** 酢漿草 | 괭이밥의 전초

성질이 차고[寒] 맛은 시며[酸] 독이 없다. 악창과 와창(臥瘡), 누창을 낫게 하며 여러
가지 잔벌레를 죽인다.

┌**작엽하초** 昨葉荷草 | 바위솔의 전초

성질이 보통이고[平] 맛은 시며[酸] 독이 없다. 일명 와송(瓦松)이라고도 한다.

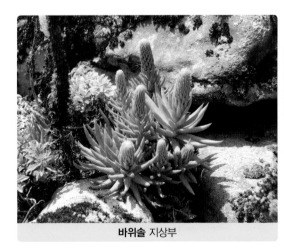

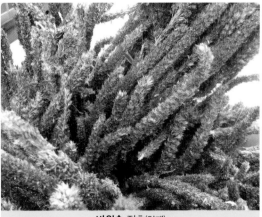

바위솔 지상부

바위솔 전초(약재)

하고초 夏枯草 | 꿀풀의 꽃대

성질이 차고[寒] 맛은 쓰고[苦] 매우며[辛] 독이 없다. 추웠다 열이 났다 하는 나력(瘰癧), 서루(鼠瘻)와 머리에 헌데가 난 것을 낫게 하며 징가와 영류를 삭이고 기가 몰린 것[結]을 헤치고 눈 아픈 것[目疼]을 낫게 한다.

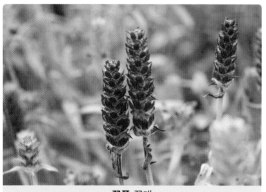

꿀풀 꽃대

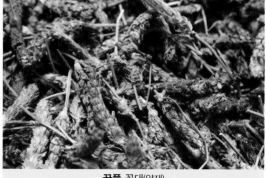

꿀풀 꽃대(약재)

산자고 山茨菰 | 약난초의 헛비늘줄기

독이 조금 있다. 옹종, 누창, 나력, 멍울이 진 것을 낫게 하고 얼굴의 주근깨와 기미를 없앤다.

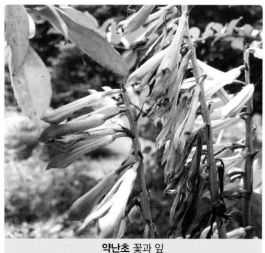

약난초 꽃과 잎

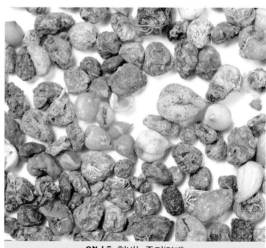

약난초 헛비늘줄기(약재)

등심초 燈心草 | 골풀 줄기의 수

성질이 차고[寒] 맛은 달며[甘] 독이 없다. 오림과 후비(喉痺)를 낫게 한다.

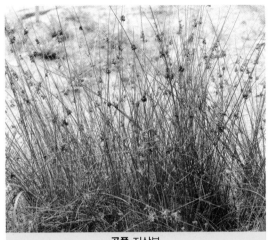

골풀 지상부

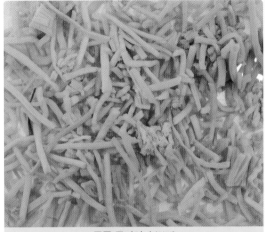

골풀 줄기의 수(약재)

마발 馬勃 | 탈피마발 또는 대마발의 자실체

성질이 보통이고[平] 맛은 매우며[辛] 독이 없다. 목구멍이 메고 아픈 것과 악창을 낫게 한다.

수료 手蓼 | 여뀌의 지상부

성질이 서늘하고[冷] 맛은 매우며[辛] 독이 없다. 뱀독과 각기(脚氣)로 부은 것을 낫게 한다.

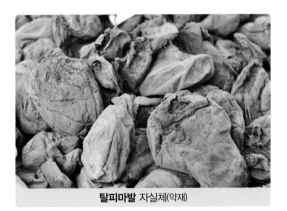

탈피마발 자실체(약재)

수료자 水蓼子 | 여뀌의 씨

나력(瘰癧)과 멍울이 진 것[結核]을 낫게 한다[본초].

훤초근 萱草根 | 원추리의 뿌리와 뿌리줄기

성질이 서늘하고[凉] 맛은 달며[甘] 독이 없다. 오줌이 붉으면서 잘 나오지 않는 것과 몸에 번열이 나는 것, 사림(沙淋)을 낫게 한다. 수기(水氣)를 내리며 주달(酒疸)을 낫게 도 한다. 일명 녹총(鹿葱)이라고도 하고 꽃은 의남(宜男)이라고도 하는데 임신부가 차 고 다니면 아들을 낳게 된다.

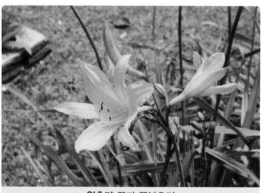

원추리 꽃과 꽃봉오리

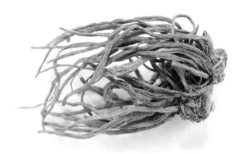

원추리 뿌리(약재)

야자고 野茨菰 | 소귀나물의 덩이줄기

성질이 서늘하고[冷] 맛은 쓰며[苦] 독 이 없다. 석림(石淋)을 낫게 하고 옹종 을 삭이며 소갈을 멎게 한다. 몸 푼 뒤 의 혈민(血悶)과 태민(胎悶)이 나오지 않는 것을 나오게 한다.

패천공 敗天公 | 오래 쓰던 패랭이

성질이 보통이다[平]. 귀주(鬼疰)와 헛 것에 들린 것[精魅]을 낫게 한다. 이는 사람이 오래 쓰고 다니던 참대로 만든

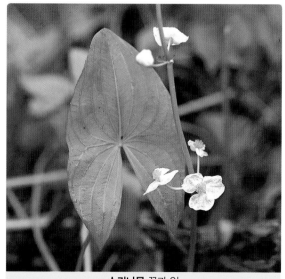

소귀나물 꽃과 잎

삿갓이다. 이것을 태워 술에 타서 먹는다[본초].

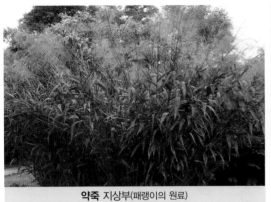

약죽 지상부(패랭이의 원료)

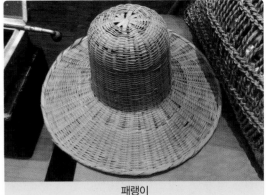

패랭이

초두구 草豆蔲 | 초두구의 씨

성질이 뜨겁고[熱] 맛은 매우며[辛] 독이 없다. 모든 냉기를 낮게 하고 속을 따뜻이 하며 기를 내리고 가슴앓이와 곽란으로 토하는 것을 멎게 하며 입안의 냄새를 없앤다. 용안 씨[龍眼子]와 비슷한데 뾰족하며 껍질에 비늘이 없다. 속의 씨는 석류 쪽과 비슷한데 맛이 몹시 매운 것이 좋은 품종이다[본초].

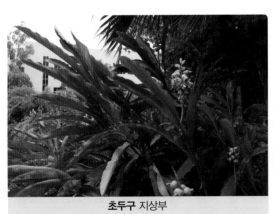

초두구 지상부

초두구 씨(약재)

초과 草果 | 초과의 열매

성질이 따뜻하고[溫] 맛은 매우며[辛] 독이 없다. 모든 냉기를 없애며 비위를 따뜻하게 하고 구토를 멈추며 배가 팽팽하게 부른 것을 가라앉히고 학모(瘧母)를 낫게 하며 체한 것을 내리게 한다. 술독과 과일을 먹고 적(積)이 된 것을 없애며 겸해 산람장기를 물리치고[辟瘴] 온역을 낫게 한다.

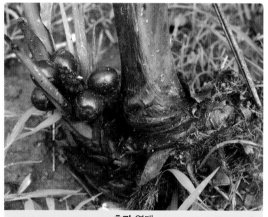
초과 열매

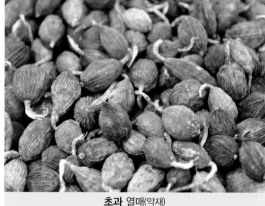
초과 열매(약재)

호장근 虎杖根 | 호장근의 뿌리줄기와 뿌리

성질이 약간 따뜻하고[微溫](보통이다[平]고도 한다) 맛은 쓰며[苦] 독이 없다. 몰려 있는 피와 징결(癥結)을 헤치고 월경을 잘하게 하며 몸 푼 뒤에 오로[惡血]를 잘 나가게 하고 고름을 빨아낸다. 창절, 옹독과 다쳐서 생긴 어혈에 주로 쓰며 오줌을 잘 나가게 하고 오림을 낫게 한다.

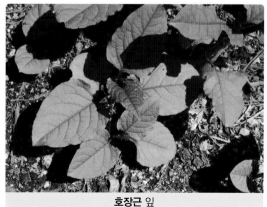
호장근 잎

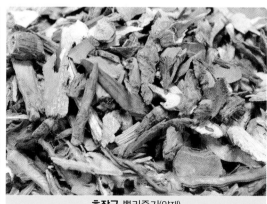
호장근 뿌리줄기(약재)

초오 草烏 | 이삭바꽃, 세잎돌쩌귀 또는 놋젓가락나물의 덩이뿌리

성질이 약간 따뜻하고[微溫] 맛은 쓰고[苦] 달며[甘] 독이 많다. 풍습증으로 마비되고 아픈 것을 낫게 한다. 파상풍(破傷風)에 쓰면 땀이 난다. 반드시 동변에 담갔다가 볶아 독을 빼야 한다[단심].

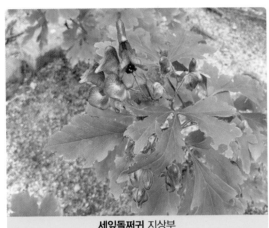

세잎돌쩌귀 지상부

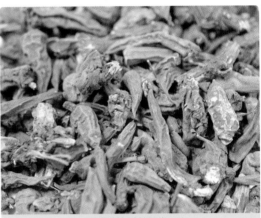

세잎돌쩌귀 덩이뿌리(약재)

불이초 佛耳草 | 떡쑥의 전초

성질이 뜨겁고[熱] 맛은 시다[酸]. 풍한으로 기침하고 가래가 나오는 것을 낫게 하고 폐 속의 찬 기운을 없애며 폐기를 세게 끓어 올린다[입문].

경실 苘實 | 어저귀의 씨

성질이 보통이고[平] 맛은 쓰며[苦] 독이 없다. 냉이나 열로 된 적백리를 낫게 하고 옹종을 헤친다. 즉 백마(白麻)이다[입문].

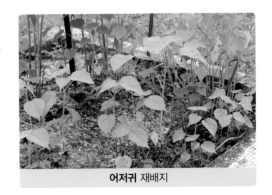

어저귀 재배지

봉선화 鳳仙花 | 봉선화의 전초

매 맞아서 난 상처를 낫게 한다. 뿌리와 잎을 함께 짓찧어 붙인다. 일명 금봉화(金鳳花)라고도 한다[의감].

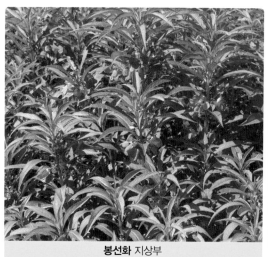

봉선화 지상부

봉선화 꽃과 잎(채취품)

해아다 孩兒茶 | 아다의 껍질을 제거한 가지와 줄기를 말리고 달여 농축한 것

성질이 차고[寒] 맛은 쓰고[苦] 달며[甘] 독이 없다. 모든 창독을 낫게 한다[입문].

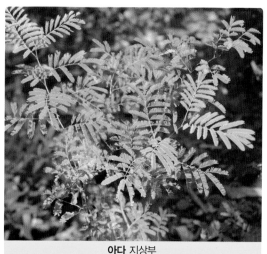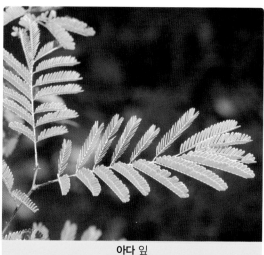

아다 지상부

아다 잎

470

계피 桂皮 | 육계나무의 나무껍질

성질이 매우 뜨겁고[大熱] 맛은 달고[甘] 매우며[辛] 조금 독이 있다. 속을 따뜻하게 하며 혈맥을 잘 통하게 하고 간, 폐의 기를 고르게 하며 곽란으로 쥐가 이는 것을 낫게 한다. 온갖 약 기운을 고루 잘 퍼지게 하면서도 부작용을 나타내지 않고 유산시킬 수 있다.

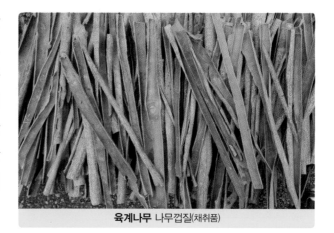

육계나무 나무껍질(채취품)

계심 桂心 | 육계나무의 줄기껍질에서 주피와 겉껍질층을 없앤 것

아홉 가지 가슴앓이를 낫게 하며 삼충을 죽인다. 어혈을 헤치고 배 속이 차고 아픈 것을 멈추며 모든 풍기를 없앤다. 오로칠상(五勞七傷)을 보하고 구규[竅]를 잘 통하게 하며 뼈마디를 잘 놀릴 수 있게 한다. 정(精)을 돕고 눈을 밝게 하며 허리와 무릎을 덥게 하고 풍비(風痺)를 없앤다. 또한 현벽, 징가, 어혈을 삭이고 힘줄과 뼈를 이어주며 살을 살아나게 하고 태반이 나오게 한다.

육계 肉桂 | 육계나무의 줄기껍질

신(腎)을 잘 보하므로 오장이나 하초에 생긴 병을 치료하는 약[下焦藥]으로 쓴다. 수족소음경에 들어간다. 빛이 자줏빛이면서 두터운 것이 좋다. 겉껍질을 긁어버리고 쓴다[입문].

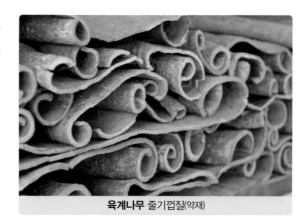

육계나무 줄기껍질(약재)

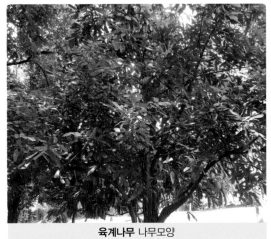

육계나무 나무모양

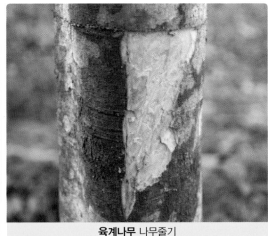

육계나무 나무줄기

계지 桂枝 | 육계나무의 어린 가지

지(枝)라는 것은 가는 가지[枝條]이고 굵은 줄기[身幹]가 아니다. 대체로 가지에 붙은 껍질의 기운을 이용하는 것인데, 이것은 가벼워 뜨는 성질이 있어 발산(發散)하는 작용이 있기 때문이다. 《내경》에 "맵고 단 것은 발산하므로 양에 속한다."고 하였는데 이것과 뜻이 맞는다. 표(表)가 허하여 절로 나는 땀은 계지로 사기[邪]를 발산시켜야 한다. 그리하여 위기(衛氣)가 고르게 되면 표가 치밀해지므로[密] 땀이 저절로 멎게 된다. 계지가 땀을 거두는 것은 아니다[단심].

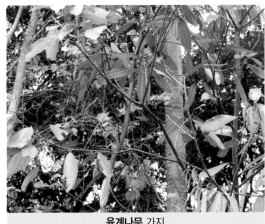

육계나무 가지

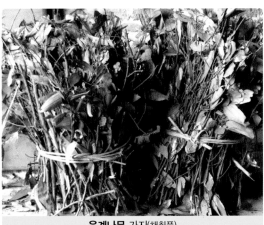

육계나무 가지(채취품)

472

유계 柳桂 | 육계나무의 어리고 작은 가지

작은 가지의 만만한 순[嫩條]이다. 상초에 가서 양기를 잘 보한다. 박계(薄桂)는 가늘고
얇은 햇가지인데 상초에 들어가서 어깨와 팔로 잘 간다[입문].

송지 松脂 | 소나무의 수지

성질이 따뜻하고[溫] 맛은 쓰고[苦] 달며[甘](보통이다[平]고도 한다) 독이 없다. 오장을
편안하게 하고 열을 없애며 풍비(風痺), 굳은 살[死肌], 여러 가지 악창, 머리가 헌데,
머리털 빠지는 증, 옴과 가려운 증을 낫게 한다. 귀머거리와 삭은 이가 아픈 것을 낫게
한다. 여러 가지 부스럼에 바르면 새살이 살아 나오고 통증이 멎으며 벌레도 죽는다.

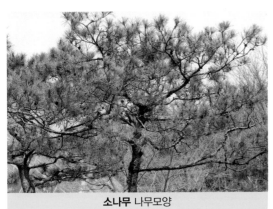

소나무 나무모양

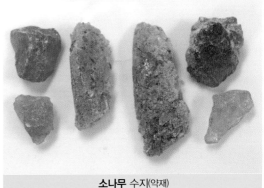

소나무 수지(약재)

송실 松實 | 소나무의 열매

성질이 따뜻하고[溫] 맛은 달며[甘] 독이
없다. 풍비로 허약하고 여윈 것과 숨 쉴
기운이 없어 하는 것을 낫게 한다[본초].

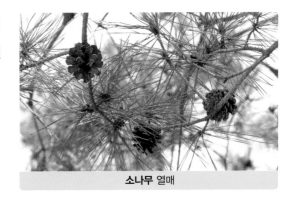

소나무 열매

송엽 松葉 | 소나무의 잎

풍습으로 생긴 헌데를 낫게 하고 머리털이 나게 하며 오장을 고르게 하고 배고프지 않게 하며 오래 살게 한다[본초].

송절 松節 | 소나무의 마디

백절풍(百節風), 다리가 저린 것[脚骨], 뼈마디가 아픈 것[骨節痛] 등을 낫게 한다. 술을 만들어 먹으면 다리가 연약한 것을 낫게 한다[본초].

송화 松花 | 소나무의 꽃

송황(松黃)이라고도 한다. 몸을 가볍게 하고 병을 낫게 한다. 즉 꽃에 있는 누런 가루인데 껍질, 잎 또는 씨보다 좋다[본초].

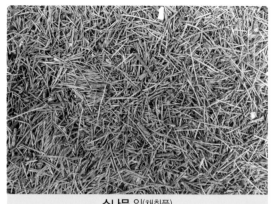

소나무 잎(채취품)

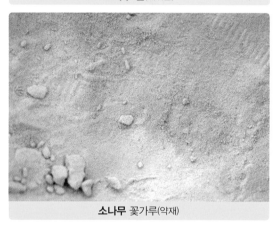

소나무 꽃가루(약재)

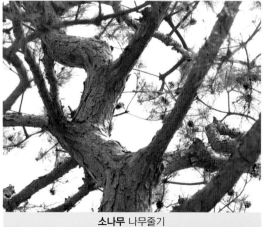

소나무 나무줄기

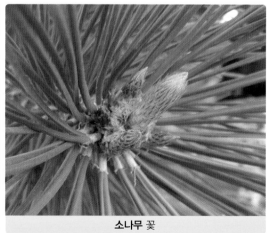

소나무 꽃

송근백피 松根白皮 | 소나무의 뿌리 속껍질

곡식을 먹지 않고 이것만 먹고도 살 수 있다. 배고프지 않게 하며 기를 보하고 오로증(五勞證)도 낫게 한다[본초].

송제 松澀 | 소나무의 가지를 태워 받은 기름

소나 말의 진옴[疥瘡]을 낫게 한다. 소나무 가지를 태워 받은 기름이다[본초].

송수피상록의 松樹皮上綠衣 | 소나무의 나무껍질에 돋은 이끼

애납향(艾納香)이라고 한다. 일명 낭태(狼苔)라고도 하는데 여러 가지 향과 같이 피우며 그 연기가 흩어지지 않고 푸르고 흰색으로 뭉게뭉게 모여 올라가는 것이 아름답다[본초].

괴실 槐實 | 회화나무의 열매

성질이 차고[寒] 맛은 쓰고[苦] 시며[酸] 짜고[鹹] 독이 없다. 다섯 가지 치질, 불에 덴 데 주로 쓰며 높은 열[大熱]을 내리고 난산(難産)을 낫게 한다. 유산시키며 벌레를 죽이고 풍증도 낫게 한다. 남녀의 음창(陰瘡)과 음부가 축축하며 가려운 것, 장풍 등을 낫게 하며 해산을 헐하게 한다.

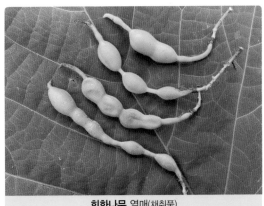

회화나무 열매(채취품)

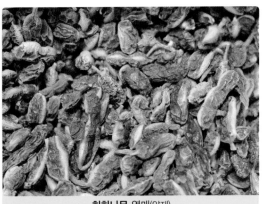

회화나무 열매(약재)

괴지 槐枝 | 회화나무의 가지

삶은 물로 음낭 밑이 축축하고 가려운 부분을 씻는다. 태워 가루 내서 이를 닦으면 삭은 이가 낫는다[본초].

괴백피 槐白皮 | 회화나무의 줄기 속껍질

삶은 물로 다섯 가지 치질, 악창, 감닉(疳蟹) 그리고 끓는 물 또는 불에 덴 데를 씻는다[본초].

괴교 槐膠 | 회화나무의 수지

급경풍(急驚風)으로 이를 악물거나 팔다리를 쓰지 못하는 것, 또는 파상풍, 입과 눈이 비뚤어진 것, 힘줄과 혈맥이 오그라드는 것, 허리나 등이 뻣뻣해지는 것을 낫게 한다. 여러 가지 약과 배합하여 쓴다[본초].

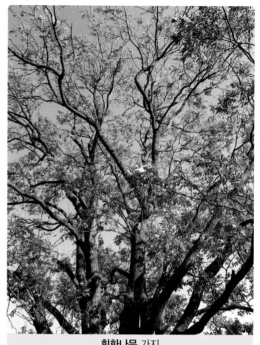

회화나무 가지

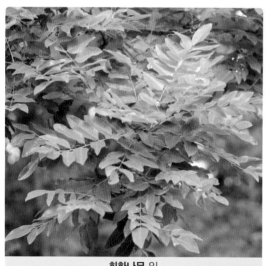

회화나무 잎

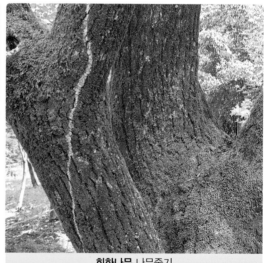

회화나무 나무줄기

476

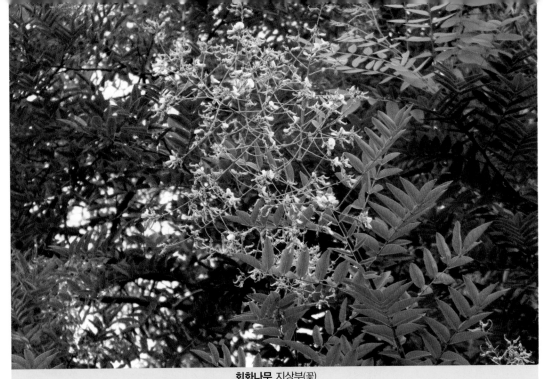

회화나무 지상부(꽃)

괴화 槐花 | 회화나무의 꽃

다섯 가지 치질과 가슴앓이를 낫게 하며 배 속의 벌레를 죽이고 장풍(腸風)으로 피똥을
누는 것, 적백이질을 낫게 하며 대장의 열을 내린다. 약간 닦아서 쓴다. 일명 괴아(槐
鵝)라고도 한다[본초].

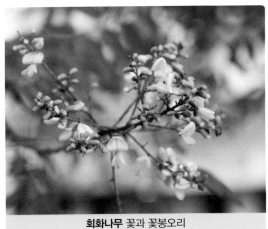

회화나무 꽃과 꽃봉오리

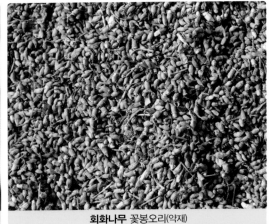

회화나무 꽃봉오리(약재)

구기자 枸杞子 | 구기자나무의 열매

성질이 차고[寒](보통이다[平]고도 한다) 맛은 쓰며[苦](달다[甘]고도 한다) 독이 없다. 내상으로 몹시 피로하고 숨쉬기도 힘든 것을 보하며 힘줄과 뼈를 튼튼하게 하고 양기를 세게 하며 오로칠상을 낫게 한다. 정기를 보하며 얼굴빛을 젊어지게 하고 흰머리를 검게 하며 눈을 밝게 하고 정신을 안정시키며 오래 살 수 있게 한다. 줄기는 구기(枸杞), 뿌리는 지골(地骨)이라 하는데, 구기라 하면 줄기의 껍질을 써야 하고 지골이라 하면 뿌리의 껍질을 써야 한다. 그리고 구기자라 하면 벌건 열매를 써야 한다. 이것은 한 식물에서 쓰는 부분이 3가지라는 뜻이다. 그 줄기껍질은 성질이 차고[寒] 뿌리껍질은 몹시 차며[大寒] 구기자는 약간 차므로[微寒] 성질도 역시 3가지이다.

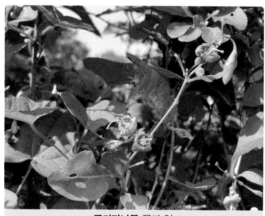

구기자나무 꽃과 잎

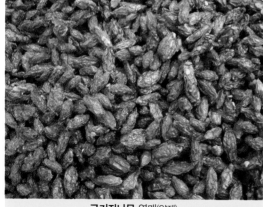

구기자나무 열매(약재)

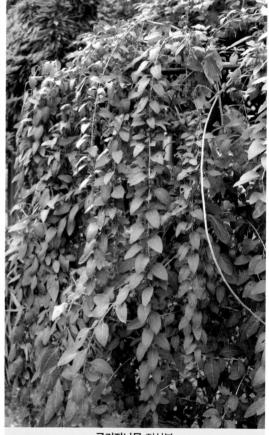

구기자나무 지상부

「지골피」 地骨皮 | 구기자나무의 뿌리껍질

족소음경과 수소양경에 들어가서 땀이
나는 골증열(骨蒸熱)을 낮게 한다. 피부
의 열을 잘 풀리게[解] 한다[탕액].

「백실」 栢實 | 측백나무의 열매

성질이 보통이고[平] 맛은 달며[甘] 독
이 없다. 경계증(驚悸證)을 낮게 하며
오장을 편안하게 하고 기운을 돕는다.
풍증을 낮게 하고 피부를 윤택하게 하

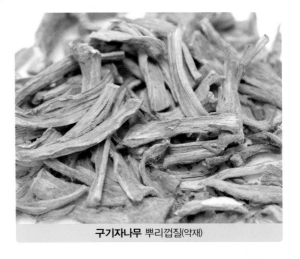

구기자나무 뿌리껍질(약재)

며 풍습비(風濕痺)와 허손(虛損)으로 숨을 겨우 쉬는 것을 낮게 한다. 음경을 일어서게
하며 오래 살게 한다. 피부를 윤택하게 하며 얼굴을 곱게 하고 귀와 눈을 밝게 하며 신
을 충실하게 하는 약[澤腎之藥]이다[탕액].

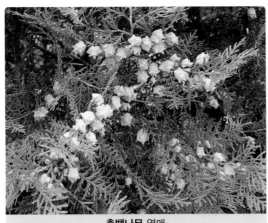

측백나무 열매

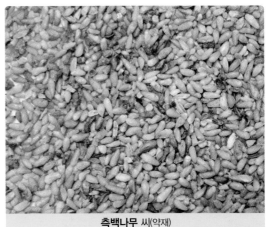

측백나무 씨(약재)

「백엽」 栢葉 | 측백나무의 잎

맛은 쓰고[苦] 매우며[辛] 성질은 떫다[澁]. 잎은 옆으로 향하여 난다. 피를 토하는 것,

코피, 혈리(血痢)를 낫게 하며 음(陰)을 보하는 중요한 약이다. 사시절에 각각 제철 방위에 맞는 잎을 따서 그늘에 말린다. 약에 넣을 때에는 쪄서 쓴다[본초].

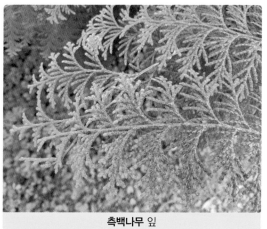
측백나무 잎

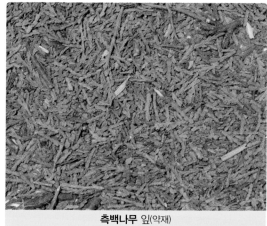
측백나무 잎(약재)

백백피 栢白皮 | 측백나무의 줄기 속껍질

불에 데서 물크러진 것을 낫게 하며 머리털을 자라게 한다[본초].

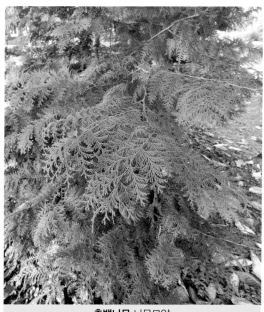
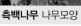
측백나무 나무모양

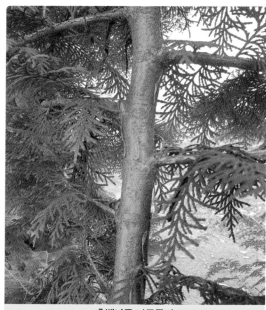
측백나무 나무줄기

복령 茯苓 | 복령의 자실체

성질이 보통이고[平] 맛은 달고[甘]
독이 없다. 입맛을 돋우고 구역을
멈추며 마음과 정신을 안정되게 한
다. 폐위(肺痿)로 담이 막힌 것을 낫
게 하고 신(腎)에 있는 사기를 몰아
내며 오줌을 잘 나가게 한다. 수종
(水腫)과 임병(淋病)으로 오줌이 막힌
것을 잘 나가게 하며 소갈을 멈추고
건망증[健忘]을 낫게 한다.《선경(仙

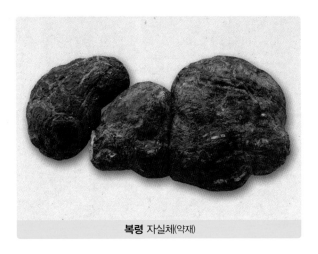

복령 자실체(약재)

經)》에서는 음식 대신 먹어도 좋다고 하였다. 이 약은 정신을 맑게 하고 혼백을 안정시
키며 구규를 잘 통하게 하고 살이 찌게 하며 대소장을 좋게 하고 가슴을 시원하게 한
다. 또 영기(榮氣)를 고르게 하고 위(胃)를 좋게 하므로[理] 제일 좋은 약이며 곡식을 안
먹어도 배고프지 않다고 하였다.

복신 茯神 | 소나무 뿌리에 난 복령

성질이 보통이고[平] 맛은 달며[甘] 독이 없다. 풍현(風眩)과 풍허증을 치료하고 경계증

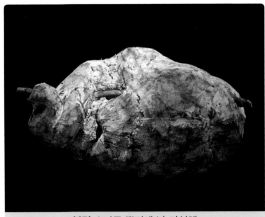

복령 소나무 뿌리에 난 자실체

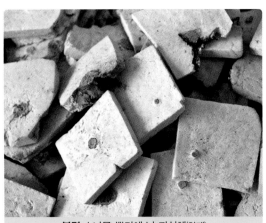

복령 소나무 뿌리에 난 자실체(약재)

과 건망증을 낮게 하며 가슴을 시원하게 하고 머리를 좋게 하며 혼백을 편안히 하고 마음을 진정시킨다. 주로 경간(驚癇)을 낮게 한다. 진이 있기는 해도 그다지 차고 넘치지 못하면 다만 나무뿌리에 맺혀 있기만 하기 때문에 이것을 복신이라 한다[본초].

호박 琥珀 | 소나무과 식물의 수지

성질이 보통이고[平] 맛은 달며[甘] 독이 없다. 오장을 편안하게 하고 정신을 안정시키며 헛것에 들린 것을 낮게 한다. 몸 푼 뒤에 굳은 피로 꽃돋이[疹]가 생기면서 아픈 것을 낮게 한다. 오줌을 잘 나가게 하며 오림(다섯 가지 종류의 임질)을 낮게 하고 눈을 밝게 하며 눈의 예막을 없앤다.

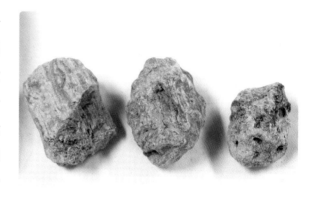

호박

유피 榆皮 | 왕느릅나무의 나무껍질

성질이 보통이고[平] 맛은 달며[甘] 독이 없다. 잘 나가게 하는 작용도 있기 때문에 대소변이 통하지 못하는 병에 주로 쓰인다. 오줌을 잘 나가게 하고 장위의 사열[腸胃邪

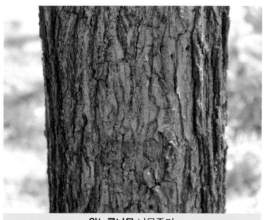

왕느릅나무 나무줄기

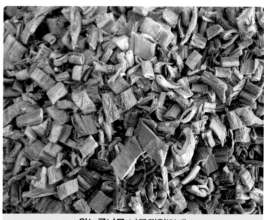

왕느릅나무 나무껍질(약재)

482

熱]을 없애며 부은 것을 가라앉히고 오림을 풀리게[利] 하며 불면증, 코를 고는 것을 낫게 한다.

산조인 酸棗仁 | 묏대추나무의 씨

성질이 보통이고[平] 맛은 달며[甘] 독이 없다. 속이 답답하여 잠을 자지 못하는 증, 배꼽의 위아래[上下]가 아픈 것, 피가 섞인 설사, 식은땀 등을 낫게 한다. 또한 간기(肝氣)를 보하며 힘줄과 뼈를 튼튼하게 하고 몸을 살찌게 한다. 또 힘줄과 뼈의 풍증을 낫게 한다. 잠이 많으면 생것대로 쓰고 잠이 안 오면 볶아 익힌[炒熱] 다음 다시 한나절가량 쪄서 껍질과 끝을 버리고 갈아서 쓴다[입문].

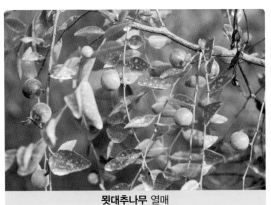

묏대추나무 열매

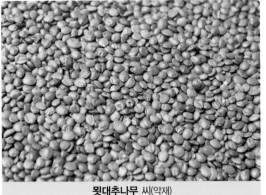

묏대추나무 씨(약재)

황벽 黃蘗 | 황벽나무의 나무껍질

성질이 차고[寒] 맛은 쓰며[苦] 독이 없다. 오장과 장위 속에 몰린 열과 황달, 장치(腸痔) 등을 주로 없앤다. 설사와 이질, 적백대하, 음식창을 낫게 하고 감충을 죽이며 옴과 버짐, 입안이 헌 것 등을 낫게 하며 골증노열(骨蒸勞熱)을 없앤다.

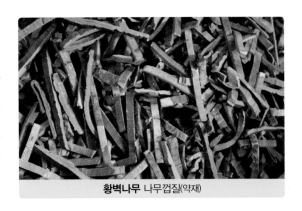

황벽나무 나무껍질(약재)

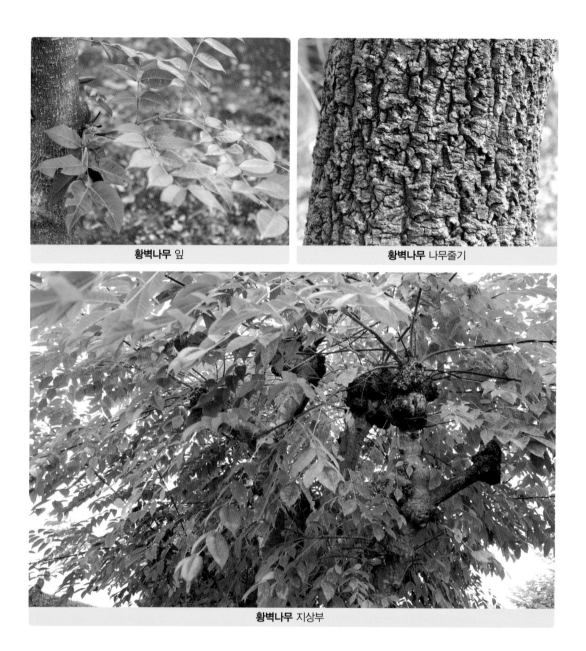

황벽나무 잎

황벽나무 나무줄기

황벽나무 지상부

「**황벽근** 黃蘗根 | 황벽나무의 뿌리

이름을 단환(檀桓)이라 한다. 명치 밑에 생긴 모든 병을 낫게 한다. 오래 먹으면 몸이
가벼워지고 장수할 수 있다[본초].

저실 楮實 | 꾸지나무, 닥나무의 열매

성질이 차고[寒] 맛은 달며[甘] 독이 없다. 음위증(陰痿證)을 낫게 하고 힘줄과 뼈를 튼튼하게 하며 양기를 돕고 허로를 보하며 허리와 무릎을 덥혀준다. 또한 얼굴빛을 좋게 하며 피부를 충실하게 하고 눈을 밝게 한다.

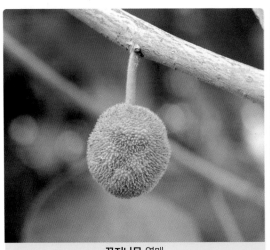

꾸지나무 열매

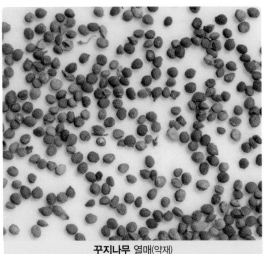

꾸지나무 열매(약재)

저엽 楮葉 | 꾸지나무, 닥나무의 잎

자풍(刺風), 가려운 증[身痒], 악창을 낫게 하며 살이 살아나게 한다. 달인 물로 목욕한다 [본초].

저수피 楮樹皮 | 꾸지나무, 닥나무의 나무껍질

수종과 창만(脹滿)을 낫게 하며 물을 몰아내고 오줌을 잘 나가게 한다[본초].

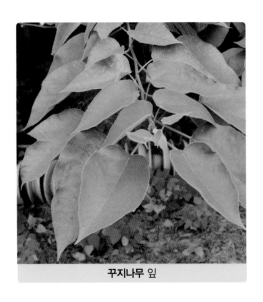

꾸지나무 잎

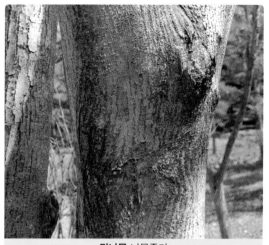

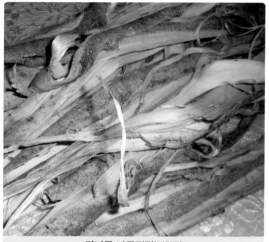

닥나무 나무줄기   닥나무 나무껍질(채취품)

「저지 楮紙 | 꾸지나무, 닥나무로 만든 종이

태워 가루를 내어 술에 타서 먹으면 혈훈(血暈), 혈붕(血崩), 쇠붙이에 다쳐 피가 계속
나오는 것을 멎게 한다[입문].

「건칠 乾漆 | 옻나무 수액을 건조한 덩어리

성질이 따뜻하고[溫] 맛은 매우며[辛] 독이 있다. 어혈을 삭이며 월경이 중단된 것, 산

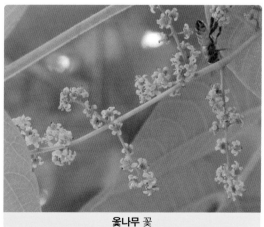

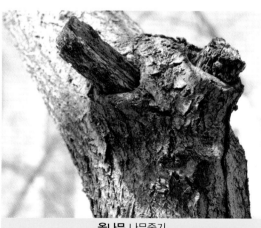

옻나무 꽃   옻나무 나무줄기

가증(瘕癥)을 낫게 한다. 소장을 잘 통하게 하고 회충을 없애며 딴딴한 적을 헤치고 혈훈을 낫게 하며 삼충을 죽인다. 전시노채(傳尸勞瘵)에도 쓴다. 옻을 타는 사람이면 달걀 흰자위에 개어서 약에 넣어 먹는다[정전].

생칠 生漆 | 옻나무의 나무껍질

회충을 죽이는데 오래 먹으면 몸이 가벼워지며 늙지 않게 된다(선방에 먹는 법이 있다). 하지가 지난 뒤에 채취한다.

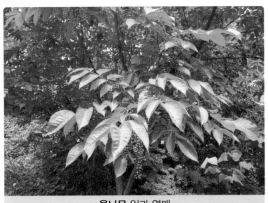

옻나무 잎과 열매

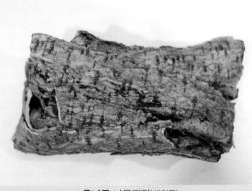

옻나무 나무껍질(채취품)

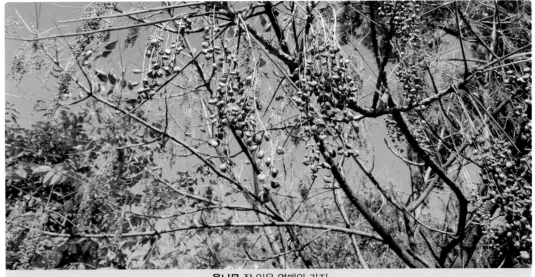

옻나무 잘 익은 열매와 가지

오가피 五加皮 | 오갈피나무의 뿌리껍질 또는 나무껍질

성질이 따뜻하고[溫](약간 차다[微寒]고도 한다) 맛은 맵고[辛] 쓰며[苦] 독이 없다. 오로 칠상을 보하며 기운을 돕고 정수를 보충한다. 힘줄과 뼈를 튼튼히 하고 의지를 굳세게 하며 남자의 음위증과 여자의 음부 가려움증을 낫게 한다. 허리와 등골뼈가 아픈 것, 두 다리가 아프고 저린 것, 뼈마디가 조여드는 것, 다리에 힘이 없어 늘어진 것 등을 낫게 한다. 어린이가 3세가 되어도 걷지 못할 때에 먹이면 걸어다닐 수 있게 된다. 오래 살게 하며 늙지 않게 하는 좋은 약이다[입문].

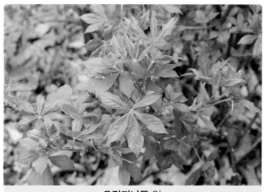
오갈피나무 잎

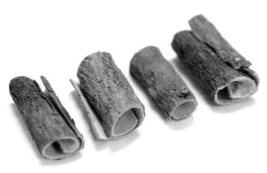
오갈피나무 나무껍질(약재, 주피 제거 전)

만형실 蔓荊實 | 순비기나무의 열매

성질이 약간 차고[微寒](보통이다[平]고도 한다) 맛은 쓰고[苦] 매우며[辛] 독이 없다. 풍

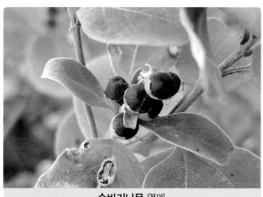
순비기나무 열매

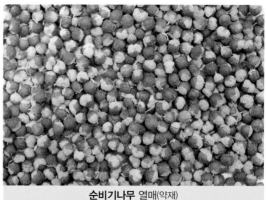
순비기나무 열매(약재)

으로 머리가 아프며 골 속이 울리는 것, 눈물이 나는 것을 낫게 하며 눈을 밝게 하고 치아를 튼튼히 하며 구규를 잘 통하게 하고 수염과 머리털을 잘 자라게 한다. 습비(濕痺)로 살이 오그라드는 것을 낫게 하며 촌백충과 회충을 없앤다.

신이 辛夷 | 백목련의 꽃봉오리

성질이 따뜻하고[溫] 맛은 매우며[辛] 독이 없다. 풍으로 속골[頭腦]이 아픈 것을 낫게 하며 얼굴의 주근깨를 없애고 코가 메는 것, 콧물이 흐르는 것 등을 낫게 한다. 얼굴이 부은 것을 내리게 하며 치통을 멎게 하고 눈을 밝게 하며 수염과 머리털을 나게 한다. 얼굴에 바르는 기름을 만들면 광택이 난다.

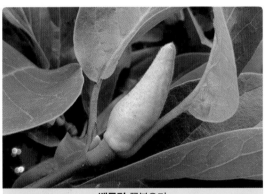
백목련 꽃봉오리

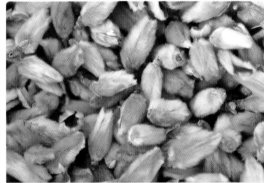
백목련 꽃봉오리(약재)

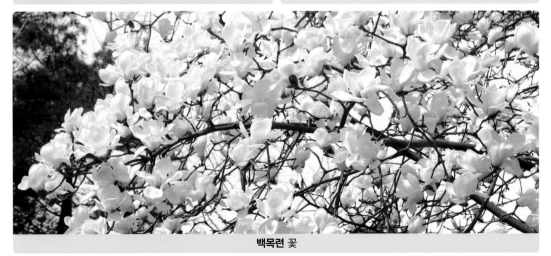
백목련 꽃

상상기생 桑上寄生 | 뽕나무겨우살이의 잎, 줄기 및 가지

성질이 보통이고[平] 맛은 쓰고[苦] 달며[甘] 독이 없다. 힘줄 뼈, 혈맥, 피부를 충실하게 하며 수염과 눈썹을 자라게 한다. 요통(腰痛), 옹종(癰腫)과 쇠붙이에 다친 것 등을 낫게 한다. 임신 중에 하혈하는 것을 멎게 하며 안태시키고 몸 푼 뒤에 있는 병과 붕루를 낫게 한다.

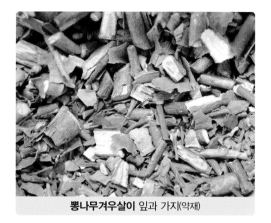

뽕나무겨우살이 잎과 가지(약재)

상근백피 桑根白皮 | 뽕나무의 뿌리껍질

폐기(肺氣)로 숨이 차고 가슴이 그득한 것, 수기(水氣)로 부종이 생긴 것을 낫게 하며 담을 삭이고 갈증을 멈춘다. 또 폐 속의 수기를 없애며 오줌을 잘 나가게 한다. 기침하면서 피를 뱉는 것을 낫게 하며 대소장을 잘 통하게 한다. 배 속의 벌레를 죽이고 쇠붙이에 다친 것을 아물게 한다.

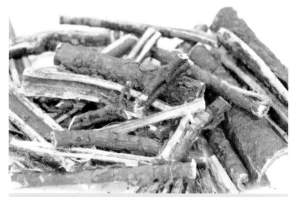

뽕나무 뿌리껍질(약재)

상엽 桑葉 | 뽕나무의 잎

심은 뽕잎은 성질이 따뜻하고[煖] 독이 없다. 각기와 수종을 낫게 하며 대소장을 잘 통하게 하고 기를 내리며 풍(風)으로 오는 통증을 멈춘다.

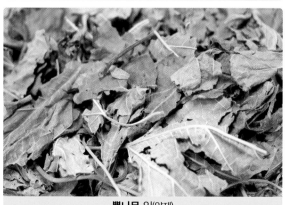

뽕나무 잎(약재)

상지 桑枝 | 뽕나무의 가지

봄에 잎이 내돋지 않은 때에 베어서 볶아[炒] 물에 달여서 먹으면 모든 풍증, 수기, 각기, 폐기, 기침, 상기(上氣) 등을 낫게 한다. 먹은 것을 잘 삭이며 오줌을 잘 나가게 한다. 팔이 아픈 것, 입안이 마르는 것을 낫게 하는 데는 뽕나무 가지로 만든 차가 제일이다[본초].

상심 桑椹 | 뽕나무의 열매

성질이 차고[寒] 맛은 달며[甘] 독이 없다. 소갈증을 낫게 하고 오장을 편안하게 한다. 오래 먹으면 배가 고프지 않게 된다.

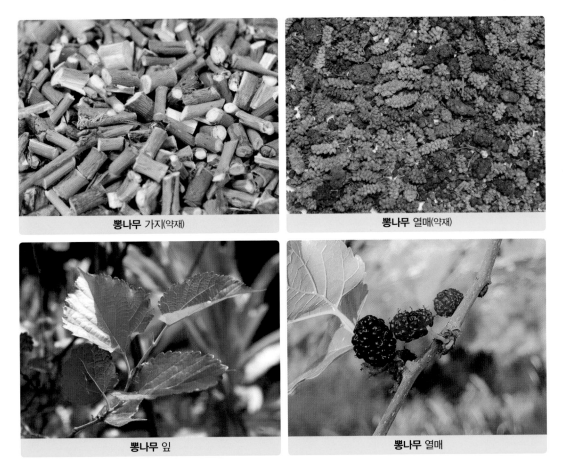

뽕나무 가지(약재)

뽕나무 열매(약재)

뽕나무 잎

뽕나무 열매

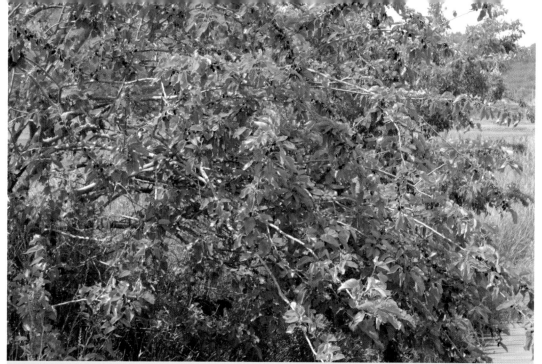

뽕나무 나무모양

「**상화** 桑花 | 뽕나무에 낀 이끼

성질이 따뜻하고[暖] 독이 없다. 코피가 몹시 나는 것[鼻洪], 피 토하기[吐血], 장풍, 붕루, 대하를 낫게 한다. 이것은 뽕나무 껍질 위에 있는 흰 이끼다. 칼로 긁어 볶아 말려서 쓴다[본초].

「**상시회림즙** 桑柴灰淋汁 | 뽕나무를 태워 우려낸 물

성질이 차고[寒] 맛은 매우며[辛] 조금 독이 있다. 이 물에 붉은 팥(적소두)을 삶아서 죽을 쑤어 먹으면 수종, 창만이 잘 내린다[본초].

「**상두충** 桑蠹蟲 | 뽕나무의 좀벌레

갑자기 생긴 가슴앓이를 낫게 하며 쇠붙이에 다친 데서 새살이 잘 살아나지 않는 것을 낫게 한다. 늙은 뽕나무 속에 있다[본초].

자목 柘木 | 꾸지뽕나무의 목질부

성질이 따뜻하고[溫] 맛은 달며[甘] 독이 없다.
풍허(風虛)로 귀먹은 것과 학질(瘧疾)을 낫게 한
다. 삶은 물은 노랗게 물이 든다[본초].

근죽엽 箽竹葉 | 왕대의 잎

성질이 차고[寒] 맛은 달며[甘](쓰다[苦]고도 한다)
독이 없다. 기침하면서 기운이 치미는 것을 멈
추고 번열을 없애며 소갈을 멎게 하고 광물성
약독을 풀어준다. 풍경(風痙), 후비(喉痺), 구토,
토혈(吐血), 열독풍(熱毒風), 악창을 낫게 하며
잔벌레를 죽인다.

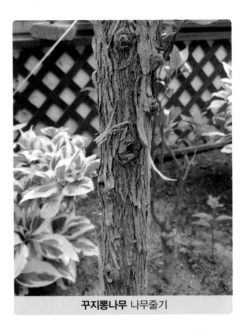

꾸지뽕나무 나무줄기

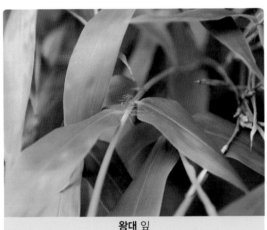

왕대 잎

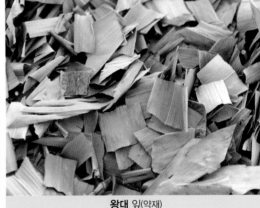

왕대 잎(약재)

담죽엽 淡竹葉 | 솜대의 잎

성질이 차고[寒] 맛은 달며[甘] 독이 없다. 담을 삭이고 열을 내리며 중풍으로 목이 쉬어
말 못하는 것, 열이 세게 나고 머리가 아픈 것[壯熱頭痛] 등을 낫게 한다. 경계증, 온역

(瘟疫)으로 발광하며 안타까워하는 것[狂悶], 기침하면서 기운이 치미는 것, 임신부가 어지럼증이 나서 넘어지는 것, 어린이의 경간(驚癎), 천조풍(天弔風) 등을 낫게 한다[본초].

고죽엽 苦竹葉 | 오죽의 잎

성질이 서늘하고[冷] 맛은 쓰며[苦] 독이 없다. 잠 못 자는 것을 낫게 하며 소갈을 멈추고 술독을 풀며 번열을 없애고 땀을 낸다. 중풍으로 말을 못하는 것도 낫게 한다[본초].

죽력 竹瀝 | 솜대의 신선한 줄기를 불에 구워서 받은 액즙

갑자기 중풍이 된 것, 가슴 속의 심한 열을 주로 낫게 한다. 속이 답답한 것, 갑자기 중풍으로 소리를 내지 못하거나 말 못하는 것, 담열로 정신을 잃는 것 등을 낫게 한다. 또한 소갈을 멎게 하며 파상풍과 몸 푼 뒤 열이 나는 것, 어린이 경간 등 모든 위급한 병을 낫게 한다.

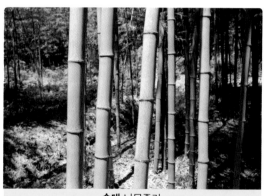

솜대 나무줄기

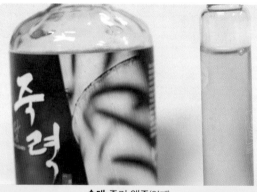

솜대 줄기 액즙(약재)

죽실 竹實 | 대나무 열매의 씨

대숲이 무성하고 빽빽한 가운데서 나는데 크기가 달걀만 하고 참대잎이 층층으로 쌓인다. 맛은 달다. 정신을 좋게 하고 가슴을 시원하게 하며 몸을 가볍게 하고 기운을 돕는다[입문].

죽근 竹根 | 대나무의 뿌리

달여 먹으면 번열과 갈증을 없애며 허한 것을 보하고 기를 내리며 독을 풀어준다. 또는 풍병[風痙]을 낫게 한다[본초].

죽여 竹茹 | 솜대 또는 왕대의 속껍질

구역, 딸꾹질, 기침하면서 기운이 치미는 것, 폐위로 피를 뱉거나 토하는 것, 코피 나는 것, 붕루 등을 낫게 한다. 즉 참대의 푸른 껍질을 긁어낸 것이다[본초].

죽황 竹黃 | 대나무에서 추출한 흰색 분비물

즉 참대 마디 속에 있는 누렇고 흰빛의 물질이다. 맛은 달다[甘]. 광물성 약재의 독으로 나는 열을 없앤다[본초].

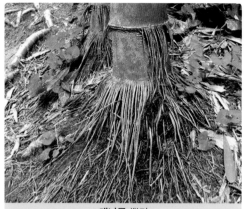

대나무 뿌리

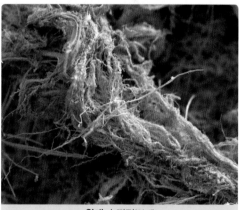

왕대 속껍질(약재)

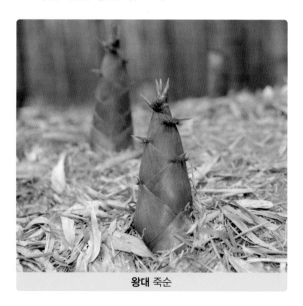

왕대 죽순

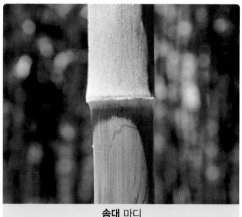

솜대 마디

오수유 吳茱萸 | 오수유의 열매

성질이 뜨겁고[熱] 맛은 매우며[辛] 조
금 독이 있다. 속을 덥히고 기를 내리
게 하며 통증을 멎게 한다. 명치 밑에
냉이 쌓여 비트는 듯이 아픈 것, 여러
가지 냉이 뭉쳐 삭지 않는 것, 중악(中
惡)으로 명치 밑이 아픈 것 등을 낫게
한다. 곽란으로 토하고 설사하며 쥐가
이는 것을 낫게 하며 담을 삭이고 징
벽을 헤치며 습과 어혈로 감각을 모르

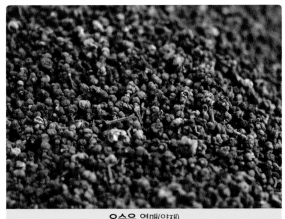

오수유 열매(약재)

는 것을 낫게 한다. 신기(腎氣), 각기, 위(胃) 속의 냉기를 낫게 한다.

오수유근백피 吳茱萸根白皮 | 오수유의 뿌리 속껍질

후비(喉痺)와 기침하면서 기운이 치미는 것을 낫게 한다. 설사를 멈추며 백선(白癬)을
없애고 삼충을 죽인다.

오수유엽 吳茱萸葉 | 오수유의 잎

성질이 뜨겁다[熱]. 곽란과 명치 밑이
아픈 것, 음낭이 켕기면서 아픈 것을
낫게 한다. 소금을 두고 볶아 갈아서
싸매면 효과가 좋다[본초].

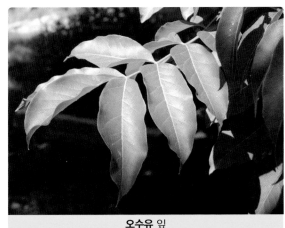

오수유 잎

식수유 食茱萸 | 머귀나무의 열매

냉비(冷痺)로 허리와 다리에 힘이 없고 약한 것을 낫게 하며 성기능을 세게 하고 치아가 벌레를 먹은 것[齒蟲]과 치통(齒痛)을 멎게 하며 장 안의 삼충을 죽이고 충독을 없애며 장풍, 치질, 허랭 및 수기를 낫게 한다. 곳곳에서 난다. 효능은 오수유와 같은데 조금 떨어진다. 알이 굵고 오래되면 색이 검누른 빛으로 되는 것이 식수유이다. 반면 오수유는 알이 작고 오래되면 색이 초록색이 된다[본초].

식수유수피 食茱萸樹皮 | 머귀나무의 나무껍질

치아에 벌레가 먹은 것을 낫게 하고 통증을 멈춘다[본초].

산수유 山茱萸 | 산수유나무의 열매

성질이 약간 따뜻하고[微溫] 맛은 시고[酸] 떫으며[澁] 독이 없다. 음(陰)을 왕성하게 하며 신정[精]과 신기(腎氣)를 보하고 성기능을 높이며 음경을 딴딴하고 크게 한다. 또한 정수(精髓)를 보해주고 허리와 무릎을 덥혀주어 신[水藏]을 돕는다. 오줌이 잦은 것을 낫게 하며 늙은이가 때 없이 오줌 누는 것을 낫게 하고 두풍과 코가 메는 것, 귀먹는 것을 낫게 한다. 살은 원기를 세게 하며 정액을 굳건하게 한다. 그런데 씨는 정(精)을 미끄러져 나가게 하기 때문에 쓰지 않는다.

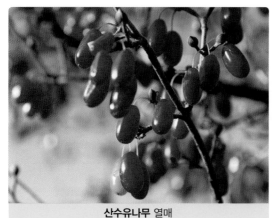

| 산수유나무 열매 | 산수유나무 열매(약재) |

두충 杜沖 | 두충의 나무껍질

성질이 보통이고[平] 따뜻하며[溫] 맛은 맵고[辛] 달며[甘] 독이 없다. 신로(腎勞)로 허리와 등뼈가 조여들고 아프며 다리가 시큰거리면서 아픈 것을 낫게 하고 힘줄과 뼈를 튼튼하게 하며 음낭 밑이 축축하고 가려운 것, 오줌이 방울방울 떨어지는 것 등을 낫게 한다. 정기를 돕고 신의 찬 증[腎冷]과 갑자기 오는 요통을 낫게 한다.

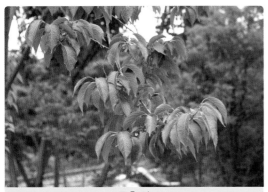

두충 잎

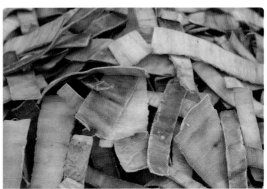

두충 나무껍질(약재)

유핵 蕤核 | 빈추나무의 씨

성질이 약간 차고[微寒] 맛은 달며[甘] 독이 없다. 눈을 밝게 하며 눈에 피가 지고 아픈 증[目赤痛], 눈물이 나며 눈이 붓고 눈초리[眥]가 문드러지는 것을 낫게 한다[본초].

정향 丁香 | 정향나무의 꽃봉오리

성질이 따뜻하고[溫] 맛은 매우며[辛] 독이 없다. 비위를 따뜻하게 하고 곽란, 신기(腎氣), 분돈기(奔豚氣)와 냉기(冷氣)로 배가 아프고 음낭이 아픈 것을 낫게 한다. 또한 성기능을 높이고 허리와 무릎을 덥게 하며 반위증[反胃]을 낫게 하고 술독과 풍독을 없

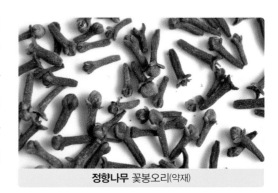

정향나무 꽃봉오리(약재)

애며 여러 가지 종기를 낫게 한다. 치감(齒疳)을
낫게 하며 여러 가지 향기를 낸다.

계설향 雞舌香 | 정향나무의 꽃봉오리

입에서 냄새가 나는 것을 낫게 한다. 한(漢)나라
시중(侍中) 응소(應邵)가 늙어서 입에서 냄새가
났는데 임금이 늘 계설향을 주면서 입안에 물고
있으라고 하였다. 지금 사람들은 정향 가운데서
대추씨만큼 큰 것을 계설향이라 부른다.

침향 沈香 | 침향나무의 수지가 스며든 나무 조각

성질이 뜨겁고[熱] 맛은 매우며[辛](쓰다[苦]고도
한다) 독이 없다. 풍수(風水)나 독종을 낫게 하며
나쁜 기운을 없애고 명치 끝이 아픈 것을 멎게

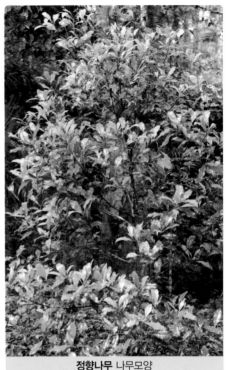

정향나무 나무모양

한다. 신정을 돕고 성기능을 높이며 냉풍으로 마비된 것, 곽란으로 토하고 설사하거나
쥐가 이는 것을 낫게 한다. 영남과 광동, 광서지방 사람들이 침향나무를 도끼로 찍어
홈타기를 만들어두면 오랜 세월을 지나는 동안 빗물에 젖으면서 향이 뭉친다. 굳고 검

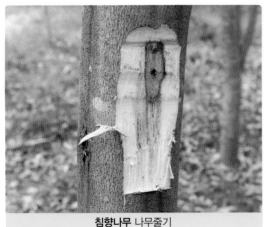

침향나무 나무줄기

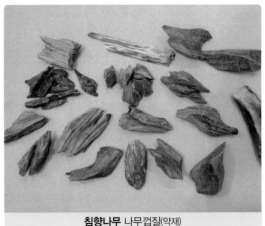

침향나무 나무껍질(약재)

으며 속이 꽉 차서 빈 데가 없고 물에 가라앉은 것을 침향이라 하고 물에 뜨는 것을 전향(煎香)이라 한다. 침향은 여러 가지 기를 돕는데, 위로는 머리끝까지 가고 아래로는 발밑까지 가므로 사약[使]으로 쓰인다[탕액].

유향 乳香 | 유향나무의 수지

성질이 뜨겁고[熱](따뜻하다[溫]고도 한다) 맛은 매우며[辛] 약간 독이 있다. 풍수와 독종을 치료하며 나쁜 기운을 없애고 명치 아래가 아픈 것과 주기(疰氣) 등을 낫게 한다. 귀머거리, 중풍으로 이를 악무는 것, 부인의 혈기증(血氣證)을 낫게 하며 여러 가지 헌데를 속으로 삭게 하고 설사와 이질을 멎게 한다. 남해와 파사국(波斯國)에서 나는 소나무의 진이다. 자줏빛이며 앵두같은 것이

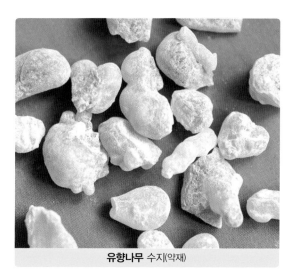

유향나무 수지(약재)

제일 좋은데 대개 훈육향 종류이다. 지금 사람들은 구별하지 않고 통틀어 유향을 훈육향(薰陸香)이라 하고 있다. 생김새가 젖꼭지 같고 분홍색으로 투명한 것이 좋다[본초].

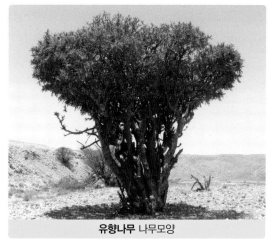

유향나무 나무모양

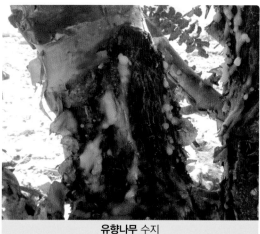

유향나무 수지

백교향 白膠香 | 단풍나무의 진

성질이 보통이고[平] 맛은 맵고[辛] 쓰며[苦] 독이 없다. 두드러기, 풍으로 가려운 것, 치통(齒痛) 등을 낫게 한다.

곽향 藿香 | 배초향의 전초

성질이 약간 따뜻하고[微溫] 맛은 매우며[辛] 독이 없다. 풍수와 독종을 낫게 하며 나쁜 기운을 없애고 곽란을 멎게 하며 비위병으로 오는 구토와 구역질을 낫게 하는 데 가장 필요한 약이다[본초].

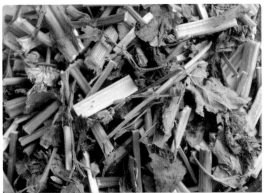
배초향 전초(약재)

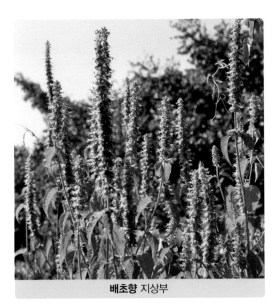
배초향 지상부

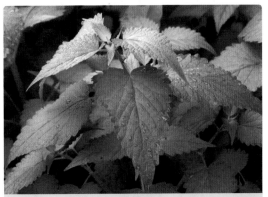
배초향 잎

백단향 白檀香 | 단향 나무줄기의 심재

성질이 따뜻하고[溫] 맛은 매우며[辛] 독이 없다. 열로 부은 것을 삭이고 신기로 오는 복통을 낫게 한다. 명치 아래가 아픈 것, 곽란, 중악, 헛것에 들린 것을 낫게 하며 벌레를 죽인다[본초]. 나무는 박달나무 비슷한데 노란 것, 흰 것, 자줏빛 나는 것 등 세 가지가 있다. 수태음경, 족소음경에 들어가며 양명경에 들어가서 위기(胃氣)를 끌고 올라간다. 모든 향은 다 화(火)를 발동시키고 기를 소모하므로 냉기가 퍼지지 않는 증이 아니면 경솔히 먹지 말아야 한다. 더구나 용뇌와 사향은 향기롭고 뚫고 들어가는 힘이 세므로 특히 삼가야 한다[입문].

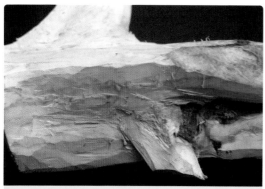
단향 나무줄기(채취품)

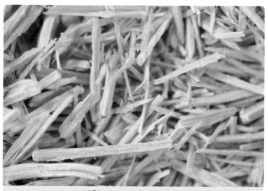
단향 나무줄기 심재(약재)

자단향 紫檀香 | 자단 나무줄기의 심재

성질이 따뜻하고[溫] 맛은 매우며[辛] 독이 없다. 약독, 풍독, 곽란, 명치 아래가 아픈 것, 중악, 헛것에 들린 것 등을 낫게 한다. 일명 자진단(紫眞檀)이라고도 한다[본초].

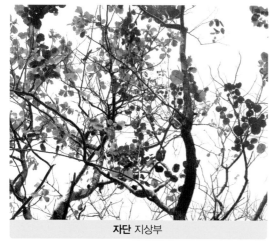
자단 지상부

자단 나무줄기 심재(약재)

강진향 降眞香 | 강향단 뿌리의 심재

성질이 따뜻하고[溫] 보통이며[平] 독이 없다. 돌림열병이 도는 시기, 집 안에 괴상한 기운이 있을 때에 피우면 사기와 나쁜 기운을 물리친다. 이것을 태우면 학이 내려와 빙빙 날아다닌다고 하며 또 피우면 덕을 많이 입는다고 했다[본초].

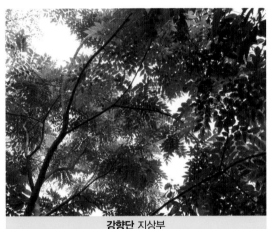

강향단 지상부

강향단 뿌리 심재(약재)

소합향 蘇合香 | 소합향나무의 수지

성질이 따뜻하고[溫] 맛은 달며[甘] 독이 없다. 나쁜 기운을 물리치고 헛것에 들린 것을 없앤다. 온학, 고독을 낫게 하며 삼충을 죽이고 가위눌리지 않게 한다.

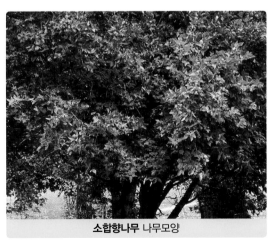

소합향나무 나무모양

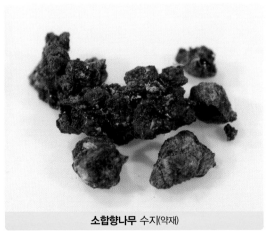

소합향나무 수지(약재)

금앵자 金櫻子 | 금앵자의 열매

성질이 보통이고[平] 따뜻하며[溫] 맛은 시고[酸] 떫으며[澁] 독이 없다. 비설(脾泄)로 오는 설사, 오줌이 너무 많이 나가는 것을 낮게 하고 정액이 잘 나오지 못하게 하며 유정과 몽설을 멎게 한다.

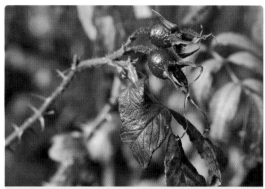

금앵자 열매

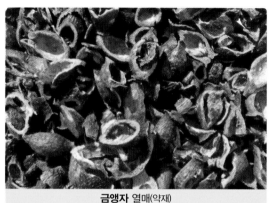

금앵자 열매(약재)

빈랑 檳榔 | 빈랑의 씨

성질이 따뜻하고[溫](차다[寒]고도 한다) 맛은 매우며[辛] 독이 없다. 모든 풍을 없애며 모든 기를 내려가게 한다. 뼈마디와 구규를 순조롭게 하며 먹은 것을 잘 삭이고 물을 잘 몰아낸다[逐]. 담벽(痰癖), 수종, 징결(癥結)을 낮게 하며 오장육부에 막혀 있는 기를 잘 퍼지게 하고 돌게 한다.

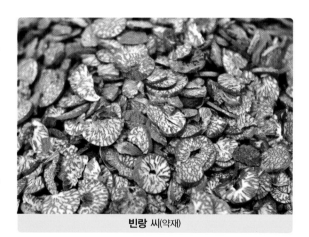

빈랑 씨(약재)

대복피 大腹皮 | 빈랑의 열매껍질

성질이 약간 따뜻하고[微溫] 독이 없다. 모든 기를 내려가게 하고 곽란을 멎게 하며 대소장을 잘 통하게 한다. 담이 막혀 있는 것, 시큼한 물이 올라오는 것을 낫게 하고 비(脾)를 튼튼하게[健] 하며 입맛을 돋우고 부종과 창만을 내리게 한다.

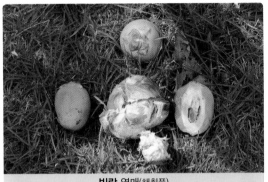
빈랑 열매(채취품)

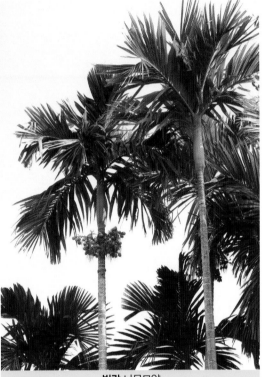
빈랑 나무모양

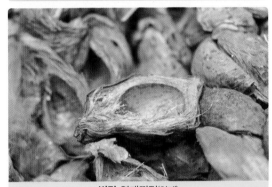
빈랑 열매껍질(약재)

치자 梔子 | 치자나무의 열매

성질이 차고[寒] 맛은 쓰며[苦] 독이 없다. 가슴과 대소장에 있는 심한 열과 위에 있는 열[胃中熱氣] 그리고 속이 답답한 것[煩悶]을 낫게 한다. 열독을 없애고 오림을 낫게 하며 오줌을 잘 나가게 하고 다섯 가지 황달을 낫게 하며 소갈을 멎게 한다. 입안이 마르고 눈이 충혈되

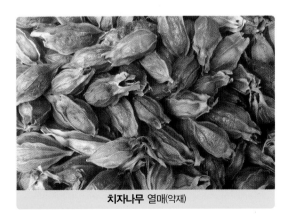
치자나무 열매(약재)

며 붓고 아픈 것, 얼굴까지 벌게지는 주사비, 문둥병, 창양(瘡瘍)을 낫게 하고 지충의 독을 없앤다.

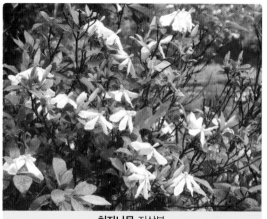

치자나무 지상부

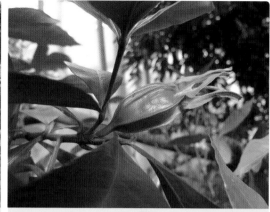

치자나무 열매

용뇌향 龍腦香 | 용뇌향의 수지

성질이 약간 차고[微寒](따뜻하고[溫] 보통이다[平]고도 한다) 맛은 맵고[辛] 쓰며[苦] 독이 없다. 눈에 생긴 내장과 외장을 낫게 하며 눈을 밝게 하고 마음을 진정시킨다. 눈에 피가 지며 예막이 생긴 것을 낫게 한다. 명치 밑에 있는 사기와 풍습, 적취를 없애며 삼충을 죽이고 다섯 가지 치질을 낫게 한다.

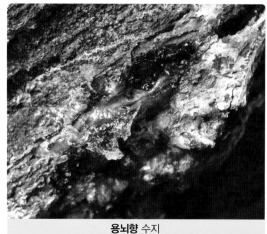

용뇌향 수지

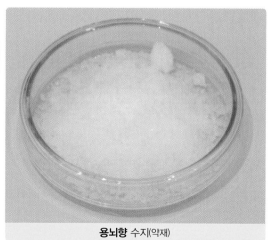

용뇌향 수지(약재)

장뇌 樟腦 | 녹나무의 목부, 가지 또는 잎을 증류하여 얻은 기름

장나무에서 나오는 진으로 만든 것이다. 옴과 버짐, 문둥병으로 열이 나는 것을 낫게 하는 데 붙인다. 향료로도 쓴다. 일명 소뇌(昭腦)라고도 한다[입문].

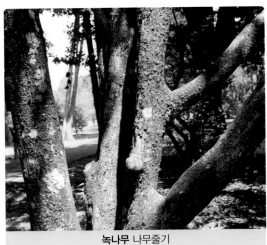

녹나무 나무줄기

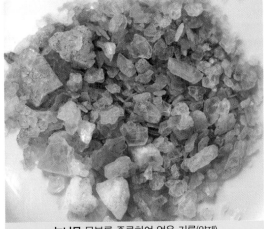

녹나무 목부를 증류하여 얻은 기름(약재)

무이 蕪荑 | 왕느릅나무의 가공한 열매

성질이 보통이고[平] 맛은 매우며[辛] 독이 없다. 장풍, 치루, 악창, 옴과 버짐 등을 낫게 하며 삼충과 촌백충을 죽인다. 이것은 산에서 자라는 느릅나무의 열매이다.

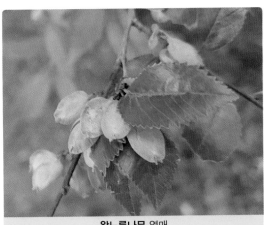

왕느릅나무 열매

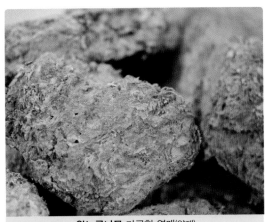

왕느릅나무 가공한 열매(약재)

지실 枳實 | 탱자나무의 열매

성질이 차고[寒](약간 차다[微寒]고도 한다) 맛은 쓰고[苦] 시며[酸](쓰고[苦] 맵다[辛]고도 한다) 독이 없다. 피부의 심한 가려운 증과 담벽(痰癖)을 낫게 하며 창만과 명치 밑이 더부룩하면서 아픈 것을 낫게 하고 오랜 식체를 삭인다.

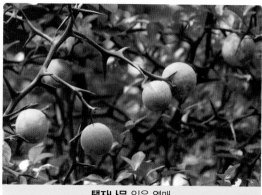

탱자나무 익은 열매

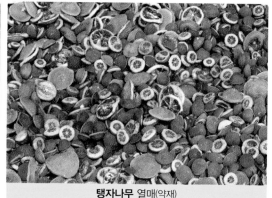

탱자나무 열매(약재)

지경피 枳莖皮 | 탱자나무의 나무껍질

수창(水脹), 갑자기 생긴 풍증, 뼈마디가 몹시 오그라드는 것을 낫게 한다[본초].

지근피 枳根皮 | 탱자나무의 뿌리껍질

다섯 가지 치질과 대변에 피가 섞여 나오는 것을 낫게 한다[본초].

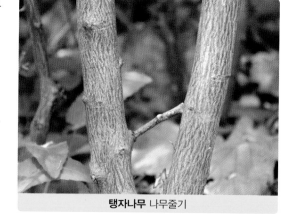

탱자나무 나무줄기

지각 枳殼 | 탱자나무의 덜 익은 열매

성질이 차고[寒](혹은 약간 차다[微寒]고도 한다) 맛은 쓰고[苦] 시며[酸](쓰고[苦] 맵다[辛]고도 한다) 독이 없다. 폐기로 기침하는 것을 낫게 하며 가슴 속에 몰려 있는 담을 헤치고 대소장을 잘 통하게 하며 창만을 삭이고 관격(關格)으로 몰리고 막힌 것을 열어준다.

담을 삭이고 물을 몰아내며 징벽(癥癖)과 몰려 있는 사기를 헤치고 풍으로 가렵고 마비된 것, 장풍, 치질을 낫게 한다.

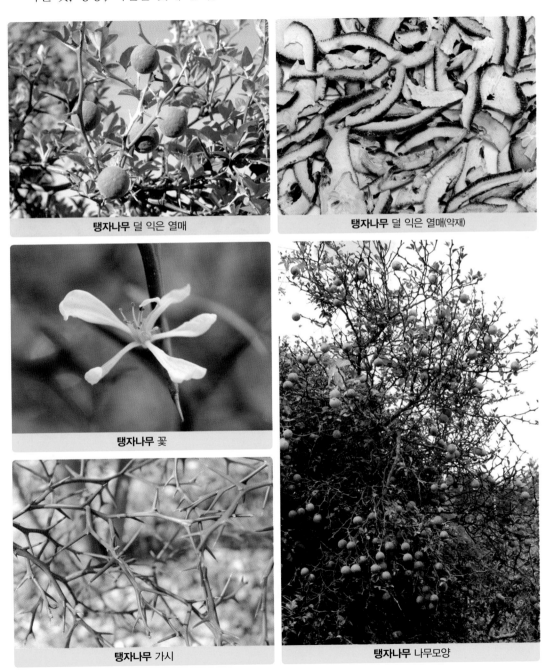

탱자나무 덜 익은 열매

탱자나무 덜 익은 열매(약재)

탱자나무 꽃

탱자나무 가시

탱자나무 나무모양

후박 厚朴 | 일본목련 또는 후박나무의 나무껍질

성질이 따뜻하고[溫] 맛은 쓰며[苦](맵다[辛]고도 한다) 독이 없다. 여러 해 된 냉기, 배가 창만하고 끓으면서 소리가 나는 것, 식체가 소화되지 않는 것을 낫게 하며 위기를 몹시 덥게 한다. 곽란으로 토하고 설사하며 쥐가 이는 것을 낫게 하고 담을 삭이며 기를 내리고 장위의 기능을 좋게 한다. 또는 설사와 이질, 구역을 낫게 하고 삼충을 죽이며 오장에 몰려 있는 모든 기를 내보낸다. 살이 두껍고 자줏빛이면서 윤기가 나는 것이 좋고 엷고 흰 것은 쓰지 못한다. 두툴두툴한 겉껍질을 깎아버리고 생강즙에 축여서 볶아 쓴다. 생강으로 법제하지 않으면 목구멍과 혀를 자극한다[본초].

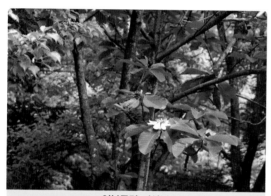

일본목련 지상부

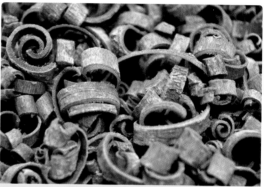

일본목련 나무껍질(약재)

고다 苦茶 | 차나무의 잎. 작설차

성질이 약간 차고[微寒](서늘하다[涼]고도 한다) 맛은 달고[甘] 쓰며[苦] 독이 없다. 기를 내리고 오랜 식체를 삭이며 머리와 눈을 맑게 하고 오줌을 잘 나가게 한다. 소갈증을 낫게 하고 잠을 덜 자게 한다. 또한 굽거나 볶아서 먹고 생긴 독을 푼다.

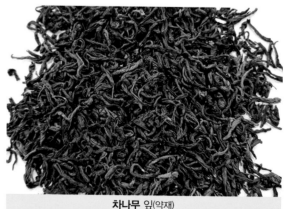

차나무 잎(약재)

진피 秦皮 | 물푸레나무의 나무껍질

성질이 차고[寒] 맛은 쓰며[苦] 독이 없다. 간의 오랜 열기로 두 눈에 피가 지고 부으면서 아픈 것과 바람을 맞으면 눈물이 계속 흐르는 것을 낫게 하며 눈에 생기는 푸른 예막, 흰 예막을 없앤다. 눈을 씻으면 정기를 보하고 눈을 밝게 한다. 열리(熱痢)와 부인의 대하, 어린이의 열을 동반하는 간질을 낫게 한다.

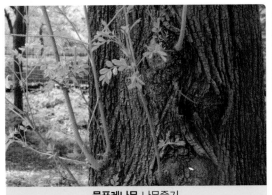

물푸레나무 나무줄기

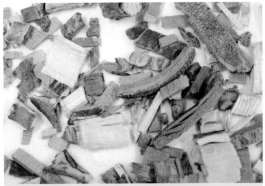

물푸레나무 나무껍질(약재)

촉초 蜀椒 | 초피나무 또는 산초나무의 열매껍질

성질이 뜨겁고[熱] 맛은 매우며[辛] 독이 있다(독이 조금 있다고도 한다). 속을 따뜻하게 하며 피부에 굳은 살, 한습비(寒濕痺)로 아픈 것을 낫게 한다. 또한 육부에 있는 한랭기운을 없애며 귀주(鬼疰), 고독(蠱毒)을 낫게 하고 벌레독이나 생선독을 없애며 치통을

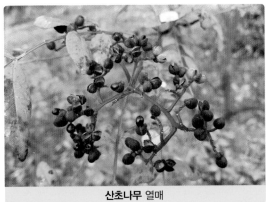

산초나무 열매

산초나무 열매껍질(약재)

멈추고 성기능을 높이며 음낭에서 땀이 나는 것을 멈추게 한다. 허리와 무릎을 덥게 하며 오줌 횟수를 줄이고 기를 내려가게 한다. 일명 천초(川椒), 파초(巴椒), 한초(漢椒)라고도 한다.

┌**초목** 椒目 | 초피나무 또는 산초나무 열매의 씨

성질이 차고[寒] 맛은 쓰며[苦] 독이 없다(독이 조금 있다고도 한다). 열두 가지 수종을 낫게 한다. 물을 잘 빠지게 하고 오줌을 잘 나가게 하며 수고(水蠱)를 낫게 한다[본초].

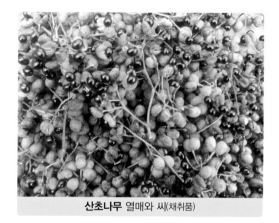
산초나무 열매와 씨(채취품)

┌**초엽** 椒葉 | 초피나무 또는 산초나무의 잎

성질이 뜨겁다[熱]. 분돈(奔豚), 복량(伏梁) 및 신과 음낭이 켕기면서 아픈 것을 낫게 한다. 곽란으로 쥐가 이는 때에는 쪄서 찜질한다[본초].

┌**진초** 秦椒 | 초피나무 또는 산초나무의 열매

성질이 따뜻하고[溫] 맛은 매우며[辛](쓰다[苦]고도 한다) 독이 있다. 문둥병으로 감각이

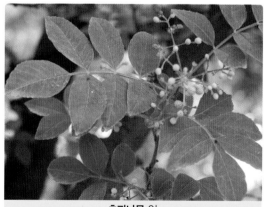
초피나무 잎

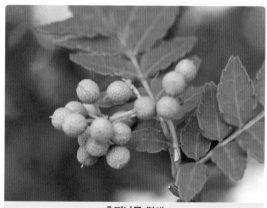
초피나무 열매

아주 없는 것을 낫게 하며 치아를 튼튼하게 하고 머리털이 빠지지 않게 한다. 눈을 밝게 하고 냉으로 오는 복통과 이질을 낫게 한다. 사천성에서 나는 것을 촉초(蜀椒), 천초(川椒)라 하고 관중, 협서에서 나는 것을 진초(秦椒)라고 한다[입문].

자위 紫葳 | 능소화의 꽃

성질이 약간 차고[微寒] 맛은 시며[酸](달다[甘]고도 한다) 독이 없다. 몸 푼 뒤에 깨끗지 못한 것, 붕루, 징가, 월경이 중단된 것 등을 낫게 한다. 또한 몸 푼 뒤에 어혈이 이리저리 돌아다니는 것과 붕루, 대하를 낫게 하며 혈을 보하고 안태시킨다. 주사비와 열독과 풍자(風刺)를 낫게 하며 대소변을 잘 나가게 한다. 일명 능소화라고도 한다.

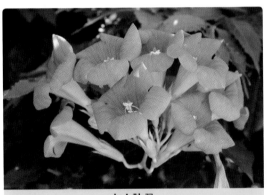

능소화 꽃

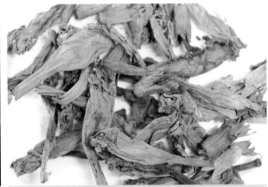

능소화 꽃(약재)

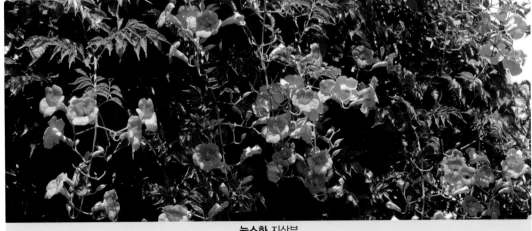

능소화 지상부

자위경엽 紫葳莖葉 | 능소화의 줄기와 잎

팔다리에 힘이 없어서 쓰지 못하고 싸늘해지는 것을 낫게 한다. 기를 돕고 다리 힘을 세게 한다[본초].

자위근 紫葳根 | 능소화의 뿌리

열풍으로 몸이 가려운 것과 풍진(風疹), 어혈, 대하를 낫게 한다[본초].

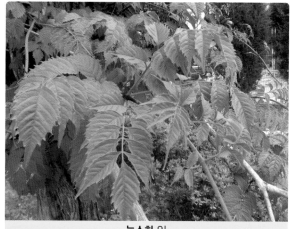

능소화 잎

호동루 胡桐淚 | 호양의 수지

성질이 매우 차고[大寒] 맛은 짜고[鹹] 쓰며[苦] 독이 없다. 심한 독열로 명치 밑이 답답하고 그득한 것과 풍열로 오는 치통을 낫게 한다. 또 소와 말의 급황병(急黃病)을 낫게 한다. 입과 치아병에 매우 필요한 약이다.

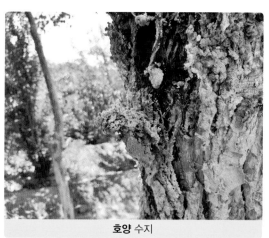

호양 수지

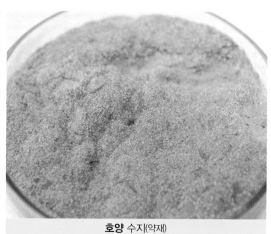

호양 수지(약재)

송연묵 松烟墨 | 소나무를 태울 때 생기는 그을음으로 만든 먹

성질이 따뜻하고[溫] 맛은 매우며[辛] 독이 없다. 몸 푼 뒤의 혈훈과 붕루와 갑자기 하혈하는 것, 쇠붙이에 다친 것을 낮게 한다. 피를 멈추고 새살이 나오게 한다. 먹은 소나무의 그을음으로 만든 것이다. 약에 쓰는 것은 반드시 소나무 그을음으로 만든 것이라야 한다.

저령 猪苓 | 저령의 자실체

성질이 보통이고[平] 맛은 달며[甘] 독이 없다. 부종, 창만과 배가 그득한 것을 낮게 하며 오줌을 잘 나가게 하고 임병과 오랜 학질을 낮게 한다. 일명 주령(朱苓)이라고도 하는데 신나무에 생기는 것이다. 그 껍질이 검고 덩어리진 것이 마치 돼지똥 같다 하여 저령이라 한 것이다. 살이 희고 실한 것이 좋다.

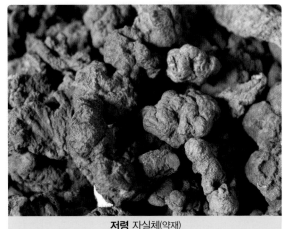

저령 자실체(약재)

백극 白棘 | 묏대추나무의 가시

성질이 차고[寒] 맛은 매우며[辛] 독이 없다. 남자가 허손으로 음위증이 되고 정액이 절로 나오는 것을 낮게 한다. 신기를 보하여 정수를 불려준다. 또한 명치 아래가 아픈 것과 옹종을 낮게 한다. 곪은 것을 터지게 하며 통증을 멈추고 가시가 들어서 뭉친 것을 터뜨린다.

오약 烏藥 | 오약의 뿌리

성질이 따뜻하고[溫] 맛은 매우며[辛] 독이 없다. 모든 기병과 냉병을 낮게 하며 중악으로 명치 아래가 아픈 것, 주오(疰忤)와 헛것에 들린 것을 낮게 하고 방광과 신의 냉기가 등심으로 치미는 것을 낮게 한다. 곽란과 반위, 구토, 설사, 이질, 옹종, 옴, 문둥병을 낮게 하고 오줌이 술술 자주 나가는 것, 부인의 혈, 기로 오는 통증 등을 낮게 하며 어린이 배 속의 여러 가지 충을 죽인다.

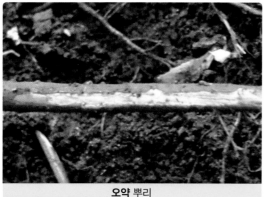

오약 뿌리

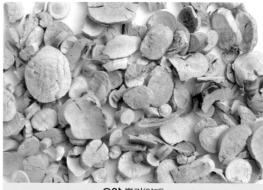

오약 뿌리(약재)

몰약 沒藥 | 몰약수 또는 합지수에서 얻은 고무 수지

성질이 보통이고[平](따뜻하다[溫]고도 한다) 맛은 쓰며[苦](맵다[辛]고도 한다) 독이 없다. 결(結)과 어혈[宿血]을 헤치고 통증을 멈춘다. 타박상, 뼈와 힘줄이 상하거나 부러져서 어혈이 지고 아픈 것, 쇠붙이에 다친 것, 매 맞아 생긴 상처, 여러 가지 악창과 치루를 낮게 한다. 또한 종독(腫毒)을 삭이고 갑자기 하혈하는 것을 멎게 하며 눈에 예장이 생기면서 어지럽고 아프고 그 둘레가 피가 지는 것을 낮게 한다. 안식향과 비슷한데 그 덩어리의 크기가 고르지 않고 빛이 검다. 부드럽게 갈아 약에 넣어 쓰거나 또는 데운

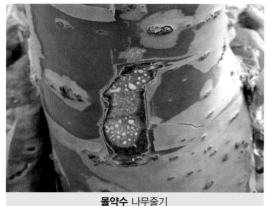

몰약수 나무줄기

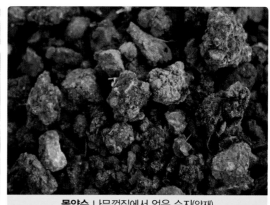

몰약수 나무껍질에서 얻은 수지(약재)

술에 타서 먹는다[본초]. 파사국(페르시아)에 있는 소나무 진이다. 어혈을 헤치고 부은 것을 가라앉히며 통증을 멎게 한다. 종창 치료에 신기한 약이다[입문].

안식향 安息香 | 안식향나무의 수지

성질이 보통이고[平] 맛은 맵고[辛] 쓰며[苦] 독이 없다. 명치 밑에 있는 악기(惡氣)와 귀주(鬼疰), 사기나 헛것에 들려 귀태(鬼胎)가 된 것, 고독, 온역을 낫게 하고 신기와 곽란, 월경이 중단된 것, 산후혈훈 등을 낫게 한다. 이것은 태우면 좋은 냄새를 내면서 모든 악기를 없앤다[본초].

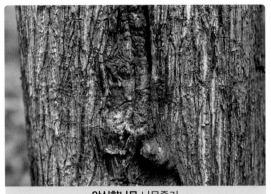

안식향나무 나무줄기

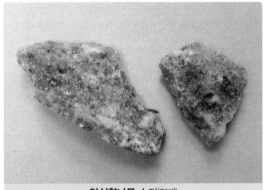

안식향나무 수지(약재)

송라 松蘿 | 소나무겨우살이

성질이 보통이고[平](약간 뜨겁다[微熱]고도 한다) 맛은 쓰고[苦] 달며[甘](쓰고[苦] 맵다[辛]고도 한다) 독이 없다. 추웠다 열이 나는 온학을 낫게 한다. 가슴에 맺혀 있는 열과 담연을 토하게 하고 오줌을 잘 나가게 하며 머리의 헌데를 낫게 하고 목에 생긴 영류(癭瘤)를 삭이며 성내는 것을 진정시켜 잠을 잘 자게 한다.

위모 衛矛 | 화살나무의 가지

성질이 차고[寒] 맛은 쓰며[苦] 독이 없다(독이 조금 있다고도 한다). 고독, 시주, 중악으로 배가 아픈 것을 낫게 한다. 사기나 헛것에 들린 것, 가위눌리는 것을 낫게 하며 배 속에 있는 충을 죽인다. 월경을 잘하게 하며 징결을 헤치고 붕루, 대하, 산후어혈로 아픈 것을 멎게 하며 풍독종(風毒腫)을 삭이고 유산시킨다.

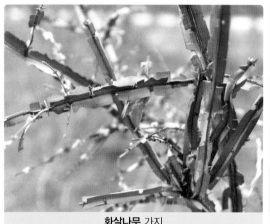

화살나무 가지

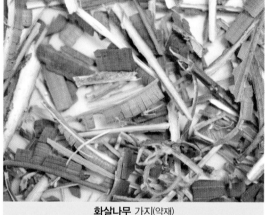

화살나무 가지(약재)

해동피 海桐皮 | 음나무의 나무껍질

성질이 보통이고[平](따뜻하다[溫]고도 한다) 맛은 쓰며[苦] 독이 없다. 허리나 다리를 쓰지 못하는 것과 마비되고 아픈 것을 낫게 한다. 적백이질, 중악과 곽란, 감닉, 옴, 버짐, 치통 및 눈에 피가 진 것 등을 낫게 하며 풍증을 없앤다.

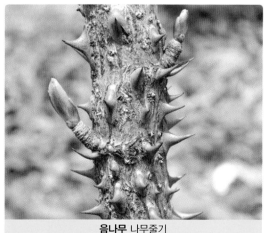

음나무 나무줄기

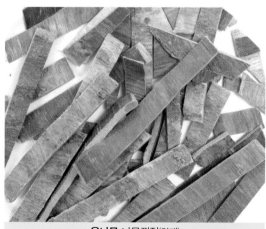

음나무 나무껍질(약재)

합환피 合歡皮 | 자귀나무의 나무껍질

성질이 보통이고[平] 맛은 달며[甘] 독이 없다. 오장을 편안하게 하고 정신과 의지를 안정시키며 근심을 없애고 마음을 즐겁게 한다.

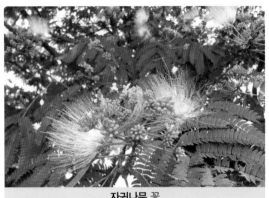

자귀나무 꽃

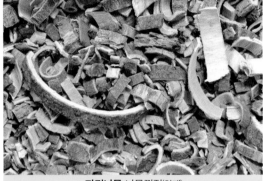

자귀나무 나무껍질(약재)

오배자 五倍子 | 붉나무 잎의 벌레집

성질이 보통이고[平] 맛은 쓰고[苦] 시며[酸] 독이 없다. 치선(齒宣)과 감닉, 폐에 풍독이 있어서 피부가 헐거나 버짐이 생겨 가렵고 고름 또는 진물이 흐르는 것을 낫게 하며 다섯 가지 치질로 하혈이 멎지 않는 것, 어린이의 얼굴과 코에 생긴 감창(疳瘡), 어른의 입안이 헌 것 등을 낫게 한다.

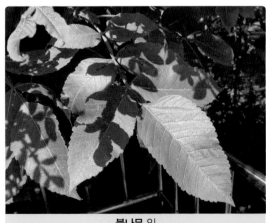

붉나무 잎

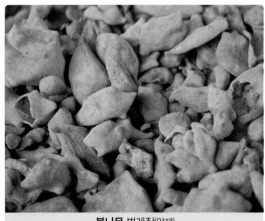

붉나무 벌레집(약재)

┌**천축황** 天竺黃 | 왕대의 마디 속에 생긴 작은 알맹이

성질이 차고[寒](보통이다[平]고도 한다) 맛
은 달며[甘] 독이 없다. 중풍으로 담이 막
혀 갑자기 목이 쉬고 말을 못하는 증을
낫게 하며 여러 가지 풍열과 어린이 경
풍, 천조(天弔), 객오(客忤), 간질 및 쇠붙
이에 다친 것을 낫게 한다.

왕대 마디 속에 생긴 작은 알맹이(약재)

┌**밀몽화** 密蒙花 | 밀몽화의 꽃봉오리

성질이 보통이고[平](약간 차다[微寒]고도
한다) 맛은 달며[甘] 독이 없다. 청맹, 예막, 눈물이 많이 나는 것과 어린이의 마마, 홍
역 및 감질의 독이 눈에 침범한 것 등을 낫게 한다.

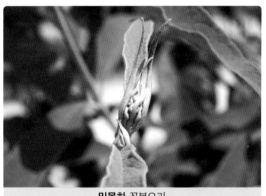
밀몽화 꽃봉오리

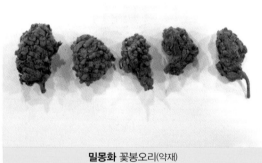
밀몽화 꽃봉오리(약재)

┌**파두** 巴豆 | 파두의 씨

성질이 뜨겁고[熱](생으로 쓰면 따뜻하고[溫] 익혀 쓰면 차다[寒]고도 한다) 맛은 매우며[辛]
독이 많다. 오장육부를 확 씻어내어 깨끗이 하고 막힌 것을 통하게 하며 대소변을 잘
나가게 한다. 징가, 적취, 담벽, 유음(留飮)과 열 가지 수종병을 낫게 한다. 귀주, 고독,

악창을 낫게 하고 군살을 삭이며 유산시킨다. 또한 벌레, 물고기 및 반묘독(斑猫毒)을 없애고 배 속의 벌레를 죽인다. 사천성에서 난다. 생김새는 콩 비슷한데 설사를 아주 세게 시킨다. 햇것이 좋고 불에 법제한 것이 좋다. 성문을 지키는 장수를 찔러 죽이고 적의 진지를 빼앗은 장군과 같은 약이므로 경솔히 쓰지 말아야 한다. 만일 급히 대소변을 통하게 할 약으로 쓰려면 껍질과 심과 막을 버리고 기름을 뺀 다음 생것으로 쓴다.

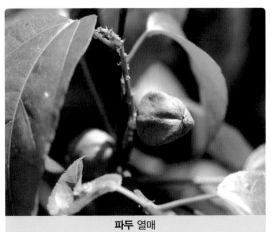

파두 열매

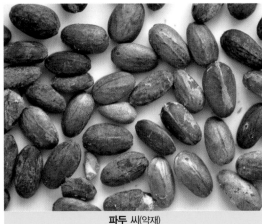

파두 씨(약재)

조협 皂莢 | 조각자나무 또는 주엽나무의 열매

성질이 따뜻하고[溫] 맛은 맵고[辛] 짜며[鹹] 조금 독이 있다. 뼈마디를 잘 쓰게 하고 두

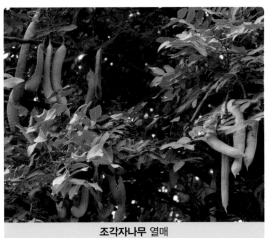

조각자나무 열매

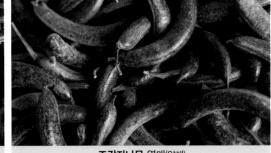

조각자나무 열매(약재)

풍(頭風)을 낫게 하며 구규를 잘 통하게 하고 담연을 삭게 한다. 기침을 멈추며 창만을 낫게 하며 징가를 헤치고 유산시킨다. 또 중풍으로 이를 악문 것을 낫게 하며 노채충(勞瘵蟲)을 죽인다. 쇠모루에 금, 은을 두드리면 천백 년까지도 깨지지 않는데 주엽 열매를 놓고 두드리면 곧 부서진다. 일명 조각(皂角)이라고도 한다[단심].

조협자 皂莢子 | 조각자나무 또는 주엽나무의 씨

오장에 풍열이 옹체(癰滯)된 것을 내보낸다. 또한 폐병약으로도 쓴다. 대장에 풍사가 있어 변비가 된 것을 풀리게 한다. 싸서 구워 속에 있는 씨를 꺼내어 씹어 먹으면 가슴에 담이 있는 것과 신물이 올라오는 것을 낫게 한다[본초].

조각자 皂角刺 | 주엽나무 또는 조각자나무의 가시

일명 천정(天丁)이라고도 한다. 터지지 않은 옹종을 터지게 한다. 이미 터진 때에는 약기운을 끌고 종처에까지 가므로 모든 악창과 문둥병에 좋은 약이 된다[입문].

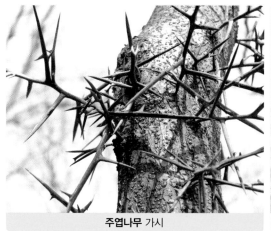

주엽나무 가시

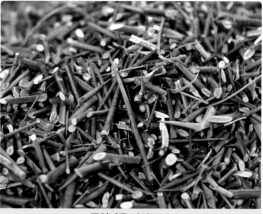

주엽나무 가시(약재)

귀조협 鬼皂莢 | 주엽나무의 열매

못가에서 난다. 주엽나무와 비슷한데 높이가 1~2자이다. 이것을 달인 물로 목욕하면

풍창(風瘡)과 옴과 버짐이 낫게 되고 옷의
때도 잘 진다. 또 머리를 감으면 머리털
이 잘 자란다[본초].

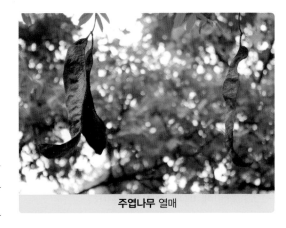
주엽나무 열매

가자 訶子 | 가자의 잘 익은 열매

성질이 따뜻하고[溫] 맛은 쓰며[苦](시고
[酸] 떫다[澁]고도 한다) 독이 없다. 담을 삭
이고 기를 내리며 폐기로 숨이 찬 것과
곽란, 분돈, 신기를 낫게 한다. 설사와 이질, 장풍으로 피를 쏟는 것, 붕루, 대하를 멎
게 하며 기가 몰린 것을 풀어주고 명치 밑이 불러오르고 그득한 것을 낫게 한다. 먹은
것을 잘 삭이고 입맛을 돋우며 열격[膈]을 낫게 하고 안태시킨다.

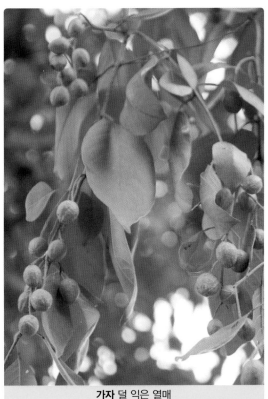
가자 덜 익은 열매

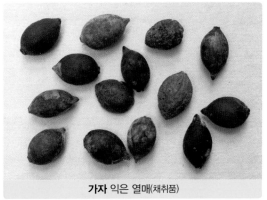
가자 익은 열매(채취품)

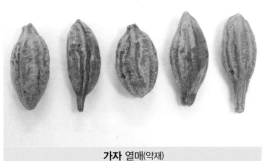
가자 열매(약재)

유화 柳花 | 버드나무의 꽃

성질이 차고[寒] 맛은 쓰며[苦] 독이 없다. 풍수종, 황달, 얼굴이 뜨거운 증과 검은 딱지가 앉는 증, 악창을 낫게 하며 쇠붙이에 다친 출혈을 멈추며 습비(濕痺)를 낫게 한다.

유지 柳枝 | 버드나무의 가지

치통과 풍열로 붓고 가려운 때에 씻음약[浴湯] 또는 고약(膏藥)을 만들어 쓴다. 치아병[牙齒病]에 매우 요긴한 약이다[본초].

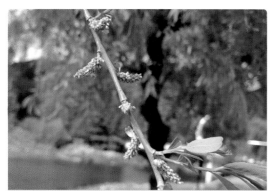
버드나무 열매

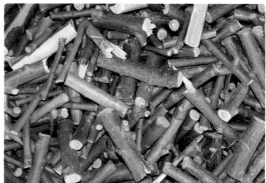
버드나무 가지(채취품)

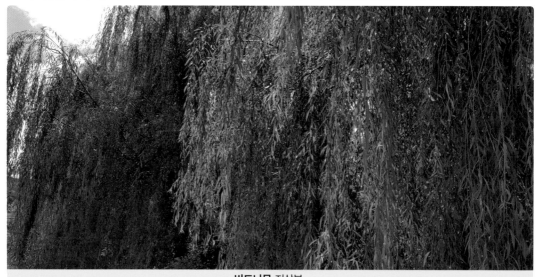
버드나무 지상부

목중충설 木中蟲屑 | 버드나무 속의 좀똥

풍증과 가려운 것, 두드러기를 낫게 한다[본초].

유엽 柳葉 | 버드나무의 잎

정창(疔瘡)과 끓는 물 또는 불에 데어 독이 속에 들어가서 열이 나고 답답한 것을 낫게 한다. 전시(傳尸), 골증로(骨蒸勞)를 낫게 하며 부종을 내리게 한다. 고약을 만들어 쓰면 힘줄과 뼈를 이어지게 하며 새살을 잘 살아 나오게 하고 치통을 멎게 한다[본초].

적정 赤檉 | 붉은 개버들

일명 우사(雨師)라고도 하는데 강가에서 자라는 작은 버들이다. 줄기가 벌겋고 잎이 가늘다. 즉 벌건 버들이다. 옴과 버짐, 모든 악창을 낫게 한다[본초].

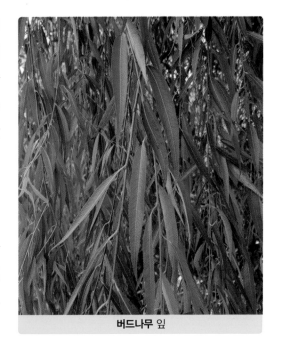

버드나무 잎

연실 練實 | 멀구슬나무의 열매

성질이 차고[寒] 맛은 쓰며[苦] 독이 없다. 온병, 상한으로 열이 몹시 나고 답답하여 미칠 듯한 것을 낫게 하며 오줌을 잘 나가게 하고 배 안의 세 가지 충을 죽이며 옴과 헌데를 낫게 한다.

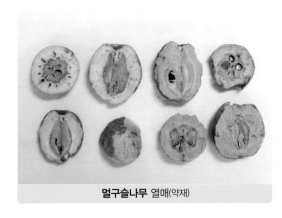

멀구슬나무 열매(약재)

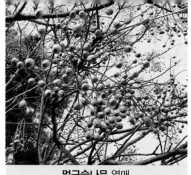

멀구슬나무 열매

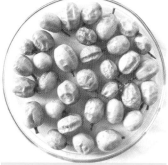

멀구슬나무 열매(채취품)

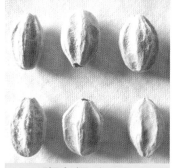

멀구슬나무 씨(채취품)

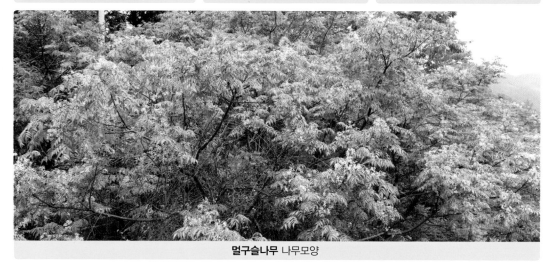

멀구슬나무 나무모양

연근 練根 | 멀구슬나무의 나무껍질 또는 뿌리껍질

성질이 약간 차고[微寒] 맛은 쓰며[苦] 조금 독이 있다. 모든 충을 죽이고 대장을 잘 통하게 한다.

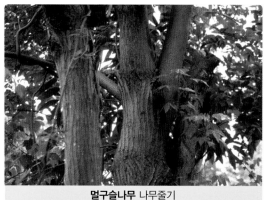

멀구슬나무 나무줄기

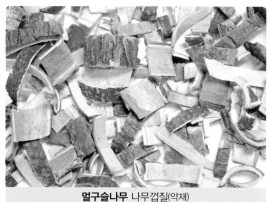

멀구슬나무 나무껍질(약재)

져근백피 樗根白皮 | 가죽나무의 나무껍질 또는 뿌리껍질

성질이 서늘하고[涼] 맛은 쓰며[苦] 조금 독이 있다. 오래된 적리, 백리와 설사, 치질, 장풍으로 피를 계속 쏟는 것을 낫게 한다. 입과 코의 감충, 옴, 익창의 벌레를 죽이며 귀주, 전시, 고독으로 하혈하는 것을 멎게 한다. 그리고 오줌 횟수를 줄인다.

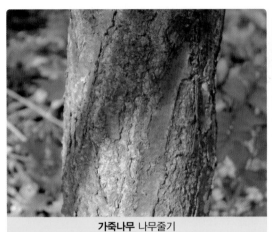

가죽나무 나무줄기

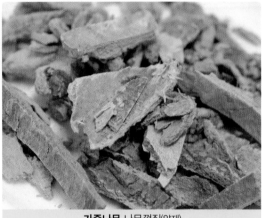

가죽나무 나무껍질(약재)

춘목엽 椿木葉 | 참죽나무의 잎

맛은 쓰고[苦] 독이 있다. 헌데, 옴, 풍저(風疽)를 씻는다. 뿌리껍질을 일 명 고목창(苦木瘡)이라고도 한다.

욱리인 郁李仁 | 이스라지의 씨

성질이 보통이고[平] 맛은 쓰고[苦] 매우며[辛] 독이 없다. 온몸의 부종 을 가라앉히며 오줌을 잘 나가게 한 다. 장 안에 뭉쳐 있는 기와 관격(關 格)으로 통하지 못하는 기를 잘 통하

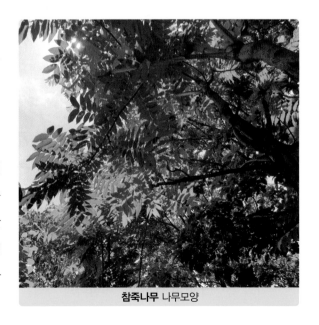

참죽나무 나무모양

게 한다. 또한 방광의 기를 잘 통하게 하고 오장이 켕기고 아픈 것을 낫게 한다. 허리
와 다리에 찬 고름을 빠지게 하고 오랜 체기를 삭이며 기를 내리게 한다.

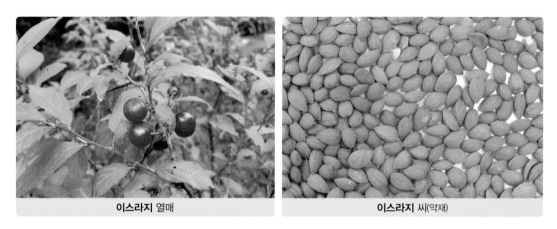

이스라지 열매　　　　　　　　**이스라지 씨(약재)**

욱리근 郁李根 | 이스라지의 뿌리

치통과 잇몸이 붓는 것, 충치를 낫게 하며 치아를 튼튼하게 한다. 촌백충도 죽인다. 달
인 물로 양치한다[본초].

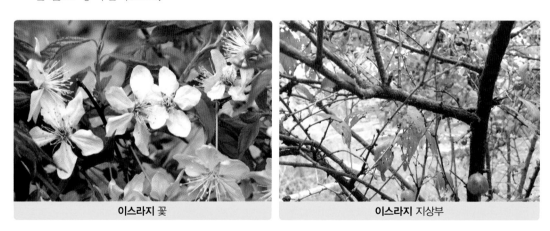

이스라지 꽃　　　　　　　　**이스라지 지상부**

몰식자 沒食子 | 너도밤나무과 식물에 생기는 충영(벌레혹)

성질이 따뜻하고[溫](보통이다[平]고도 한다) 맛은 쓰며[苦] 독이 없다. 적백이질, 설사,
음창과 음낭에 땀이 나는 것, 어린이의 감리를 낫게 하며 수염과 머리털을 검게 한다.

뇌환 雷丸 | 뇌환의 균핵

성질이 차고[寒] 맛은 쓰고[苦] 짜며[鹹] 조금
독이 있다. 세 가지 충과 촌백충을 죽이고
고독을 없앤다. 참대 뿌리에 생긴 혹이다.

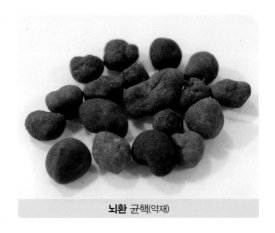

뇌환 균핵(약재)

상실 橡實 | 상수리나무의 열매

성질이 따뜻하고[溫] 맛은 쓰고[苦] 떫으며
[澁] 독이 없다. 설사와 이질을 낫게 하고 장
위를 튼튼하게 하며 몸에 살을 오르게 한
다. 장을 수렴하여[澁] 설사를 멈춘다. 흉년에 배를 불리기 위해 먹는다.

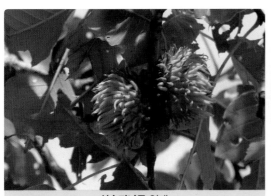

상수리나무 열매

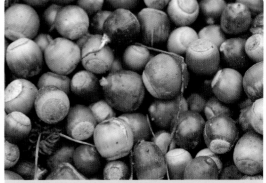

상수리나무 열매(채취품)

상각 橡殼 | 상수리나무의 열매 밑받침

즉 꼭지이다. 장풍, 붕루, 대하를 낫게 하고 냉과 열로 나는 설사와 이질을 멎게 한다.
천에 검은 물을 들일 수 있으며 수염과 머리털을 검게 물들인다[본초].

역수피 櫟樹皮 | 상수리나무의 나무껍질

성질이 보통이고[平] 맛은 쓰며[苦] 독이 없다. 물같은 설사를 멎게 하고 나력을 삭히며 악창과 헌데가 바람이나 이슬을 맞은 후 부어오르며 아픈 것을 낫게 한다.

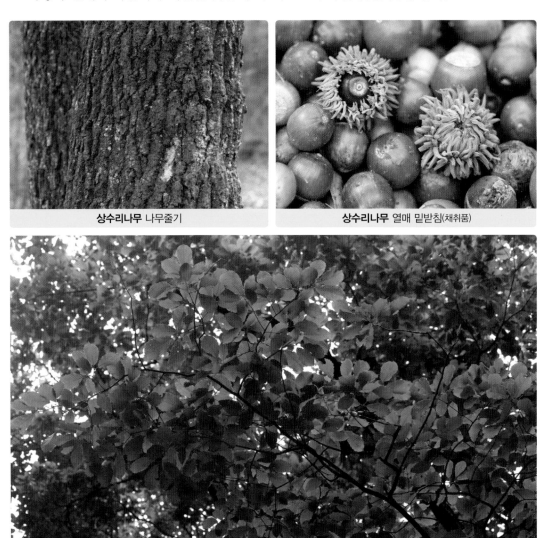

상수리나무 나무줄기

상수리나무 열매 밑받침(채취품)

상수리나무 지상부

﹃곡약 槲若 | 떡갈나무의 잎

성질이 보통이고[平] 맛은 달고[甘] 쓰며[苦] 독이 없다. 혈리, 치질, 갈증을 낫게 한다.
잎을 따서 구워 쓴다.

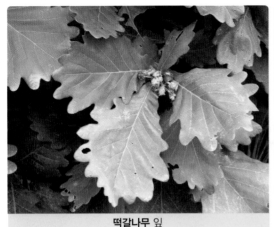

떡갈나무 잎

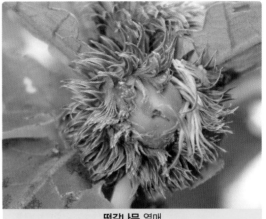

떡갈나무 열매

백양수피 白楊樹皮 | 사시나무의 줄기껍질

성질이 서늘하고[凉] 맛은 쓰며[苦](시다[酸]고도 한다) 독이 없다. 독풍(毒風)과 각기(脚氣)로 부은 것과 풍비를 낮게 하며 다쳐서 어혈이 지고 아픈 것, 부러져서 피가 뚝뚝 떨어지면서 아픈 것을 낮게 한다. 달여서 고약을 만들어 쓰면 힘줄이나 뼈가 끊어진 것을 잇는다.

소방목 蘇方木 | 소목의 심재

성질이 보통이고[平](차다[寒]고도 한다) 맛은 달고[甘] 짜며[鹹] 독이 없다. 부인이 혈기

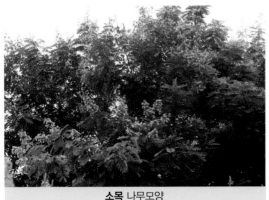

소목 나무모양

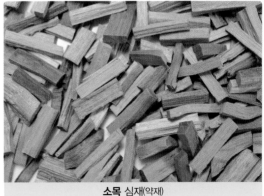

소목 심재(약재)

병(血氣病)으로 명치 아래가 아픈 것, 몸 푼 뒤에 혈창(血脹)이 생겨서 답답하여 죽을 지경인 것, 월경이 중단된 것과 목이 쉰 것을 낫게 하고 옹종을 삭이며 다쳐서 어혈이 진 것을 낫게 한다. 고름을 빨아내며 아픈 것을 멎게 하고 어혈을 잘 헤친다.

「동엽 桐葉 | 오동나무의 잎

성질이 차고[寒] 맛은 쓰며[苦] 독이 없다. 음식창을 낫게 한다.

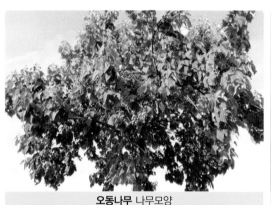

오동나무 나무모양

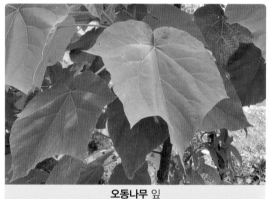

오동나무 잎

「동피 桐皮 | 오동나무의 나무껍질

다섯 가지 치질을 낫게 하고 세 가지 충을 죽인다. 오림을 치료하며 달인 물로 머리를 감으면 풍증을 없애고 머리털이 나게 한다[본초].

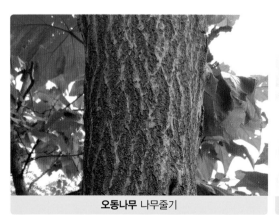

오동나무 나무줄기

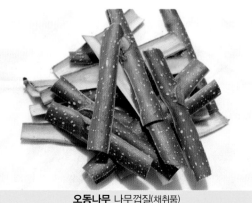

오동나무 나무껍질(채취품)

동유 桐油 | 오동나무의 씨에서 짜낸 기름

성질이 서늘하고[凉] 약간 독이 있다. 악창과 옴, 쥐에게 물려 헌데를 낫게 한다. 오동나무의 씨를 따서 기름을 짠다[본초].

호초 胡椒 | 후추의 덜 익은 열매

성질이 매우 따뜻하고[大溫] 맛은 매우며[辛] 독이 없다. 기를 내리고 속을 따뜻하게 하며 담을 삭이고 장부의 풍과 냉을 없애며 곽란과 명치 밑에 냉이 있어 아픈 것, 냉리를 낫게 한다. 또한 모든 생선, 고기 및 버섯 독을 풀어준다.

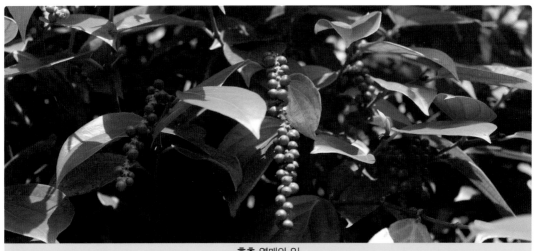

후추 열매와 잎

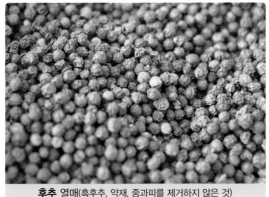

후추 열매(흑후추, 약재, 중과피를 제거하지 않은 것)

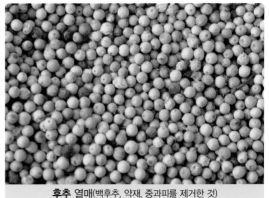

후추 열매(백후추, 약재, 중과피를 제거한 것)

필징가 蓽澄茄 | 필징가 또는 산계초의 덜 익은 열매

성질이 따뜻하고[溫] 맛은 매우며[辛] 독이 없다. 기를 내리고 소화가 잘 되게 하며 곽란, 설사, 복통 그리고 신기와 방광이 차서 아픈 것 등을 낫게 한다. 머리털을 물들이며 몸에서 향기가 풍기게 한다.

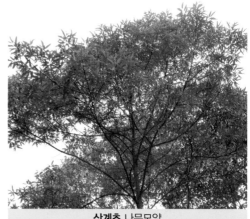
산계초 나무모양

무환자피 無患子皮 | 무환자나무의 열매

성질이 보통이고[平] 조금 독이 있다. 때를 씻고 얼굴의 주근깨와 후비를 낫게 한다.

익지자 益智子 | 익지의 열매

성질이 따뜻하고[溫] 맛은 매우며[辛] 독이 없다. 유정(遺精)을 낫게 하고 오줌 횟수를 줄인다. 침을 흘리지 않게 하며 기운을 돕고 정신을 안정시키며 모든 기를 고르게 한다. 오랫동안 먹으면 머리가 좋아지기 때문

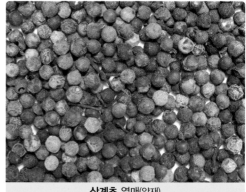
산계초 열매(약재)

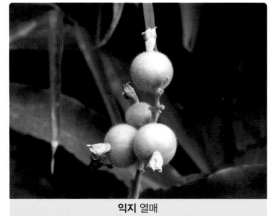
익지 열매

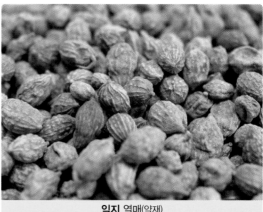
익지 열매(약재)

에 익지라 한 것이다. 군화(君火)와 상화(相火)로 병이 생긴 것을 낫게 하고 수, 족태음경과 족소음경에 들어가는데 본래 비경(脾經)의 약이다. 비위에 한사가 들어 있는 것을 낫게 한다.

우리자 牛李子 | 갈매나무의 열매

성질이 약간 차고[微寒] 맛은 쓰며[苦] 조금 독이 있다. 추웠다 열이 나는 나력을 낫게 하며 어혈을 풀리게 하고 산가(疝瘕)와 냉기를 없애며 수종, 창만을 내리게 한다. 일명 서리자(鼠李子)라고도 한다.

우리근즙 牛李根汁 | 갈매나무의 뿌리즙

빈속에 먹으면 척골감(脊骨疳)을 낫게 한다. 입에 머금고 있으면 치닉(齒䘌)이 낫는다 [본초].

우리수피 牛李樹皮 | 갈매나무의 나무껍질

모든 헌데와 피부 열독을 낫게 한다[본초].

정공등 丁公藤 | 정공등 또는 광엽정공등의 덩굴줄기

성질이 따뜻하고[溫] 맛은 매우며[辛] 독이 없다. 풍증과 어혈을 낫게 하고 늙은이와 쇠

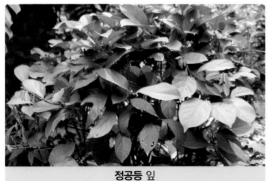

정공등 잎

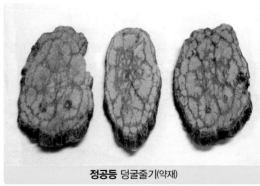

정공등 덩굴줄기(약재)

약한 것을 보하고 성기능을 높이며 허리 힘, 다리 맥을 세게 하고 비증(痺證)을 낫게 한다. 흰머리를 검게도 하고 풍사를 물리치기도 한다.

「화목피 樺木皮 | 만주자작나무의 나무껍질

성질이 보통이고[平] 맛은 쓰며[苦] 독이 없다. 황달, 유옹(乳癰), 폐풍창(肺風瘡)과 어린이 마마, 홍역을 낫게 한다.

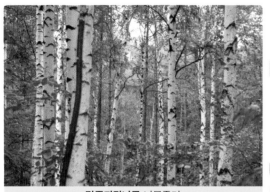
만주자작나무 나무줄기

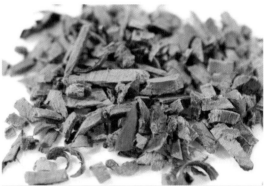
만주자작나무 나무껍질(약재)

「목별자 木鼈子 | 목별의 씨

성질이 따뜻하고[溫] 맛은 달며[甘] 독이 없다. 멍울이 지고 부은 것, 악창을 삭이며 항문이 치질로 부은 것, 부인의 유옹을 낫게 한다. 나무의 열매인데 생김새가 자라 같기

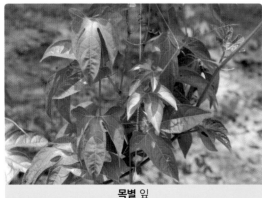
목별 잎

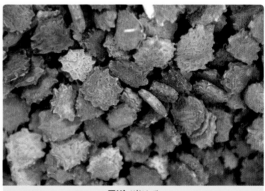
목별 씨(약재)

때문에 목별자라 한 것이다. 껍질을 버리고 썰어서 밀기울과 함께 볶아서 쓴다[본초].

조등 釣藤 | 화구등의 가시가 달린 어린 가지

성질이 차고[寒](보통이다[平]고도 한다) 맛은 쓰며[苦](달다[甘]고도 한다) 독이 없다. 어린이의 열두 가지 경간과 객오와 태풍(胎風)을 낫게 하며 경열(驚熱)을 주로 치료한다. 잎은 가늘고 줄기는 길며 마디 사이에 낚시 같은 가시가 있기 때문에 조구등(釣鉤藤)이라 한 것이다[본초].

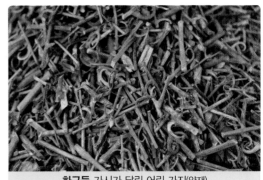

화구등 가시가 달린 어린 가지(약재)

종려피 棕櫚皮 | 종려나무 헛줄기의 겉껍질

성질이 보통이고[平] 독이 없다. 코피가 마구 쏟아지는 것과 피를 토하는 것을 멎게 하며 장풍, 적백이질, 부인의 붕루, 대하를 낫게 한다.

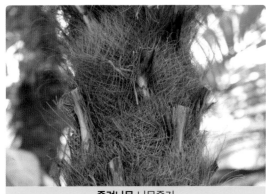

종려나무 나무줄기

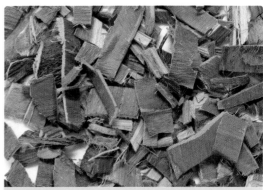

종려나무 헛줄기 겉껍질(약재)

목근 木槿 | 무궁화나무의 줄기껍질 및 뿌리껍질

성질이 보통이고[平] 독이 없다. 장풍으로 피를 쏟는 것과 이질을 앓은 뒤에 갈증이 있는 것을 멈춘다.

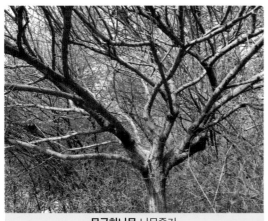

무궁화나무 나무줄기

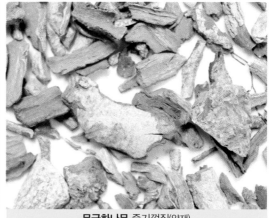

무궁화나무 줄기껍질(약재)

목근화 木槿花 | 무궁화나무의 꽃

성질이 서늘하고[凉] 독이 없다. 적백이질과 장풍으로 피를 쏟는 것을 낫게 하는데, 닦아 쓰는 것이 좋다.

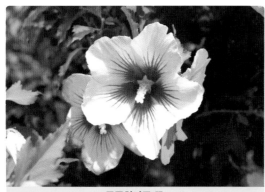

무궁화나무 꽃

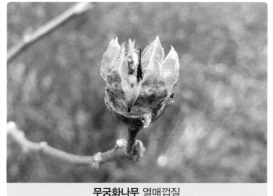

무궁화나무 열매껍질

원화 芫花 | 팥꽃나무의 꽃봉오리

성질이 따뜻하고[溫] 맛은 맵고[辛] 쓰며[苦] 독이 있다(독이 많다고도 한다). 배가 창만한 것, 수종, 한담(寒痰)으로 침 뱉기를 좋아하는 것, 기침, 장학(瘴瘧), 고독, 옹종, 악창, 풍습증을 낫게 하며 벌레나 물고기의 독을 푼다.

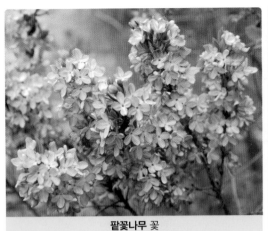

팥꽃나무 꽃

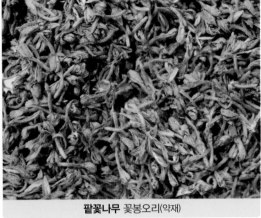

팥꽃나무 꽃봉오리(약재)

┏추목피 楸木皮 | 가래나무의 나무껍질

성질이 약간 차고[小寒] 맛은 쓰며[苦] 독이 없다. 삼충과 피부충을 죽인다. 졸여 고약을 만들어 악창, 저창(疽瘡), 누창(瘻瘡), 옹종, 음부에 생긴 감닉창을 낫게 하는데, 피고름을 없애고 새살이 살아나게 한다. 힘줄과 뼈를 튼튼하게 한다[본초].

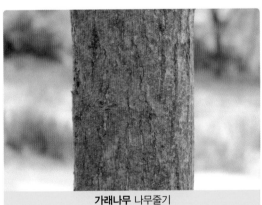

가래나무 나무줄기

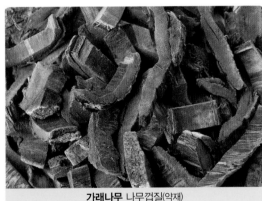

가래나무 나무껍질(약재)

┏석남엽 石南葉 | 만병초의 잎

힘줄과 뼈의 병과 피부의 가려움증을 낫게 하며 성기능을 세게 하고 다리가 약한 것을 낫게 한다.

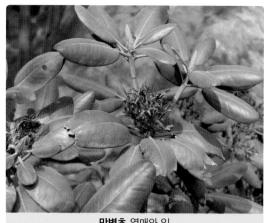

만병초 열매와 잎

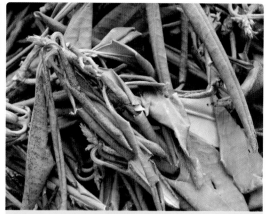

만병초 잎(채취품)

대풍자 大風子 | 대풍자의 씨

성질이 뜨겁고[熱] 맛은 달다[甘]. 문둥병, 옴, 헌데, 버짐을 낫게 하며 충을 죽인다. 많이 먹으면 가래가 마르고 혈이 상한다.

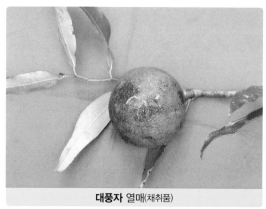

대풍자 열매(채취품)

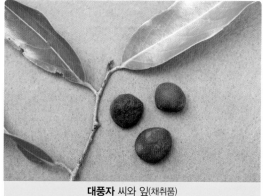

대풍자 씨와 잎(채취품)

혈갈 血竭 | 기린갈의 열매에서 추출한 수지를 가열해서 만든 덩어리

여러 가지 악창과 옴과 버짐을 낫게 하며 쇠붙이에 다친 것을 낫게 한다. 지혈과 통증을 멎게 하며 새살이 살아나게 한다. 그러나 성질이 급하기 때문에 많이 쓸 수 없다. 많이 쓰면 도리어 고름이 생긴다. 일명 기린갈(麒麟竭)이라고도 하는데 기린나무의 진이 엉킨 것이며 빛이 벌겋다. 맛이 약간 짜고[微鹹] 달며[甘] 산치자 냄새가 나고 씹어서 헤어지지 않고 황랍과 같이 되는 것이 좋다. 맛이 몹시 짜고 비린내가 나는 것은 이 약이 아니다. 따로 갈아 약에 넣어 쓴다[입문].

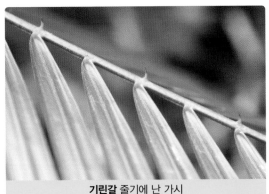

기린갈 줄기에 난 가시

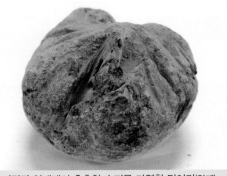

기린갈 열매에서 추출한 수지를 가열한 덩어리(약재)

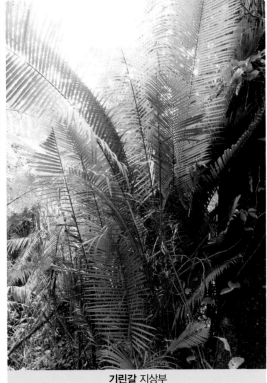

기린갈 지상부

자광 紫礦 | 깍지벌레가 분비하는 연갈색의 수지

축축하면서 가려운 헌데와 옴, 버짐을 낫게 한다.

백랍 白蠟 | 표백한 밀랍

새살을 살아나게 하며 지혈과 통증을 멎게 한다. 또 힘줄과 뼈를 잇고 허한 것을 보하며 설사와 기침을 낫게 한다. 폐를 눅여주고 장위(腸胃)를 튼튼하게 하며 노채충을 죽인다.

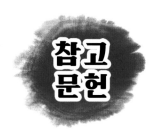

[한국 도서]

박종철, 생약 한약 기능식품 통섭사전, 푸른행복(2011)

박종철, 약이 되는 열대과일, 푸른행복(2013)

박종철, 중국 약용식물과 한약, 푸른행복(2014)

박종철, 향신료 백과, 푸른행복(2014)

박종철, 약초 한약 대백과, 푸른행복(2015)

박종철, 한국의 약초, 푸른행복(2018)

박종철, 세계의 약초 어디에 있는가, 신일서적(2019)

박종철, 유럽의 약초와 식물원, 푸른행복(2020)

박종철, 동의보감 건강약초 100가지, 푸른행복(2021)

박종철, 동의보감 속 세계 약초, 푸른행복(2021)

박종철, 중국 인도 동남아의 약초와 식물원, 푸른행복(2021)

박종철, 동의보감 우리 약초와 약재, 푸른행복(2022)

박종철, 건강에 도움을 주는 산약초 향신료 백과, 푸른행복(2024)

배기환, 천연약물도감, 교학사(2019)

안덕균, 한국본초도감, 교학사(2008)

주영승, 운곡본초도감, 도서출판 우석(2018)

최고야, 한약학명목록(관속식물편), 도서출판 우석(2013)

[그 밖의 자료]

국가표준식물목록 홈페이지(www.nature.go.kr/kpni/SubIndex.do)

식품의약품안전처 홈페이지(www.mfds.go.kr)

中華本草編委會, 中華本草, 上海科學技術出版社(1999)

國家藥典委員會, 中華人民共和國藥典, 中國醫藥科技出版社(2010)

찾아보기

552

산약초 66종과 향신료 약초 57종의 효능 및 약초 사진을 담은 백과

산약초 향신료 백과

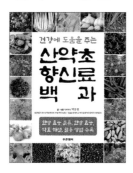

이 책은 산약초 67종과 향신료 약초 57종의 효능 그리고 이들의 약초 사진 520장을 담은 도서다. 산약초는 우리나라 식약처의 의약품 공정서에 수록된 생약 중에서 쉽게 접할 수 있는 가회톱, 감국, 강황, 개똥쑥 등의 약초를 선택하여 이들의 한방 효능 분류, 한방 효능, 약효 해설, 약용법을 담았다.

향신료 약초는 갓, 고추, 마늘, 미나리, 박하, 부추, 산초, 생강, 참깨 같은 우리나라 식물은 물론 계피, 라임, 레몬, 레몬그라스, 바질, 월계수, 재스민, 캐러웨이 등 외국에서 들어왔지만 주위에서 쉽게 볼 수 있는 향신료까지 다루었으며, 이들의 재배지, 한방 효능, 약효 해설, 요리법 등을 기술했다.

박종철 지음 / 376쪽 / 4×6배판 / 올 컬러 / 값 29,800원

약초 214종과 약초 사진 1,543장을 수록한

동의보감 우리 약초와 약재

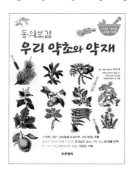

이 책은 우리나라 식약처의 의약품 공정서(KP, KHP)에 수재된 약재 중에서 《동의보감》에 조선시대의 한글 이름으로 기록된 약초(약재)를 모두 찾고 그 가운데 식물성 의약품 188종과 약초 214종을 약초명 순으로 정리한 약초 도감이다.

1,543장의 약초 사진과 《동의보감》의 효능, 약효 해설, 우리말로 알기 쉽게 풀이한 한방 효능, 한방 효능 분류, 한방 작용부위, 북한에서의 효능, 비교약초 사진, 약용법 등을 담은 이 책이 약초 분야를 공부하는 분들께 도움이 되었으면 한다.

박종철 지음 / 800쪽 / 4×6배판 / 올 컬러 / 값 55,000원

조선왕조와 대한민국 식약처가 함께 인정한

동의보감 건강약초 100가지

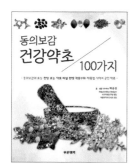

대한민국 정부에서 법으로 인정하는 의약품 공정서[《대한민국약전》, 《대한민국약전외한약(생약)규격집》]의 약초와 조선시대 정부에서 발간한 《동의보감》의 약초에서 공통적으로 수록된 288종 약재를 정리했다. 1부에서 100종의 약재 효능을 자세히 설명하고 2부에서는 188종 약재를 간략하게 소개했다. 이 시대의 정부와 조선의 정부가 함께 인정하는 공동 약초이므로 그 의미가 크다고 판단된다.

박종철 지음 / 452쪽 / 4×6배판 / 올 컬러 / 값 29,800원

병들지 않고 건강하며 오래 살게 하는 약초 수록

동의보감 한방약초 도감

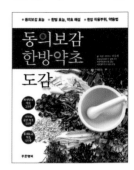

병들지 않고 건강하게 오래 살 수 있는 한약이 《동의보감》에 소개되어 있다. 장수할 수 있고 몸이 가뿐해진다는 점은 우리 모두의 관심을 끄는 부분이기에 이 부분이 기술되어 있는 《동의보감》 속의 무병장수 약초의 효능, 약미와 약성, 작용부위, 약효 해설, 식용 여부를 1부에 소개했다. 2부에서는 55종의 건강약초의 한방 효능, 북한의 약효, 약용법 그리고 3부에서는 157종의 《동의보감》 약초의 효능도 함께 소개하여 독자 여러분의 건강관리에 도움이 되게 했다.

박종철 지음 / 384쪽 / 4×6배판 / 올 컬러 / 값 26,800원

식약처가 공인한 542종 한약(생약)·약용식물

약초 한약 대백과

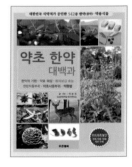

국내 최초로 대한민국 식품의약품안전처(식약처)에서 인정하는 모든 한약(생약)의 효능을 정리하고 해당 한약과 약용식물의 사진을 함께 게재하여 우리나라에서 처음으로 선보이는 책이다.
정부의 두 가지 공정서[대한민국약전, 대한민국약전외한약(생약)규격집]에 수재된 542종 한약(생약)의 명칭과 약용식물명, 기원, 그리고 이들의 한방 성미(性味)와 귀경(歸經)을 정리하고 약효해설과 약용법을 실어 독자 여러분께 정확한 한방 정보를 제공하고자 했다. 각 한약의 《동의보감》과 《방약합편》 수재 여부도 조사하여 자료로서 활용도가 높도록 하였다.
각 항목마다 저자가 직접 촬영한 생생한 약용식물 사진은 물론 한약 사진도 함께 곁들였다. 즉 식약처에서 인정하는 한약의 식물학적 특성을 시각적으로 보여주기 위해 살아있는 식물의 다양한 모습을 풍부하게 실어 편집한 것이다.

박종철 지음 / 1,192쪽 / 4×6배판 / 올 컬러 / 값 86,000원

허준이 한글 이름으로 정리한

[2021 세종도서 학술부문 선정도서] 동의보감 속 우리약초

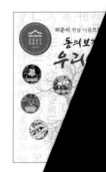

이 책은 우리나라의 의약품 공정서인 《대한민국약전(KP)》과 《대한민국약전외한약(생약)규격집(KHP)》에 수록된 약재 중에서 《동의보감》 탕액편에 조선시대의 한글 이름으로 기록된 약재를 찾아 처음으로 선보이는 책이다. 조선시대에 사용했던 한글 약초명이 현재 어떻게 변해왔는지 그 내용을 찾아보는 것도 중요한 자료라고 여겨 이 같은 책자 발간을 기획하게 되었다.
저자가 직접 촬영한 풍부한 약초, 약재 사진과 《동의보감》의 효능, 원문은 물론 약효해설, 《북한약전》의 효능, 약용법 등을 담았다.

박종철 지음 / 724쪽 / 4×6배판 / 올 컬러 / 값 48,000원

| 저자의 주요 저서 |

한글 이름 약초 188종
동의보감 한방약초

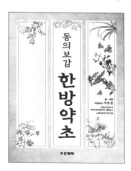

저자는 우리나라 의약품 공정서에 수록된 약재와 약초의 사진을 촬영하고 그 효능을 조사하는 작업을 꾸준히 해왔다.

우리나라의 두 가지 의약품 공정서인 《대한민국약전(KP)》과 《대한민국약전외한약(생약)규격집 (KHP)》에 수록된 약재 중에서 《동의보감》에 조선시대의 한글 이름으로 기록된 약재와 약초를 찾아 정리했다.

약초와 비교 약초의 사진 그리고 약재의 기원, 《동의보감》의 효능, 한방 약미와 약성, 한방 효능, 약효해설, 《북한약전》의 효능, 약용법, 주의사항 등을 담았다.

박종철 지음 / 784쪽 / 4×6판 / 올 컬러 / 값 29,800원

우리나라와 세계에서 사용되는 약초와 약이 되는 향신료 식물, 열대식물 수록
동의보감 속 세계 약초

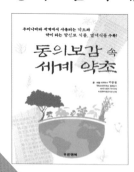

이 책은 '세계의 약초 특별전'에서 전시된 다양한 약초와 향신료·열대과일의 효능 및 이용법 등을 상세한 사진과 함께 수록하고 있다.

책에서 소개하는 식물은 육종용, 쇄양, 유향, 침향, 몰약, 아위 같은 세계의 희귀 약재와 가시오갈피나무, 강황, 만삼, 바위솔, 참당귀 등의 약초 그리고 레몬그라스, 월계수, 재스민 같은 향신료와 나한과, 두리안, 백향과 등의 열대과일이다.

또한 이 책에서는 체코의 카를대학교 식물원, 오스트리아의 잘츠부르크대학교 식물원, 크로아티아의 자그레브 식물원, 인도네시아의 보고르 식물원을 포함하여 12개 나라의 식물원 23곳도 소개하고 있다.

박종철 지음 / 336쪽 / 신국판 / 올 컬러 / 값 22,000원

...을 포함하는
... 동남아의 약초와 식물원

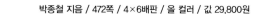

이 책은 동서양을 이어주던 실크로드 지역(중앙아시아 키르기스스탄, 중국의 우루무치, 투르판, 둔황)과 인도, 스리랑카의 남아시아 그리고 인도네시아, 베트남, 라오스, 태국, 캄보디아, 필리핀의 동남아시아 약초를 찾아 그 효능을 정리하고 직접 촬영한 사진을 실은 서적이다.

...의 네루 열대식물원, 스리랑카의 로열 식물원, 인도네시아의 보고르 식물원, 베트남의 사이...원, 중국의 투르판 사막식물원 등 아시아 주요 약초원 16곳 그리고 중앙아시아, 동남아시...의 약초 재배지와 시장 32곳에서 찾은 약초의 사진과 약효, 현지 자료를 정리하였...는 독자들이 개인적으로 찾아갈 수 있도록 이들 장소의 주소, 홈페이지와 지도도 함...다.

박종철 지음 / 472쪽 / 4×6배판 / 올 컬러 / 값 29,800원